膝关节重建外科学

Reconstructive Knee Surgery

（第二版）

主编◎赵金忠

河南科学技术出版社

· 郑州 ·

内容简介

自第一版面世8年来，作者不断探索、不断创新、不断超越自我，积累了近万台手术的经验，在关节镜外科和运动医学领域形成了自己的特色，保持领先地位。此次再版秉承初衷，以膝关节功能重建为宗旨，不拘泥于组织结构的解剖修复，通过一系列特色技术和方法，达到恢复患者日常生活功能和运动功能的目的。全书共15章，附图220余幅、手术视频二维码15个，以膝关节各组韧带损伤、半月板损伤和髌股关节紊乱的治疗为主，详述了膝关节人工关节置换以外的几乎所有的功能重建技术；同时还介绍了治疗骨科常见病——膝关节骨关节炎的关节镜下关节成形技术，以及膝关节严重创伤后遗症——关节僵硬的微创手术治疗。本书虽未包罗万象，但却是作者倾囊而授，介绍的是临床证明实用而且有效的技术。并且在第1版的基础上，缩减了综述类内容，删去了已经很少使用和无难度的技术，使全书内容更加精练实用；调整了内容结构，条理清晰，步骤明了；增加了手术视频，更加直观，使读者能身临其境观摩名家手术。本书是关节镜医师进一步学习、提高技术不可错过的参考书。

图书在版编目（CIP）数据

膝关节重建外科学/赵金忠主编．—2版．—郑州：河南科学技术出版社，2015.4（2025.6重印）
ISBN 978-7-5349-7746-6

Ⅰ.①膝…　Ⅱ.①赵…　Ⅲ.①膝关节-外科学　Ⅳ.①R687.4

中国版本图书馆CIP数据核字（2015）第071737号

出版发行：河南科学技术出版社
地址：郑州市郑东新区祥盛街27号　邮编：450016
电话：（0371）65737028　65788613
网址：www.hnstp.cn
策划编辑：李喜婷　马艳茹
责任编辑：王月慧　仝广娜
责任校对：崔春娟　王淑敏
装帧设计：张　伟
责任印制：张艳芳
印　　刷：郑州新海岸电脑彩色制印有限公司
经　　销：全国新华书店
开　　本：889 mm×1194 mm　1/16　印张：18.75　字数：577千字
版　　次：2015年4月第2版　2025年6月第7次印刷
定　　价：288.00元

谨将此书献给我的爱妻杨敏和爱子赵博

亲情与爱，是我破困前行最大的动力

《膝关节重建外科学》
编者名单

主　编　赵金忠
副主编　皇甫小桥　杨星光
编　者　赵金忠　皇甫小桥　杨星光　孙鲁宁
谢国明　董士奎

前　言

在学术上，要敢于挑战任何人，包括你自己。

8 年前，《膝关节重建外科学》第一版出版，得到了全国同行的普遍认可。其间，我们始终坚持以临床实践为基础，不断总结，不断创新。我最深切的感受就是必须根据不同患者的临床特点，用自己有针对性的临床技术去治疗，才能最大程度恢复患者的功能。我自认为是一名手艺不错的临床医生，让患者得到最先进的诊疗是我努力的目标。这一目标促使我不断刻苦钻研，精益求精。

关节镜外科和运动医学的最大困境，就是对任何一种伤病的治疗没有一种最佳的手术套路让我们去遵循。但这正是关节镜外科和运动医学的魅力所在：每一种方法的改进和每一项新技术、技巧的应用，使患者得到更好的疗效。这也是我们始终的追求。8 年间，我积累了近万台手术的经验。为此，我衷心感谢每位患者的信任和配合。

这 8 年，是我们不断增强自信的阶段。我国关节镜技术，特别是膝关节镜技术得到了广泛的普及。我们需要感谢许多国际大师，他们通过越来越广泛的学术交流，给我们带来技术、技巧和诸多灵感，使我们在治疗观念方面有了质的飞跃。但是，我们并没有盲目崇拜跟风，我们通过实践创新形成了自己的特色。敢于挑战大师，才能与大师同行，否则我们永远只能是追星族。

这 8 年，也是我们不断超越自我的阶段。医疗本身只有更高境界，没有最高境界。只有不断超越自己，才能不断前行，始终保持领先。我要感谢这些年我培养的 1000 余名进修生和数十名研究生，他们充满灵气，敢于挑战，不停地给我鞭策，促我前行。通过探索—革新—探索，我们在不停地收获。我们有很多的临床感受，希望同行一起来分享。我热爱运动医学这个专业，因为在这个领域，有许多知音和同路人。我们是医学领域最有活力的一族。

《膝关节重建外科学》第二版比第一版丰富了自体移植物切取的技术，对前交叉韧带经胫骨隧道解剖重建有详细的描述，增加了膝关节前外侧结构重建的内容，更新了后交叉韧带胫骨止点撕脱骨折的修复方法，详细描述了采用单肌腱条重建膝关节后外侧结构的方法，对髌股关节紊乱的各种手术技术有了经验性总结，对微创膝关节僵硬松解有了更详细的描述。更重要的是，在膝关节功能重建的各个领域，根据经验提出了一系列原则性建议，对于膝关节伤病治疗的要点和误区有了更深入的探讨。

没有不能骑上的马，没有不被摔下的人。作为临床工作中的成功者和失败者，我把本书第二版献给大家，希望与大家一起更好地策骑前行！

赵金忠

2015 年 4 月于上海

第一版序

随着医学科学事业的发展，关节镜外科技术亦在突飞猛进。新的理念、新的技术结合新的材料，使得膝关节重建的术后效果令人瞩目，同时亦展示了关节镜外科技术是一种高科技的、先进的微创外科技术。

上海市第六人民医院骨科赵金忠教授以他卓越的才智做出了辛勤的探索，编写了《 膝关节重建外科学》。该书的出版对关节外科领域来说是一本难得的好书，具有很高的价值，是他多年深入研究与探讨的结果。赵金忠教授多次出国深造和学习，掌握了先进的关节镜外科技术，并结合大量的临床病例，总结出了自己丰富的临床经验。该书内容新颖、全面，涉及膝关节功能重建方面高难度的手术操作，并配有大量的手术操作图示，真可谓图文并茂。全书具备两大优势：一是有创意，克服了以往的资料堆积，该书始终围绕着基本概念、最新进展来涵盖全书。二是国内外报告与个人经验相结合，讲述了实用的临床经验与方法教训，使其内容充实而不浮夸。

本书的出版对于骨科、外科专业人员将有很大的参考价值，本书介绍的内容是作者多年工作的精华，对科研和教学工作会有很大的实际帮助。

祝贺本书的出版。

中华医学会骨科分会关节镜外科学组主任委员　陈百成

2006 年 12 月

第一版前言

膝关节是人体最复杂、功能要求最高的关节，也是最容易受伤的关节。膝关节的伤病常常会导致病废，因此，膝关节的解剖和功能重建始终是临床和基础研究的重点和热点。近年，有关膝关节重建方面的技术进展非常快，新技术层出不穷，结合新材料的应用，使膝关节重建的效果得到了明显提高。

膝关节功能重建的许多技术与关节镜技术相关，可以说正因为关节镜技术的应用明显改善了膝关节功能重建的效果。在西方国家，关节镜技术的普及已有数十年，先进的膝关节功能重建技术的应用已经有很长时间。在我国，关节镜设备和技术的普及才刚刚开始，但是有大量的患者等待我们采用最好的技术进行治疗，因此我们面临着跨越式发展的需求。我们不能重复国外的发展道路，需要在基本理念掌握以后直接去创新、去掌握最先进的技术，以服务于我们的患者，取得最好的社会效益。因此，这本书的基本思路就是介绍基本理念和最新技术。

本书的每一篇都包括三个方面：基本概念、最新进展和我们的临床经验。其特点是根据自己的临床经验去编著，以讲述最实用的方法、经验、教训为主，而不是堆积别人的资料，目的是为了使读者跨过我们曾经走过的弯路，以最快的速度进步。

膝关节功能重建涉及方方面面，本书涉及膝关节人工关节置换以外的一系列内容，主要包括在操作上存在一定难度的系列手术技术。本书涉及较多的手术操作，配有大量的手术操作图示，以使读者对每一步有充分的了解，特别是涉及膝关节后室操作的手术。

由于国情和技术条件不同，有一些技术在国外开展得较多，但是在国内还没有得到开展或者广泛应用，比如同种异体半月板移植、自体软骨细胞移植。对于这些我们无太多临床应用经验的技术，在本书中仅做简单介绍。总的来说，对于我们没有验证的技术，在本书中不做过多陈述。因为在膝关节重建领域，治疗观念的转换非常快，在没有条件的情况下盲目跟风不如静观其变。

借本书出版之际，感谢上海市第六人民医院骨科所有同事对我、对关节镜外科的支持，正是由于他们的支持和信任，使我们有了丰富的经验积累，也使得本书更加富有价值。

本书的出版得到河南科学技术出版社的大力支持，在此表示衷心的感谢！

膝关节重建的技术发展非常快，可能我们现在认为最佳的技术马上就会显得有瑕疵。因此，本书提供的“最新技术”不可能永远最新，恳请读者批评指正，也恳请读者结合发展动态和自己的临床经验去使用。欢迎各位同道登录中华关节镜外科论坛：http://bbs.arthroscopy.cn，对本书所涉及的各方面内容进行探讨，以共同提高！

赵金忠

2006年12月

目 录

第一章　自体移植物的切取和准备

第一节　半腱肌肌腱的切取

膝关节的修复重建，经常会需要移植物。理论上可用的移植物包括人工韧带、异体组织和自体组织。因为各种原因，自体移植物是常用选择。经典的自体移植物为骨-髌腱-骨（bone-patella tendon-bone，BTB），然而近年腘绳肌肌腱（hamstring tendon，HT）移植物的应用有了广泛的普及。股四头肌肌腱（quadriceps tendon，QT）虽然是一种选择，但是应用较少。自体腓骨长肌肌腱的应用作为一种新的技术，正逐渐得到推广。

移植物的切取和准备是一项基本功。采用巧妙和熟练的切取技术能够节省大量手术时间，从而有精力应付复杂的重建。移植物的准备也关系到手术的顺利和最终的成功。

国人半腱肌肌腱（semitendinosus tendon，ST）的可用长度一般在 24~32 cm，平均 28 cm。研究表明，该长度与身高相关，身高小于 160 cm 的患者 ST 长度小于 24 cm 的可能性很大，并且肌腱可能过细[1]。因此，在术前要通过患者身高预测可能得到的肌腱长度，以选择合适的移植物。当然，肌腱的实际长度不等同于我们能够切取的长度。如果切取方法得当，可以完全切取，充分利用；如果切取方法不当，得到的肌腱可能会过短，不能满足使用。如果切取技术到位，在保证移植物直径或者强度的前提下，使用一根 ST 肌腱条可以做成 4 股移植物进行前交叉韧带（anterior cruciate ligament，ACL）的单束重建，做成 3 股（少数情况下 4 股）移植物进行后交叉韧带（posterior cruciate ligament，PCL）的单束重建，可以做后内侧结构（posteromedial complex，PMC）的解剖或者非解剖重建、后外侧结构（posterolateral complex，PLC）的解剖重建［同时重建外侧副韧带（lateral collateral ligament，LCL）、腘腓韧带（popliteofibular ligament，PFL）和腘肌腱（popliteus tendon，PT）］，以及内侧髌股韧带（medial patellofemoral ligament，MPFL）的 2 股解剖或者非解剖重建。

一、手术方法

屈曲膝关节约 90°，患肢外侧倚靠挡板。在胫骨近端后内侧嵴有一个解剖参考点，从该解剖点向胫骨近端，胫骨髁增宽的趋势突然加大，从而在该点形成一个明显的缩窄部，称之为缩窄点（narrow point，NP）。在该缩窄点以远 1 cm 起，是 ST 和股薄肌肌腱（gracilis tendon，GT）跨过胫骨后内侧嵴的部位（图 1-1）。一般患者沿着胫骨内嵴触摸，在缩窄点下方能触及 GT。对于肥胖或者局部外伤的患者，虽然不能明确触及肌腱，但还是能够大致确定肌腱位置。首先通过触压确定该缩窄点，然后从该缩窄点向胫骨前嵴做一垂线，从该垂线的中点开始，向远侧做一个纵形切口，切口长 2~3 cm（图 1-2）。

切开皮肤和浅筋膜，用血管钳在浅、深筋膜层之间进行分离，将示指伸入切口，沿着胫骨后内侧嵴进行触摸，在绝大多数情况下可以探及缝匠肌腱膜下的 GT。ST 在跨过胫骨后内侧嵴处呈扁平状态，较难探及。紧贴 GT 上缘，沿着缝匠肌腱膜走向，从胫骨后内侧嵴部位至胫骨前嵴部位切开缝匠肌腱膜（图 1-3，图 1-4）。

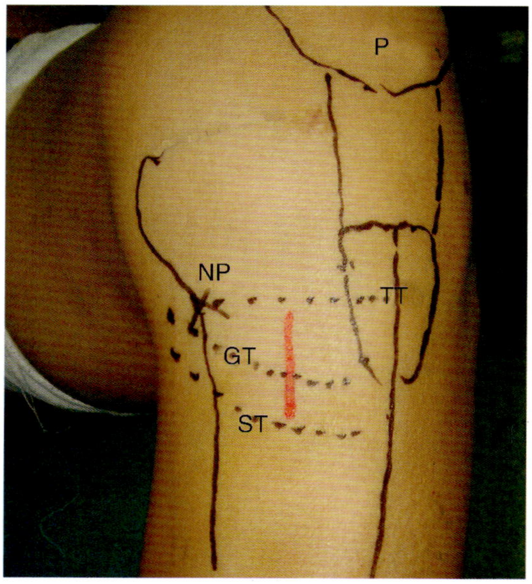

图 1-1　缩窄点（NP）与腘绳肌肌腱（HT）的关系

TT：胫骨结节；NP：缩窄点；GT：股薄肌肌腱；ST：半腱肌肌腱；P：髌骨

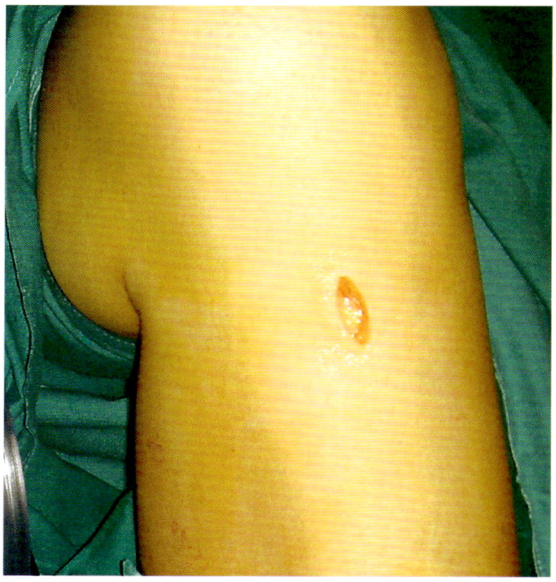

图 1-2　切取 ST 的切口

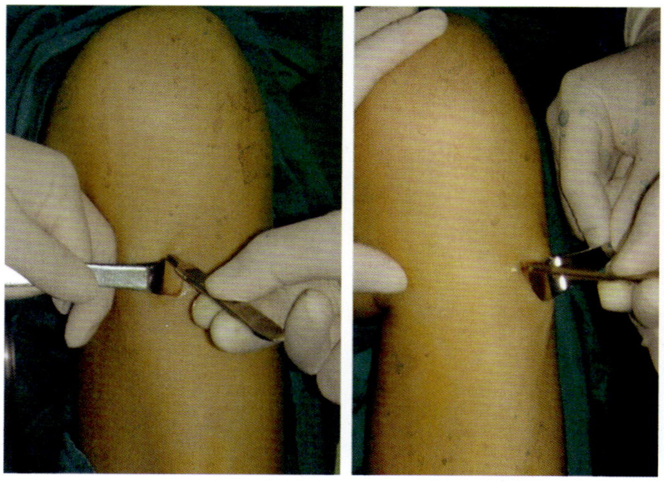

图 1-3　紧贴 GT 上缘切开缝匠肌腱膜

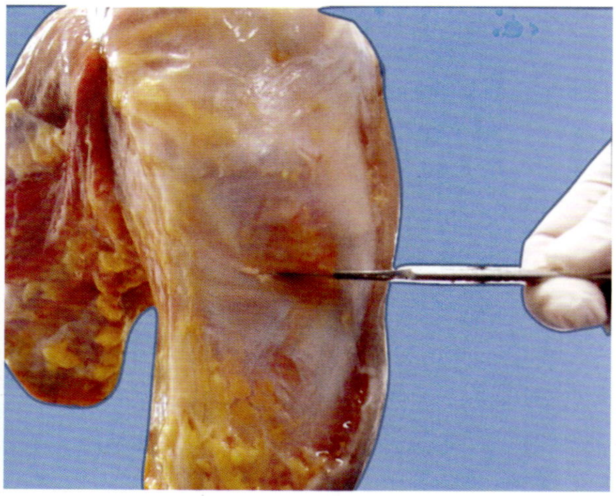

图 1-4　紧贴 GT 上缘切开缝匠肌腱膜（解剖示意）

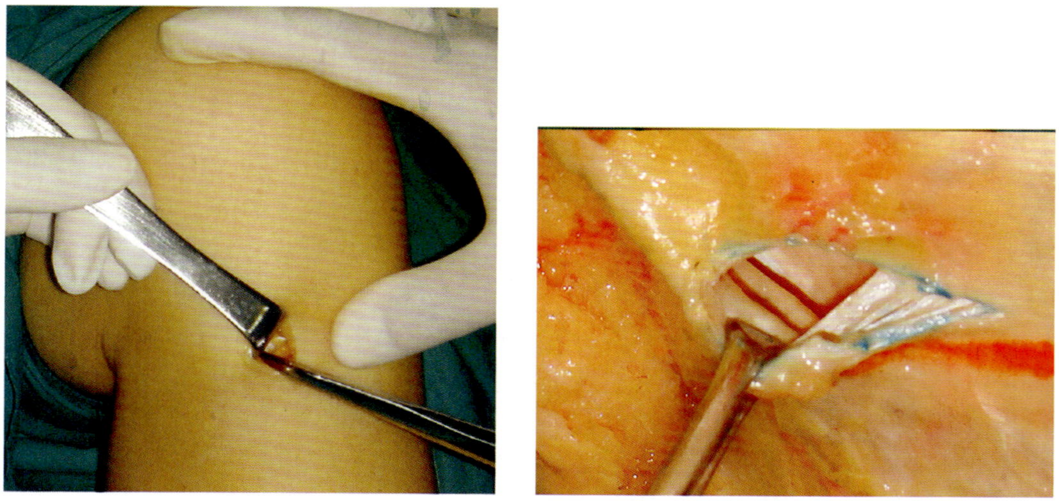

图 1-5　从缝匠肌腱膜切口探查 ST

用 Kocker 钳将缝匠肌腱膜切口的远侧腱膜缘连同 GT 提起，在其深面可以看到 ST（图 1-5、图 1-6）。用直角钳将 ST 钩出并套上一根缝线以作牵拉（图 1-7、图 1-8）。

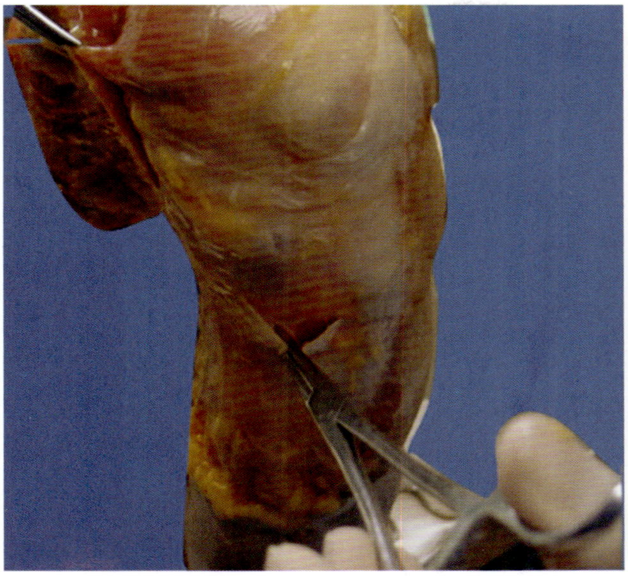

图 1-6　从缝匠肌腱膜切口探查，可以看到其深面的 ST（解剖示意）

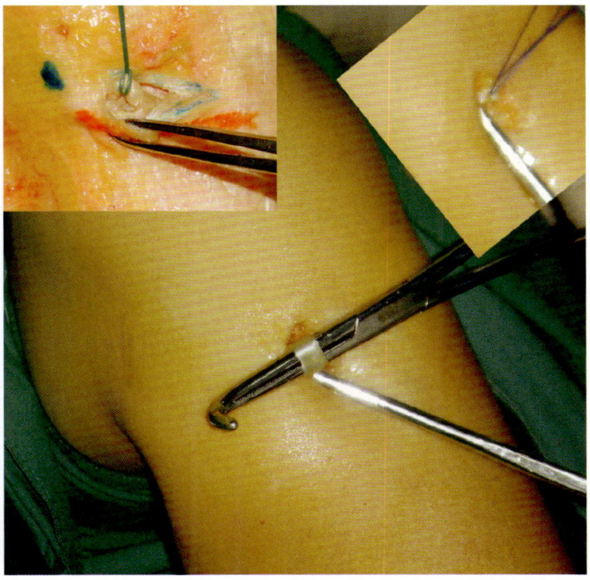

图 1-7　用缝线套扎 ST

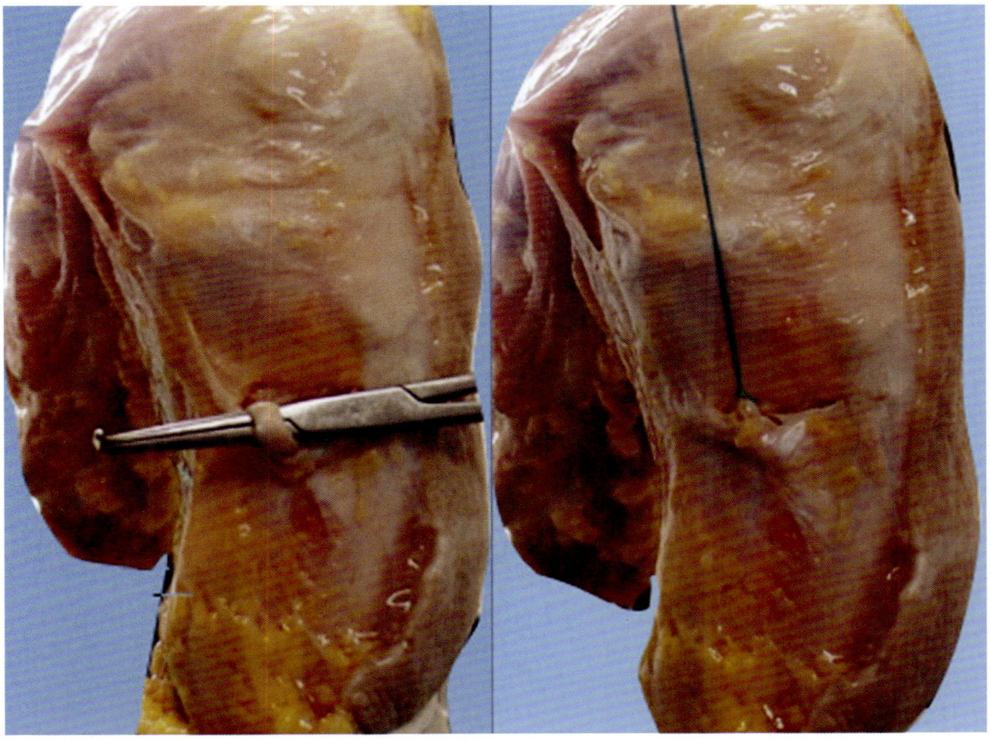

图 1-8　用缝线套扎 ST（解剖示意）

随后向近侧牵拉 ST，沿着 GT 下缘将缝匠肌腱膜再次切开，注意切开时不要过深，以免伤及其深面的 ST，将牵引线从缝匠肌筋膜的下方切口转位拉出（图 1-9、图 1-10）。

在该切口内，沿着肌腱走向剪开 GT 和 ST 之间的组织连接直至胫骨前嵴，再沿着 ST 下缘剪开 ST 和深筋膜之间的连接，同样至胫骨前嵴（图 1-11、图 1-12）。随后将扩展成为膜状的 ST 止点端连同骨膜（带 2~4 cm 的长骨膜条）一起从附着点撕下（图 1-13、图 1-14）。

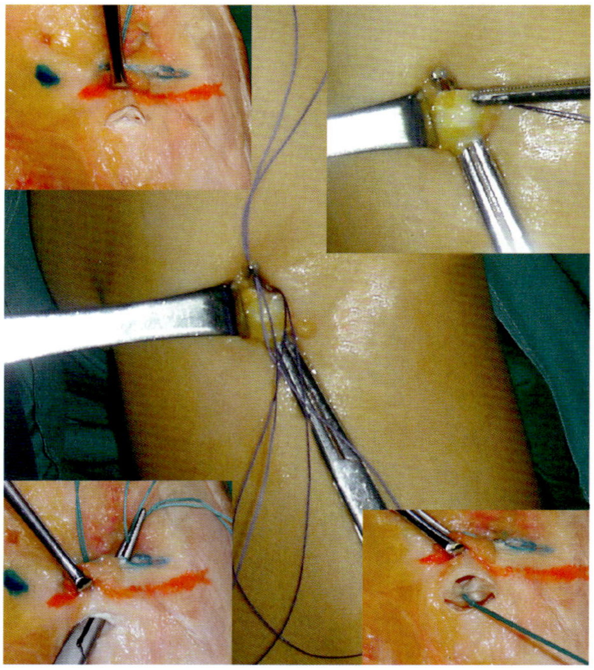

图 1-9　从缝匠肌筋膜下方切口拉出套扎线

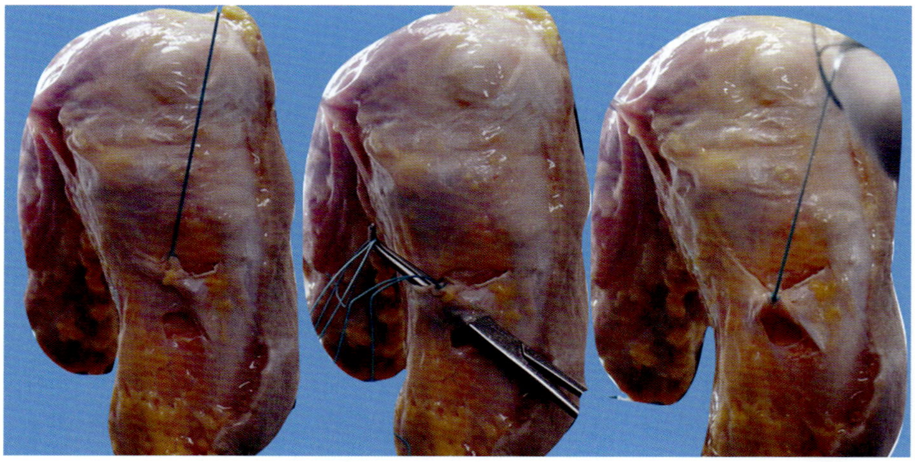

图 1-10　从缝匠肌筋膜下方切口拉出套扎线（解剖示意）

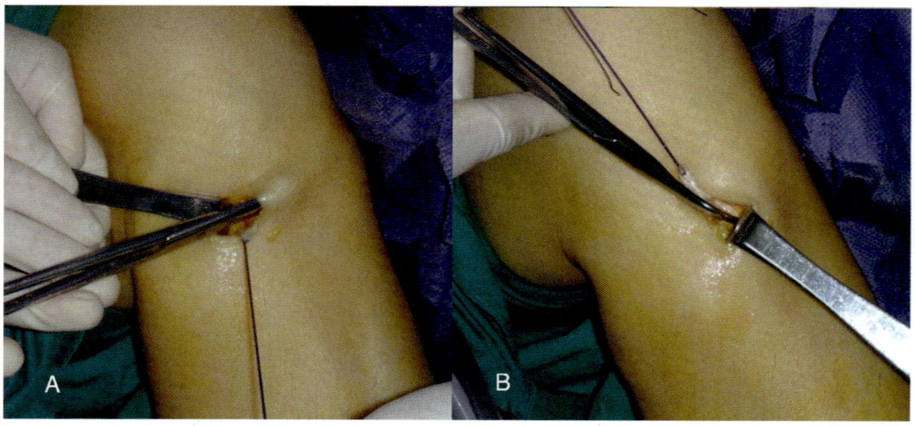

图 1-11　ST 远端的分离

A：剪开 ST 和 GT 之间的联合；B：剪开 ST 和深筋膜之间的连接

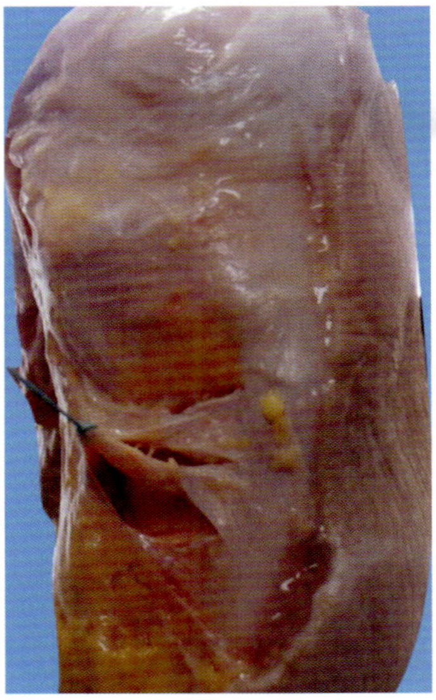

图 1-12　剪开 ST 和 GT 之间的联合以及 ST 和深筋膜之间的连接后（解剖示意图）

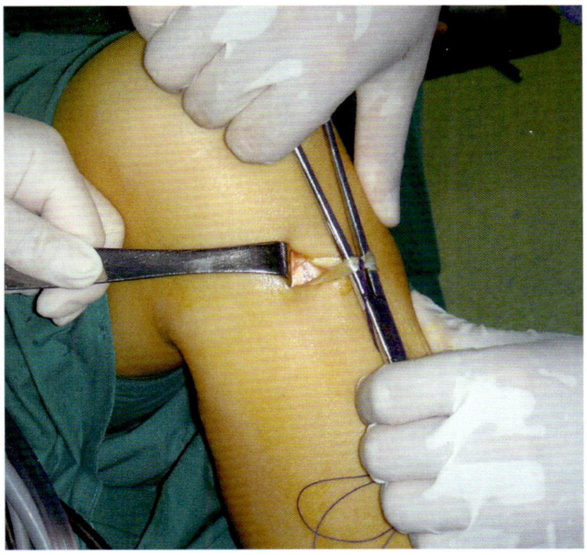

图 1-13　向胫骨嵴方向撕拉 ST

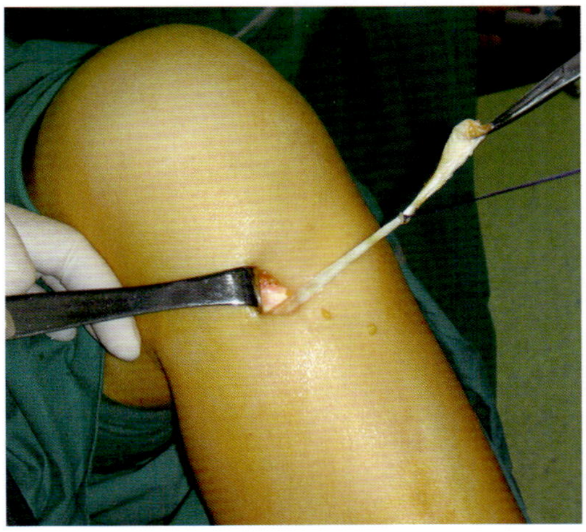

图 1-14　撕下带骨膜的 ST

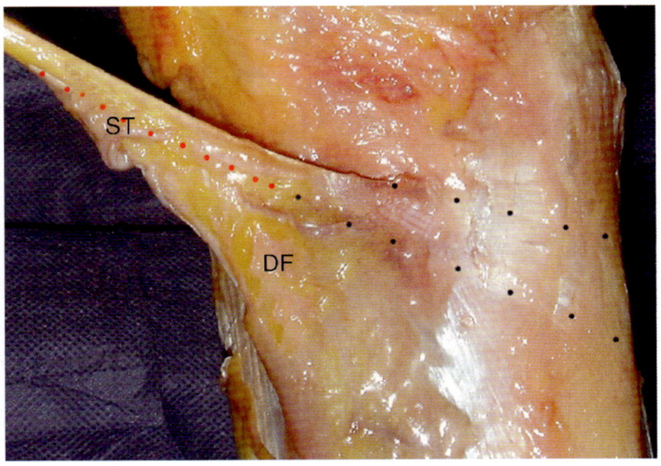

图 1-15　ST 与深筋膜（DF）和腓肠肌内侧头之间的纤维连接

维持套线对 ST 的牵引，伸入示指沿着 ST 周围探查至肌腱肌腹交界处。ST 与周围组织之间有较多纤维束分支连接（图 1-15），需要探出，并一一切断。较为恒定的两束分支是与深筋膜和腓肠肌内侧头的连接[2]。其中与腓肠肌内侧头之间的连接距离胫骨前嵴 10~15 cm，有时宽可至 2~3 cm。需要向切口外牵拉肌腱，用直角钳将该连接支挑出切断（图 1-16）。该分支不切断可能会造成随后肌腱切取困难，甚至由于在该分支处将肌腱切断而造成所切取的肌腱过短。

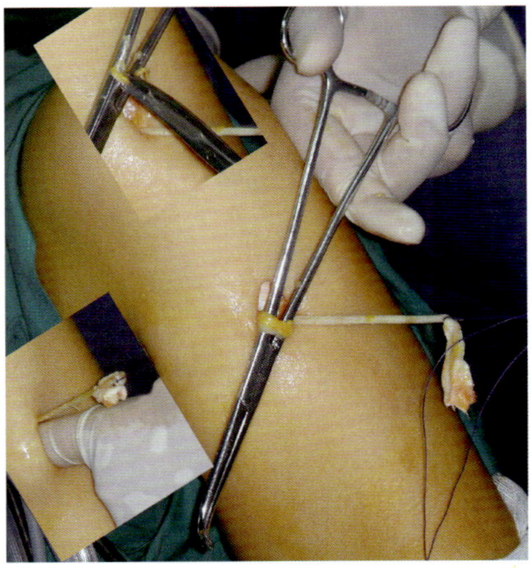

图 1-16　切断 ST 与腓肠肌内侧头之间的连接纤维

将牵引线、肌腱远端穿入肌腱剥离器。然后用力牵拉肌腱，同时将剥离器沿肌腱向近侧推剥，将肌肉从肌腱上剥离，获取肌腱（图 1-17）。获取肌腱的原则是把肌肉从肌腱上剥离而非切断肌腱。

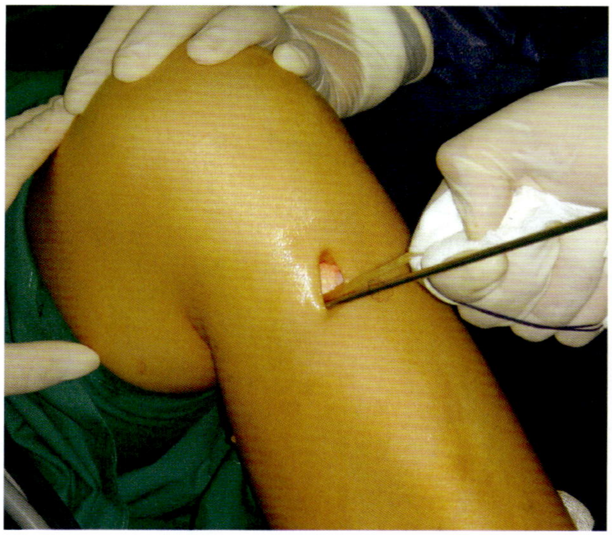

图 1-17　用肌腱剥离器取肌腱

二、要点与误区

1. 缝匠肌腱膜双切口　通过 GT 近侧切口将鹅足掀起，在鹅足底面能以最快速度找到 ST，比直接于 ST 表面做切口查找要节省时间。

2. 切断分支　有时 ST 走向腓肠肌内侧头的分支比其走向胫骨的“主干”还粗，需要分离，在尽可能远侧切断。

3. 肌腱剥离器的使用　使用头杆部有成角的肌腱剥离器，如一些开口肌腱剥离器容易造成肌腱切取不全（肌腱过短）；使用过于锋利的肌腱剥离器也容易造成肌腱切取不全。

4. 避免隐神经损伤　做皮肤、皮下组织切开时可能会损伤其中走行的隐神经髌下支，会导致小腿中上段前外侧皮肤的感觉减退；套扎、剥离肌腱时可能会损伤隐神经的终末支或者主干，造成小腿中段前内侧的感觉减退。有报道皮肤切开时沿着鹅足走行做横切口有助于减少局部皮肤感觉减退的发生率，但是仍不能完全避免[3]。

参考文献

[1] XIE G，HUANGFU X，ZHAO J. Prediction of the graft size of 4-stranded semitendinosus tendon and 4-stranded gracilis tendon for anterior cruciate ligament reconstruction：a Chinese Han patient study. Am J Sports Med，2012，40（5）：1161-1166.

[2] TUNCAY I，KUCUKER H，UZUN I，et al. The fascial band from semitendinosus to gastrocnemius：the critical point of hamstring harvesting：an anatomical study of 23 cadavers. Acta Orthop，2007，78（3）：361-363.

[3] PAPASTERGIOU SG，VOULGAROPOULOS H，MIKALEF P，et al. Injuries to the infrapatellar branch（es）of the saphenous nerve in anterior cruciate ligament reconstruction with four-strand hamstring tendon autograft：vertical versus horizontal incision for harvest. Knee Surg Sports Traumatol Arthrosc，2006，14（8）：789-793.

（附视频：半腱肌肌腱的切取）

第二节　半腱肌肌腱和股薄肌肌腱的同时切取

行 ACL 的 8 股双束重建时需要同时切取半腱肌肌腱（ST）和股薄肌肌腱（GT）。一般将 ST 做成 4 股移植物重建 ACL 的前内侧（anteromedial，AM）束。GT 长 22~32 cm，平均 25 cm，可以做成 4 股重建对长度要求较低的 ACL 的后外侧（posterolateral，PL）束。行 PCL 的单束或者双束重建时，也需要同时切取 ST 和 GT。行 PCL 单束重建时，一般将 ST 和 GT 做成 6~7 股的移植物。行 PCL 双束重建时一般情况下还要切取腓骨长肌肌腱的前半部。这时用 GT 和腓骨长肌肌腱的前半部做成 6 股移植物重建 PCL 的前外侧（anterolateral，AL）束，用 ST 做成 3 股（少数情况下 4 股）移植物重建 PCL 的后内侧（posteromedial，PM）束。在行膝关节的多重韧带重建时，必须同时切取 ST 和 GT。从操作层面来讲，同时切取 ST 和 GT 比单切取 ST 要容易[1~6]。

一、手术方法

ST 和 GT 同时切取的方法与单切取 ST 的方法类似。首先参考缩窄点（NP）做小腿近端内侧面的纵形切口（图 1-18）。做浅、深筋膜间隙分离后，沿 GT 近侧缘将缝匠肌腱膜切开（图 1-19）。

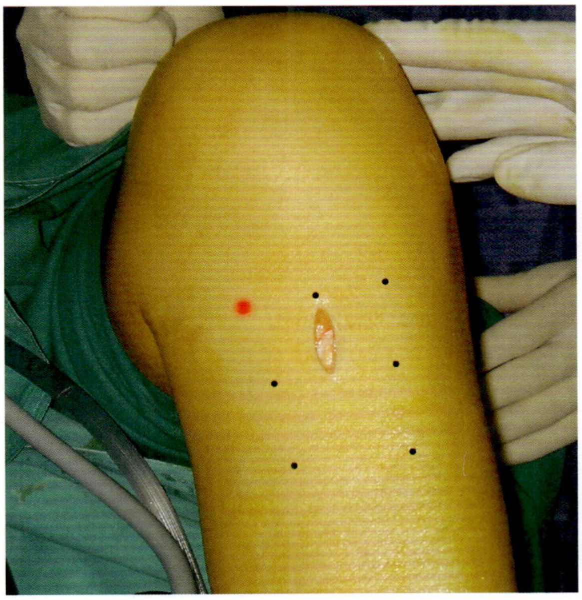

图 1-18　参考胫骨内嵴 NP 定位，做取 ST 和 GT 的切口

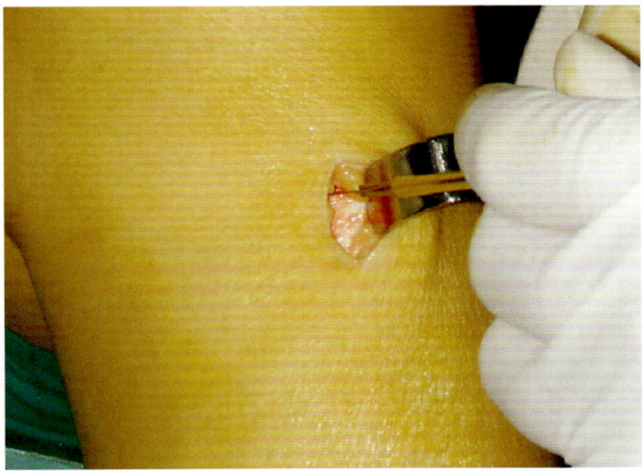

图 1-19　沿 GT 上缘将缝匠肌腱膜切开

将缝匠肌腱膜覆盖在 GT 和 ST 止点上面的部分从其胫骨前嵴附着部剥离，这样就充分显露 GT 和 ST 附着部。先用缝线绑扎 ST 和 GT（图 1-20），在 GT 附着部的上缘沿 GT 走行将其与近侧骨膜切开，在 ST 附着部的下缘沿 ST 走行将其与远侧骨膜切开。将 ST 和 GT 一同从附着部向胫骨前嵴方向撕下（图 1-21），将 ST 和 GT 顺纤维撕开（图 1-22、图 1-23）；随后分离切断肌腱与周围组织之间的迷走纤维连接，用肌腱剥离器剥取肌腱。GT 与周围组织之间的纤维连接很少，而 ST 与周围组织有较多的连接。在距离胫骨前嵴 10~15 cm 的范围内，一般有较粗的旁支发出至腓肠肌内侧头，需要切断（图 1-24、图 1-25），否则用剥离器切取肌腱时会将肌腱过早切断，只能得到长约 15 cm 的肌腱条。

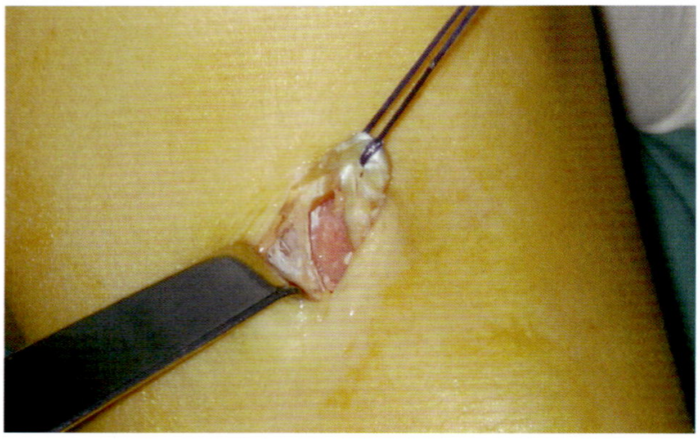
图 1-20　用缝线分别绑扎 ST 和 GT

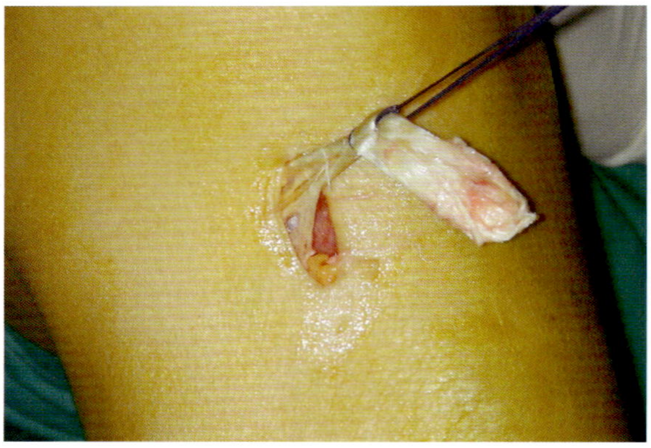
图 1-21　将 ST 和 GT 从附着点连同骨膜一起撕下

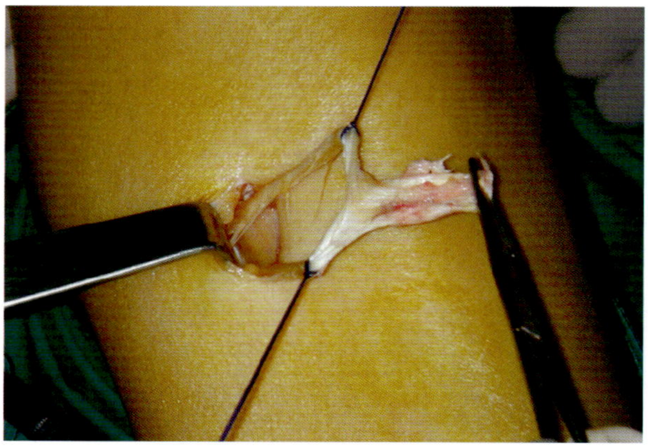
图 1-22　分开 ST 和 GT

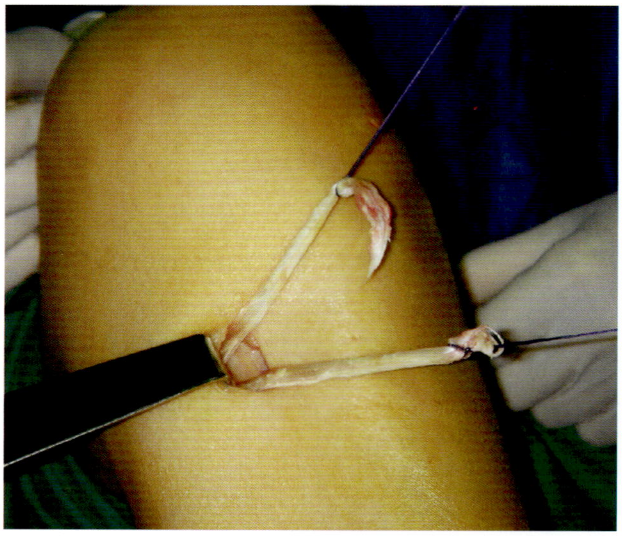
图 1-23　撕开 ST 和 GT 相对应的骨膜，分离两肌腱

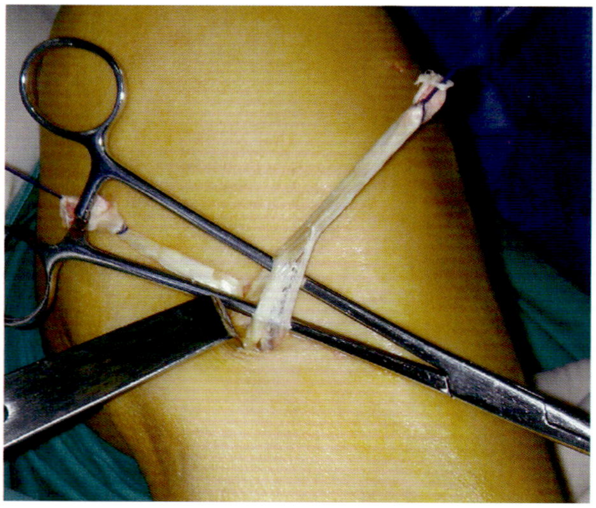
图 1-24　切断 ST 与深筋膜之间的连接

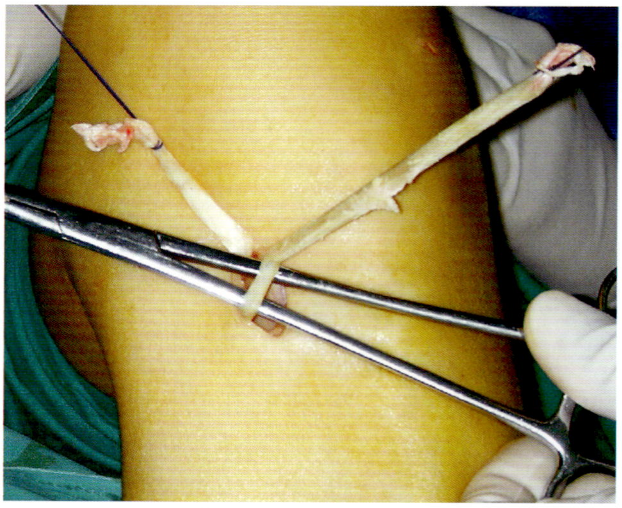
图 1-25　切断 ST 与腓肠肌内侧头之间的连接

二、要点与误区

在同时切取 ST 和 GT 时，要注意保护和修复缝匠肌腱膜。一般情况下，因为缝匠肌腱膜较宽，即便覆盖在股薄肌和半腱肌之上的一部分从止点被掀起，远侧仍会有部分连接于胫骨，不至于造成缝匠肌的

完全撕脱。术后解离部分自行瘢痕连接，很少会造成缝匠肌无力。但是，有时缝匠肌腱膜较窄，在解离股薄肌和半腱肌止点时造成缝匠肌止点的完全解离，则需要进行修复。

参考文献

[1] ZHAO J Z，HUANG-FU X Q，HE YH，et al. Single-bundle posterior cruciate ligament reconstruction with remnant preservation：lateral versus medial-sided augmentation technique. Orthop Surg，2009，1（1）：66-73.

[2] ZHAO J，HUANGFU X，HE Y，et al. Simultaneous double-bundle anterior and posterior cruciate ligament reconstruction with autogenous hamstring tendons. Arthroscopy，2008，24（11）：1205-1213.

[3] ZHAO J，HUANGFU X，HE Y，et al. Sandwich-style posterior cruciate ligament reconstruction. Arthroscopy，2008，24（6）：650-659.

[4] ZHAO J，HUANGFU X. Arthroscopic single-bundle posterior cruciate ligament reconstruction：retrospective review of 4- versus 7-strand hamstring tendon graft. Knee，2007，14：301-305.

[5] ZHAO J，HE Y，WANG J. Simultaneous arthroscopic reconstruction of the anterior and posterior cruciate ligaments with autogenous hamstring tendons. Arthroscopy，2006，22（5）：497-504.

[6] ZHAO J，PENG X，HE Y，et al. Two-bundle anterior cruciate ligament reconstruction with eight-stranded hamstring tendons：four-tunnel technique. Knee，2006，13（1）：36-41.

（附视频：半腱肌肌腱和股薄肌肌腱的同时切取）

第三节　腓骨长肌肌腱前半部的切取

腓骨长肌肌腱（peroneus longus tendon，PLT）在小腿部分位置表浅，易于切取。但是，因为 PLT 有重要的外翻踝关节、维持足弓及站立平衡的功能，全部切取腓骨长肌腱是否会造成明显足踝功能异常还需要临床验证。近年有研究提示，在 PLT 全部切除之后，短期内对足踝功能无明显影响[1,2]，但是缺乏远期的随访结果。为了避免 PLT 全部切取造成其功能的完全丧失，从而影响足踝的远期功能，赵金忠创立了切取 PLT 前半部（anterior half of the peroneus longus tendon，AHPLT）而保留其后半部的技术，经临床验证对足踝功能不会造成明显影响[3]。解剖研究发现，AHPLT 长于其后半部，如自外踝平面向近侧切取，其可用长度接近 24 cm。生物力学研究发现，AHPLT 强度与 ST 相当，是膝关节韧带重建的理想移植物。

AHPLT 一般用作膝关节韧带重建的补充材料。比如 ACL 双束重建时，如果 ST 和 GT 因为长度或者直径缺陷而不能满足要求时，在同侧肢体切取 AHPLT 是个非常简易的补救方法。PCL 双束重建时常利用 GT 和 AHPLT 做成 6 股移植物重建 AL 束，利用 ST 重建后 PM 束。在多发韧带损伤时，利用双侧的 HT 和 AHPLT 一般能同时完成 PCL 双束重建、ACL 双束重建、PLC 及 PMC 重建。AHPLT 最常用来重建 MPFL。相比于切取 ST 或者 GT，切取 AHPLT 伤口小且隐蔽，明显美观。

一、手术方法

1. AHPLT 的单切口肌腱剥脱技术　在外踝后侧茎突近侧约 2 cm，于腓骨的后外侧、腓骨肌腱的表面向近侧做一个长约 2 cm 的切口，分开深筋膜，显露 PLT，用血管钳将 PLT 挑出（图 1-26）。用蚊式钳将 PLT 分成前后相等的两半（图 1-27），然后用 2 号聚乙烯线编织 AHPLT，将远侧设定为将来的肌腱断端（图 1-28）。将足踝跖屈外翻，将切口远侧的肌腱拉出切口，尽可能于远侧切断 AHPLT（图 1-29）。

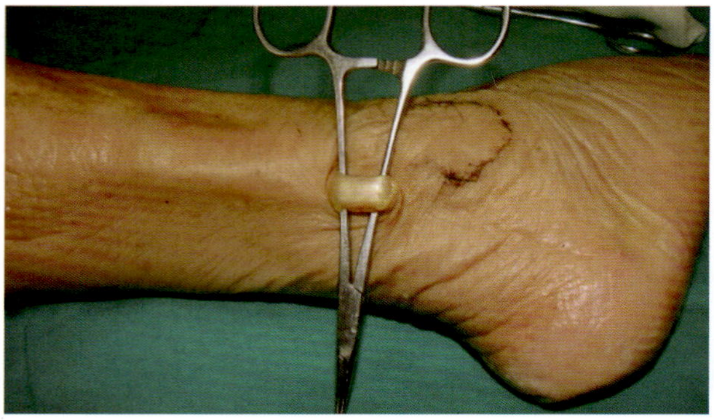

图 1-26　将 PLT 挑出

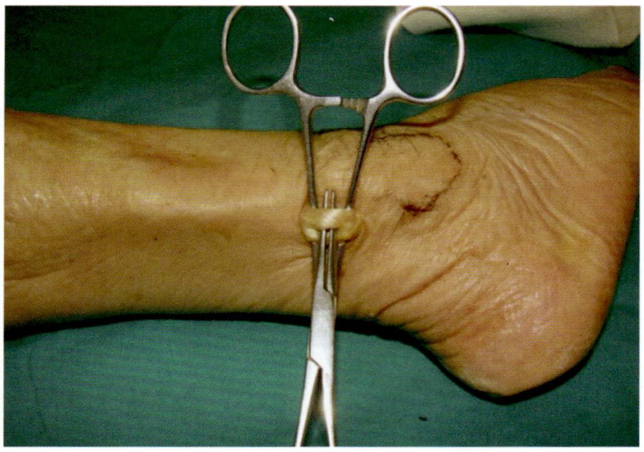

图 1-27　将 PLT 分成前后相等的两半

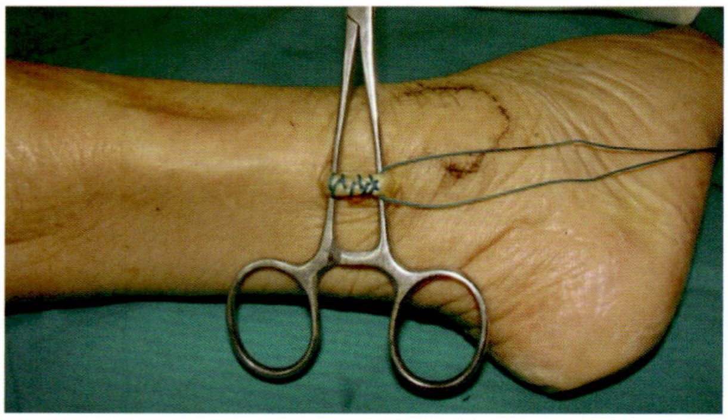

图 1-28　编织 AHPLT

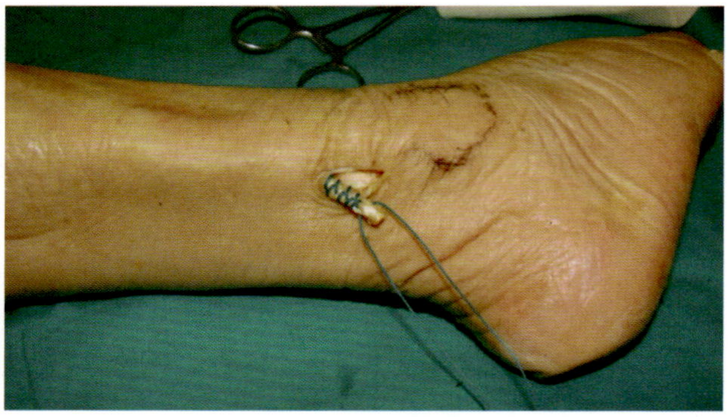

图 1-29　于尽可能远的部位切断 AHPLT

采用 6 mm 内径肌腱剥离器，向近侧剥取 AHPLT（图 1-30）。一旦感觉到肌肉已被剥离，肌腱能够被拉出，即停止向近侧推肌腱剥离器。随后取出 AHPLT（图 1-31），缝合深筋膜和切口。因为 PLT 纤维之间无粘连，PLT 与周围组织之间无纤维连接，AHPLT 的切取比 HT 要容易。

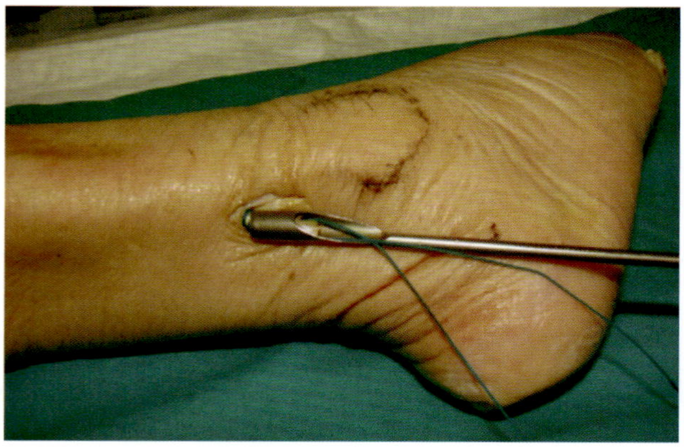

图 1-30　剥取 AHPLT

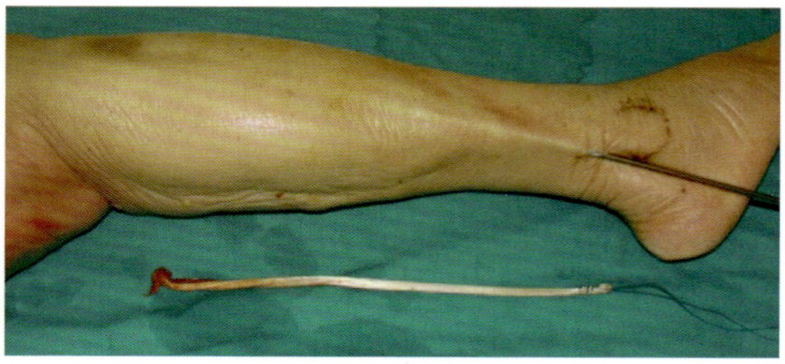

图 1-31　取出 AHPLT

2. AHPLT 的双切口撕脱技术　在个别情况下，通过单切口无法获取 AHPLT，主要表现为肌腱剥离器向近侧推不动。主要原因为肌腱近侧过于粗大。当这种情况出现时，不要硬性向近侧推肌腱剥离器，否则有可能过早切断肌腱，造成移植物过短。此时需要在腓骨颈远侧约 5 cm 处的腓骨肌表面做一个长 1~2 cm 的切口，切开深筋膜直至显露腓骨肌。采用韧带重建用带尾孔导针，从此切口逆行插入，在深筋膜下走行，直至从远侧切口内露出（图 1-32）。将肌腱编织线穿入导针尾孔所带线环内，从而将编织线于深筋膜下，从近侧切口拉出（图 1-33）。向近侧牵拉编织线，将 AHPLT 向近侧翻转，与 PLT 的后半部撕开，从近侧切口拉出（图 1-34）。最后再用肌腱剥离器将连接的肌肉从 AHPLT 上剥下（图 1-

35），或者直接将肌肉从肌腱上刮下，获取肌腱。

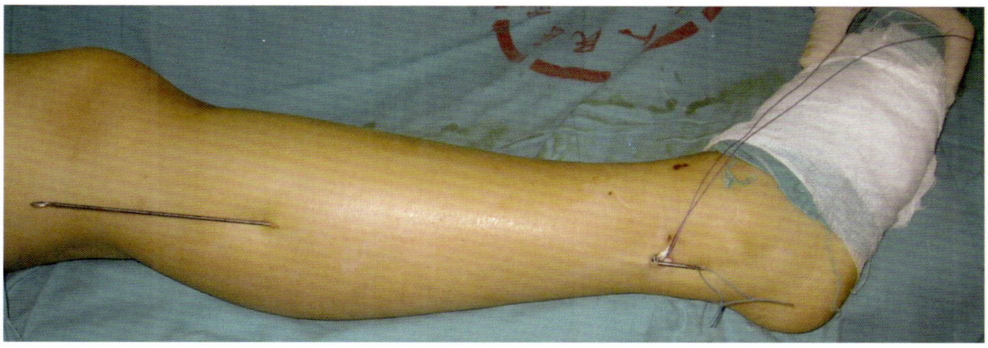

图 1-32　于深筋膜下逆行穿导针

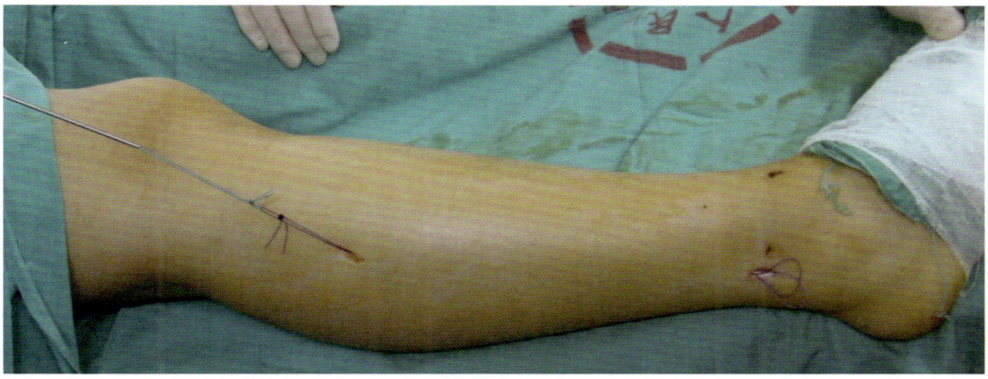

图 1-33　将 AHPLT 编织线经深筋膜下从近侧切口拉出

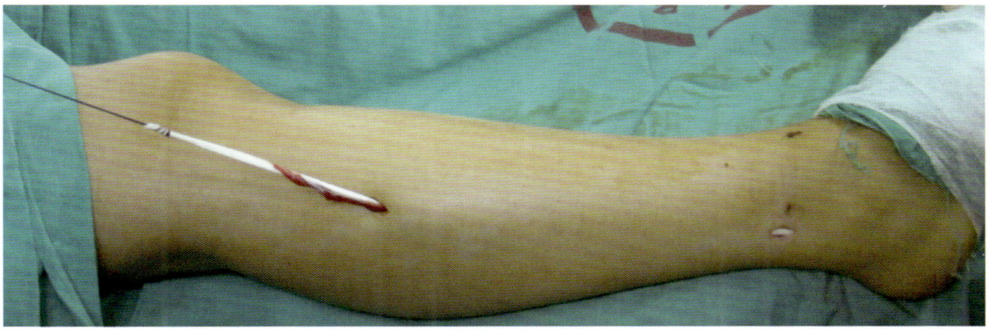

图 1-34　将 AHPLT 从近侧切口拉出

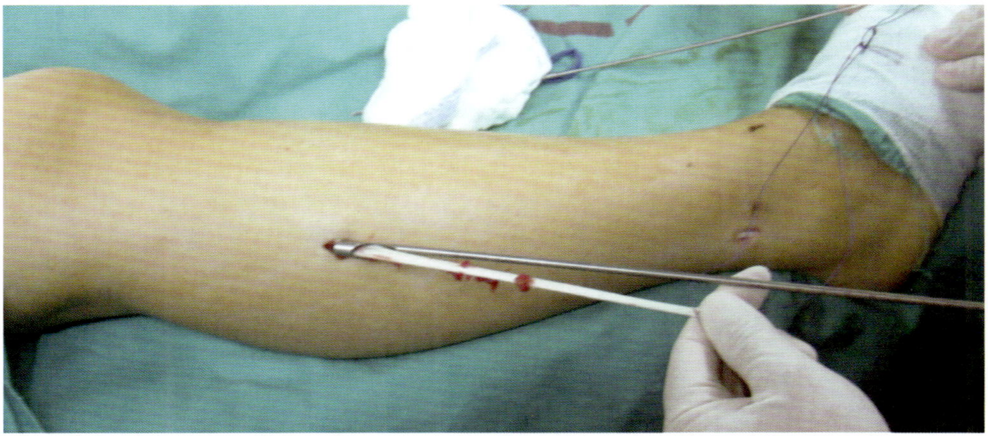

图 1-35　剥离 AHPLT

二、要点与误区

（1）在外踝后方，腓骨短肌肌腱（peroneus brevis tendon，PBT）位于前内侧、深面，而 PLT 位于后外侧、浅面。在挑出 PLT 时要确定前内侧还有另外一根肌腱。可能犯的错误是：挑出的是 PBT，最后会发现切取的肌腱段过短。

（2）采用单切口技术时注意避免损伤腓总神经。关键是一旦感觉到肌腱已被剥离下来能够拉出，即立刻停止向近侧推剥离器。赵金忠等的研究表明，按照此原则操作，在 AHPLT 能够被拉出时，剥离器头端距离腓浅神经的距离为 4.6~10.4 cm，说明此方法有相对安全性。

（3）采用双切口技术时，关键点是导针要在深筋膜底面穿行。易犯的错误是导针穿行于深筋膜表面，而 AHPLT 位于深筋膜底面。这样向近侧翻转 AHPLT 时深筋膜阻挡在肌腱反折部，AHPLT 不可能从近侧切口拉出。

（4）如果肌腱较细，可以分成前 2/3 和后 1/3 两部分，切取前侧 2/3。我们尚未对年轻患者切取过全部 PLT，主要顾虑在远期影响患者的足弓结构和足踝功能。在年老患者有膝关节复杂韧带损伤或者不可修复的肩袖损伤需要重建时，我们常规切取全部 PLT，通过 2~5 年的随访，未发现对足踝功能有明显影响。

参考文献

[1] KERIMOGLU S，AYNACI O，SARACOGLU M，et al. Anterior cruciate ligament reconstruction with the peroneus longus tendon. Acta Orthop Traumatol Turc，2008，42：38-43.

[2] NAZEM K，BARZEGAR M，HOSSEINI A，et al. Can we use peroneus longus in addition to hamstring tendons for anterior cruciate ligament reconstruction? Adv Biomed Res，2014，3：115.

[3] ZHAO J，HUANGFU X. The biomechanical and clinical application of using the anterior half of the peroneus longus tendon as an autograft source. Am J Sports Med，2012，40（3）：662-671.

（附视频：腓骨长肌腱前半部的切取）

第四节　自体肌腱的准备

ST、GT 和 AHPLT 切取以后，其缝线编织程序类似。在编织后做成移植物时，根据每个肌腱条要做成的股数不同，有相应的折叠方法。

肌腱折叠的目的是充分利用肌腱来增加移植物的直径。做 ACL 重建时，绝大部分文献报道是将 ST 和 GT 对折，做成 4 股移植物；移植物贯穿整个胫骨隧道，甚至露出胫骨隧道外口。这实际上是对肌腱的巨大浪费。因为移植物在骨隧道内过长并不能够增加腱骨愈合[1]，应当将肌腱进一步折叠，以增加移植物的强度。我们一般将 ST 和 GT 各做成 4 股移植物，亦即用 8 股移植物来重建 ACL，移植物在两端隧道内的长度为 20~30 mm。

一、操作步骤

1. 肌腱编织　将肌腱在肌腱操作板上摊开，用宽骨刀刮除肌腱上连带的肌肉组织，切除近端纤细部分。临床上我们把近端直径小于中部 1/2 的肌腱确定为无利用价值，以该部位作为切除点。测量肌腱总长度，为肌腱的折叠标记做准备（以 24 cm 为例）。在滑轨上装置肌腱固定夹，夹持肌腱，用 2 号不吸收聚乙烯缝线将肌腱两端编织缝合。缝合方式建议采用鞭结式缝合，缝合线跨肌腱中线，有一定交叉

（图 1-36）。注意针距不能过小，否则编织线密裹肌腱，在肌腱与骨隧道之间形成空隙，会影响腱骨愈合（图 1-37）。每端缝织 5~7 针，针距 2 mm，编制段长度 10~15 mm（图 1-38）。针距也不要过大，否则编织段过长，在关节腔内会有编织线外露，可能会引起滑膜反应。

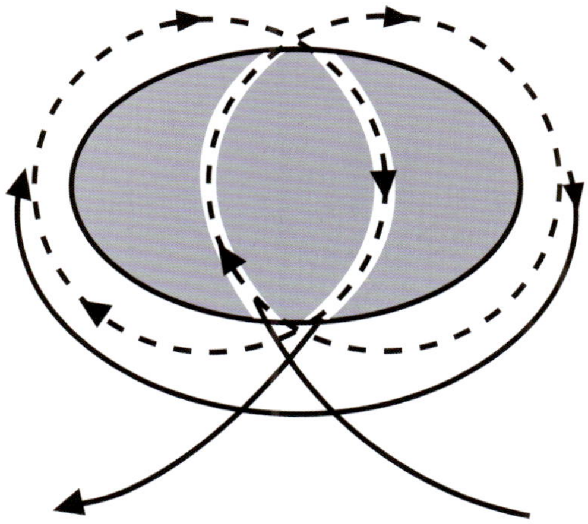

图 1-36　肌腱编织

缝线在肌腱中间有交叉，以增加编织线对肌腱的把持力

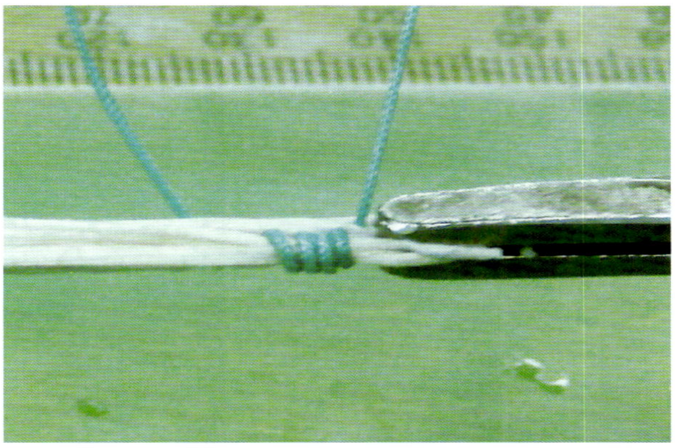

图 1-37　针距过小，缝线会隔离肌腱与骨隧道

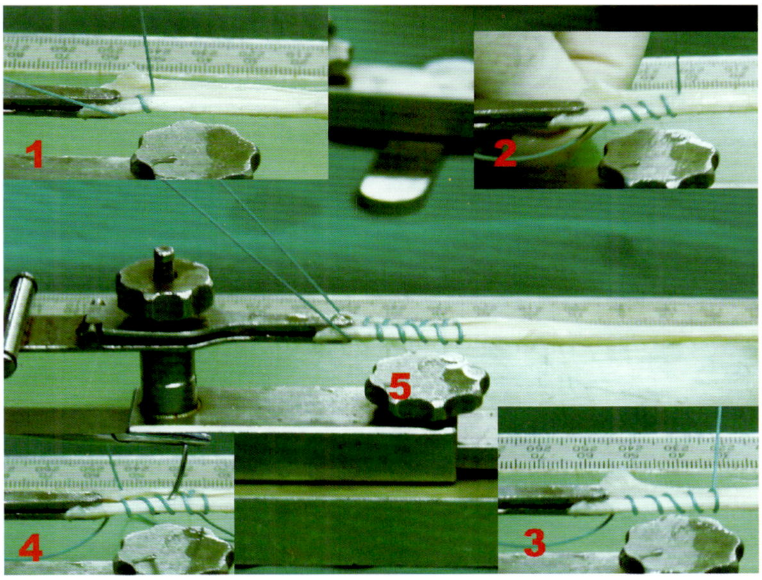

图 1-38　肌腱编织方法

如果准备用该肌腱条做成 4 股移植物，在每侧肌腱端用 2 号聚乙烯线编织一道即可。如果准备用该肌腱条做成 3 股移植物，则需要在每侧肌腱端用 2 号聚乙烯线编织 2 道，或者用 5 号聚乙烯线编织 1 道。

2. 肌腱的折叠

（1）4 股移植物的折叠方法：对折肌腱成 2 股，在反折处穿入 2 根 2 号聚乙烯线作牵引，随后将肌腱再对折成 4 股（图 1-39），在 4 股反折端穿入聚乙烯带。该方法的优点是省时，肌腱与骨隧道的接触面广；缺点是移植物在植入后如果承受过度张力，缝线可能在肌腱反折部对肌腱造成切割。

图 1-39　肌腱不分切制作成 4 股移植物的方法

（2）3 股移植物的折叠方法：有时因为肌腱相对较短，做成 4 股时整个移植物的长度欠缺，可以把一个肌腱条做成 3 股移植物。将肌腱细的一端先绑在聚乙烯带上，在 1/3 处反折，于反折处穿 2 根 2 号聚乙烯线或者 1 根 5 号聚乙烯线。将反折段肌腱悬挂于聚乙烯带上，形成第二个反折，从而形成 3 股肌腱的移植物（图 1-40）。

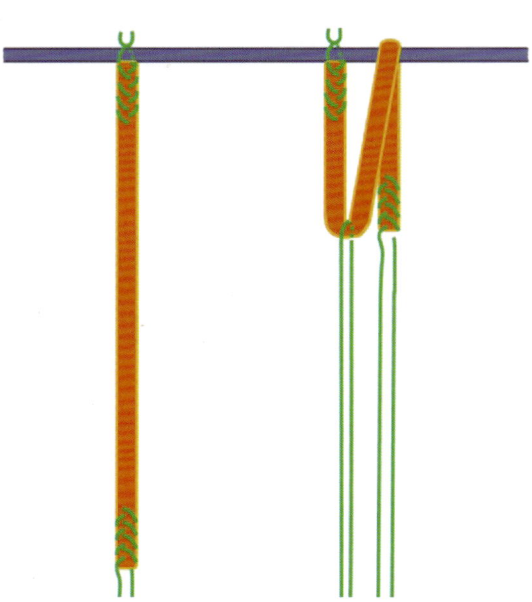

图 1-40　3 股移植物的制作法

3. 移植物的测量　在测量 4 股移植物直径时，在其反折端穿入聚乙烯带或者 5 号聚乙烯线，然后以最大拉力拉过按自小到大规格排列的测量器，以能够通过的最小测量器规格作为移植物规格（图 1-41）。注意单肌腱做成的 4 股移植物近端（反折端）的直径和远端（游离端）直径往往并不相同。游离端因为一部分带有骨膜，往往略粗。一般情况下移植物是先通过胫骨隧道拉入关节腔，再拉入股骨隧道，因此将移植物反折端作为前端更容易置入。所以，建议以移植物近端直径作为股骨隧道直径，移植物远端或者整个移植物能通过的直径作为胫骨隧道直径。当然，如果是反向植入，以及从股骨隧道将移植物拉入关节腔，再拉入胫骨隧道，隧道直径也需要作相应调整。

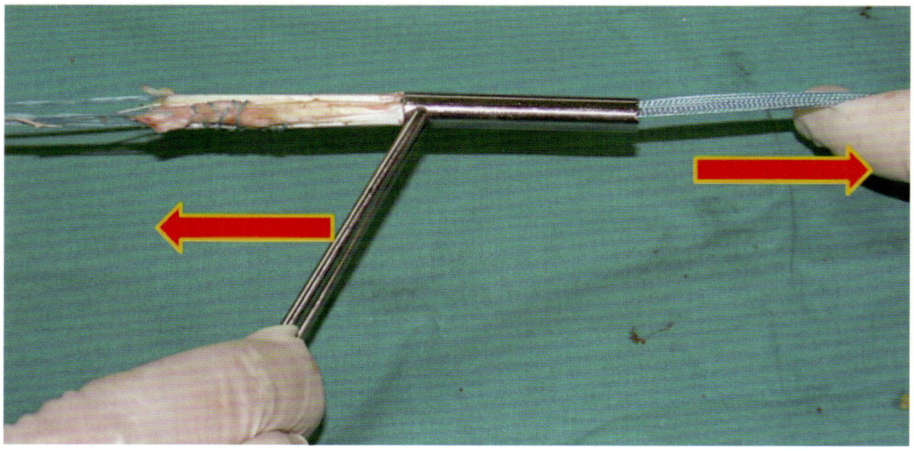

图 1-41　测 4 股移植物的直径

如果移植物的固定采用的是挤压螺钉固定，只需进行大致测量即可，亦即虚测。因为如果移植物测得过于准确，植入后完全占据隧道空间，挤压钉难以置入，或者能勉强置入，但造成对肌腱的切割破坏。

但是如果采用的是非挤压螺钉固定，如隧道口外悬吊式固定或者横钉固定时，移植物的测量需要非常准确，以利于移植物与隧道的贴合，或者肌腱在隧道内的密实填充，因为这是腱骨可靠愈合的基础。

4. 移植物的预牵张　在滑轨上换上钢板固定夹和牵引钩。在微型钢板（长 12 mm，带有 4 孔）的两端两孔内分别穿入 6 号聚乙烯牵引线和 2 号聚乙烯翻转线，将聚乙烯带的一端从微型钢板中间一孔穿过，再从另一孔穿回（图 1-42）。将微型钢板夹持于固定夹中，聚乙烯带另一端从肌腱反折部穿过。将肌腱的缝线端固定在牵引钩上，拉紧聚乙烯带，用持针器暂行钳夹。用 80 N 的牵张力进行肌腱的预牵张（图 1-43）。在聚乙烯带环长度确定后，依照标尺调整聚乙烯带环长度后拉紧打结（图 1-44）。预牵张时间 5 min 以上。一般在操作板上持续牵引，待骨隧道建立后，取下立即植入。

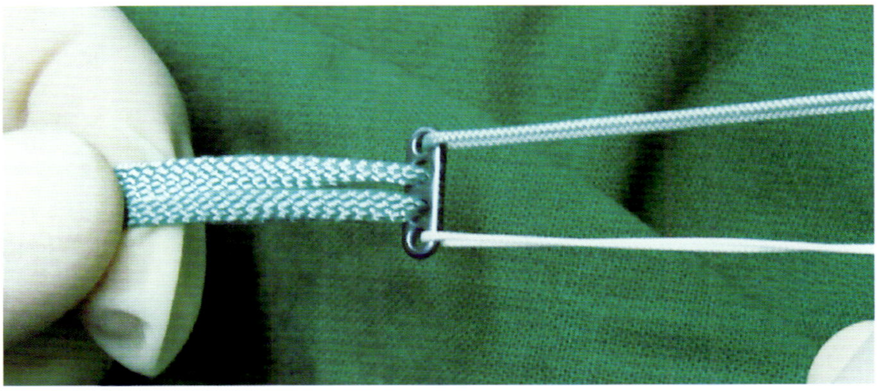

图 1-42　牵引线、翻转线和聚乙烯带在微型钢板上的准备

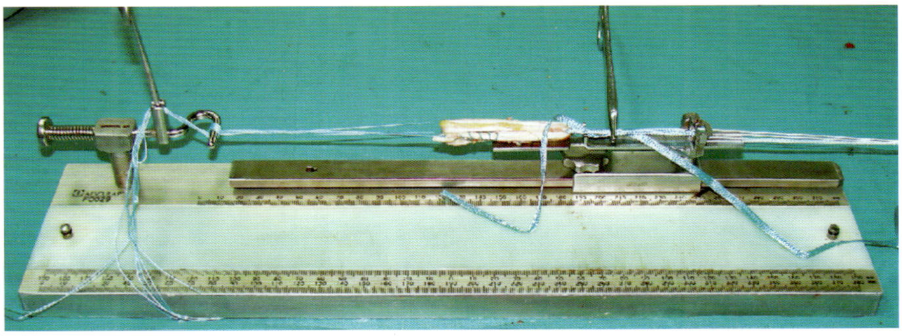

图 1-43　移植物复合体的预牵张

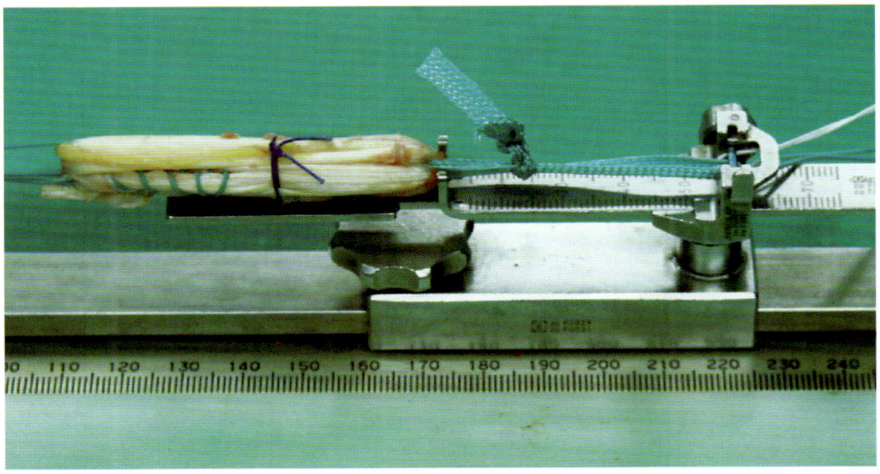

图 1-44　调整聚乙烯带长度并打结

如果近端采用固定闭环聚乙烯带，需要选用具有合适带环长度的聚乙烯带-微型钢板构件。在微型钢板（长12 mm，带有4孔）的两端两孔内分别穿入6号聚乙烯牵引线和2号聚乙烯翻转线。将2股肌腱从聚乙烯带环中穿过反折形成4股。将微型钢板夹持于固定夹中，将肌腱的缝线端固定在牵引钩上，用80 N的牵张力进行肌腱的预牵张。

5. 移植物近端聚乙烯带环长度计算 根据胫骨和股骨隧道内口的距离，也就是移植肌腱在关节内部分的长度，计算出肌腱在两端骨隧道内的长度。再根据股骨隧道的长度，确定出聚乙烯带部分的长度。

比如，如果肌腱长度为28 cm，做成4股移植物长度为70 mm，关节内移植物长度如果为20 mm，两端隧道内长度各为25 mm。如果股骨隧道总长度为55 mm，则聚乙烯带环在移植物近侧的长度为30 mm。因为聚乙烯带环与移植物有重叠，按照5 mm计算，聚乙烯带环的长度要选35 mm（图1-45）。

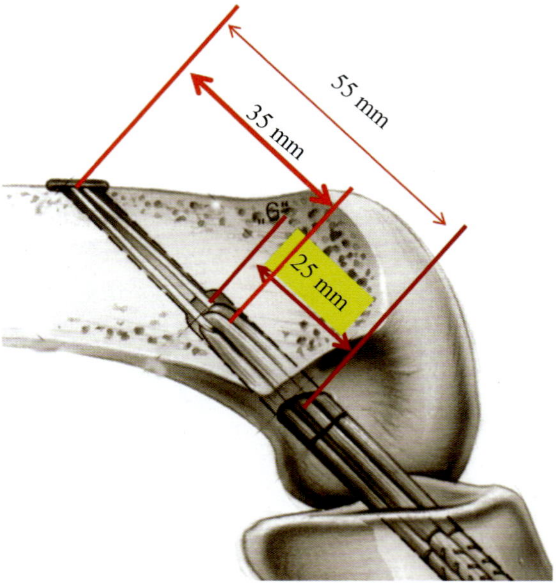

图1-45　聚乙烯带环长度的计算

6. 移植物近端标记 为了使微型钢板从股骨隧道外口拉出，肌腱需要多拉进股骨隧道7 mm，待钢板翻转后再回拉进关节（图1-46）。因此，如果移植物股骨端的植入长度为25 mm，在距离肌腱股骨端32 mm（25 mm+7 mm=32 mm）处，用亚甲蓝或者可吸收线做标记。术中当该标记到达隧道内口时，说明钢板已经完全被拉出隧道外口，提示可以进行钢板翻转（图1-47）。

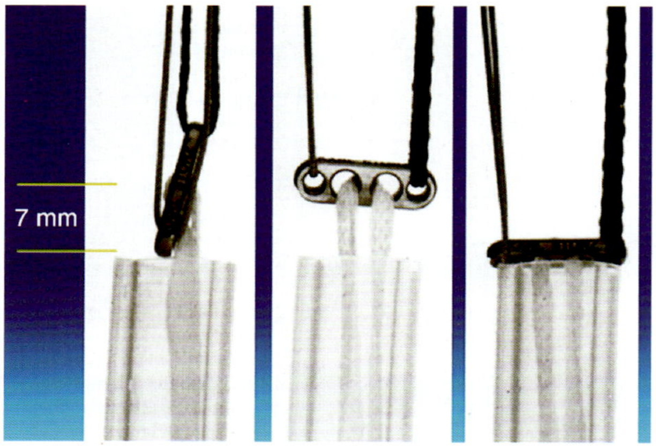

图1-46　移植物近端微型钢板的翻转固定

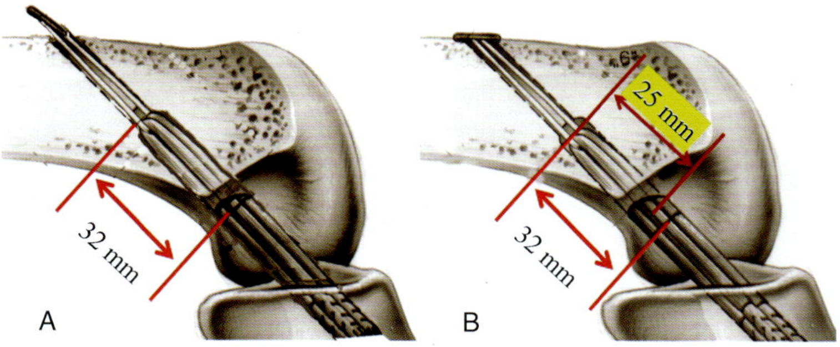

图1-47　标记长度等于置入长度加7 mm

7. 移植物的加强方法（内夹板） 因为移植物在植入后会发生坏死和再血管化，此时移植物强度很低，遭受不当应力后可能会造成失效。为了避免移植物在再血管化阶段承受过高应力而失效，对于ACL、PCL重建时的移植物，作者采用了聚乙烯线加强的方法。一般用一根5号聚乙烯线，悬挂于移植物近端聚乙烯带上，最后通过远侧端在悬吊固定物上打结，形成一个聚乙烯线环。该聚乙烯线环的抗拉断强度约500 N，可以在一般应力条件下对移植物起到保护作用（图1-48），被称为内夹板。

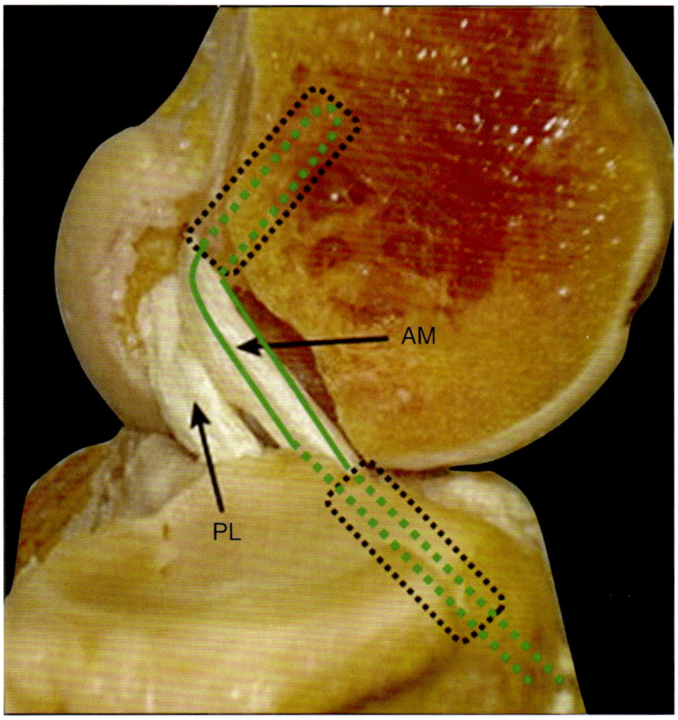

图1-48 带加强线（绿线）的前内侧束移植物

AM：前内侧束移植物；PL：后外侧束移植物

ACL移植物植入后，关节腔内部分与胫骨隧道内部分无明显成角，但是与股骨隧道内部分有一定成角，这时候如果加强线与隧道缘接触，在其承受应力时有可能对隧道缘造成切割，从而造成加强线的松弛，降低其保护作用。PCL植入后，移植物关节腔内部分与隧道内部分成角更大，加强线与隧道缘接触后，造成切割的可能性更大。因此，在隧道口部位，需要将加强线控制在移植物的中心部位。采用2号聚乙烯线，在移植物位于隧道口的位置进行特殊的交错缝扎，可以将加强线控制在移植物的中心部位（图1-49）。

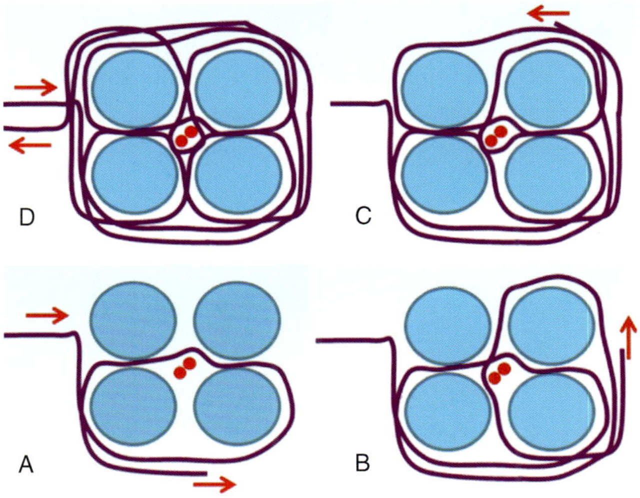

图1-49 将加强线（红点）控制在移植物中心部位的缝扎方法

二、要点与误区

1. 肌腱编织 编织时两边缝线在中央部要有交叉，以增加缝线对肌腱的把持力。编织段需要有足够的长度以保证缝线的把持力，尽管缝线在关节腔内外露有可能引起滑膜炎。

2. 移植物测量 如果把实际直径为6 mm的移植物误测成7 mm，在7 mm的隧道内将有26.5%的横截面无肌腱填充；如果误测成 8 mm，隧道内 43.75%的横截面将无肌腱填充。切勿用抓持器将移植物从测量器中随便一拖了事，否则可能影响韧带重建的最终效果。高规格的移植物直径测量器以 0.5 mm 为一挡。最可靠的是闭孔测量器，既便于准确测量，也能保证测量后的移植物能通过隧道（图 1-50）。如果测量器带有侧槽，则测量直径和可通过直径会有一定偏差，因为实际测量时有一部分移植物从管径外的侧槽中通过，即便按照标准法测量，即以最大拉力牵拉，以移植物能通过的最小管径作为移植物的直径，最终移植物也可能不能被拉入相应大小的隧道。如果使用带侧槽的测量器，一般钻取隧道直径要比测量直径大一个规格（0.5 mm）。

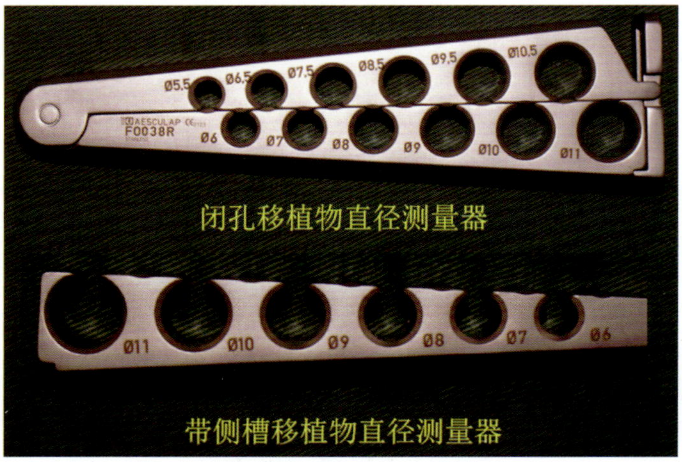

图 1-50　闭孔和带侧槽移植物直径测量器

3. 固定环聚乙烯带的使用　固定环聚乙烯带因为成品化后最小规格有限，当股骨隧道过短时就无法使用。比如，如果股骨隧道短于 30 mm，而聚乙烯带环最短为 15 mm，肌腱在隧道内放置长度过短难以保证愈合，因此需要使用非固定环聚乙烯带，移植物近端固定不采用钢板翻转固定，而是在股骨外侧另做切口，将微型钢板直接置于股骨隧道外口行悬吊式固定。在 PCL 重建或者 ACL 的 PL 束重建时尤其需要采用非固定环聚乙烯带和微型钢板直接贴附固定的方法。

参考文献

[1] YUAN F，ZHOU W，CAI J，et al. Optimal graft length for anterior cruciate ligament reconstruction：a biomechanical study in beagles. Orthopedics，2013，36（5）：e588-592.

第二章　前交叉韧带重建

第一节　前交叉韧带的解剖与生物力学

前交叉韧带（ACL）损伤是骨科运动医学中最常见的损伤，ACL 重建手术也是骨科运动医学中常见的手术之一。在美国，2012 年 ACL 重建的病例数约 25 万。在我国，由于群众性体育活动尚处于普及之中，ACL 损伤发生的概率可能稍低，但是因为我国人口基数特点，每年 ACL 损伤患者的数目绝对值会相当大。ACL 损伤的传统治疗方法是关节镜下单束重建。然而，ACL 单束重建只能使 60%~80%的患者在功能上恢复正常或者接近正常[1,2]。因为传统的 ACL 重建为等长单束重建，近年来 ACL 损伤治疗的关注点从等长重建转移到解剖重建上，对 ACL 的解剖和生物力学也有进一步了解。

一、ACL 的解剖

在过去的数十年，有许多有关 ACL 及其比邻组织的解剖研究，增加了我们对 ACL 及其相关结构的了解。ACL 由不平行的胶原纤维簇聚成一个个小束，而后组成由滑膜包绕的整体结构。膝中动脉通过后纵隔为 ACL 提供主要血供，其远侧部分也由膝下内和膝下外动脉分支提供血供[3,4]。

ACL 有两个功能束组成：前内侧（AM）束和后外侧（PL）束[5,6]（图 2-1）。ACL 在胚胎发育第 8 周开始构成，到第 9 周就发育完好[7]。在胚胎发育中，ACL 的双束结构就已经出现，并持续终生[8,9]。ACL 的 AM 束和 PL 束的称谓取决于其胫骨附着部的相对位置。在大部分情况下，ACL 胫骨附着部两束只是呈前后排列（图2-2）。而在股骨侧，两束的附着部呈近远排列，亦即 AM 束股骨附着部靠近侧而 PL 束股骨附着部靠远侧（图 2-3）。

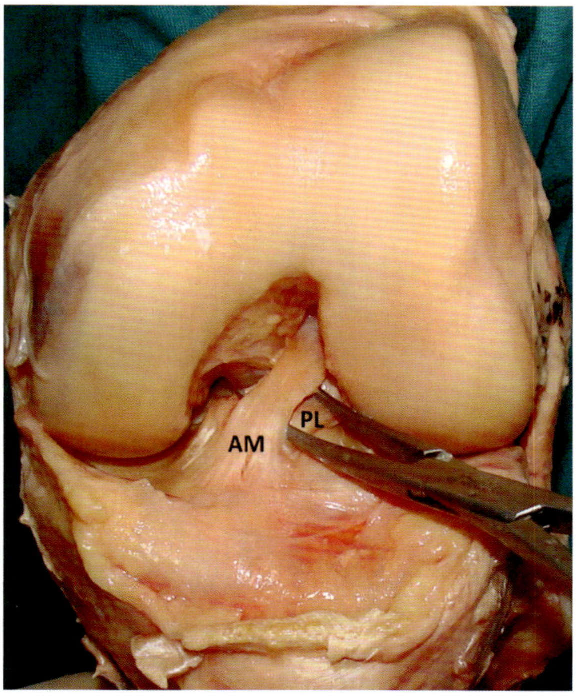

图 2-1　组成 ACL 的前内侧束（AM）和后外侧束（PL）

尽管在组织学上 ACL 内有结缔组织分隔，但是这种分隔两侧的组织是否与功能分束相对应，还需要进一步探讨。在解剖 ACL 时，无论 ACL 中部还是两侧附着处，都没有发现疏松的结缔组织间隔限定 ACL 两束的形态、范围。文献中报道 ACL 两束的附着点形态五花八门，与解剖研究中的主观分离有一定关系。解剖研究时，ACL 两束分离的部位、方向不同，得到的 ACL 两束位置关系和形态也不同[10]。

ACL胫骨附着处比中间部横截面大，呈典型的扇形展开形态，这种形态使得通过重建手术来恢复其附着点形态基本不可能。文献报道ACL胫骨附着点冠状面宽度平均11 mm，矢状面长度平均17 mm[11,12,13]，国人可能偏低。ACL纤维间的黏结程度不一，股骨侧最低，胫骨侧最高，以至于在做解剖研究时不能行纤维间的解剖分离。纤维间的黏结能增加ACL的整体抗拉断强度，ACL断裂多发生于股骨侧可能与该部位纤维间黏结度低有关。

在胫骨止点的前后向，ACL纤维向后的附着可以延至髁间嵴，向前至膝横韧带（transverse ligament of knee，TL）。ACL纤维并非均匀分布，大部分纤维集中附着于足印区的前缘，这也是ACL保留残留纤维重建时在胫骨足印区钻隧道而残留纤维附着能够大部分保留的原因。AM束止点大致与外侧半月板前角附着点位置平齐，在做AM束重建时可以外侧半月板前角游离缘和TL做大致参考来定位。PL束纤维集中点大致在外侧髁间嵴顶点与外侧半月板前角游离缘之间，PL束重建时可以外侧髁间嵴顶点和外侧半月板游离缘作为大致参考，原因是外侧半月板形态各异，前角宽窄不一。

在胫骨止点的内外向，ACL的胫骨附着点集中在内侧髁间嵴的前外侧坡面，外侧半月板前角附着点的内侧区域（图2-2）。从冠状面上讲，如果胫骨隧道向内不越过内侧髁间嵴顶线，向外不伤及外侧半月板前角附着点，即为适当。做AM束重建时，内外向一般有足够空间，即隧道可位于足印区内，行PL束重建时，隧道宽度往往超出足印区宽度。一般以内侧髁间嵴顶线为界，将隧道向外借位，大部分情况下需要去除部分外侧髁间棘。

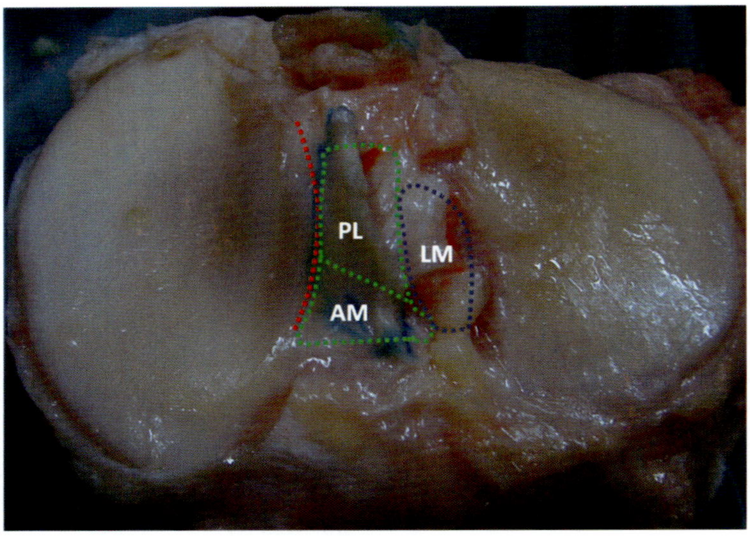

图2-2　ACL的胫骨附着部

红线显示内侧髁间嵴走行；LM：外侧半月板前角附着；AM：前内侧束附着部；PL：后外侧束附着部

ACL在股骨附着部为椭圆形。ACL股骨附着部较胫骨附着部小，但仍比ACL中部横截面大3.5倍。ACL的致密纤维部分集中在足印区的中央条带上；ACL的非致密部分和所覆盖的滑膜范围较广，从过顶点到最远侧的软骨缘。在股骨附着区，ACL纤维间并无疏松组织将其分隔为两束。在屈膝90°位，ACL前内侧部分和后外侧部分纤维张力区别明显，可以依据松弛度不同将其分为两束。AM束发自髁间凹外侧壁的近侧，PL束发自髁间凹外侧壁的远侧[14,15]（图2-3）。

近年，ACL股骨附着点的骨嵴定位法备受关注[16~18]。这需要了解股骨髁间嵴和髁间凹外侧壁二分嵴的概念。屈膝位从髁间凹前开口看，股骨髁间嵴为髁间凹后开口顶部骨嵴，连接内外髁部。该骨嵴在跨过髁间凹顶部至外侧壁后并未消失，而是继续向远侧、略偏后向走行，在髁间凹外侧壁形成凸起。因此就出现了在髁间凹外侧壁有髁间嵴的概念，即外侧髁间嵴（lateral intercondylar notch），实际上应当称作髁间嵴外侧延伸线。ACL纤维一般附着于髁间嵴外侧延伸线的后侧。在髁间嵴外侧延伸线的后侧，有一个向后侧的骨嵴，把ACL附着区域分为两部分，分别为AM束和PL束的附着区（图2-4）。这两个骨嵴为 ACL 重建时股骨隧道的定位提供了参考。

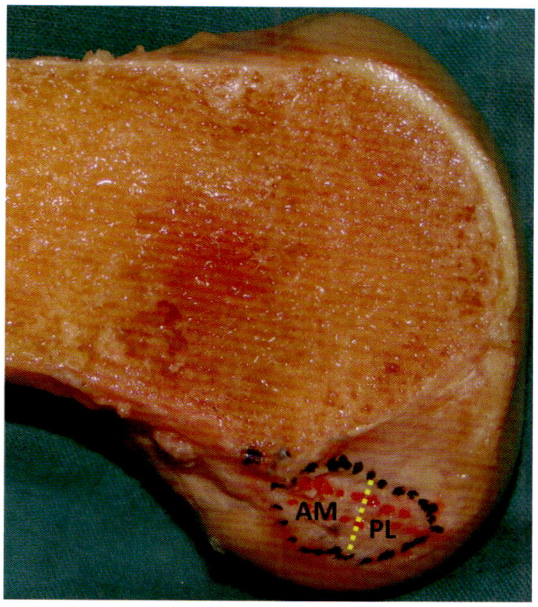

图 2-3　ACL 的股骨附着点

红线区域显示 ACL 纤维的集中区

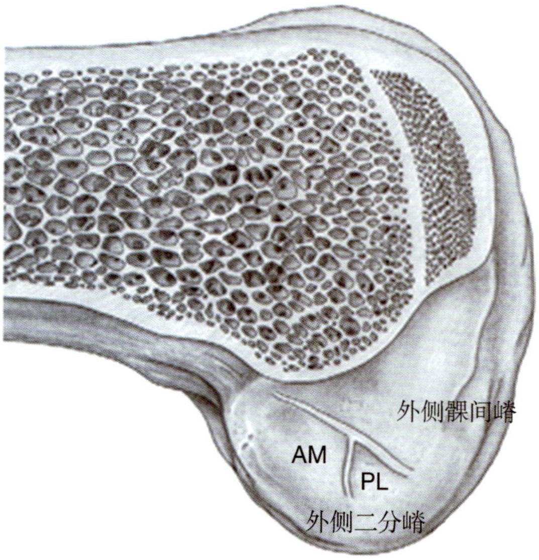

图 2-4　ACL 股骨足印区的二分嵴

AM：前内侧束足印区；PL：后外侧束足印区

引自：FERRETTI M，EKDAHL M，SHEN W，et al. Osseous landmarks of the femoral attachment of the anterior cruciate ligament：an anatomic study. Arthroscopy，2007，23（11）：1218-1225.

但是，骨嵴参考方法的实用性还需要得到验证。首先，这两个骨嵴并非恒定存在。有研究发现，如果先告诉观察者有这两个骨嵴存在（先入为主），观察者能在 88% 的情况下“发现”外侧髁间嵴，48% 的情况下“发现”二分嵴[19]。而另一学者在研究髁间凹外侧壁的三维 CT 时尽管能注意到外侧髁间嵴，但根本未注意到有二分嵴，说明二分嵴的出现率和参考意义有限[20]。关键是，ACL 损伤的患者，特别是陈旧性损伤的患者，相当一部分有髁间凹狭窄，在行 ACL 重建时需要做髁间凹成形。这些骨嵴有可能在髁间凹成形时被去除，原来即使有，也失去了参考意义。

AM 束和 PL 束在膝关节不同的屈曲角度发挥作用，从而维持膝关节的前后向和旋转稳定性。AM 束在膝关节整个伸屈过程中处于紧张状态，在 45°~60°时张力最大，PL 束主要在接近伸膝时紧张[21,22]（图 2-5）。

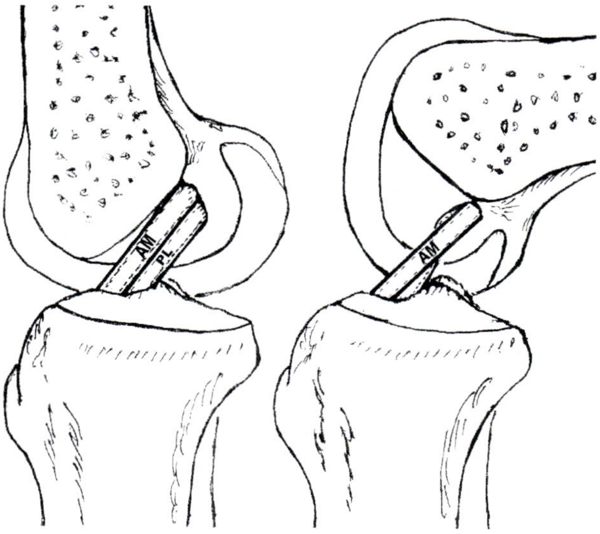

图 2-5　ACL 两束的张力变化

AM：前内侧束；PL：后外侧束

二、ACL 的生物力学与功能解剖

既往的生物力学研究显示 ACL 的 AM 束和 PL 束在膝关节伸屈过程中有不同的功能。这两束的生物力学和功能解剖在膝关节无负载和负载状态下并不相同。

1. 无负载状态下 ACL 的生物力学　Kurosawa 等用高敏传感仪测量了膝关节整个伸屈过程中 ACL 每束的相对长度变化。AM 束在完全伸膝位延伸，屈膝 20°~60°松弛，屈膝超过 90°时再延伸。PL 束在伸膝位延伸最大，随着屈膝逐渐松弛，在屈膝超过 90°时明显松弛[23]。Pearle 等通过测量每束附着点的间距，得出相似的结论[24]。Bach 等[25]在 ACL 的 AM 束和 PL 束埋入张力测定仪，来测定每束在伸屈过程中的张力变化。AM 束在完全伸直和完全屈曲时有延伸，但是在 10°~90°时张力变化不超过 1%。PL 束在完全伸膝位延伸度最大，但在屈膝超过 40°时就变得松弛。

Amis 和 Dawkins 描述 ACL 由三束组成[26]，即 AM 束、PL 束和中间束。尽管解剖上可能有三束存在，但在功能上只能区分出 AM 和 PL 两束。他们测量了三束长度变化，AM 束和 PL 束长度变化与 Kurosawa 等的报道类似，中间束的长度变化介于 AM 束和 PL 束之间。根据其分束切断试验方法，在屈膝 20°、施加 150 N 前向应力时，AM 束、中间束和 PL 束的贡献分别是 32%、21%和 47%。一般认为，ACL 的过多分束并无临床意义。

2. 负载状态下 ACL 的生物力学 负重与非负重状态下 ACL 两束的长度和张力变化存在不同，这与负重状态下股四头肌的收缩有关。Yasuda 等发现股四头肌收缩能够明显牵伸 ACL 两束，特别是在屈膝 0°~60°。而从屈膝 90°至完全伸膝位，股四头肌的前抽屉效应逐渐增加[27]。在负重状态下，股四头肌处于收缩状态，因此 AM 束和 PL 束总是处于被牵伸状态。

了解这一点，对术中移植物的牵张及制订术后康复计划非常重要。如果进行 ACL 双束重建，两束都应当在低屈膝角度或者接近伸直位固定以避免承受张力过大。术后早期，下地行走的步频不能过快，幅度不能过大，因为这时股四头肌发力较大，ACL 承受的应力较大。早期下地锻炼时，用 ACL 保护支具，在接近伸膝时施加伸膝阻力，可能会降低 ACL 承受的负荷。

3. ACL 在膝关节松弛中的作用 ACL 是对抗施加于胫骨的前向和内旋应力的主要结构。Sakane 利用一个机器人系统，测量了 ACL 两束在胫骨接收前向负载时所承受的原位应力[28]。在低屈曲度（0°~45°）时，PL 束所承受的应力大于 AM 束，而在整个伸屈范围内，AM 束所承受的应力相对恒定。Gabriel 等同样利用机器人系统，测量在屈膝 15°和 30°时胫骨承受 10 Nm 外翻和 5 Nm 内旋力矩情况下的原位应力[29]。PL 束在屈膝 15°时比在屈膝 30°有更大的原位应力。AM 束在两个角度承受应力类似。另外，AM 束所承受的整体应力较 PL 束大。原来曾认为 AM 束主要防止前向不稳，而 PL 束主要防止旋转不稳。但是，这些研究提示，AM 束和 PL 束在维持膝关节前向和旋转稳定时同等重要，只是在不同屈曲度其对稳定性的贡献有差异。

因为日常活动和运动时膝关节基本上处于低屈曲角度，PL 束可能起着更大的作用。因此，行 ACL 双束重建时，可能更需要关注 PL 束的重建，选用强度较高的移植物。

三、ACL 重建后的生物力学

1. ACL 非解剖重建后的生物力学 传统的 ACL 重建胫骨隧道定位于 PL 束，股骨隧道定位于 AM 束，形成一个走向较为垂直的非解剖结构。Woo 等和 Brophy 等的研究显示，这种重建不能完全恢复膝关节的前向稳定性，对恢复旋转稳定性无效[30,31]。

关于 ACL 双束重建，我们需要区分解剖重建（隧道内口均在 ACL 两束的解剖中心点）和其他非解剖双束重建。Edwards 等比较了单束重建和 3 种不同的双束重建方式[32]，只有双胫骨和双股骨隧道方式重建的 ACL 两束生物力学特性与正常 ACL 类似。其他双束重建方式，如单胫骨隧道双股骨隧道，双胫骨隧道单股骨隧道技术则不行。

2. ACL 解剖重建后的生物力学 关于 ACL 解剖双束重建，有一些研究利用机器人施力系统，与传统的非解剖单束重建在胫骨前移、旋转和移植物原位应力方面进行了比较。这些研究证明，ACL 解剖双束重建可以取得较好的生物力学效果[33,34]。如 Yagi 报道，解剖双束重建后，在 134 N 前向应力情况下，完全伸膝和屈膝 30°时胫骨前移幅度比单束重建明显减小。如果附加旋转应力，在屈膝 15°和 30°时其前向移位也明显减小。Peterson 的研究显示，在复合前向和旋转应力的条件下，胫骨双隧道的解剖重建比胫骨单隧道的解剖重建有更好的生物力学效果。

在解释比较单、双束重建的生物力学研究结果时，需要注意的是双束重建取得较好结果可能并非两束结构的原因，而是隧道位置差异的原因。最近的研究开始比较解剖双束重建和解剖单束重建[35,36]。Yamamoto 和 Ho 比较了 ACL 解剖双束重建和解剖单束重建，发现在屈膝 60°和 90°时，解剖双束重建后胫骨前移度明显要小，但是在屈膝 30°、15°和完全伸膝位，胫骨前移度类似。因此在生物力学和临床方面，解剖单束重建和解剖双束重建还需要进一步比较研究。

四、ACL 重建后膝关节的活体运动学研究

既往的尸体研究为我们了解 ACL 正常、缺损和重建后的膝关节提供了大量的知识。但是，这些研究针对的是膝关节的被动结构特点，以及一些手术参数如隧道定位改变后的影响。而这些结果不能预测 ACL 重建以后在肌肉驱动状态下完成运动的能力。膝关节的功能不仅受到膝关节被动结构的解剖和生物力学的影响，也受到重力、惯性和肌肉主动收缩力等综合因素的影响[37,38]。这些影响尚不能在现有的尸体模型中重现。尸体研究也不能反映出外伤和手术对关节的生物学影响。移植物塑形、隧道扩大、重建结构止点外移、束间可能出现的连接都可能影响 ACL、膝关节或者肢体的功能。因此，尸体研究只能反映零点状态，不能反映经过数月或者数年愈合和康复后活体膝关节的功能。

活体运动学研究没有零点限制，能够反映出移植物愈合和塑形对膝关节功能的影响。但是膝关节运动学功能的精确评估非常困难，特别是在完成某运动任务时。因此，在临床上，ACL 重建术后的评估大部分采用的是较为简单的方法，如评估膝关节的松弛度而非功能状态。松弛度的检测一般通过施加前向或者旋转应力进行。但是该应力的幅度、频率和非负重特性（开链）无法代表日常活动中 ACL 移植物上所承受的实际应力。关节面的对合需要重力和肌肉收缩产生的压应力。非负重松弛度检查可能高估了 ACL 正常时或者 ACL 重建后的关节松弛度[39]。这也可能解释了为什么 ACL 重建后膝关节静态松弛度与功能评分的关联性低，提示静态松弛度不能预测关节功能[40~43]。

有关 ACL 重建后膝关节活体运动学涉及静态负重、跑步和跳落的研究很少。即便在同样的膝关节屈曲度，随着负载和活动的不同，关节运动模式和软骨接触也不同[44,45]。有些研究结合了负重和静态股四头肌活动（如系列固定屈膝角度[46]），有些结合了无强度运动（如半速步态[47]），但仍然无法预测在承担高强度复杂任务时膝关节的功能。而对于运动员来讲，在承担高强度复杂任务时膝关节的功能非常重要，因为其恢复运动后要承受高强度、快速变化的负荷。

有几项研究涉及 ACL 重建后在动态、功能性负载状态下膝关节的运动学。Georgoulis 采用传统的体表光标测量法，发现 ACL 重建后，在行走时与正常膝关节无异，但是在做转身动作时胫骨有过度内旋[48,49]。Tashman 报道，在下坡跑步时，ACL 重建的膝关节站立相膝关节有更大的内收和外旋[50]。但是，该报道所涉及的重建技术是非解剖单束重建。这提示我们，传统重建方法在恢复膝关节负载功能方面不能恢复膝关节的术前状态。

参考文献

[1] 赵金忠，蒋垚，沈灏，等．关节镜下采用四股 ST 和微型钢板重建前十字韧带．中华骨科杂志，2001，21（10）：593-597。

[2] BIAU D J，TOURNOUX C，KATSAHIAN S，et al. ACL reconstruction：a meta－analysis of functional scores. Clin Orthop Relat Res，2007，458：180-187.

[3] PETERSEN W，TILLMANN B. Structure and vascularization of the cruciate ligaments of the human knee joint. Anat Embryol（Berl），1999，200（3）：325-334.

[4] TOY B J，YEASTINg RA，MORSE DE，et al. Arterial supply to the human anterior cruciate ligament. J Athl Train，1995，30（2）：149-152.

[5] GIRGIS F G，MARSHALL J L，MONAJEM A. The cruciate ligaments of the knee joint. Anatomical，functional and experimental analysis. Clin Orthop Relat Res，1975，106：216-231.

[6] ODENSTEN M，GILLQUIST J. Functional anatomy of the anterior cruciate ligament and a rationale for

reconstruction. J Bone Joint Surg Am, 1985, 67 (2): 257-262.

[7] ERIDA-VELASCO J A, SANCHEZ-MONTESINOS I, ESPIN-FERRA J, et al. Development of the human knee joint ligaments. Anat Rec, 1997, 248 (2): 259-268.

[8] ELLISON A E, BERG E E. Embryology, anatomy, and function of the anterior cruciate ligament. Orthop Clin North Am, 1985, 16 (1): 3-14.

[9] FERRETTI M, LEVICOFF E A, MACPHERSON T A, et al. The fetal anterior cruciate ligament: an anatomic and histologic study. Arthroscopy, 2007, 23 (3): 278-283.

[10] ZHAO J, HUANGFU X. Arbitrary starting point of separation affects morphology of the 2 bundles of anterior cruciate ligament at insertion sites. Arthroscopy, 2010, 26 (2): 184-191.

[11] ARNOCZKY SP. Anatomy of the anterior cruciate ligament. Clin Orthop Relat, Res, 1983; 172: 19-25.

[12] HARNER C D, BAEK G H, VOGRIN T M, et al. Quantitative analysis of human cruciate ligament insertions. Arthroscopy, 1999, 15 (7): 741-749.

[13] ZANTOP T, PETERSEN W, FU F H. Anatomy of the anterior cruciate ligament. Oper Tech Orthop, 2005, 15: 20-28.

[14] HARA K, MOCHIZUKI T, SEKIYA I, et al. Anatomy of normal human anterior cruciate ligament attachments evaluated by divided small bundles. Am J Sports Med, 2009, 37 (12): 2386-2391.

[15] MOCHIZUKI T, MUNETA T, NAGASE T, et al. Cadaveric knee observation study for describing anatomic femoral tunnel placement for two-bundle anterior cruciate ligament reconstruction. Arthroscopy, 2006, 22 (4): 356-361.

[16] FERRETTI M, EKDAHL M, SHEN W, et al. Osseous landmarks of the femoral attachment of the anterior cruciate ligament: an anatomic study. Arthroscopy, 2007, 23 (11): 1218-1225.

[17] FU F H, JORDAN S S. The lateral intercondylar ridge - a key to anatomic anterior cruciate ligament reconstruction. J Bone Joint Surg Am, 2007, 89 (10): 2103-2104.

[18] PURNELL M L, LARSON A I, CLANCY W. Anterior cruciate ligament insertions on the tibia and femur and their relationships to critical bony landmarks using high-resolution volume-rendering computed tomography. Am J Sports Med, 2008, 36 (11): 2083-2090.

[19] VAN ECK C F, MORSE K R, LESNIAK B P, et al. Does the lateral intercondylar ridge disappear in ACL deficient patients? Knee Surg Sports Traumatol Arthrosc, 2010, 18 (9): 1184-1188.

[21] CHHABRA A, STARMAN J S, FERRETTI M, et al. Anatomic, radiographic, biomechanical, and kinematic evaluation of the anterior cruciate ligament and its two functional bundles. J Bone Joint Surg Am, 2006, 88 (Suppl 4): 2-10.

[22] GABRIEL M T, WONG E K, WOO S L, et al. Distribution of in situ forces in the anterior cruciate ligament in response to rotator loads. J Orthop Res, 2004, 22 (1): 85-89.

[23] KUROSAWA H, YAMAKOSHI K, YASUDA K, et al. Simultaneous measurement of changes in length of the cruciate ligaments during knee motion. Clin Orthop Relat Res, 1991, 265: 233-240.

[24] PEARLE A D, SHANNON F J, GRANCHI C, et al. Comparison of 3-dimensional obliquity and anisometric characteristics of anterior cruciate ligament graft positions using surgical navigation. Am J Sports Med, 2008, 36 (8): 1534-1541.

[25] BACH J M, HULL M L, PATTERSON H A. Direct measurement of strain in the posterolateral bundle of the anterior cruciate ligament. J Biomech, 1997, 30 (3): 281-283.

[26] AMIS A A, DAWKINS G P. Functional anatomy of the anterior cruciate ligament: fibre bundle actions related to ligament replacements and injuries. J Bone Joint Surg Br, 1991, 73 (2):

260-267.

[27] YASUDA K, SASAKI T. Exercise after anterior cruciate ligament reconstruction: the force exerted on the tibia by the separate isometric contractions of the quadriceps or the hamstrings. Clin Orthop Relat Res, 1987, 220: 275-283.

[28] SAKANE M, FOX R J, WOO S L, et al. In situ forces in the anterior cruciate ligament and its bundles in response to anterior tibial loads. J Orthop Res, 1997, 15 (2): 285-293.

[29] GABRIEL M T, WONG E K, WOO S L, et al. Distribution of in situ forces in the anterior cruciate ligament in response to rotator loads. J Orthop Res, 2004, 22 (1): 85-89, 26.

[30] WOO S L, KANAMORI A, ZEMINSKI J, et al. The effectiveness of reconstruction of the anterior cruciate ligament with hamstrings and patellar tendon: a cadaveric study comparing anterior tibial and rotational loads. J Bone Joint Surg Am, 2002, 84 (6): 907-914.

[31] BROPHY R H, SELBY R M, ALTCHEK D W. Anterior cruciate ligament revision: double-bundle augmentation of primary vertical graft. Arthroscopy, 2006, 22 (6): 683. e1-5.

[32] EDWARDS TB, GUANCHE CA, PETRIE SG, et al. In vitro comparison of elongation of the anterior cruciate ligament and single- and dual-tunnel anterior cruciate ligament reconstructions. Orthopedics, 1999, 22 (6): 577-584.

[33] YAGI M, WONG E K, KANAMORI A, et al. Biomechanical analysis of an anatomic anterior cruciate ligament reconstruction. Am J Sports Med, 2002, 30 (5): 660-666.

[34] PETERSEN W, TRETOW H, WEIMANN A, et al. Biomechanical evaluation of two techniques for double-bundle anterior cruciate ligament reconstruction: one tibial tunnel versus two tibial tunnels. Am J Sports Med, 2007, 35 (2): 228-234.

[35] YAMAMOTO Y, HSU W, WOO S L, et al. Knee stability and graft function after anterior cruciate ligament reconstruction: a comparison of a lateral and an anatomical femoral tunnel placement. Am J Sports Med, 2004, 32 (8): 1825-1832.

[36] HO J Y, GARDINEr A, SHAH V, et al. Equal kinematics between central anatomic single-bundle and double-bundle anterior cruciate ligament reconstructions. Arthroscopy, 2009, 25 (5): 464-472.

[37] MARKOLF K L, BARGAR W L, SHOEMAKER S C, et al. The role of joint load in knee stability. J Bone Joint Surg Am, 1981, 63: 570-585.

[38] SCHIPPLEIN O D, ANDRIACCHI T P. Interaction between active and passive knee stabilizers during level walking. J Orthop Res, 1991, 9: 113-119.

[39] JORDAN S S, DEFRATE L E, NHA K W, et al. The in vivo kinematics of the anteromedial and posterolateral bundles of the anterior cruciate ligament during weig ht bearing knee flexion. Am J Sports Med, 2007, 35 (4): 547-554.

[40] BARBER S D, NOYES F R, MANGINE R E, et al. Quantitative assessment of functional limitations in normal and anterior cruciate ligament-deficient knees. Clin Orthop Relat Res, 1990, 255: 204-214.

[41] HARTER R A, OSTERNIG L R, SINGER K M, et al. Long-term evaluation of knee stability and function following surgical reconstruction for anterior cruciate ligament insufficiency. Am J Sports Med, 1988, 16: 434-443.

[42] SETO J L, OROFINO A S, MORRISSEY M C, et al. Assessment of quadriceps/hamstring strength, knee ligament stability, functional and sports activity levels five years after anterior cruciate ligament reconstruction. Am J Sports Med, 1988, 16: 170-178.

[43] SNYDER-MACKLER L, FITZGERALD G K, BARTOLOZZI A R 3rd, et al. The relationship be-

tween passive joint laxity and functional outcome after anterior cruciate ligament injury. Am J Sports Med，1997，25（2）：191-195.
[44] ANDRIACCHI T P，DYRBY C O. Interactions between kinematics and loading during walking for the normal and ACL deficient knee. J Biomech，2005，38（2）：293-298.
[45] MORO-OKA TA，HAMAI S，MIURA H，et al. Dynamic activity dependence of in vivo normal knee kinematics. J Orthop Res，2008，26（4）：428-434.
[46] HOSSEINI A，GILL T J，LI G. In vivo anterior cruciate ligament elongation in response to axial tibial loads. J Orthop Sci，2009，14（3）：298-306.
[47] WU J L，HOSSEINI A，KOZANEK M，et al. Kinematics of the anterior cruciate ligament during gait. Am J Sports Med，2010，38（7）：1475-1482.
[48] GEORGOULIS A D，PAPADONIKOLAKIS A，PAPAGEORGIOU C D，et al. Three-dimensional tibiofemoral kinematics of the anterior cruciate ligament-deficient and reconstructed knee during walking. Am J Sports Med，2003，31（1）：75-79.
[49] GEORGOULIS A D，RISTANIS S，CHOULIARAS V，et al. Tibial rotation is not restored after ACL reconstruction with a hamstring graft. Clin Orthop Relat Res，2007，454：89-94.
[50] TASHMAN S，KOLOWICH P，COLLON D，et al. Dynamic function of the ACL-reconstructed knee during running. Clin Orthop Relat Res，2007，454：66-73.

第二节　前交叉韧带重建的指征、时机及方法选择

一、手术指征

ACL 损伤后的治疗方案需要结合患者的症状、体征及生活、工作和运动状态来确定。ACL 重建的目的在于恢复膝关节的稳定性和运动学状态，从而避免因关节不稳而造成的进一步损伤或者运动受限，以及避免过早的关节退变。总之，ACL 重建的目的一方面是为了解决当前的症状，另一方面是为了预防远期的不良后果。

ACL 损伤后，在急性期会产生关节肿胀、疼痛、活动受限。如果初次损伤后没有半月板的持续交锁，一般 2~3 周肿胀、疼痛会明显消退，活动度会逐步恢复。ACL 损伤后如果造成膝关节不稳，患者在运动时会再次扭伤，或者因为对不稳或者再次扭伤的恐惧而不能从事一些运动，或者不能做某些运动动作。对于 ACL 本身来讲，初次损伤往往就造成韧带的完全断裂，因此就不存在韧带的第二次损伤，所谓的第二次损伤造成的是新的损伤，亦即关节软骨和半月板的进一步损伤。如果 ACL 初次损伤造成的是部分损伤，则存在再次损伤完全断裂的可能。ACL 初次损伤或者因关节不稳再次扭伤时，都可能合并半月板损伤，也会引起局部疼痛、一过性或者持续性关节交锁。ACL 损伤的同时会造成关节软骨损伤，随后造成的关节不稳会加剧软骨损伤，因此造成关节疼痛、僵硬、肿胀、活动受限。

从关节的稳定性角度来讲，ACL 完全断裂后，早期关节的客观稳定性往往尚可，较少有 Lachman 试验 3 度阳性和轴移试验 3 度阳性（交锁性错位）出现。但是随着时间的推移，客观不稳往往会加剧，最终出现最严重状态。这可能是侧向韧带进一步松弛及半月板稳定性削弱的原因，特别是有过再次损伤的患者。ACL 部分损伤的患者在早期客观稳定性往往较好，一般为 Lachman 试验 1 度阳性，轴移试验阴性。这些患者如果不喜欢运动，以后关节的稳定性一般不会明显恶化，喜欢运动的患者关节不稳会进一步加重。首先是因为部分损伤的 ACL 不会再自行愈合，其次剩余的韧带纤维往往承受不了原来全负荷的运动而逐渐变得松弛，最终可能会变为完全断裂。

对于再次损伤或者多次损伤的患者，建议手术治疗。再次损伤说明患者膝关节的稳定状态不能满足患者机体对膝关节或者下肢的功能要求。一些患者没有再次损伤，但是在运动中有不稳或者恐惧感，因而不能做急停、急转运动，同样说明膝关节的稳定状态不能满足运动需求，也建议手术治疗。对于有过早骨关节炎（ostarthritis，OA）发作的患者，也建议进行手术治疗，通过改善膝关节的稳定性来避免 OA 的过快进展。

ACL 损伤常常合并半月板损伤。当半月板损伤造成需要尽早解除的症状（如持续性交锁等）时，或者各种类型的半月板损伤需要尽早修补时，则需要行半月板的手术治疗。此时尽管手术的主要目的是半月板损伤的治疗，也会同时行韧带的重建或者加强手术。此时的 ACL 重建手术为附带手术。如果 ACL 损伤合并的软骨损伤需要手术治疗，一般也附带进行 ACL 重建。

如果患者为单次损伤或者初次损伤，并且不合并需要手术的半月板或者关节软骨损伤，需要通过磁共振（magenetic resonance imaging，MRI）检查了解韧带的完整性。如果为部分损伤，可以保守治疗，通过定期随访了解关节的稳定性变化和韧带的完整性变化。如果为完全断裂，则需要了解关节的客观稳定性状态。如果客观稳定性尚可（Lachman 试验 1 度阳性，轴移试验阴性），一般说明膝关节的辅助稳定结构功能尚佳，可以保守治疗，但也要定期随访了解膝关节的稳定性变化。如果有明显不稳（Lachman 试验 2 度以上阳性，轴移试验阳性），则需要了解患者的运动需求。任何有运动需求的患者，不管年龄大小，均建议进行手术治疗，而手术治疗的目的是为了预防运动中关节严重不稳的发作，防止再次损伤。不欲从事运动的患者，则需要根据年龄确定进一步治疗方案。如果患者为老年人，则不需要手术治疗。对于这部分患者来讲，初次损伤反应消退后日常活动一般不受影响，也很少会有再次损伤发生；从远期来讲，关节的客观不稳造成的加速关节退变的影响可能体现不出来。而同样的状况如果发生在青中年人，一般建议手术治疗。这时手术的目的不是为了缓解当前的症状，而是为了从远期预防关节的过早退变。因为尽管患者不会再扭伤，日常行走时仍然有关节的运动学状态异常（轻微的脱位—复位），仍然会加剧关节的退变。

需要注意的是，所谓的客观不稳是针对患者来讲的，是由医生检查出来的关节松弛或者不稳状态。但是，对于检查者来讲，该检查结果有一定的主观性，依赖于医生的检查手法和临床经验，特别是轴移试验的检查。目前，Lachman 试验可以通过器械检查（KT-1000、KT-2000 等）来量化完成，但是轴移试验还无法通过设备来实施和量化。

原来为韧带部分损伤的患者，定期随访了解韧带完整性的变化非常重要。如果韧带部分损伤转换为完全断裂，需要按照相应治疗程序确定进一步治疗。韧带完全断裂而膝关节稳定性尚好的患者，定期随访了解膝关节的稳定性变化也非常重要。因为从发展趋势上关节的稳定性只会越来越差，而不会转好。一旦出现明显不稳，也需要按照相应的程序决定进一步治疗。

所以，ACL 重建的指征为：有多次损伤或者不稳经历，或者过早 OA 发生的 ACL 断裂；ACL 损伤合并的半月板损伤或者软骨损伤需要手术治疗；ACL 完全断裂，有明显不稳，欲恢复运动或者从事运动者；ACL 完全断裂，有明显不稳，不欲从事运动但年纪尚轻的患者（图 2-6）。

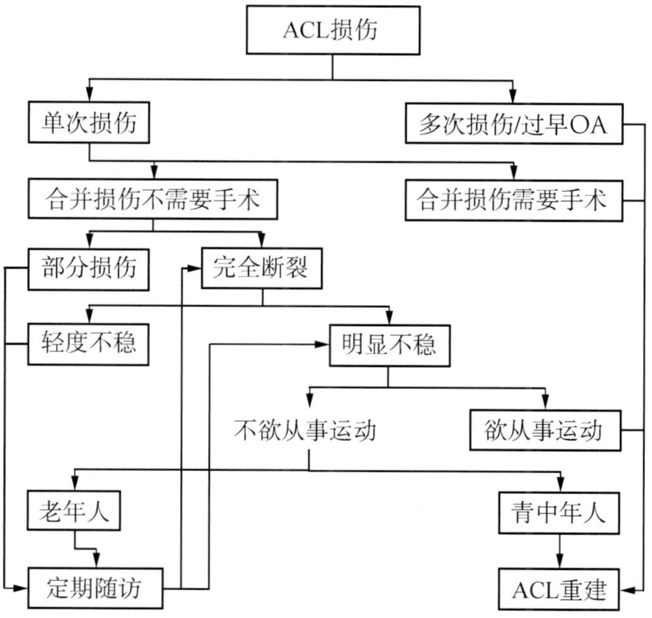

图 2-6　ACL 损伤的治疗流程

OA：骨炎节炎

二、手术时机

实施 ACL 重建手术的时机一直是一个倍受争议的话题，但在此方面始终没有达成一致。伤后早期行重建手术面临的问题主要是可能增加关节纤维化的风险，术后膝关节难以完全恢复活动度。Shelbourne 等比较伤后 1 周内行重建手术和伤后超过 21 d 手术的两组患者，结果显示 1 周内手术组关节纤维化发生率明显高，提示早期手术的风险[1]。但是 Hunter 等的研究却显示，急性损伤患者术后 100% 能够恢复正常活动度，并发现早期 ACL 重建能够使患者更快地恢复运动[2]。一般认为，采用现代化的关节镜技术，结合术后积极的康复锻炼，膝关节纤维化的发生率与手术时间无关。

手术时间的选择要根据患者膝关节粘连发生的可能性而定：如果患者有较大的创伤反应（多为 ACL 损伤合并内侧副韧带损伤）或者因为前期的制动已经存在膝关节活动度受限，建议先进行活动度训练，在膝关节创伤及粘连反应消退，膝关节能够完全伸直，膝关节屈曲度超过 120°后，再行 ACL 重建。如果患者为急性 ACL 损伤，但是膝关节创伤反应较小（一般不合并内侧副韧带损伤），有基本正常的膝关节伸屈活动度，可以早期进行 ACL 重建。急性期的膝关节血肿会影响膝关节活动度，关节抽吸后能够了解到真正的伸屈状态；半月板引起的交锁会影响膝关节伸直，这时主要了解膝关节屈曲度。

对任何有指征进行 ACL 重建的患者，均应尽早行手术治疗。一方面，ACL 损伤后，关节的不稳会逐步加重，说明关节的次要稳定结构在进一步失效，尽早手术可以避免次要稳定结构的失效，改善重建手术后的整体效果；另一方面，ACL 损伤后残留纤维会逐步吸收，尽早手术有可能阻止吸收，充分利用残留纤维。再者，尽早重建有助于防止再次损伤。

临床随访发现，术后膝关节纤维化的患者，重建的 ACL 紧张度往往很好，说明该纤维化反应对韧带有增强效果。能否既利用膝关节外伤后的纤维化反应来增强韧带重建的效果，而又不最终影响膝关节的活动度，是一个需要进一步探讨的课题。

三、术前检查

1. 病史 详细询问病史并进行体格检查是准确诊断 ACL 损伤的关键。ACL 损伤的机制大部分为运动伤，多在出现骤然减速的扭转动作时发生，不一定出现在接触性动作时；还有相当一部分是车祸伤，一般是从运动工具上摔落时扭伤所致。当损伤发生时，患者可听到响亮的爆裂声，随后出现膝关节剧烈疼痛、活动受限，以及明显的肿胀。急性期过后，患者在日常活动中可能无特殊不适，部分患者偶尔会出现打软腿现象。但是，一般来说患者跑步等运动功能会受到明显影响，不接受医生制动建议的患者在重新运动时可能会发生再次扭伤（膝关节半脱位），出现膝关节交锁（一般为半月板桶柄样损伤所致）和疼痛（一般为半月板和关节软骨损伤所致）。

2. 体检 主要包括三项特殊检查：前抽屉试验、Lachman 试验和轴移试验，每种方法都需要和健侧膝关节对比进行。在这三项检查中，大部分骨科医生都会做前抽屉试验，但是该检查方法敏感性低；Lachman 试验和轴移试验敏感性较高，但往往只有关节镜科或者运动医学科的专科医生才比较熟悉。在 MRI 检查尚未普及的时候，ACL 损伤有相当高的漏诊率，就是因为临床医生不熟悉关键体检方法。

Lachman 试验检查的是膝关节前向松弛度。通过胫骨前向移位的程度，及做该动作时是否有硬性终止点，可以推断 ACL 损伤的程度。Lachman 试验 2 度阳性即意味着 ACL 完全断裂，Lachman 试验 3 度阳性同时提示侧向韧带松弛。做 Lachman 试验时有硬性终止点常说明有残留纤维连接。内旋 Lachman 试验能够检查胫骨外侧平台旋前不稳。

轴移试验检查的是胫骨外侧平台旋前不稳，模仿 ACL 的典型损伤机制。在清醒状态下，轴移试验受到患者肌肉紧张度、疼痛诱发的肌卫和膝关节活动度的影响，不一定能够检测到准确状态。麻醉状态下轴移试验检查最为可靠。3 度轴移试验阳性的发生率与外伤时间有关。轴移试验明显阳性的患者在运动中关节不稳的感觉最明显，运动受限也最明显。临床发现，大部分 ACL 损伤超过 1 年的患者有轴移试验 3 度阳性。轴移试验 3 度阳性意味着 ACL 功能完全丧失和膝关节前外侧韧带结构严重松弛，在手术治疗时建议加强前外侧韧带结构。

3. 影像学检查 膝关节的影像学检查包括三种。①常规 X 线摄片：用以排除骨折，评估已存在的退行性改变，了解下肢的总体力线。②MRI 检查：对诊断 ACL 损伤最有帮助，有较高的敏感性，还能显示其他合并损伤及病理改变，有助于医生决定是否需要手术治疗。但是 MRI 检查有漏诊或者误诊发生的可能，故其检查结果需要与体格检查或 KT-1000 检查结果相结合进行判断。MRI 检查漏诊 ACL 损伤主要可能发生在两种情况下：一是未按照 ACL 走行取像，无论 ACL 正常与否都无法显像；二是陈旧性 ACL 损伤的患者，ACL 纤维已经吸收，MRI 上无法显示正常图像和损伤图像，因此无法确诊。新鲜的 ACL 股骨侧撕裂，因为 ACL 信号存在，只是走行异常，也会造成诊断的迟疑。③骨扫描显像：在 ACL 损伤的诊治中也很有价值，但不是用来诊断 ACL 损伤与否，而是用来了解膝关节内环境紊乱的程度和 ACL 损伤对关节整体完整性造成的影响，以及 ACL 重建的效果。ACL 损伤后，胫骨和股骨髁会有代谢旺盛，急性创伤反应消退后代谢趋于正常。不及时重建造成附加损伤后异常代谢活动又会出现。ACL 重建后，如果膝关节稳定性得到恢复，骨代谢一般逐渐趋于正常，但是每个患者恢复正常的速度不一样。如果有较严重的合并伤，或者膝关节稳定性恢复不佳，会有骨代谢持续异常，患者痛感较重。

4. 仪器测量 膝关节韧带检查仪（KT-1000、KT-2000）用于测量膝关节前后向松弛度。检查时需要双侧对照，一般来说，患侧与健侧对比，前向松弛度差异大于 3 mm，可初步诊断为 ACL 损伤。但此类检查结果受检查者经验和患者体位等因素影响，一般作为临床研究手段使用。膝关节的旋前不稳尚无可靠的仪器检测方法。

四、手术方法选择

ACL 重建涉及很多选项，如移植物的使用、单束或双束重建、解剖或非解剖重建、移植物的固定方式和材料、残留纤维的保留与否等。ACL 的具体重建方式可能会有上百种组合，所以评判两种具体的手术方式往往非常困难。在临床上，我们主要关注的是采用何种移植物，进行解剖还是非解剖重建，以及单束还是双束重建。

在我们的临床实践中，为了追求更好的疗效，ACL 重建的方法几经改变。我们有过 600 余例采用 4 股半腱肌肌腱（ST）等长重建 ACL 的经验，但是只有小于 85%的优良率[3]。我们曾尝试采用 4 股 ST 双束重建 ACL，未发现其比单束重建更有优势。采用 8 股腘绳肌肌腱（HT），亦即 4 股 ST 加 4 股股薄肌肌腱（GT）双束重建 ACL 后，临床效果有了明显提升。早期我们采用胫骨单隧道、股骨双隧道的 ACL 双束重建。因为在胫骨处腱骨愈合存在问题，所以改用了胫骨双隧道、股骨双隧道的重建方式。尽管我们早期进行的 4 隧道 ACL 双束重建并非解剖重建，但是 2 年随访能取得超过 97%的优良率[4]。随后，我们确立了 4 隧道解剖双束重建 ACL 的方法，较非解剖双束重建远期效果更佳。至今，我们积累了超过 3 000 例的 ACL 双束重建经验，并对约 2 500 例进行了 2 年以上的随访，最终形成了最能保证疗效的特殊的 ACL 重建方法：采用 8 股 HT，以 4 隧道方法、经胫骨隧道解剖双束重建 ACL。基于对膝关节前外侧韧带结构的解剖和功能认识的增加，我们针对轴移试验 3 度阳性的患者采用了 ACL 双束重建结合前外侧结构加强的方法，明显改善了这部分患者的旋转稳定性。

因为每个患者有不同的解剖特点，其 ACL 损伤有不同的类型，不可能以一种术式涵盖所有类型的损伤。ACL 重建的具体方式应当个体化。

参考文献

[1] SHELBOURNE K D, WILCKENS J H, MOLLABASHY A, et al. Arthrofibrosis in acute anterior cru-

ciate ligament reconstruction. The effect of timing of reconstruction and rehabilitation. Am J Sports Med，1991，19（4）：332-336.

[2] HUNTER R E，MASTRANGELO J，FREEMAN J R，et al. The impact of surgical timing on postoperative motion and stability following anterior cruciate ligament reconstruction. Arthroscopy，1996，12（6）：667-674.

[3] 赵金忠，蒋垚，沈灏，等. 关节镜下采用四股半腱肌肌腱和微型钢板重建前十字韧带. 中华骨科杂志，2001，21（10）：593-597.

[4] ZHAO J，PENG X，HE Y，et al. Two-bundle anterior cruciate ligament reconstruction with eight-stranded hamstring tendons：four-tunnel technique. Knee，2006，13（1）：36-41.

第三节　经胫骨隧道单束解剖重建前交叉韧带

一、ACL 单束解剖重建的动机

ACL 重建的最终目的是对于因 ACL 损伤而造成功能性不稳定的患者，恢复其膝关节正常的运动学状态。ACL 损伤后出现过早骨关节炎的原因是膝关节运动学状态异常，而 ACL 重建以后依然过早出现骨关节炎，除了 ACL 损伤时即刻造成的软骨和半月板损伤外，另一个主要原因是膝关节运动学状态没有恢复正常。因此，人们期望着通过 ACL 的解剖重建来降低远期骨关节炎的发生率。

10 年或 20 年以前，经典的 ACL 重建是将单束移植物放置到一个等长的位置，以改善膝关节的稳定性。但是随访研究发现，ACL 等长重建后，虽然能取得较好的前后向稳定性，旋转稳定性依然较差。因此，近年多数学者认为应当放弃等长重建，追求解剖重建。因为 ACL 为非等长结构，从理论上只有解剖重建才能恢复其功能，让韧带在适当的角度承受适当的、可能较大的张力，而不是在所有角度承受相同的应力，或者不承受力。

解剖学研究发现，ACL 由前内和后外两束组成。因此在 20 世纪 80 年代出现了 ACL 双束重建，经胫骨建立股骨隧道。随着对 ACL 解剖的理解，ACL 双束重建技术越来越接近解剖重建。但是，双束重建增加了手术时间和复杂性，股骨双隧道造成较大的骨缺损，翻修困难。目前的临床研究还未发现双束重建比单束重建有优势。更有研究发现，单束重建时将股骨隧道位置压低，能取得与双束重建相同的效果。因此，近年来学者的注意力回转至 ACL 单束重建。当然，现在的 ACL 单束重建已非传统的等长单束重建，称为解剖单束重建。从技术上现在流行的解剖单束重建包括两个特点：一是在股骨隧道定位方面，隧道定位于足印区的中心点而非等长点；二是股骨隧道的建立是经前内侧入路，而非经胫骨隧道。

二、ACL 单束解剖重建隧道定位方法

1. 股骨隧道定位　ACL 解剖重建时，确定 ACL 股骨起点的解剖中心点最为关键。一种方法是二分嵴定位法。有研究表明，在髁间凹外侧壁存在两个骨嵴，一个是股骨髁间嵴在股骨外髁的延伸，称为外侧髁间嵴，该骨嵴从近、前侧向远、后侧延伸，ACL 纤维大都附着在该骨嵴的后侧。另一个骨嵴叫作二分嵴，大致从外侧髁间嵴中段发出，向后走行，把 ACL 足印区分为两部分。有人认为该骨嵴是 AM 束和 PL 束天然的分界。ACL 解剖重建时，以二分嵴的中点作为参考即可确认 ACL 的解剖中心点（图 2-7）[1]。

二分嵴定位法是一个理想化的方法，临床上并不实用。首先，股骨外侧髁间嵴和二分嵴并非恒定出

现。其次，在残留纤维不彻底清除的情况下，股骨外侧髁间嵴和二分嵴可能只是想象的结果[2,3]。另一方面，如果患者髁间凹狭窄需要做髁间凹成形，即便有二分嵴，可能已被消除。但是，该方法的提出仍有其临床意义，因为不管二分嵴是否存在，刻意寻求二分嵴去定位股骨隧道能自然得到较低的隧道位置。

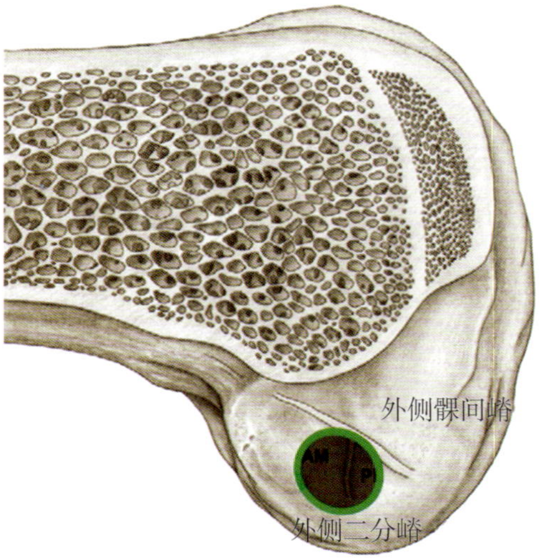

图 2-7　ACL 解剖单束重建时股骨隧道的二分嵴定位法

AM：前内侧束足印区；PL：后外侧束足印区

另外一种方法，在膝关节侧位透视的情况下进行股骨隧道的定位。需要先将髁间凹外侧壁网格化，根据普通人群 ACL 中心点在网格中的平均位置，在 X 线透视监控下进行定位（图 2-8）。该方法适宜作为科研方法，不适合作为常规临床操作应用。

Watanabe 髁中定位法是一种临床上可以使用的方法。首先沿着髁间凹外侧壁的软骨缘向近侧寻找软骨缘的终点，从该终点向远侧平行股骨干画线，与软骨缘的远侧缘相交。该纵行线在远侧和近侧与软骨缘的交汇点之间形成一个线段，确定该线段的中点，该中间点即对应于 ACL 足印区的解剖中心点（图 2-9）。目前，用软尺可在关节镜监控下测量该线段的长度，以确认其中间点[4,5]。该方法在确认软骨缘近侧终点时存在主观性，另外如果保留残留纤维有一定的干扰。

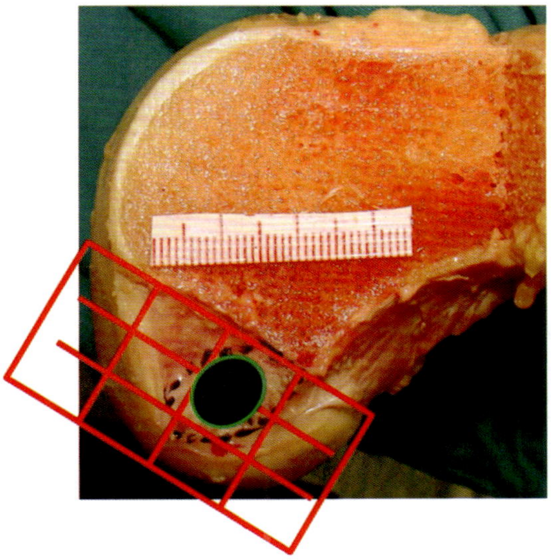

图 2-8　ACL 解剖单束重建时股骨隧道的网格定位法

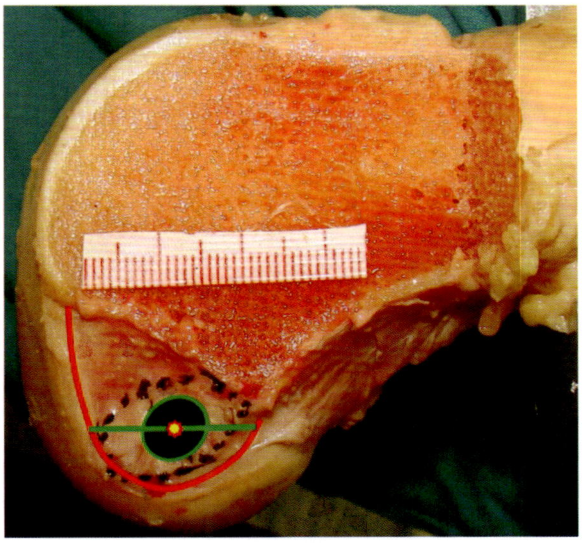

图 2-9　ACL 解剖单束重建时股骨隧道的髁中定位法

理论上如果股骨足印区残留纤维存在，直接找残留纤维的中间点即可。但是残留纤维并非都完整保留，利用不完整的残留纤维印记并不一定能确认 ACL 真正的中心点。

我们通过解剖研究，设计了利用下参考点和过顶点进行股骨隧道定位的方法，不仅能应用于 ACL 单束重建，也能应用于 ACL 双束重建。我们先设定髁间凹后开口后缘的后外侧部为过顶点，髁间凹外侧壁的最低点作为下参考点（远参考点）。根据解剖研究发现，ACL 的 PL 束中心点位于下参考点前侧约 5 mm；ACL 足印区的中轴线就是 PL 束中心点与过顶点的连线；ACL 股骨足印区的中心点在该连线上，距离 PL 束中心点约 5 mm。因此手术时，先确认下参考点和过顶点，在下参考点的前侧 5 mm 确认 PL 束中心点，随后向过顶点方向跨 5 mm 即可定位 ACL 的解剖中心点。该方法操作简单，尤其适用于有残留纤维的情况下（图 2-10）。因为个体膝关节大小有差异，术中跨越的“步幅”可为 4~6 mm。

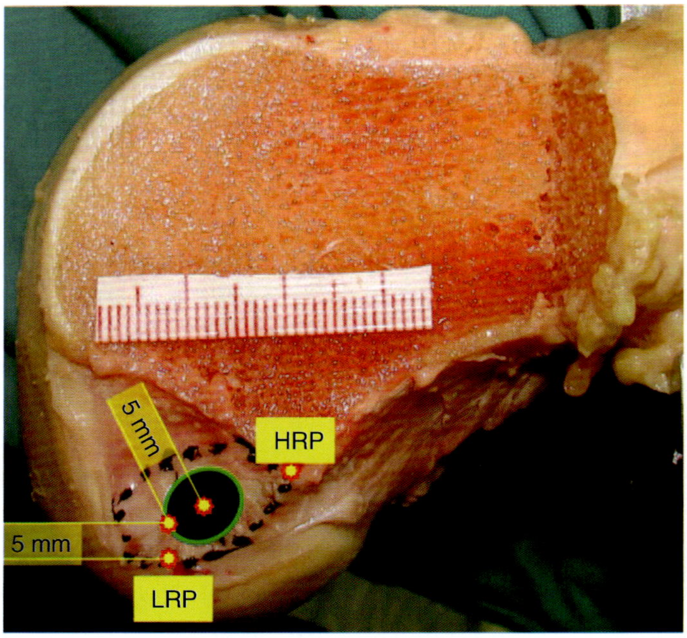

图 2-10　ACL 解剖单束重建时股骨隧道的两步走定位法

LRP：下参考点；HRP：上参考点

2. 胫骨隧道定位　涉及的骨性参考点包括外侧髁间棘/嵴、内侧髁间棘/嵴、结节间嵴和髁间后嵴。外侧髁间棘有典型的尖突。ACL 损伤的患者外侧髁间棘会增生，整体向内侧移位，甚至与内侧髁间嵴融合在一起。但是，增生的部分往往呈类骨质状态，与原有的外侧髁间棘顶点在外观和质地上有明显区别。因此，外侧髁间棘可以作为一个可靠的参考结构。内侧髁间棘实际上应当称为内侧髁间嵴，因为该突起缺乏典型的尖突，大多数情况下是前后向的一个骨嵴。ACL 足印区在该骨嵴的外侧坡面，韧带重建时可以作大致参考，而不能用作精确定位。结节间嵴是指内外侧髁间棘之间连接的骨嵴。ACL 损伤的患者因为内外侧髁间棘融合在一起，结节间嵴消失，不能作为定位参考。髁间后嵴是指内、外侧髁间棘后坡面之间的骨嵴，比较恒定，做研究时可以作为参考；但在临床上，因为该骨嵴远离 ACL 足印区的中心点，无实用价值（图 2-11）。

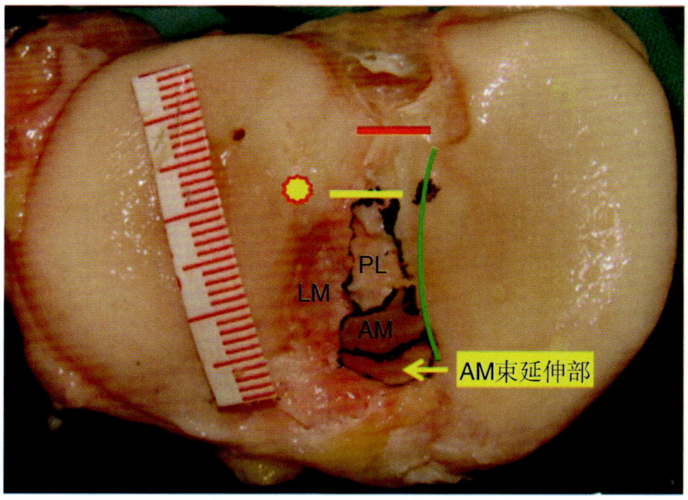

图 2-11　ACL 解剖单束重建时胫骨隧道定位的骨性参考标志

黄点：外侧髁间棘；绿线：内侧髁间嵴；黄线：结节间嵴；红线：髁间后嵴

AM：前内侧束足印区；PL：后外侧束足印区；LM：外侧半月板附着部

ACL胫骨附着部非骨性参考标志包括外侧半月板前角和膝横韧带（TL）。TL代表了ACL附着区的最前缘，是一个较为恒定的参考标志。而TL连接的是内、外侧半月板前角的前缘。ACL附着点的前后跨度比较大，从外侧髁间棘顶点（结节间嵴水平）至TL（外侧半月板最前缘）。外侧半月板前角游离缘一般平行于ACL足印区的中点，亦即外侧半月板前角游离缘的水平线与ACL足印区的前后向中心点位置相当，在做ACL单束重建时可做参考。有人建议以外侧半月板前角游离缘的延伸线做参考，我们发现采用该方法易出偏差。因为外侧半月板为一“O”形结构，前角游离缘延伸线指向后侧，参考该延伸线定位会造成胫骨隧道过于靠后。另外，国人因为外侧半月板盘状或者不全盘状出现的概率较高，这种情况下外侧半月板前角往往过宽，这时不能以外侧半月板游离缘作为参考，否则隧道定位会过于靠后。ACL内外向的跨度比较小，基本位于内侧髁间嵴的外侧和前外侧坡面。ACL解剖重建时，跨过内侧髁间嵴外侧坡面的纵线与平行外侧半月板游离缘的横线的交叉点，即为胫骨隧道的定位点（图2-12）。

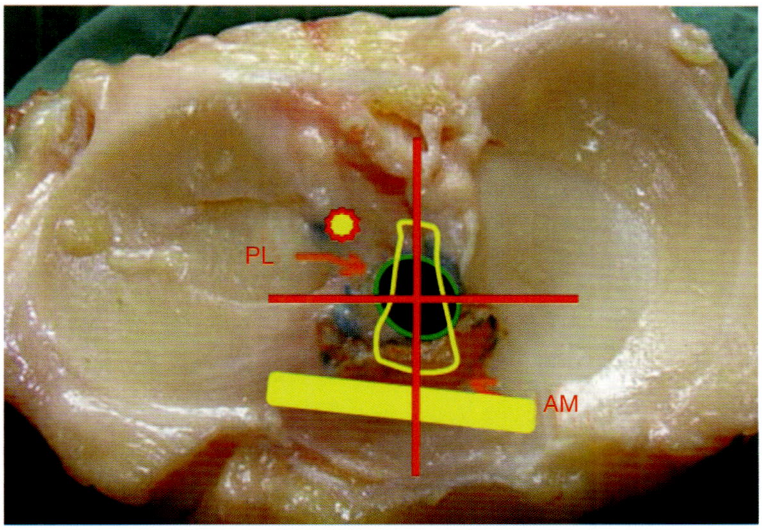

图2-12 ACL解剖单束重建时胫骨隧道的定位方法

黄色横线：TL位置；星点：外侧髁间棘

AM：前内侧束；PL：后外侧束

三、股骨隧道的建立方法

经胫骨隧道能否实现股骨隧道的解剖定位是一个要考虑的问题。理论上，屈膝90°，经过股骨和胫骨足印区中心点在三维空间做出一条直线，该直线无论在股骨还是在胫骨侧，肯定走行于骨质内。沿着这条线建立胫骨隧道肯定能达到股骨足印区的解剖中心点。但是在手术时，需要术者心中有这条线，在建立胫骨隧道时要沿着这条线打导针。建立胫骨隧道时对隧道的空间方向不加思考，则很难建立一条经该隧道到达股骨隧道解剖定点的标准胫骨隧道。该方法对术者空间定位感要求极高，如果胫骨隧道定点、定向不当，经胫骨隧道肯定无法解剖定位股骨隧道。

传统经胫骨隧道技术不能达到ACL股骨起点中心，因为胫骨隧道过陡，与胫骨纵轴成角过小。研究表明，经浅胫骨隧道技术确实能够达到ACL股骨起点中心[6,7]。胫骨隧道起钻点接近关节线（关节线下2~3 cm），且胫骨隧道较短（3~3.5 cm），胫骨隧道与矢状面成角约40°（图2-13），与胫骨纵轴成角约55°（图2-14）。我们的临床经验表明，在进行ACL的解剖单束重建时，经过适当训练，经胫骨隧道解剖定位股骨隧道并非难事。

当然，如果经胫骨隧道建立股骨隧道的经验不足，或者实在缺乏空间定位感，则经前内侧入路进行手术，能够准确定位股骨隧道。

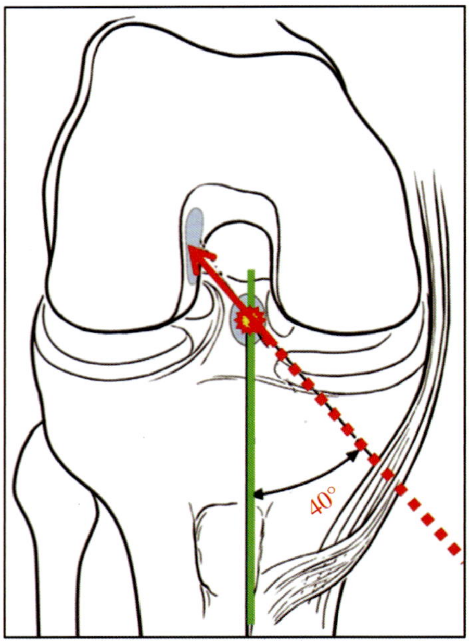

图 2-13　ACL 解剖单束重建时经胫骨隧道建立股骨隧道，胫骨隧道与矢状面成角约 40°

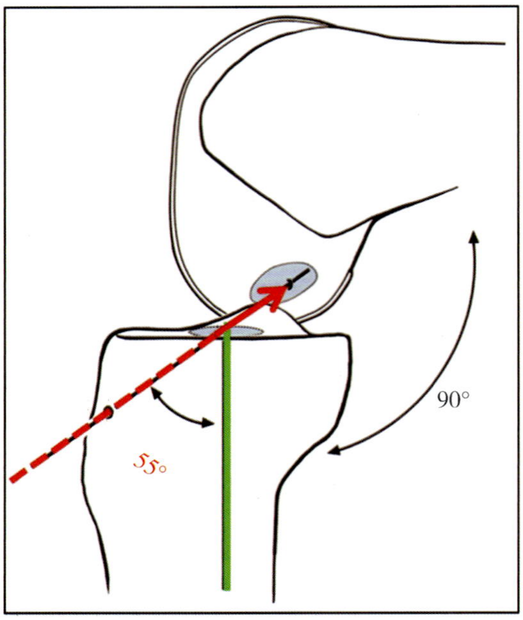

图 2-14　ACL 解剖单束重建时经胫骨隧道建立股骨隧道，胫骨隧道与胫骨纵轴成角约 55°

经胫骨隧道技术和经膝关节内侧入路技术建立股骨隧道相比，哪个更有优势还无定论。经胫骨隧道无须极度屈膝，隧道定位准确，钻股骨隧道时无股骨内髁损伤之虞；股骨隧道长度适中，有利于微型钢板的翻转固定；股骨隧道外口位置适当，有利于避免微型钢板对髂胫束的刺激。经膝关节内侧入路，在建立胫骨隧道时不需要对隧道的空间方向做太多考虑。但是，钻股骨隧道时需极度屈膝，隧道定位欠准确，易损伤股骨内髁软骨；股骨隧道长度过短，不有利于微型钢板翻转固定；股骨隧道外口过低，且后偏，容易造成隧道壁破裂，损伤腓总神经的可能性大，有时会造成微型钢板对髂胫束的刺激。临床研究发现，采用经内侧入路技术的累计翻修率（5.16%）高于采用经胫骨隧道技术（3.20%），其原因还不得而知[8]。

四、手术指征

任何有指征进行 ACL 重建的 ACL 损伤，都可以进行 ACL 解剖单束重建。

ACL 解剖单束重建尤其适用于髁间凹比较矮的患者。

五、手术方法

尽可能靠近大腿近端捆绑止血带，以不妨碍导针从大腿前方穿出。挡板也放置在大腿近段外侧面，以利于屈膝操作时依靠。手术开始时抬高患肢，驱血后给止血带充气。

如果术前 ACL 断裂的诊断不明确，则先做诊断性关节镜检查以明确诊断；再切取并处理肌腱；同时进行包括半月板、软骨损伤的治疗，并建立骨隧道；最后将移植物拉入骨隧道固定。如果术前 ACL 断裂诊断明确，一般先切取肌腱。随后主刀做关节内处理，包括半月板修整或修补、髁间凹成形、关节清理；同时助手处理肌腱，制备移植物并测量直径。随后主刀建立骨隧道，最后把移植物拉入骨隧道固定。总之，移植物的准备和关节内的操作是同时或者交错进行的。

1. 诊断性关节镜检查　从外侧入路插入关节镜，观察 ACL 损伤情况，明确诊断。ACL 实质部断裂在关节镜下较易发现，但 ACL 股骨附着部的撕脱有时会被漏诊，特别是当撕脱的 ACL 股骨端与 PCL 或者后纵隔粘连在一起时，不仔细探查有可能认为 ACL 正常。如果 ACL 外观完整，但是明显增粗并松弛，也是损伤的一种表现。对于这种损伤，在残留纤维内穿线向近侧牵拉，ACL 就会明显变细。另外，ACL

单束损伤也容易被漏诊，特别是PL束损伤，由于AM束的遮挡，有可能发现不了。保留ACL残留纤维，以利于重建时做隧道定位参考。确定是否需要髁间凹成形。

2. 肌腱的切取和移植物的准备　参见第一章“自体移植物的切取和准备”。ACL解剖单束重建时，一般同时切取ST和GT。将ST做成4股移植物，将较短的GT做成3股移植物，最后并在一起做成7股移植物。移植物长度一般≥7 cm，直径8~10 mm。

经胫骨隧道建立股骨隧道的好处，就是移植物在关节内的长度可以直接测量。术中建立好胫骨隧道后，将钻头或者测深器从胫骨隧道伸入，抵住髁间凹外侧壁股骨隧道的中心点，即可测出移植物在关节腔内的长度。国人该长度约18 mm，因为从屈膝至伸膝移植物或者两个隧道内口会有一定程度的延伸，建议将隧道内长度保留为20 mm。根据移植物关节腔内留置的长度，可以计算出两端骨隧道内可留置的长度。比如，如果移植物长度为70 mm，关节腔内留置20 mm，两端骨隧道内留置各25 mm。

3. 建立胫骨隧道　从前内侧入路插入胫骨隧道定位器，定位于ACL胫骨附着点。ACL解剖重建时胫骨隧道中心点在前后位平行外侧半月板前角游离缘，内外向位于内侧髁间嵴前外侧坡面。内侧髁间嵴顶线为一防撞击线，如果隧道位于该线的外侧，移植物就不会与股骨内髁、髁间凹内侧壁发生撞击。但是胫骨隧道也不能偏外，否则会与髁间凹外侧壁发生撞击。胫骨隧道理想的内外向位置，是在内侧髁间嵴外侧坡面，将隧道充分贴近内侧髁间嵴顶线，而又不钻破内侧髁间嵴内侧坡面，否则移植物与股骨内髁肯定有撞击（图2-15）。需要结合移植物直径确定隧道内外向的位置。如果移植物直径为8 mm，定点位于内侧髁间嵴顶线外侧6 mm即可（隧道内侧留2 mm，隧道半径4 mm）；如果移植物直径为10 mm，则定点在内侧髁间嵴顶线外侧7 mm。

指向孔部（point-to-hole）的胫骨隧道定位器（图2-16）有3 mm、5 mm、7 mm不同的偏心距（offset）。采用该定位器，即便钩尖埋于韧带残端内，孔部仍于残留纤维之上，能够判断导针的穿出位置（图2-17）。将定位器钩端钩在内侧髁间嵴外侧坡面的相应位置，使孔部位于外侧半月板前角游离缘横切线的水平（图2-18），再调整隧道与矢状面和胫骨纵轴的成角即可。使胫骨隧道方向与矢状面成角约40°，与胫骨纵轴成角约55°钻入导针。采用指向孔部的定位器确定胫骨隧道的中心点略有困难，但是通过定位器上孔的方向，能够了解胫骨隧道在关节内的延伸方向，有利于及时调整，使胫骨隧道指向股骨隧道的解剖中心。

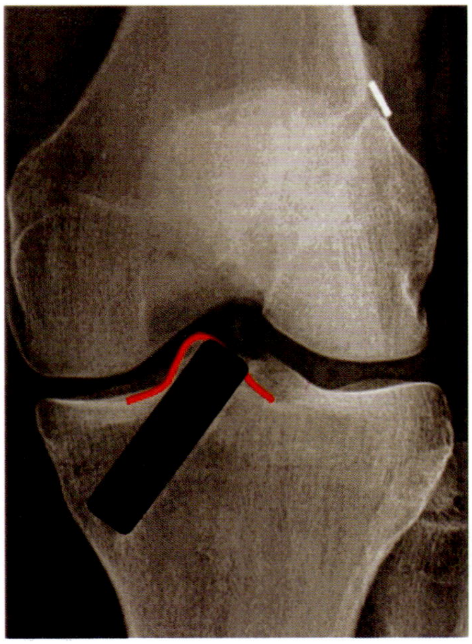

图2-15　ACL解剖单束重建时胫骨隧道内口位于内侧髁间嵴外侧坡面

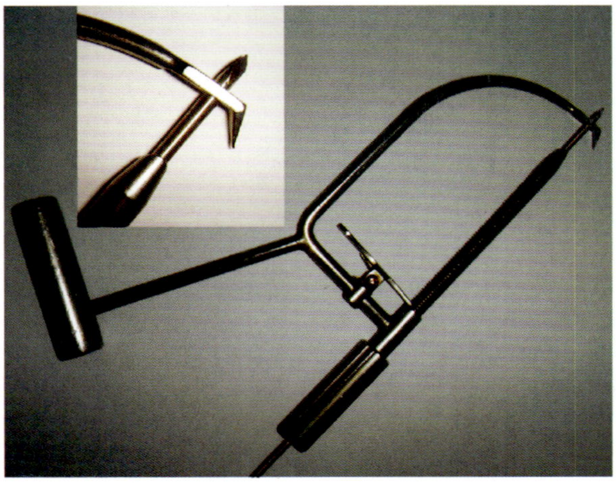

图2-16　指向孔部的ACL胫骨隧道定位器

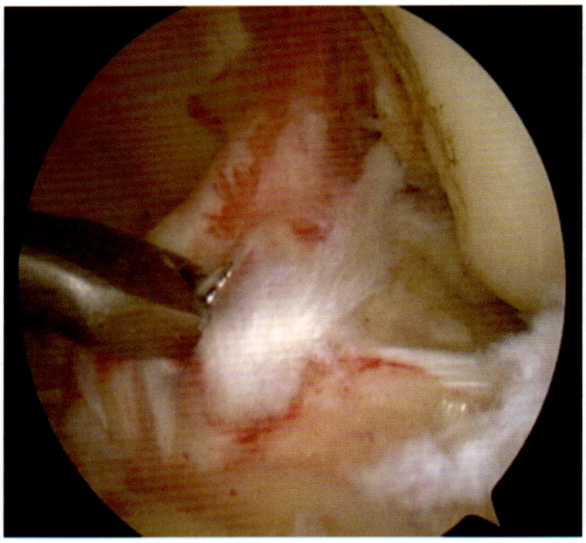

图 2-17　利用 ACL 胫骨隧道定位器上的孔确定导针位置和关节内延伸方向

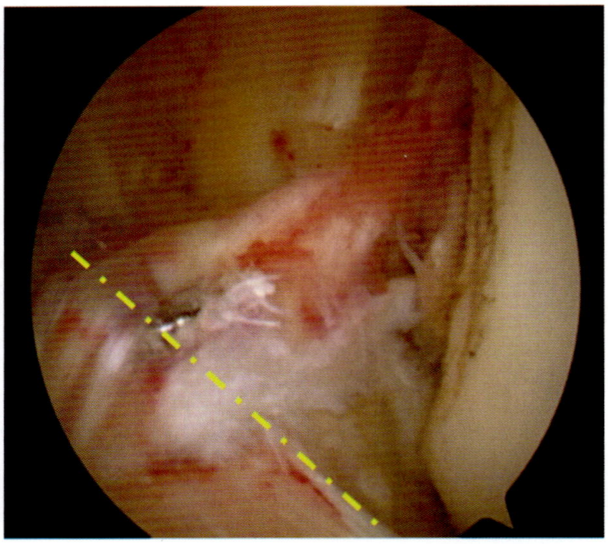

图 2-18　ACL 胫骨隧道内口中心与外侧半月板前角游离缘平齐

如果采用指向钩尖的定位器（point-to-point），则直接钩在 ACL 胫骨隧道的中心点，钻入导针。因为 ACL 残端的保留，定位器钩尖埋没于残端内，有时不容易确定钩尖的具体位置。不保留残留纤维的情况下，指向钩尖的定位器确定胫骨隧道中心点容易，但是不能了解隧道在关节内的延伸方向。

钻入导针并使其从关节内露出，向股骨外侧壁延伸，判断该导针能否达到 ACL 的足印区内。如果有明显偏差，则需要重新调整胫骨隧道的方向。如果导针在足印区内但方向未达中心点，可以先建立胫骨隧道。因为胫骨隧道有一定的宽度，可以利用胫骨隧道的宽度调整股骨隧道定位导针的方向，将股骨隧道导针准确定位。

导针钻好以后，根据移植物远端的直径，选用相同大小的胫骨隧道钻头，沿导针扩钻胫骨隧道。将钻头从内口伸出 2 cm（图 2-19），试伸直膝关节（图 2-20）。如果钻头与髁间凹顶部或者侧壁有撞击，则做髁间凹成形。

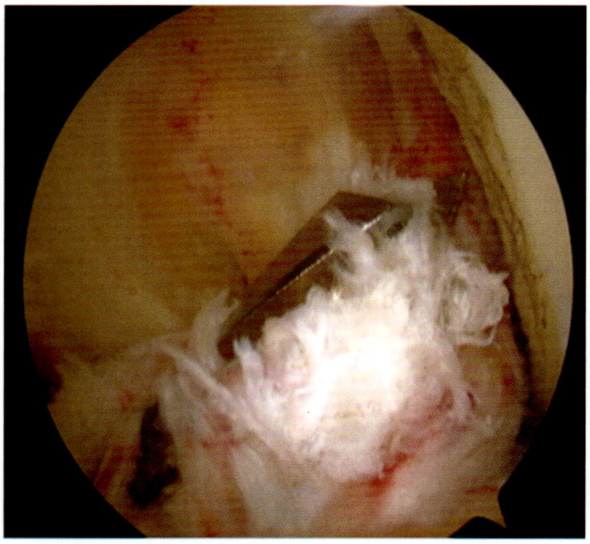

图 2-19　将钻头深入关节内 2 cm 检查有无髁间凹撞击（本例钻头从 ACL 残留纤维内穿出）

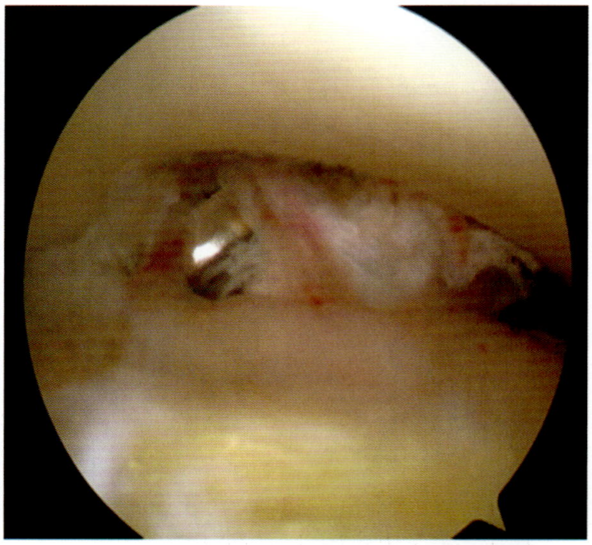

图 2-20　伸直膝关节检查钻头及残留纤维与周围组织有无撞击

4. 髁间凹的处理　我们认为对每个 ACL 重建的患者都进行髁间凹成形术是不合理的，髁间凹成形术只有在髁间凹狭窄或与移植物发生撞击的情况下才有必要进行。对于 ACL 单束重建，我们建议在移植物置入后，根据移植物与髁间凹是否有撞击，再确定是否行髁间凹重建。有时候尽管髁间凹较窄，但是韧带放置位置满意，与髁间凹并无撞击，不一定要做髁间凹成形。另外，髁间凹成形后有再狭窄的可能，盲目成形的结果可能是一个更加狭窄的髁间凹，除非在髁间凹成形后进行髁间凹的去活化（用射频头烧灼髁间凹成形区域的松质骨面）。我们的经验是，采用 4 股 ST 移植物进行 ACL 单束重建时，较少有进行髁间凹成形的必要；但是采用 7 股 ST-GT 移植物进行 ACL 单束重建时，大多数情况下需要髁间凹成形。

有一些患者确实存在严重的髁间凹狭窄，需要做髁间凹成形。过于严重的髁间凹狭窄在移植物植入之前，甚至骨隧道建立之前就可以成形。因为髁间凹狭窄多发生在髁间凹前口的外侧壁，需要参考内侧壁的弧形，修除多余的骨赘。但是需要根据经验确定修除的多少，因为过多修除可能会造成新的关节紊乱。可以在髁间凹前开口外侧缘画出一个对称的弧线，随后用打磨头修整，使开口至外侧壁有较为平滑的过渡（图 2-21）。一般来说，如果胫骨隧道内口定位不过于靠前，髁间凹顶部不需要成形。

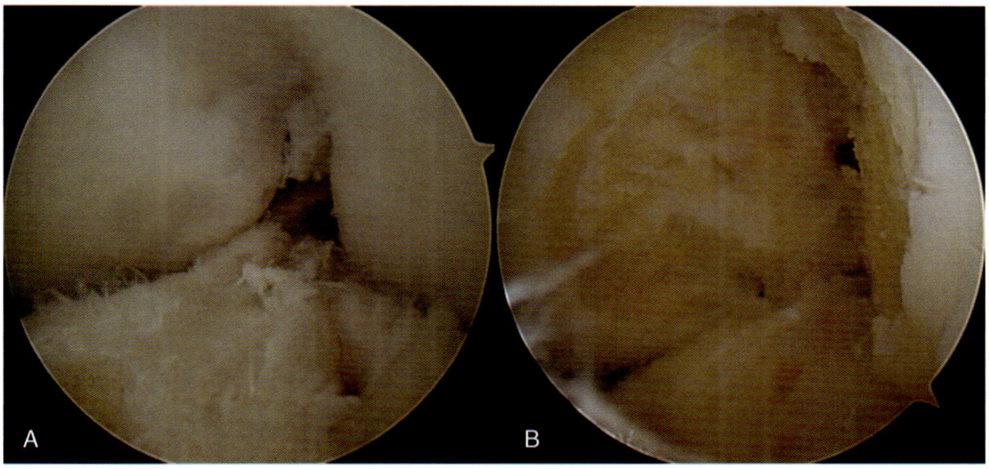

图 2-21　髁间凹成形

A. 成形前，髁间凹接近闭合；B. 成形后

髁间凹的中央部和后开口大多数情况下无明显狭窄，在这个部位不需要进行成形，否则会造成重建 ACL 股骨附着点的移位，造成生物力学异常。如果髁间凹狭窄不太严重，建议在胫骨隧道建立后，把钻头伸进关节 2 cm，伸膝位判断钻头与隧道壁是否有撞击，如果有撞击再做成形。

总之，建议移植物置入后再判断是否需要成形，以及骨质去除的程度。方法是移植物置入后，伸直膝关节，判断 ACL 与髁间凹有无撞击、撞击部位和程度。随后在相应部位去除一些骨质，再伸直膝关节进行检查，如此反复进行直至无撞击。最好使髁间凹前开口外侧壁与移植物有 2~3 mm 的距离；但是如果髁间凹前开口与移植物紧贴，但是伸膝，特别是轻度过伸并不受影响（生理性撞击），也可以接受。髁间凹前开口外侧缘的过度扩大不会造成重建 ACL 股骨附着点移位，但是有可能造成股骨承重面的减小，诱发 OA。

5. 建立股骨隧道　股骨隧道内口的定位非常重要。采用两步法进行定位。先确认髁间凹外侧壁的最低点，作为下参考点；再确认过顶点的位置，作为上参考点。在髁间凹外侧壁，从下参考点向前侧走 5 mm，再向过顶点方向走行 5 mm，即为 ACL 足印区的中心点。用射频电刀或者骨锥做一个标记。

保留残留纤维有助于骨隧道的定位。在术前，首先通过 MRI 了解残留纤维的走行，如果残留纤维走行基本正常（大部分情况下略呈倒伏状态，亦即与胫骨平台夹角变小），在术中即可沿残留纤维走行建立股骨隧道。

定位准确后，利用单筒定位器经胫骨隧道插入，抵住股骨隧道中心点，先钻入导针（图 2-22）。

拔出定位器，随后沿导针扩股骨隧道（图 2-23）。股骨隧道分为靠关节的粗隧道和靠外侧的细隧道两部分。根据近侧微型钢板放置方式的不同，选择钻粗隧道和细隧道的先后次序，以及粗隧道的深度。

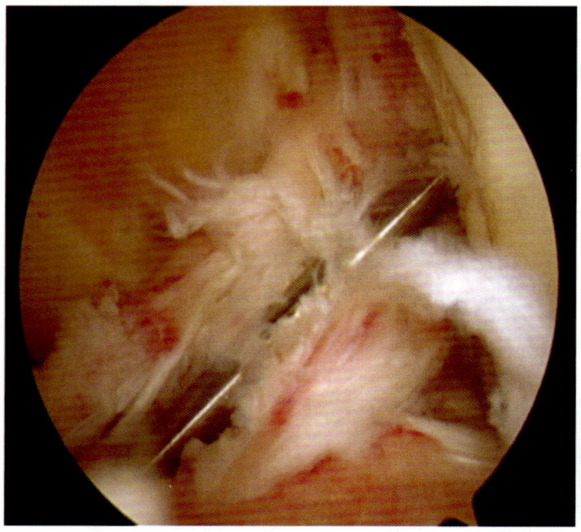

图 2-22　经胫骨隧道钻入定位股骨隧道的导针（以残留纤维的走行做参考）

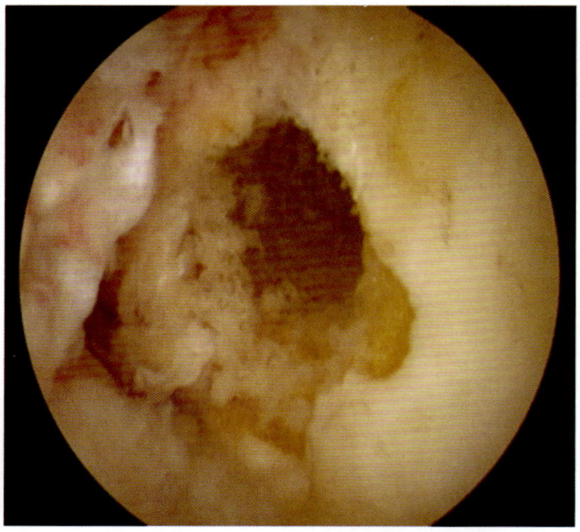

图 2-23　股骨隧道建立完毕（前内侧入路监控）

在上一步建立胫骨隧道时，如果胫骨隧道方向与胫骨纵轴成角适当，建立的胫骨隧道不会过长，而股骨隧道定位器在一个不是太长而有一定宽度的隧道内有调整方向的空间。反之，如果胫骨隧道与胫骨纵轴成角过小，不仅其延伸方向会偏离 ACL 股骨足印区，建立的胫骨隧道因为过长，股骨隧道定位器在其内无调整方向的余地。

一般情况下，经胫骨隧道建立股骨隧道时，如果胫骨隧道与胫骨纵轴成角达 50°，略微调整导针的方向，经胫骨隧道就能够准确定位股骨隧道（图 2-24）。如果胫骨隧道过于指向髁间凹顶部，可以内旋小腿，来准确定位股骨隧道。

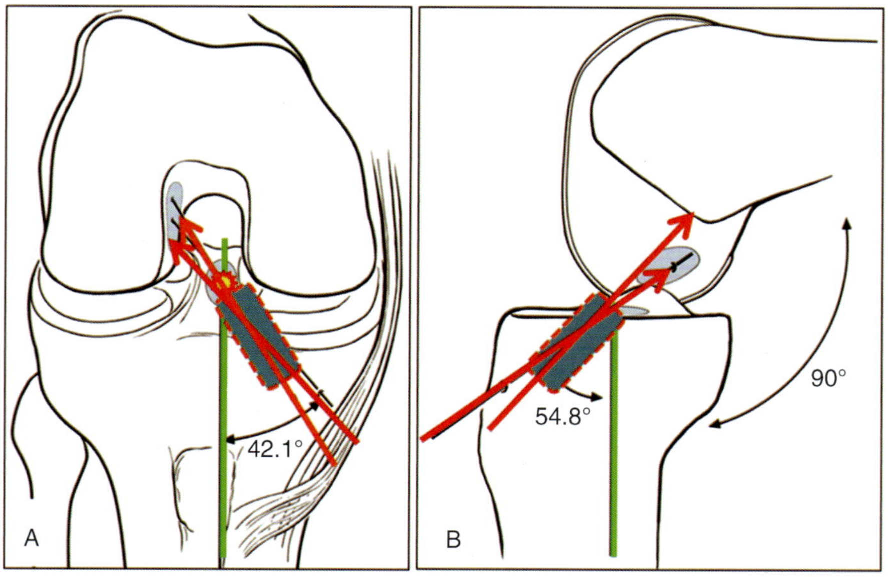

图 2-24　在胫骨隧道内调整导针方向准确定位股骨隧道

在胫骨隧道内调整导针方向定位股骨隧道后，唯一的顾虑是在扩股骨隧道时，钻头的通过会将胫骨隧道内口扩大。实际上，如果股骨钻头在经过胫骨隧道时不转动，只会在隧道口留下两个切痕，不会造成隧道口的明显扩大。另外，因为股骨隧道往往比胫骨隧道小 1 mm，所以更有利于较小的股骨钻头在胫骨隧道通过（图 2-25）。

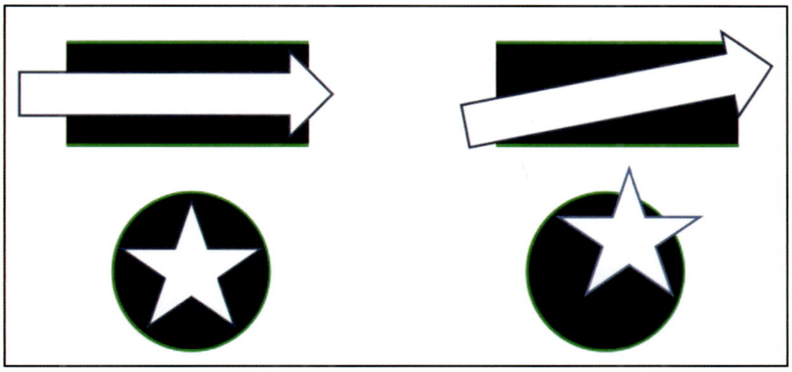

图 2-25　经过胫骨隧道的股骨钻头方向与胫骨隧道不一致时，可能会造成隧道口切痕，但是不转动钻头不会造成隧道口明显扩大

如果近侧采用的是术中即调型聚乙烯带环（蛇牌），一般先钻粗隧道，再钻细隧道。使用一个直径与测出的移植物近端（反折端）直径相同的股骨隧道钻头，沿导针钻取粗隧道部分。

粗隧道部分深度理论上为肌腱置入深度加 7 mm，以保证肌腱可以多拉进股骨隧道 7 mm 以利于近端小钢板的翻转。比如经测算需要置入肌腱 20 mm，股骨隧道需要扩深至少 27 mm（20 mm+7 mm）。因为移植物近端聚乙烯带环上会有一个约 5 mm 大小的结头，我们将该结头也算作移植物长度，即移植物的长度为 25 mm。这样，为了钢板翻转，粗隧道深度需要为 32 mm（25 mm+7 mm）。这时要求股骨隧道总长度大于 35mm，即在粗隧道顶端至少还有 3mm 的骨质（主要是骨皮质）来悬架微型钢板。

采用经胫骨隧道建立股骨隧道的方法，股骨隧道长度均值约 40 mm（35~45 mm）。股骨粗隧道扩好以后，再用 4. 5 mm 钻头沿导针扩细隧道，打通至股骨前外侧皮质。测量股骨隧道总长度，根据实际移植物最终放置的深度确定聚乙烯带环的长度，打结完成移植物近端聚乙烯带环的制备。

如果股骨隧道的总长度过小（如小于 35 mm），在股骨侧采用翻转钢板的方法可能不可实施，因为粗隧道长度不够移植物过多拉入来完成钢板翻转。这时候要采用微型钢板隧道外口直接贴附的方法进行移植物近端的固定。采用钢板贴附固定时，股骨隧道粗隧道部分的长度与肌腱置入长度相等，不需要钢板翻转长度，粗隧道和细隧道的建立无先后次序之分。如果是经前内侧入路建立的股骨隧道，一般隧道偏短，可采取钢板隧道外口直接贴附的方法。

如果移植物近端固定采用固定型聚乙烯带环（如 Smith-Nephew），则需要先建立股骨细隧道，测量隧道总长度（比如 43 mm）。根据可置入移植物长度（如 25 mm）计算移植物近侧聚乙烯带部分的理想长度（18 mm）。因为聚乙烯带环与移植物有重叠（5 mm），确定的聚乙烯带环理想长度应加上重叠部分（23 mm）。又因为固定聚乙烯带环的规格从 15 mm 起以 5 mm 递增，选择最为接近的聚乙烯带环长度（25 mm）会比理想长度长 2 mm，移植物的最终置入深度相应减少 2 mm。肌腱最终置入深度（23 mm）加微型钢板翻转长度（7 mm）为粗隧道的最终长度（30 mm）。

6. 移植物的植入和固定　用带尾孔导针，将牵引线和翻转线贯穿两隧道，从大腿的外上方拉出。牵拉牵引线，使微型钢板呈纵向，依次将微型钢板、聚乙烯带和肌腱近段拉入股骨隧道。当肌腱上的标记线达到股骨隧道内口时，肌腱已多进入隧道 7 mm，微型钢板刚好完全从股骨隧道外口牵出。牵拉翻转线，将微型钢板由纵向转为横向，回拉肌腱，钢板横架于股骨隧道外口上，完成移植物股骨端翻转固定。

移植物股骨端微型钢板直接贴附固定的具体操作程序：在移植物近端穿入聚乙烯带；根据欲置入隧道的移植物长度钻股骨隧道的粗隧道部分（比如移植物欲置入股骨隧道 25 mm，即根据其直径钻股骨隧道深 25 mm），随后用 4. 5 mm 钻头扩通隧道；在大腿远端外侧做 2~3 cm 纵行切口；用聚乙烯带将移植物拉入隧道（图 2-26）；聚乙烯带从切口拉出；将聚乙烯带穿入微型钢板中间两孔内；沿聚乙烯带将微型钢板推抵股骨隧道外口（图 2-27）；打结聚乙烯带，完成移植物近端固定。

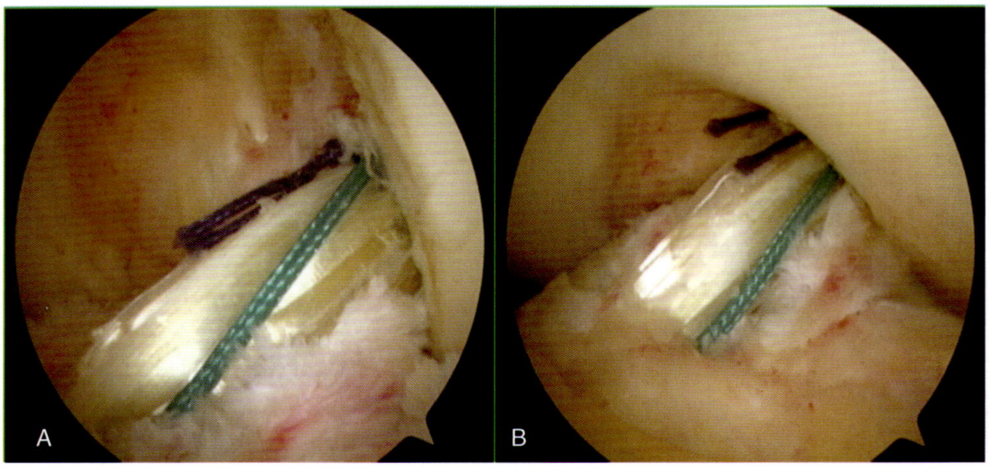

图 2-26　移植物的置入

A. 拉移植物入股骨隧道；B. 在接近伸膝位检查移植物与周围组织有无撞击

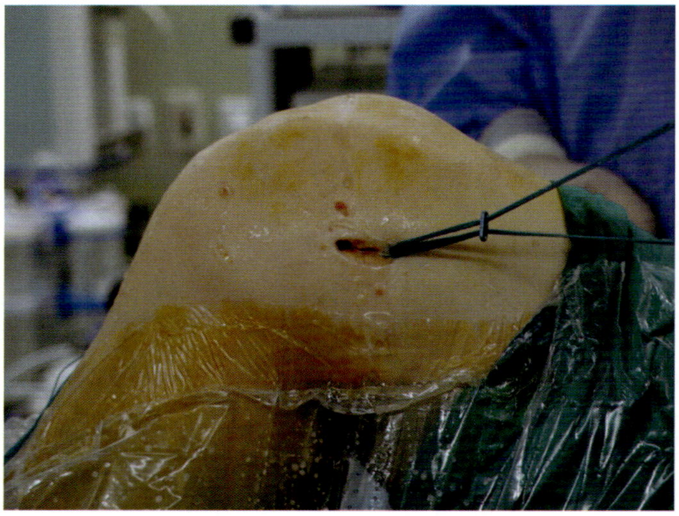

图 2-27　微型钢板在股骨隧道外口的直接贴附固定

在胫骨隧道内，于移植物的后侧置入界面螺钉，至螺钉达到隧道内口，以实现接近关节面的固定。将胫骨端缝线从钛质纽扣孔中穿出，沿缝线将纽扣向上推，使其紧贴胫骨隧道外口（图 2-28），将缝线于纽扣上打结固定。

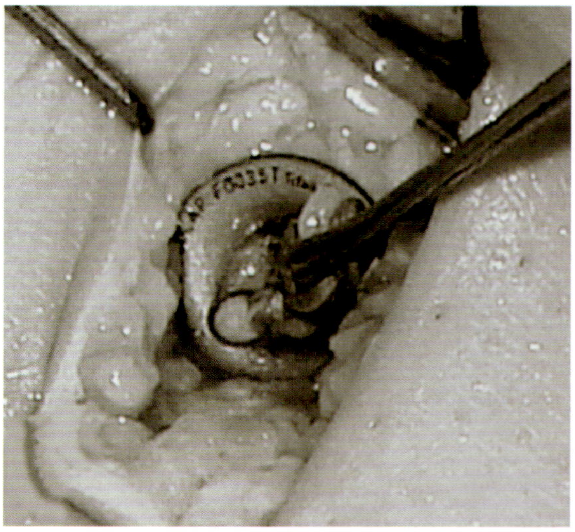

图 2-28　移植物胫骨侧的纽扣悬吊固定

再次行关节内全面检查后，修复缝匠肌腱膜，逐层关闭切口。自足部至大腿用双层纸棉和弹力绷带包扎。使用带铰链支具将膝关节固定于完全伸直位。

六、手术要点

ACL 解剖重建时，经胫骨隧道建立股骨隧道确实有一定的挑战性，需要术者在建立胫骨隧道时时刻想到股骨隧道的位置。在胫骨隧道导针钻入后，将其向关节内露出 2 cm，能够了解到胫骨隧道的角度是否恰到好处。如果导针指向离股骨隧道定位点偏差较大，需要调整导针方向；如果偏差不大，可以先建立胫骨隧道。因为胫骨隧道较短且有一定的宽度，经其定位股骨隧道时有一定的调整余地。因为股骨隧道导针与胫骨隧道方向并不完全一致，在股骨钻头经过胫骨隧道时不转动，这样在胫骨隧道内口侧壁上可能会有两个沟痕，但不会造成内口的明显扩大。此时内旋小腿，也有利于股骨隧道的定位和建立。

基于对移植物强度的考虑，我们目前做 ACL 解剖单束重建时采用的是 7 股移植物。需要同时切取 ST 和 GT，将 ST 做成 4 股移植物，GT 做成 3 股移植物，移植物长度 7 cm 以上。

参考文献

[1] FERRETTI M，EKDAHL M，SHEN W，et al. Osseous landmarks of the femoral attachment of the anterior cruciate ligament：an anatomic study. Arthroscopy，2007，23：1218-1225.

[2] STEINER M. Anatomic single bundle ACL reconstruction. Sports Med Arthrosc，2009，17：247-251.

[3] ECK C F，MARTINS C A，VYAS S M，et al. Femoral intercondylar notch shape and dimensions in ACL injured patients. Knee Surg Sports Traumatol Arthrosc，2010，18：1257-1262.

[4] KASETA M K，DEFRATE L E，CHARNOCK B L，et al. Reconstruction techniques affect femoral tunnel placement in ACL reconstruction. Clin Orth Relat Res，2008，466：1467-1474.

[5] BIRD J，CARMONT M R，SMITH N，et al. Validation of a new technique to determine femoral mid-bundle tunnel position in Anterior Cruciate Ligament reconstruction using 3D Computer Tomography analysis. Arthroscopy，2011，27（9）：1259-1267.

[6] HEMING J F，RAND J，STEINER M E. Anatomical limitations of transtibial drilling in ACL reconstruction. Am J Sports Med，2007，35：1708-1715.

[7] PIASECKI D P，BACH BR Jr，ESPINOZA ORIAS A A，et al. Anterior cruciate ligament reconstruction：can anatomic femoral placement be achieved with a transtibial technique? Am J Sports Med，2011，39（6）：1306-1315.

[8] RAHR-WAGNER L，THILLEMANN T M，PEDERSEN A B，et al. Increased risk of revision after anteromedial compared with transtibial drilling of the femoral tunnel during primary anterior cruciate ligament reconstruction：results from the Danish Knee Ligament Reconstruction Register. Arthroscopy，2013，29（1）：98-105.

（附视频：经胫骨隧道单束解剖重建前交叉韧带）

第四节　前交叉韧带等长单束重建

一、概述

10 年或 20 年以前，ACL 重建的经典方式是将单束移植物放置到一个等长的位置，以恢复膝关节功能，这就是等长重建。ACL 等长重建的目的是为了保护重建的韧带，避免其在膝关节伸屈过程中承受过度应力而断裂或者失效。因为有稳定的重建效果，至今仍是许多医生的常规选择。

过去在行 ACL 等长重建时，股骨隧道的建立是经胫骨隧道采用偏心距定位器完成的，并且股骨隧道定位最受关注，因为研究发现，股骨隧道的位置变化对移植物牵伸特性影响最大。

1. 等长重建　通过对隧道位置（特别是股骨隧道）的刻意选取，致使胫骨和股骨隧道内口在膝关节伸屈过程中保持等距，移植物不承受过度张力变化而保持等长。该重建方式是为避免移植物承受过度张力导致失败而设计的，但可能会阻碍移植物发挥最适当的功能。研究发现，ACL 重建时，胫骨隧道内口位置的偏差对 ACL 伸缩特性的影响不大，但是股骨隧道位置的偏差对重建的 ACL 纤维伸缩特性的影响非常大。股骨隧道位置偏差会导致移植物承受过度应力而失败。

胫骨平台围绕股骨髁运动时，曲率中心在不断变化。胫骨绕股骨运动无恒定曲率中心，则在股骨上不存在相对于胫骨的等长点，等长重建只能为“相对等长重建”。如果把移植物固定在 ACL 在股骨解剖附着区的后部，在膝关节 20°~120°的活动范围内，移植物不承受过度张力。据数学推算，ACL 移植物股骨固定点越是远离胫骨，越具有等长性质（图 2-29）。如果在髁间凹外侧壁选择，其最近侧部位才是最理想的部位。

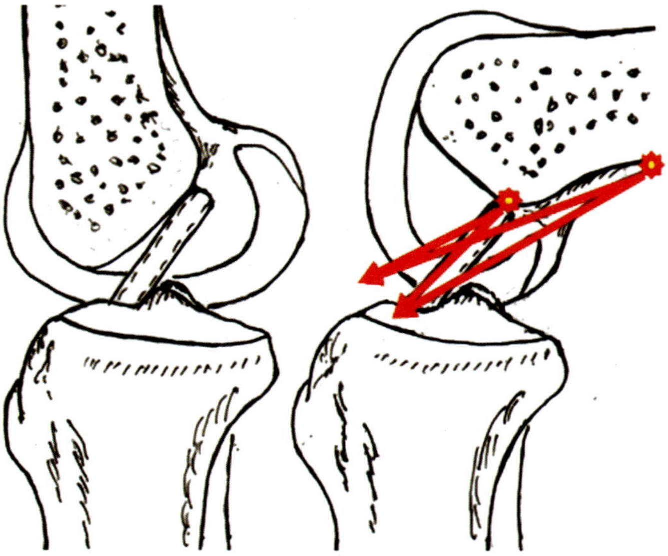

图 2-29　ACL 移植物股骨固定点越是远离胫骨，越具有等长性质

研究表明，如果股骨隧道在等长点（过顶点远侧 7 mm），在伸屈过程中移植物基本保持等长状态。如果股骨隧道过于偏前远侧，隧道内口间距变化可能超出 ACL 的正常弹性延长范围。如果将移植物在隧道内口间距最小的时候拉紧固定，在膝关节活动时可能会造成移植物断裂或固定失败。如果在隧道内口间距最大的情况下固定移植物，则在其他屈膝角度移植物不具有稳定膝关节的作用（图2-30）。

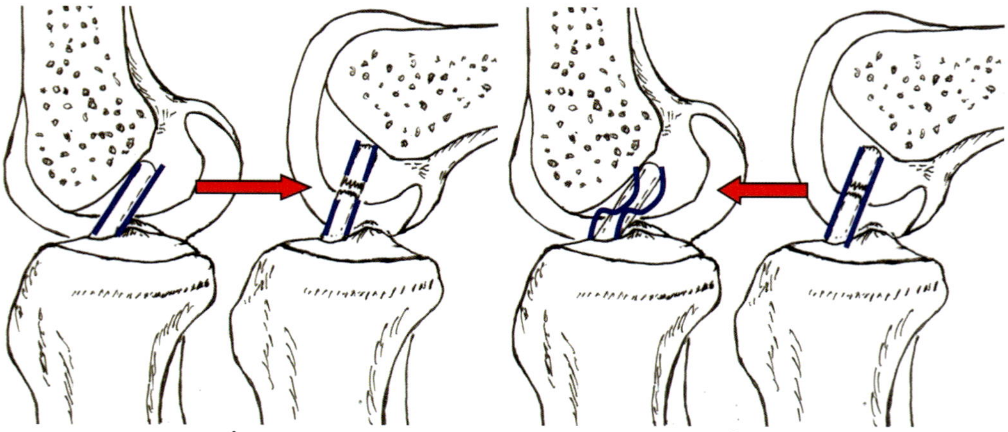

图 2-30　股骨隧道定位错误的情况下移植物固定的角度与结果

A. 伸膝位拉紧固定；B. 屈膝位拉紧固定

2. 过顶点　ACL 等长重建涉及过顶点的概念，而有关过顶点有不同的描述。Girgis 最早提出时，其称呼并非过顶点，而是过顶区（over-the-top position），其位置是股骨干后侧面与股骨外髁最近侧部分的交界[1]。在解剖上，股骨内髁近侧皮质与股骨干的皮质有接近 90°的转折，但是股骨外髁近侧皮质与股骨干皮质之间的转折呈弧形，因此很难精确定位此过顶区。有人把过顶区描述为髁间凹的后缘，该解剖部位比 Girgis 所描述的部位更靠远侧[2]。也有人将其描述为髁间凹后开口的最后外侧缘，具有一定的临床实用性。但是总体来讲，过顶点为一“概念点”或者虚拟点，在实体上难以确定具体位置。因此，在建立股骨隧道时，过顶点参考定位法的可靠性就值得怀疑。我们在临床上将过顶点定义为髁间凹后开口或者近侧开口前外侧转角的最近侧缘，相当于过顶区的最内侧缘（图 2-31）。

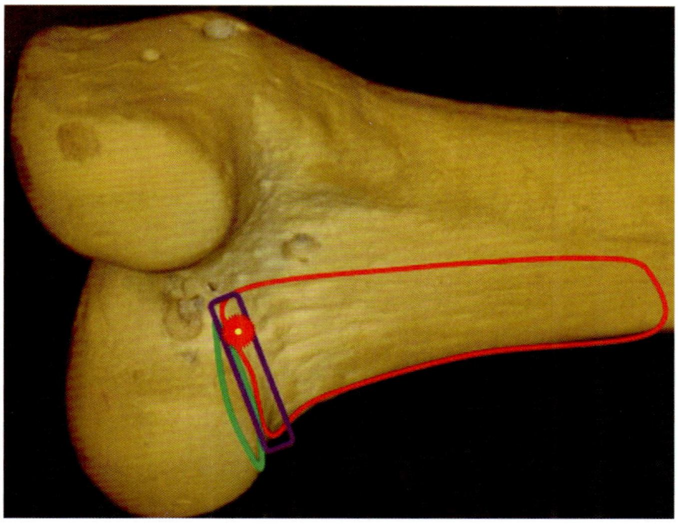

图 2-31　等长区和等长点的位置

红线区域：股骨干后侧面；绿线区域：股骨外髁后侧面；紫线区域：等长区；星点：等长点

ACL 等长重建时股骨隧道定位在过顶点远侧 7 mm，该手术设计是为了应用 10 mm 宽的骨-髌腱-骨（BTB）移植物，并且采用界面螺钉固定的重建方式量身定做的。在过顶点前方建立半径 5 mm 的隧道，能够在其后侧保留 2 mm 骨壁，以免挤压固定时隧道壁破裂。当然，如果采用非界面螺钉固定的方式，如悬吊式固定，股骨隧道可以更加接近过顶点（图 2-32）。因过顶点位置的不确定性，造成隧道位置的不确定。

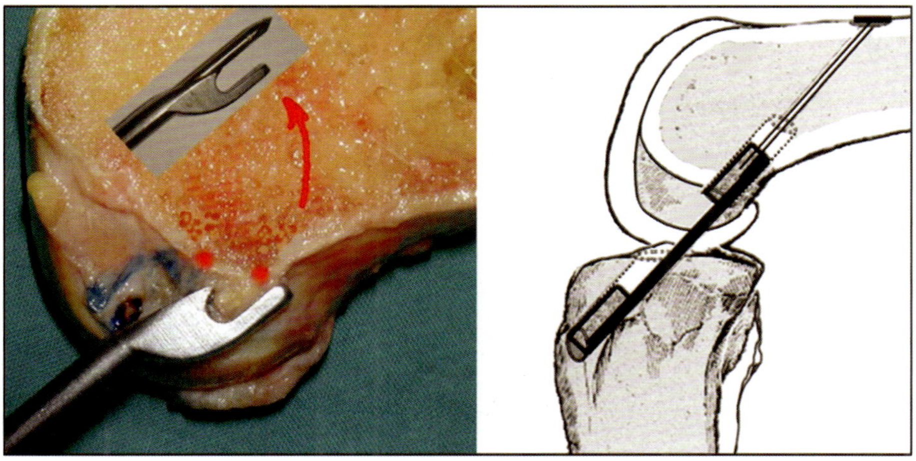

图 2-32　ACL 等长重建时股骨隧道的定位

3. 钟表盘定位法　是 ACL 重建时股骨隧道定位的另外一个参考方法。在髁间凹放置虚拟钟表盘，将股骨隧道定位于1：30或者10：30位置，为想象中过顶点的方向。钟表盘定位法需要参考两股骨髁的最低点（后缘切线）。因为髁间凹为一个有纵深、形态不对称的结构，在关节镜下无法同时监控到两股骨髁最低点，可靠性较差（图2-33）。另外，使用偏心距（舌状）定位器时，常常滑向12点钟位置。

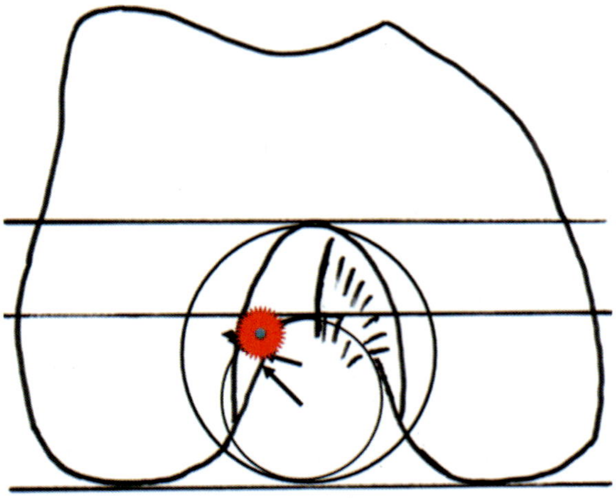

图2-33　股骨隧道的钟表盘定位法

隧道定位于10：30（右膝）或者1：30（左膝）的位置

4. 住院医师嵴/误导嵴　在ACL等长重建时，另外一个经常提及的概念就是住院医师嵴。关于住院医师嵴，有的人描述比较模糊，就指髁间凹顶部的骨嵴[2]。实际上，关于住院医师嵴［Residents ridge（termed by William Clancy）］，Clancy最早的描述是指髁间凹顶部一个容易让人误作髁间凹开口最后缘的骨嵴，可以称之为误导嵴（misleading ridge）。在正常人群中，髁间凹顶线（Blumensat线）在从前远向近后向走行的过程中，并非一条直线。在大部分人中，Blumensat线在距离髁间凹前开口后方75%的位置处，向近、前方向有个转折。在该转折处形成的骨嵴，就是误导嵴。在ACL重建时，屈膝位该骨嵴位置最低，容易被误认为髁间凹的最后缘。ACL等长重建时定位器应当钩在髁间凹最后缘的后侧，如果把该骨嵴误认为髁间凹的最后缘，建立的隧道显然过于靠前侧。可能因为住院医师更容易在术中受到误导，所以把该骨嵴称为住院医师嵴。该称呼低估了住院医师的辨知能力，还是称为误导嵴更为合理。

5. 股骨髁间嵴　误导嵴并非恒定存在。部分人Blumensat线没有上述转折，为一条直线，髁间凹顶部最低点的骨嵴就代表了髁间凹的最后缘。该骨嵴没有误导性存在，不应当被称为误导嵴，更不应当被称为住院医师嵴。实际上，这类骨嵴被称为股骨髁间嵴。在所有人的髁间凹顶部，两个股骨髁之间都有一个骨嵴，这就是股骨髁间嵴。髁间嵴位置略靠前侧的类型就是误导嵴，或称为误导性股骨髁间嵴（图2-34）。有人把住院医师嵴描述为在髁间凹外侧壁，距离股骨前侧约75%的位置，一条从垂直走向横行的骨嵴，显然指的是股骨髁间嵴的延伸，偏离了误导嵴这一概念。

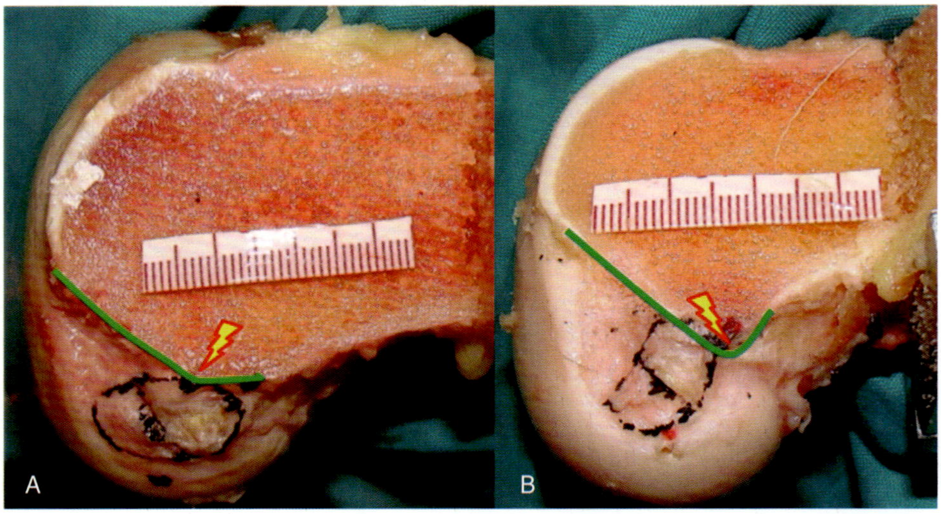

图2-34　住院医师嵴与股骨髁间嵴

A. 股骨髁间嵴位于远侧，具有误导性；B. 股骨髁间嵴位于髁间凹后开口的最近侧，无误导性

二、手术适应证

任何有指征进行ACL重建的ACL损伤，都可以进行ACL等长单束重建。

ACL等长单束重建尤其适用于采用人工韧带进行的ACL重建。因为人工韧带纤维没有可延伸性，采用等长重建不存在韧带纤维受到过度牵伸的问题，也就不存在高强度、高刚度人工韧带对膝关节活动度的制约问题。相反，如果采用人工韧带进行非等长重建，在某个角度人工韧带可能会受到过度牵伸，而无法顺应牵伸的人工韧带反过来会限制膝关节的活动。

等长重建也适合AM束单束损伤的重建。因为等长重建时股骨定点更接近AM束附着点。

三、手术方法

如前所述，因为ACL重建时移植物的使用、制备方法及固定方式存在不同选择，因此会衍生出多种韧带重建方法。这里通过采用7股自体ST+GT移植物、股骨侧悬吊式固定、胫骨侧双重固定的ACL重建，来展示ACL等长重建的一般原则。

1. 关节镜探查　同ACL解剖单束重建。

2. 肌腱的切取和处理　同ACL解剖单束重建。

3. 建立胫骨隧道　从前内侧入路插入胫骨隧道定位器，定位ACL重建的胫骨隧道内口。从前后向来讲，胫骨隧道内口中心位于PCL前缘前方约7 mm处，ACL原足印区中心点偏后。从内外向来讲，胫骨隧道内口中心位于内侧髁间嵴的外侧坡面。

常见ACL重建胫骨隧道定位器有两类：一类为指向肘部（piont-to-elbow）或者指向孔部（point-to-hole）的定位器，大部分为等长重建设计，偏心距（offset）7 mm；另一类为指向钩尖的定位器（point-to-point）。如果采用前一种定位器，直接将定位器钩端钩在与PCL前缘处于同一水平线的位置，一般为外侧胫骨髁间棘的顶部水平，再调整隧道与矢状面和胫骨纵轴的成角即可，导针穿出部位离钩尖部的距离即为7 mm；如果采用后一种定位器，则需要直接将定位器钩在欲使导针穿出的部位。相对来说，后一种定位器没有前一种使用简便和可靠，因为导针穿出部位在胫骨髁间隆突前面的坡面上，在此位置钩尖不容易定位。

另外，7 mm偏心距指的是钩点与导针之间的垂直距离，钩点与导针穿出部位之间的实际距离要大于7 mm，该实际距离大小变化取决于导针与髁间隆突坡面之间的成角（图2-35）。因此如果在坡面距离上，髁间棘顶点前缘7 mm是ACL重建的胫骨侧等长点，则需要采用5 mm或者更小偏心距的胫骨隧道定位器，或者采用7 mm偏心距定位器，但是将钩点压进髁间嵴顶端少许。

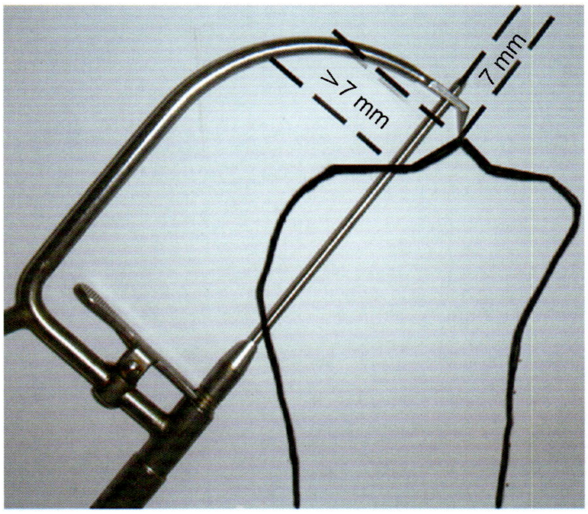

图2-35　定位器的偏心距与实际跨距不一致

钻入导针并使其从关节内露出约2 cm，伸直膝关节检查导针与髁间凹前口处顶壁和侧壁的关系，以导针距离顶壁和侧壁各5 mm左右为最佳。如果位置不准确，需要拔出导针，调整定位器，重新钻入。

胫骨隧道内口位置确立后，将定位器钩端钩住参考点，摆动定位器尾端以调整隧道的方向。有人建议胫骨隧道外口位于胫骨结节内侧1.5 cm、胫骨平台下4 cm，但是通过关节外观察较难准确实现这一定位标准。我们建议直接通过体外观察，满足胫骨隧道与矢状面成角15°~30°、与胫骨纵轴成角45°即可（图2-36）。

一些组合式定位器上能够调整导针方向与定位器上臂的角度，一般建议调整到50°。但是不要认为将该角度调整好了就万事大吉，如果定位器的上臂不平行关节面，导针与关节面的成角也就并非所显示的50°。但是，一般情况下很难判断上臂与关节面是否平行。因此我们认为，直接通过体外观察，确定导针与胫骨纵轴的成角方向更加简便可靠。

导针钻好以后，根据移植物远端的直径选用相同大小的胫骨隧道钻头，沿导针扩钻胫骨隧道。将钻头从内口伸出 2 cm，试伸直膝关节。如果钻头与髁间凹顶部或者侧壁有撞击，则做髁间凹成形。

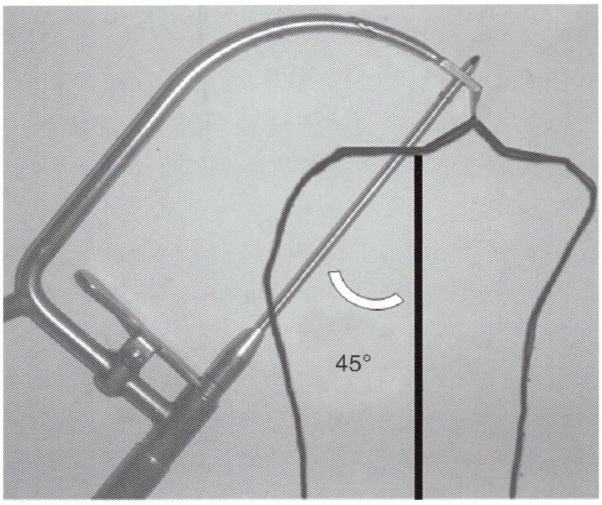

图 2-36　胫骨隧道与胫骨纵轴成角 45°

4. 建立股骨隧道　股骨隧道内口的定位非常重要，一般定位于过顶点前远方 7 mm。如果采用界面螺钉来固定移植物，而移植物过于粗大，隧道内口定位应当再向远侧一些，以免隧道后壁破裂。如果把整个髁间凹看作是一个钟表盘，隧道内口应当位于 10∶30（右膝）或 1∶30（左膝）的时针指向位置。但是，因为难以确定钟表盘的中心，钟点定位方法有一定的偏差。同一个位置，随着中心的移动，可能表现为不同的时间点。另外，在屈膝位，髁间凹向后逐渐变低，在股骨外侧壁上的同一点，以髁间凹前开口作为钟表盘定位与以髁间凹后开口作为钟表盘定位会得出不同的指针方向。一般来说，以髁间凹后开口定位。原则上要保证重建韧带不与 PCL 或者后纵隔有明显摩擦，即不要太接近 12 点钟位置；隧道内口又不要太低，即接近 3 点钟位置，否则达不到等长重建的效果。

股骨隧道的建立可以通过两种方法：一种是经过胫骨隧道定位，另一种是经过前内侧入路定位。一般先试探经胫骨隧道定位，将以过顶点做参考的股骨隧道定位器从胫骨隧道插入关节腔，钩在髁间凹后开口的过顶点位置。这时检查定位器杆部与 PCL 和后纵隔之间的距离，如果尚有 3～4 mm 距离，则可以采用该方法定位，如果观察到定位器杆部与 PCL 等有明显摩擦，或者压迫 PCL，需要将股骨隧道内口位置调低，更接近 3 点钟（左膝）位置，以减少重建 ACL 与 PCL 严重摩擦的可能。这时由于胫骨隧道的限制，很难进行调整，需要从前内侧入路插入定位器，极度屈膝位定位（图 2-37）。一般来讲，如果胫骨隧道内口定位准确（外侧髁间棘前方 7 mm），胫骨隧道与胫骨纵轴和矢状面的成角准确，屈膝 90°左右，胫骨隧道的指向基本上就是股骨隧道内口的位置。

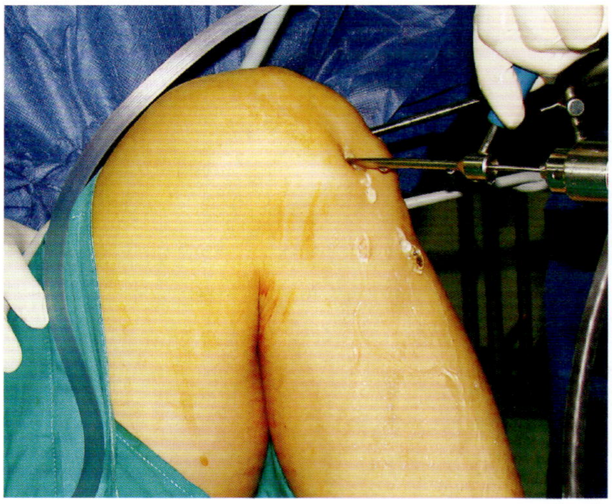

图 2-37　极度屈膝，从前内侧入路建立股骨隧道

有时，胫骨隧道内口稍有靠前，或者胫骨隧道与胫骨纵轴夹角过小，从胫骨隧道插入的定位器很难钩在髁间凹的后开口处，需要采用前内侧入路才能进行定位。

常见过顶点参考型股骨隧道定位器的偏心距有 5 mm、7 mm、9 mm 等不同规格。采用 HT 重建 ACL，并且行悬吊式固定时，一般采用偏心距 5 mm 或者 7 mm 的股骨隧道定位器。因为采用这种重建方法不惧怕隧道后壁破裂。

定位准确后，先钻入导针，拔出定位器，随后沿导针扩股骨隧道。股骨隧道分为靠关节的粗隧道和靠外侧的细隧道两部分。使用一个直径与测出的移植物近端（一般为反折端）直径相同的股骨隧道钻头，沿导针钻取粗隧道部分。粗隧道的深度依据移植物近侧固定方式的不同而有变化。

如果采用的是微型钢板翻转固定，为了保证肌腱可以多拉进股骨隧道 7 mm，以便近端微型钢板（一般为 12 mm 长）能够完全拉出股骨隧道外口进行翻转，粗隧道深度理论上应当为肌腱置入长度加钢板翻转长度（7 mm）。比如经测算需要置入肌腱 20 mm，股骨隧道需要扩深至少 27 mm。因为移植物近端固定带上会有一个较大的结头，为了接头在隧道内顺利通过，我们常将粗隧道部分再多扩约 5 mm，即为 32 mm 深。股骨粗隧道扩好以后，再用 4. 5 mm 钻头沿导针扩细隧道，打通至股骨前外侧皮质。测量股骨隧道总长度。

如果采用的是微型钢板外贴固定的方法，股骨隧道粗隧道部分的长度就等于欲置入肌腱的长度，亦即不需要多扩翻转长度。

5. 髁间凹的处理　同 ACL 单束解剖重建。

6. 移植物的植入和固定　用带尾孔导针，将牵引线和翻转线贯穿两隧道，从大腿的外上方拉出。牵拉牵引线，使微型钢板呈纵向，依次将微型钢板、聚乙烯带和肌腱近段拉入股骨隧道。当肌腱上的标记线达到股骨隧道内口时，肌腱已多进入隧道 7 mm，微型钢板刚好完全从股骨隧道外口牵出。牵拉翻转线，将微型钢板由纵向转为横向，回拉肌腱，钢板横架于股骨隧道外口上，完成移植物股骨端固定。将胫骨端缝线从微型纽扣孔中穿出，沿缝线将纽扣向上推，使其紧贴胫骨隧道外口。反复伸屈膝关节，进行等长检查和撞击试验。在屈膝 45°位将移植物远端缝线打结于纽扣上，完成移植物固定。

再次行关节内全面检查后，修复缝匠肌腱膜，逐层关闭切口。自足部至大腿用双层纸棉和弹力绷带包扎。使用带铰链支具将膝关节固定于完全伸直位。

移植物股骨端通过微型钢板横翻固定，避免了直接固定时在大腿远端前外侧的切口，有利于减小创伤，避免对本体感受的干扰。但是，为了通过小钢板横翻固定，粗隧道深度超过肌腱植入长度，肌腱移植物顶端与骨隧道不接触，可能会对腱骨愈合造成影响，这是股骨端微型翻转固定的固有缺点。微型钢板直接于隧道外口贴附固定的方法需要另做切口，创伤稍大，但是因为移植物与粗隧道顶部紧贴，更有利于腱骨愈合。另外，采用后一种方法不需要聚乙烯带环的计算和调整，缩短了手术时间。

四、手术要点

1. 隧道定位　骨隧道的定位是决定 ACL 重建术成败的关键。理想的骨隧道定位应当满足以下要求：①防止移植物与髁间凹发生撞击；②防止移植物在屈膝过程中与后交叉韧带发生撞击；③保持移植物的正常张力。髁间凹撞击可引起伸膝受限、前向松弛度增加、移植物磨损和膝前疼痛；与后交叉韧带撞击可引起屈膝受限和前向松弛度增加；移植物张力过大可引起重建韧带断裂。

在临床上，最常见的技术错误是胫骨或者股骨隧道定位的过于靠前。我们认为较为理想的胫骨隧道应位于 ACL 胫骨附着区中心点的后方，而理想的股骨隧道定位位于过顶点稍前方 5~7 mm，1~2 点钟（左膝）或 10~11 点钟（右膝）方向。胫骨隧道定位过前会造成髁间凹撞击，股骨隧道定位过于靠前会造成屈膝时移植物承受过度张力，最终导致重建失败。

术前根据影像学检查，确定患者是否有住院医师嵴。应当注意，过顶点仍然在该骨嵴的近侧，应当以过顶点为参考定位，如果以住院医师嵴为参考定位，则股骨隧道会明显偏前远侧，会造成重建失败（图 2-38）。

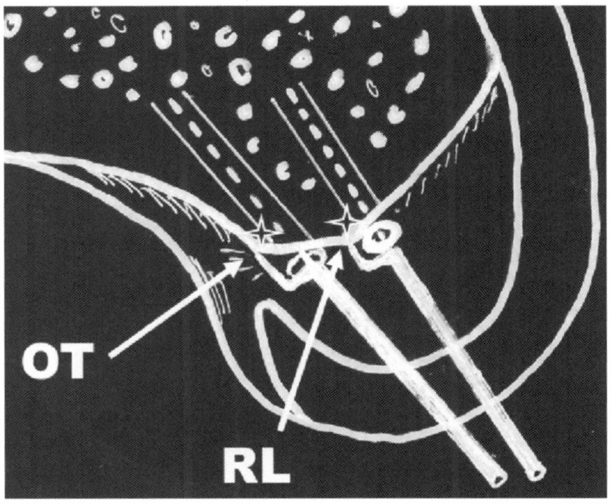

图 2-38　股骨隧道正确定位［参考住院医师嵴（RL）定位股骨隧道易导致隧道位置过于靠前］

OT：过顶点

采用 BTB 重建 ACL 时，股骨隧道后壁必须保留足够的骨质以保证固定牢固；采用 HT 重建 ACL 时，如果不采用挤压螺钉固定，则不必有此顾虑。如果手术中如不慎将后壁打穿，即出现“后壁爆裂”现象，对手术不会造成影响，因采用的是悬吊式固定，固定的牢靠性与后侧的骨壁厚度无关。这也是采用 HT 重建 ACL 的一大优点。

2. 固定方式 采用 HT 单束重建 ACL 时，可以选择各种各样的固定方法，主要有隧道内固定和皮质外固定两种。隧道内固定包括界面螺钉固定和横钉固定。前者是通过金属或可吸收螺钉挤压入隧道固定移植物，后者则是在股骨端垂直股骨隧道打入金属钉固定移植物。皮质外固定即悬吊式固定，是用编织线或者聚乙烯带将移植物固定在横跨于隧道外口的钢板或纽扣上，或者捆绑在隧道外口附近的螺钉柱上。对各种固定方式的对比研究显示，在移植物近端的固定中，横钉（Bone Mulch Screw）固定的牢度最佳（图 2-39）[3]，在移植物远端的固定中，腱芯扩张挤压固定的牢度最佳（图 2-40）[4]。

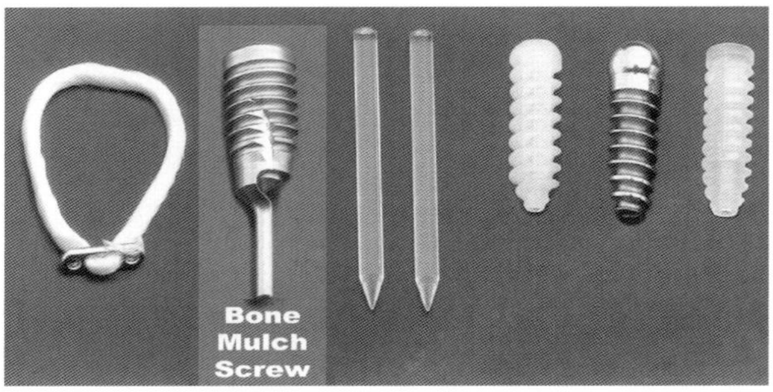

图 2-39 ACL 重建移植物股骨端固定材料

引自：KOUSA P，JÄRRVINEN T L，Vihavainen M，et al. The fixation strength of six hamstring tendon graft fixation devices in anterior cruciate ligament reconstruction. Part I：femoral site. Am J Sports Med，2003，31（2）：174-181.

移植物股骨端的横钉固定和胫骨端的腱芯扩张挤压固定为最理想组合，但是需要移植物在两端隧道内有较长的肌腱段，特别是移植物远侧需要露出胫骨隧道外口。如果利用这套固定方法，为了确保移植物长度，同时切取 ST 和 GT 做成 4 股移植物。但是，相比于上述利用 ST 和 GT 做成的 7 股移植物，4 股移植物的强度明显降低。因此，尽管这套固定方式最为可靠，我们在临床上并未采用。采用悬吊固定能够更充分地利用肌腱。由于采用的是等长重建，在膝关节伸屈活动时移植物承受的张力并无太大变化，悬吊式固定最大的缺点所谓的蹦极效应或者橡皮筋效应，并不能够表现出来。

参考文献

[1] GIRGIS F G，MARSHALL J L，MONAJEM A. The cruciate ligaments of the knee joint. Anatomical，functional and experimental analysis. Clin Orthop Relat Res，1975，（106）：216-231.

[2] ZANTOP T，PETERSEN W，SEKIYA J K，et al. Anterior cruciate ligament anatomy and function relating to anatomical reconstruction. Knee Surg Sports Traumatol Arthrosc，2006，14（10）：982-992.

[3] KOUSA P，JÄRVINEN T L，VIHAVAINEN M，et al. The fixation strength of six hamstring tendon graft fixation devices in anterior cruciate ligament reconstruction. Part I：femoral site. Am J Sports Med，2003，31（2）：174-181.

[4] KOUSA P，JÄRVINEN T L，VIHAVAINEN M，et al. The fixation strength of six hamstring tendon graft fixation devices in anterior cruciate ligament reconstruction. Part II：tibial site. Am J Sports Med，2003，31（2）：182-188.

第五节　前交叉韧带部分损伤的单束重建

一、ACL 部分损伤的概念

ACL 部分损伤的概念并未得到统一。ACL 部分损伤从理论上分为两种类型：一种为韧带的连续纤维数没有减少，但是韧带纤维松弛；另一种是韧带连续的纤维数量减少，也就是部分韧带纤维断裂。实际上，急性期 ACL 部分损伤和陈旧性 ACL 部分损伤所指的结构性变化并不完全相同。

急性期 ACL 部分损伤是指一部分 ACL 纤维失去连接，而另一部分纤维维持连接。根据断裂纤维的组分在理论上其又可分为轻度（小于纤维总量的 1/3）、中度（占纤维总量的 1/3~2/3）和重度（大于纤维总量的 2/3）。而维持连接的部分纤维又可分为正常张力和松弛两种状态。在临床上，常见的情况是 ACL 中度部分损伤，而残留的纤维处于松弛状态。从转归方面讲，急性期 ACL 部分损伤如果采取保守治疗，两部分纤维会有多种预后。首先，断裂的部分纤维可能会完全愈合（这一般见于股骨近侧附着部的撕脱），但是大部分情况下为不完全愈合。不完全愈合的表现：一为部分愈合，即断裂的纤维只有一部分重新恢复连接；二是异位粘连，韧带恢复了股骨和胫骨之间的桥接，但是桥接位置有变动；三是纤维连续性恢复但明显松弛。而急性期未断裂的纤维部分，不管原来松弛与否，会有两种结果，一是正常张力，一是松弛。

陈旧性的 ACL 部分损伤首先可能是急性 ACL 部分损伤的延续，也就是原来断裂的部分纤维愈合不完全，原来连续的纤维可能表现为正常张力，也可能有一定程度的松弛。但是，大部分陈旧性 ACL 部分损伤是急性期 ACL 完全断裂，随后不完全愈合的结果。ACL 完全断裂的不完全愈合同样分为部分连接、异位粘连和韧带松弛三种解剖状态，有时三种状态会在不同的纤维中同时存在。

运动员 ACL 承受反复的微小损伤会出现松弛，可能是极少部分纤维反复断裂后，在松弛位愈合所致，为一种特殊类型的 ACL 部分损伤。

陈旧性 ACL 部分损伤不存在自行完全愈合的可能。因为仅仅有部分韧带纤维连接，承受应力的能力下降，在日常活动和运动中只会进一步损伤和松弛，其维持膝关节稳定性功能的减退是必然趋势。

二、ACL 部分损伤的诊断

ACL 部分损伤的发生机制应当比较特殊。ACL 整体损伤是接近伸膝位胫骨外侧平台的旋前机制造成的。ACL 部分损伤时，单束承受应力并造成损伤的机制是如何产生的还需要相应的临床和基础研究验证。

ACL 部分损伤的患者会有膝关节疼痛、打软腿。临床体检 Lachman 试验为 1 度或者 2 度阳性、硬性终止点，轴移试验多为阴性或者 1 度阳性。MRI 上可能发现韧带纤维松弛或者韧带纤维部分连接。急性期，关节镜下检查可发现部分韧带纤维断裂，部分韧带纤维连续（大部分表现为松弛）。陈旧性损伤则可以发现韧带松弛、异位粘连、部分愈合等特征。

ACL 松弛的运动员，大部分的主诉为急停、急转等运动受限。临床体检 Lachman 试验多为 1 度阳性，轴移试验阴性，内旋 Lachman 试验一般为 2 度阳性。

临床上，ACL 的 AM 束部分损伤发生的概率较低，PL 束损伤的概率较大，其具体原因尚需探讨。可能与 ACL 的 PL 束在接近伸膝位紧张，而大多 ACL 损伤发生在膝关节接近伸膝位或者半屈位有关。

三、ACL 部分损伤的治疗原则

ACL 部分损伤，如果有反复损伤或者过早的关节退变，说明关节的稳定性不能满足功能需求，建议行手术治疗。单次发作的 ACL 部分损伤如果有合并损伤需要手术治疗，则同时行 ACL 的相关手术。单次发作的 ACL 部分损伤，特别是急性期 ACL 部分损伤，如果没有需要手术的合并损伤，则可以保守治疗，因为损伤部分有完全愈合的可能。单次发作的 ACL 部分损伤进入陈旧性阶段后，需要了解关节的客观稳定性。一般情况下，ACL 部分损伤仅有轻度不稳（Lachman 试验 1 度阳性，轴移试验阴性），可以保守治疗，但也要定期随访了解膝关节的稳定性变化。少数情况下有明显不稳（Lachman 试验 2 度以上阳性，轴移试验阳性），则需要了解患者的运动需求。任何有运动需求的患者，不管年龄大小，均建议进行手术治疗，而手术治疗的目的是为了预防再次损伤。实际上这类患者往往因为在运动中有主观不稳而就医。不欲从事运动的患者则需要根据年龄确定进一步的治疗方案。如果患者为老年人，则不需要手术治疗。如果患者为青中年人，一般建议手术治疗。这时手术的目的不是为了缓解当前的症状，而是为了从远期预防关节的过早退变（图 2-41）。

ACL 部分损伤只有轻度不稳的患者，需要定期随访韧带结构和膝关节稳定性的变化。如果韧带损伤进展到完全断裂或者出现明显不稳，则需要按照相应的程序进行治疗。

运动员 ACL 松弛，如果影响急停、急转运动，建议进行手术治疗。这些患者往往有前外侧韧带结构的松弛，可能需要一并加强。

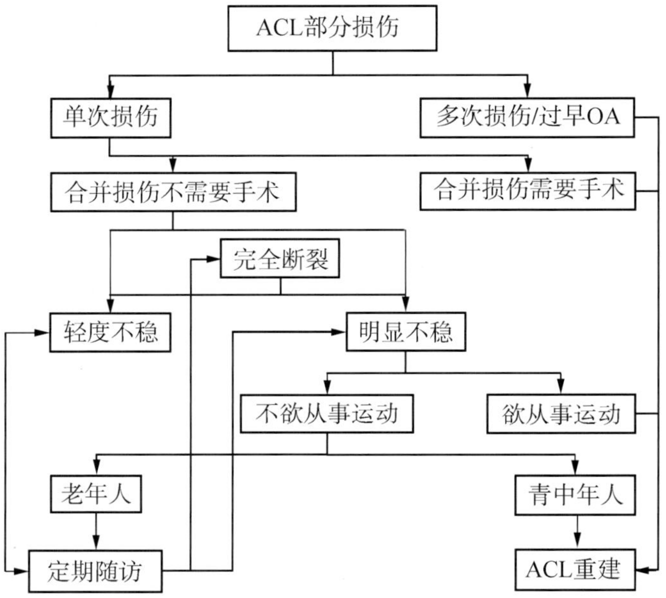

图 2-41　ACL 部分损伤的治疗流程

OA：骨关节炎

四、ACL 部分损伤的手术治疗

需要手术治疗的 ACL 部分损伤，要在关节镜下探查残留纤维的质量。如果 ACL 部分损伤残留连接的纤维量太少（比如少于整体总量的 1/2）或者有严重松弛，残留纤维对膝关节的稳定性贡献不大，建议按照 ACL 完全断裂进行治疗。如果残留连接纤维具有一半以上的总量，则可以进行韧带的部分重建或者单束重建。

如果明确 ACL 部分损伤为单束断裂，进行相应束的单束重建即可。如果不是典型的单束断裂，则建议进行保留残留纤维的 ACL 解剖重建。大部分急性期为完全断裂、在陈旧性阶段表现为部分连接的 ACL 部分损伤需要进行保留残留纤维的 ACL 解剖重建。对于运动员反复微小损伤造成的 ACL 松弛，我们建议进行 PL 束的单束重建，以便更好地控制旋转稳定性。本节只讨论 ACL 的 AM 束或者 PL 束的单束重建。

ACL 部分损伤的单束重建与 ACL 完全断裂时的单束重建步骤相同，只是这种重建为各束的解剖重建，与 ACL 完全断裂时单束重建的隧道定位不同；另外，由于残留纤维不予切除，对重建时显露有一定干扰，但是一般不会造成太大困难。ACL 部分损伤的单束重建一般采用 4 股 ST 的重建方法。

五、ACL 的 AM 束单束重建

1. 诊断性关节镜检查　ACL 部分损伤很容易被漏诊。对于 AM 束来讲，在股骨附着部的撕脱更容易被漏诊。因此，仔细的关节镜检查非常重要，特别是要用探钩来检查 ACL 的每一个部分。有时，关节镜下发现 ACL 纤维整体松弛，无关节稳定作用，我们主张尽可能保留残留纤维重建 AM 束。

2. ST 的切取和处理　同 ACL 完全断裂时的单束重建。

3. 建立胫骨隧道　从前内侧入路插入胫骨隧道定位器，定位于 ACL 的 AM 束胫骨附着点。从前后向来讲，AM 束止点位于外侧半月板游离缘与膝横韧带（TL）之间，从内外向来讲，AM 束止点位于内侧髁间嵴前外侧坡面。ACL 的 AM 束单束重建无固定的参考标志，市面上也没有 ACL 单束重建胫骨隧道定位器，更多的是要凭术中观察，因为 ACL 部分损伤时其胫骨印迹往往很完整。利用普通市售 ACL 单束重建胫骨隧道定位器，根据印迹做参考，能够保证导针从 AM 束印迹中心点穿出，预计扩隧道时对 PL 束没有干扰即可（图 2-42）。胫骨隧道与胫骨纵轴成角 55°，与矢状面成角 5°~15°。

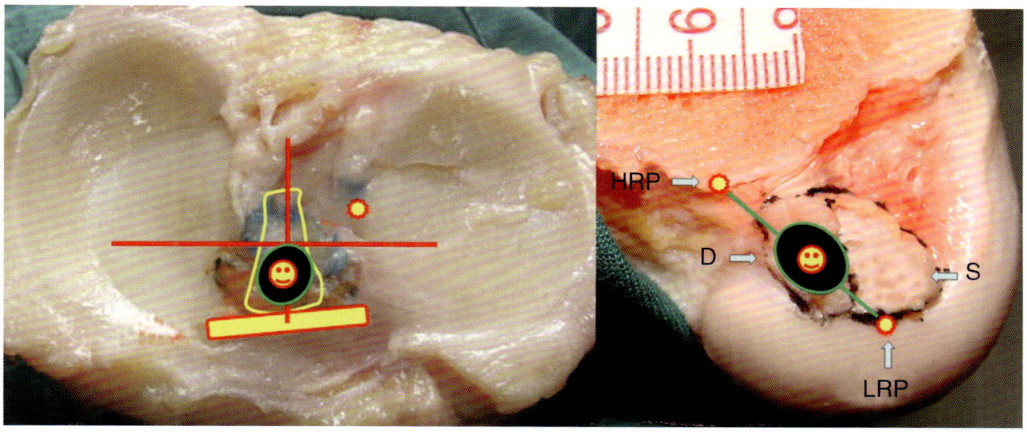

图 2-42　ACL 前内侧束单束重建的隧道定位

HRP：上参考点；LRP：下参考点；D：深侧面；S：浅侧面

4. 建立股骨隧道　AM 束单束重建时，股骨隧道内口位于 AM 束足印区的中心点。因为 AM 束残留纤维往往存在，可借此定位。一般用单筒定位器经胫骨隧道定位股骨隧道。定位时要同时考虑 PL 束残留纤维和 PCL。既要保证建立隧道时不破坏 PL 束的足印区，移植物植入后又不能与 PCL 有摩擦（图 2-42）。如果经胫骨隧道定位或建立股骨隧道有困难（一般是胫骨隧道与胫骨纵轴成角不够 55°），则需要极度屈膝位经前内侧入路进器械定位股骨隧道。

5. 髁间凹的处理　与 ACL 完全断裂时的单束重建相比，ACL 部分损伤时单束重建引起髁间凹撞击的机会更大，特别是髁间凹顶部撞击。一般主张在移植物置入后，根据具体的撞击部位和程度，行相应的髁间凹成形。

6. 移植物的植入和固定　同 ACL 完全断裂时的单束重建。

六、ACL 的 PL 束单束重建

1. 诊断性关节镜检查　由于连续的 AM 束遮盖，ACL 的 PL 束部分断裂很容易被漏诊，因此仔细的关节镜检查非常重要，特别是要用探钩来检查 ACL 的每一个部分。屈膝位，ACL 的 PL 束处于松弛状态，不要误认为损伤。我们把关节镜下 PL 束纤维连续性中断诊断为损伤。运动员微损伤造成的 ACL 松弛，在关节镜下 PL 束可能有松弛的纤维残留。

2. ST 的切取和处理　同 ACL 完全断裂时的单束重建。

3. 建立胫骨隧道 从前内侧入路插入胫骨隧道定位器，定位于 ACL 的 PL 束胫骨附着点。此点位于内侧髁间嵴的外侧坡面，前后向位于外侧髁间棘顶点与外侧半月板游离缘之间。可以用 3 mm 偏心距胫骨隧道定位器，钩端直接钩在胫骨外侧髁间棘顶部，随后调整定位器使胫骨隧道与矢状面成角约 45°，与胫骨纵轴成角约 45°。如果用 7 mm 偏心距指向孔部胫骨隧道定位器，建议将定位器钩端钩在外侧髁间棘顶点后方 2 mm，再钩入软骨 2 mm，使其作为 3 mm 偏心距定位器使用。或者使用指向钩尖定位器。7 mm 偏心距指向肘部定位器无法用来建立 PL 束胫骨隧道，因为定位器肘部占位较大，在髁间凹内无法调整。先钻入导针，确认导针出针部位在预设部位，且导针延伸方向在 PL 束股骨足印区内。沿导针扩胫骨隧道（图 2-43）。

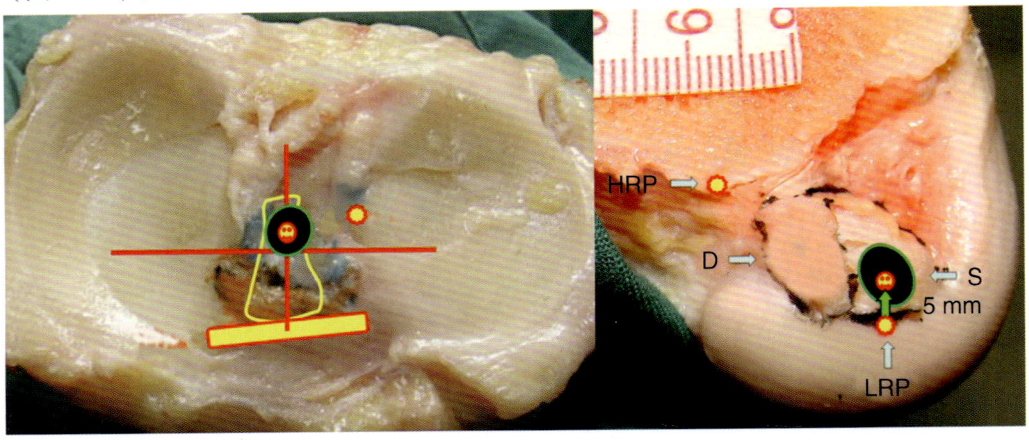

图 2-43　ACL 后外侧束单束重建的隧道定位

HRP：上参考点；LRP：下参考点；D：深侧面；S：浅侧面

4. 建立股骨隧道 沿胫骨隧道插入管状股骨隧道定位器，伸屈膝关节定位合适的股骨隧道内口。胫骨隧道内口位于 PL 束原附着点部位，一般屈膝 90° 从股骨髁最低点与胫骨关节面垂直向上（股骨前向）画线，该画线经过的 ACL 附着区中心点即为 PL 束股骨隧道内口位置，大约位于下参考点前侧 5 mm（图 2-44）。经胫骨隧道定位 PL 束股骨隧道是一个“傻瓜”技术。极少情况下（一般是胫骨隧道定位及方向严重偏差），经胫骨隧道实在无法准确建立股骨隧道，可以在极度屈膝位经前内侧入路定位。

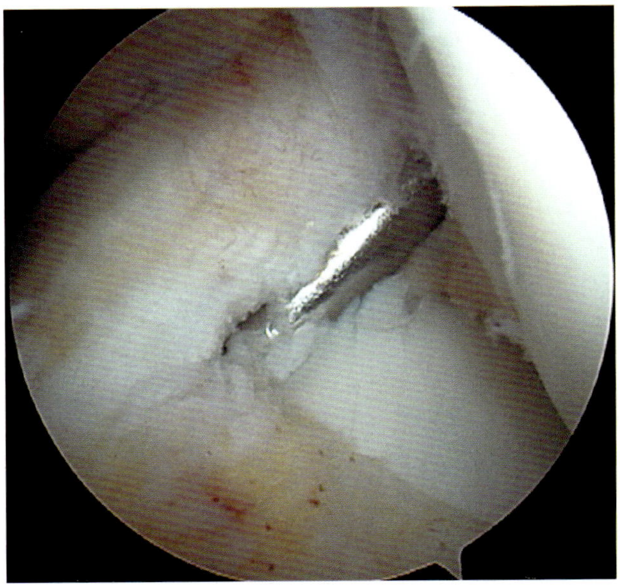

图 2-44　ACL 后外侧束单束重建时经胫骨隧道建立后外侧束股骨隧道

5. 髁间凹的处理 ACL 的 PL 束单束重建不会引起髁间凹撞击，不需要做髁间凹成形。

6. 移植物的植入和固定 同 ACL 完全断裂时的单束重建（图 2-45）。

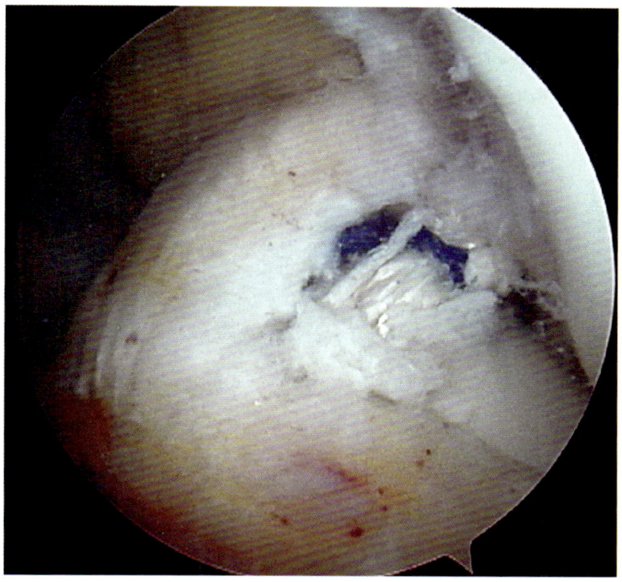

图 2-45　ACL 后外侧束单束重建移植物植入后

经验表明，采用 4 股 ST 单束重建部分损伤的 ACL，效果优于挛缩刺激手术，也优于 ACL 完全断裂的 4 股 ST 单束重建。但是总体效果稍差于 ACL 完全断裂时 8 股 HT 双束重建 ACL，可能与残留束纤维张力恢复不可靠有关，也可能是因为高估了残留纤维的组分。术中如把残留滑膜组织当成纤维组织，也就把实际上完全断裂的 ACL 诊断为部分断裂。故术中需要详细评估，如果觉得残留纤维较少，或者过于松弛，建议按照 ACL 完全断裂做 8 股 HT 双束重建 ACL。

第六节　采用 8 股 HT 经胫骨隧道双束解剖重建前交叉韧带

一、ACL 解剖双束重建概述

1. ACL 解剖重建的目的　首先是为了恢复 ACL 的双束构造，其次在两束的定位方面恢复 ACL 的解剖附着，第三通过移植物的直径选择来恢复移植物对足印区的覆盖，第四为了恢复两束的正常张力特性。

2. 股骨隧道的建立方法　在国际上，绝大多数报道的 ACL 解剖双束重建采用的是经前内侧入路建立股骨隧道的方法。因此有人认为经前内侧入路建立股骨隧道是 ACL 解剖重建的必要条件，这实际上是一个误解。无论是单束还是双束重建 ACL，经胫骨隧道完全可以准确定位和建立股骨隧道，做到 ACL 的解剖重建。只是在建立胫骨隧道时要时刻考虑股骨隧道的定位，对术者的空间定位感有一定要求。因为许多国际大师不能做到经胫骨隧道准确定位和建立股骨隧道，因此形成了不经过前内侧入路就不能解剖定位股骨隧道，也就不能解剖重建 ACL 的说法。经胫骨隧道双束解剖重建 ACL 有一定的挑战性，但只要术中能做到“瞻前顾后”，就能够顺利完成。

3. 移植物的股数　在国际上，无论是单束还是双束解剖重建 ACL，大多数是利用 ST 和 GT 做成 4 股 HT 移植物，未能充分利用有限的肌腱资源。我们同样是利用 ST 和 GT，但做成 8 股移植物来进行 ACL 解剖双束重建，不仅充分利用了肌腱，更加保证了临床疗效。

4. 移植物的隧道内长度　为了制作 8 股肌腱移植物，切取的肌腱需要有足够的长度：ST 的最短要求有 24 cm，GT 最短要求为 22 cm。这样 ST 移植物最短长度为 60 mm，做 AM 束重建，在关节腔内留置 20 mm，两侧骨隧道内留置 20 mm 以上；GT 移植物最短长度为 55 mm，做 PL 束重建，在关节腔内留置

15 mm，两侧骨隧道内留置 20 mm 以上。如果肌腱过短，可以把该肌腱条做成 3 股移植物，这样利用率也比做成 2 股移植物高。

移植物在隧道内的最佳长度还未知。实验研究表明 ACL 移植物在隧道内有 18 mm 就能基本保证腱骨愈合，而移植物在隧道内超过 25 mm 也并不能再增加腱骨愈合的效应[1]。因此，在临床上进行 ACL 重建时，我们的标准是移植物在隧道内的长度最短不能低于 18 mm，最长不超过 30 mm，实际上移植物在隧道内最常见的长度为 22~25 mm。在保证移植物隧道内基本长度的前提下，要通过肌腱的折叠来增加移植物的直径。

5. 移植物的固定方式 在国际上，之所以取 2 根肌腱做成 4 股移植物主要与移植物胫骨侧的固定方式有关：采用挤压螺钉靠近隧道外口进行固定需要移植物有足够的长度，其尾端须从隧道外口露出。因为 4 股移植物的总体强度较低，4 股双束重建较 4 股单束重建难体现出优势。按照胫骨隧道长度 35~55 mm 计算，移植物在胫骨隧道内的浪费过多。通过改变移植物的固定方式，减少移植物在胫骨隧道的长度，增加移植物的直径，从而增加移植物的总体强度，是一个应当考虑的方向。

与大多数文献报道不同，我们在 ACL 重建时，胫骨侧采用的是双重固定、悬吊式固定和接近隧道内口的挤压固定。移植物在隧道内的长度一般为 20~25 mm，临床上主张最短不小于 18 mm。采用此方法，我们利用 ST 做成 4 股移植物，利用 GT 做成另外 4 股移植物，从而进行 8 股移植物的 ACL 重建。8 股移植物的强度是 4 股移植物的 2 倍，因此采用 8 股移植物进行 ACL 双束重建的临床效果与国际通用的采用 4 股移植物双束重建的临床效果不可同日而语。在国际上，有学者意识到增加移植物总体强度的重要性，将肌腱做成 5 股或者 6 股移植物进行重建[2]。采用 8 股移植物重建 ACL 至今罕有报道。

采用悬吊式固定需要考虑橡皮筋效应。由于 AM 束的相对等长性，不应当存在橡皮筋效应的问题。PL 束为解剖重建，伸屈时隧道内口距离变化较大，应力变化较大，存在橡皮筋效应的可能；但是因为 PL 束股骨隧道很短，吊带仅 10~15 mm 长，可以排除橡皮筋效应发挥的可能。

6. 临床效果 我们的临床研究表明，采用 4 股移植物单束重建 ACL 的失效率超过 15%；采用 4 股移植物双束重建 ACL 与单束重建 ACL 临床效果无明显差距；采用 8 股移植物双束重建 ACL 的失效率小于 3%，临床效果明显优于采用 4 股移植物双束重建 ACL[3]。因此，采用 8 股移植物重建 ACL 是我们的首选措施。

二、手术指征

任何 ACL 完全断裂患者都有指征进行该手术。

骨架过小的患者，髁间凹即便成形以后容量也有限，如果双束移植物比较粗大（需要术中判断），建议用单束移植物材料进行单束重建（当然也可以用足够粗的单束移植物材料进行双束重建）。因为骨架过小的患者肌腱往往略细，对于绝大部分患者在进行髁间凹成形后可以行双束重建。

三、手术步骤

1. 诊断性关节镜检查 基本操作同 ACL 单束重建。因为采用 8 股 HT 双束重建 ACL 时移植物在髁间凹有较多的占位，需要对 PCL 表面增生的滑膜及后纵隔的前侧缘部分进行清理，以免髁间凹组织之间产生摩擦、挤压，影响膝关节活动。有时需要完全去除 PCL 表面的滑膜，露出 PCL 纤维。ACL 残留纤维是否保留需要参考移植物的直径，如果两束移植物都较粗大，特别是如果 ST 移植物直径 9 mm 以上，则需要去除残留纤维，以避免髁间凹拥挤。

2. HT 的切取和处理 采用 8 股 HT 双束重建 ACL 需要同时切取 ST 和 GT。个别患者 GT 过细，可不切取，转取腓骨长肌腱前半部（AHPLT），采用 4 股 ST 和 4 股 AHPLT 进行重建。如果因为 ST 或者 GT 过短或者过细，不能在保证移植物长度的前提下保证移植物的直径，需要同时切取 ST、GT 和 AHPLT。这时一般用 GT 和 AHPLT 做成 6 股移植物重建 AM 束，用 ST 做成 4 股移植物重建 PL 束。肌腱切取和准备方法参考第一章“自体移植物的切取和准备”。

3. 髁间凹成形　因为移植物总体占位较大，采用 8 股 HT 重建 ACL 时，会有更多的患者发生髁间凹外侧壁的撞击，所以要先行判断，提前成形。通常情况下，我们以外侧髁间棘顶点作为参考，以髁间凹外侧壁需要在外侧髁间棘顶点外侧旁开 5 mm（图 2-46）为标准用磨钻进行成形，去除后交叉表面过度增生的滑膜以减少软组织撞击的可能性。成形后用汽化电刀烧灼髁间凹前开口（称为去活化），可以减少髁间凹再狭窄的机会和程度。首先髁间凹提前成形可以改善视野。髁间凹狭窄的患者，从前外侧入路观察髁间凹外侧壁非常困难，视野不全，髁间凹成形后其观察要方便得多；其次有利于股骨隧道的定位。髁间凹狭窄患者的外侧壁最低点有抬高趋势，会造成下参考点定位以及随后隧道定位的偏差，提前成形有利于避免这些偏差。另外，提前成形可避免移植物植入后髁间凹成形操作对移植物造成损伤。

一般情况下，髁间凹成形仅需要修除髁间凹前开口的上外侧缘，髁间凹外侧壁不需要外扩，也不主张外扩。少数情况下，髁间凹整体狭窄，需要外扩髁间凹外侧壁。髁间凹的狭窄情况需要在整个伸屈过程中判定。首先，髁间凹底部狭窄需要在屈膝位判定。但是，绝大部分情况下，髁间凹对移植物的撞击是发生在接近伸膝位。所以要在接近伸膝位了解髁间凹的大小和形态，以确定是否可能发生撞击。多数情况下，屈膝位观察髁间凹底部较宽，亦即两股骨髁后部间距够大，但是接近伸膝位能发现髁间凹前开口有明显缩窄。

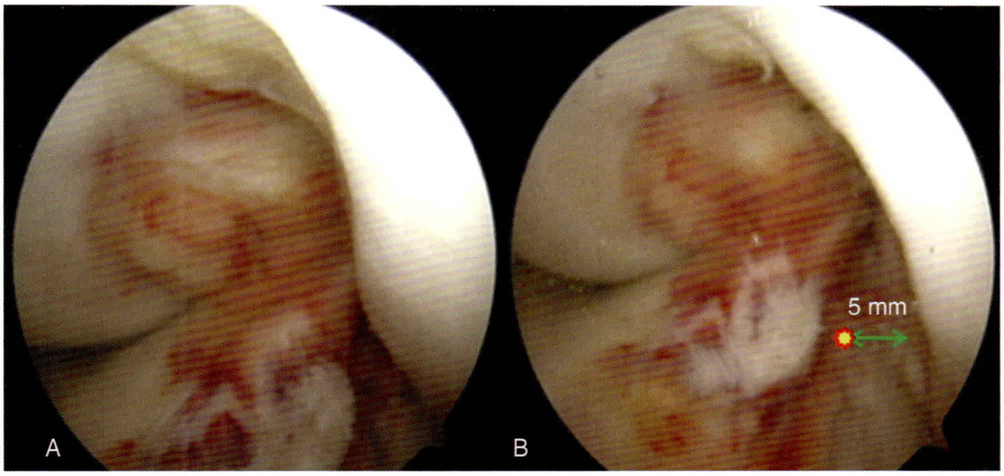

图 2-46　髁间凹成形

A. 髁间凹狭窄；B. 髁间凹成形后，髁间凹外侧壁距离外侧髁间棘 5 mm

4. 建立胫骨隧道　建立的次序是先建立前内侧胫骨隧道，后建立后外侧胫骨隧道。胫骨隧道的内外向定位主要参考内侧髁间嵴线和外侧髁间棘。前后向定位主要参考外侧髁间棘、外侧半月板游离缘和膝横韧带（TL）。前内侧胫骨隧道定位在胫骨内侧髁间嵴的前外侧坡面，根据移植物直径确定其位于内侧髁间嵴顶线外侧的距离。因为 AM 束移植物一般用 4 股 ST，直径约 8 mm，即半径 4 mm，AM 束隧道在内侧髁间嵴顶线外侧 6 mm 即可，隧道建立后在内侧髁间嵴处留有 2 mm 隧道壁。前后向，AM 束定位于外侧半月板游离缘与 TL 之间。PL 束隧道在内外向定位在内侧髁间嵴的外侧坡面，在前后向定位于股骨外侧髁间棘顶点与外侧半月板游离缘之间（图 2-47）。

（1）建立前内侧胫骨隧道：从前内侧入路进胫骨隧道定位器，参考内侧髁间嵴顶线、外侧半月板游离缘和 TL 进行定位。建议采用 3 mm 偏心距指向孔部胫骨隧道定位器，将定位器钩尖钩在内侧髁间嵴前外侧坡面、外侧半月板游离缘平行线交叉处。调整定位器使定位器导杆与矢状面成 5°~15°角，与胫骨纵轴成 45°~55°角（图 2-48）。钻入导针，将导针向关节内延伸，如果导针能够达到近侧股骨隧道的区域，则用相应直径钻头顺导针扩孔，建立前内侧胫骨隧道。如果导针方向有明显偏差，则需要重新调整定位器导杆的方向，直至导针方向适当。

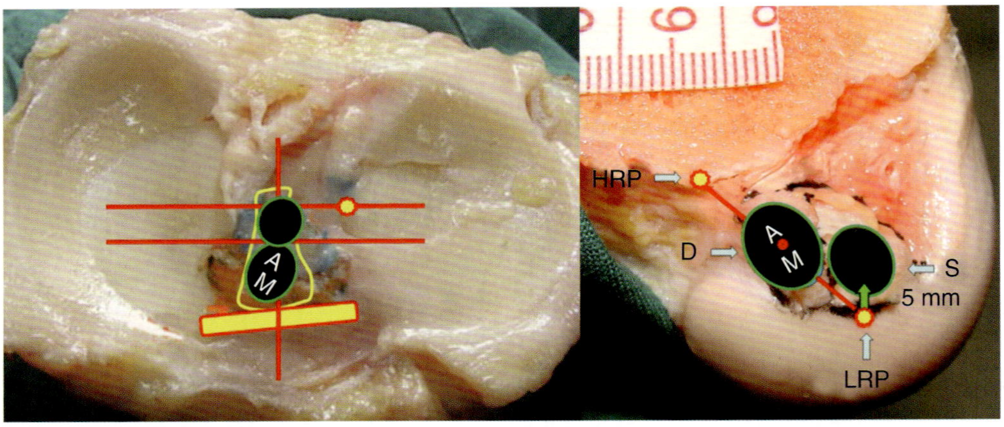

图 2-47　ACL 解剖双束重建的隧道定位

HRP：上参考点；LRP：下参头点；D：深侧面；S：浅侧面

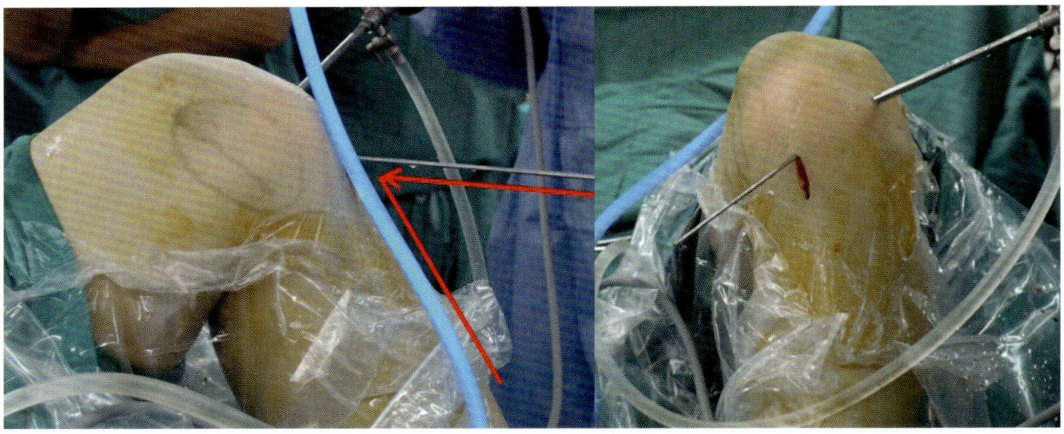

图 2-48　ACL 解剖双束重建 AM 束胫骨隧道的方向

前内侧胫骨隧道建立后，将钻头伸入关节内 2 cm，检查移植物与髁间凹顶部和侧壁是否有撞击，以确定是否需要进一步髁间凹成形（图 2-49）。

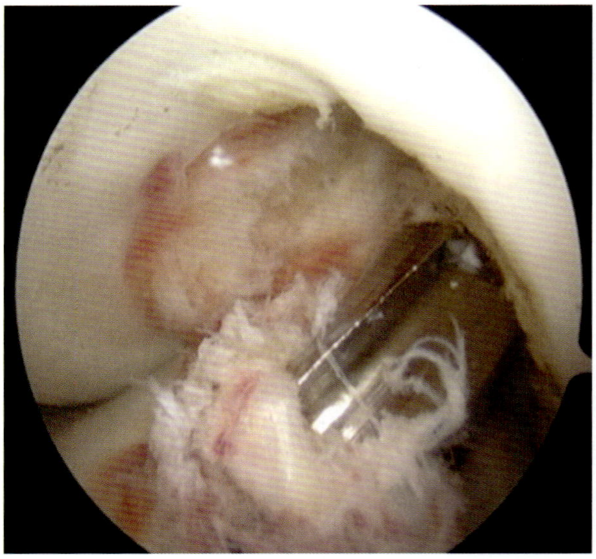

图 2-49　接近伸膝位判断移植物与髁间凹撞击的可能性

在建立前内侧胫骨隧道时，保证隧道内口开口于胫骨内侧髁间嵴的前外侧坡面非常重要，如果开口累及胫骨内侧髁间嵴的内侧坡面，亦即在扩胫骨隧道时内侧坡面破坏，说明内口过于偏内侧，会造成移植物与股骨内髁的摩擦撞击，需要做髁间凹内侧壁的成形来弥补。

经胫骨隧道解剖重建 ACL 最关键的是建立前内侧胫骨隧道。在建立该隧道时，要始终考虑到隧道的延伸方向和预计要建立的股骨隧道的位置。保证隧道方向与矢状面和胫骨纵轴有恰当的较大成角是经前内侧胫骨隧道准确定位近侧股骨隧道的关键。最常见的错误是胫骨隧道与胫骨纵轴成角过小，这也是多数人不能经胫骨隧道准确定位股骨隧道的原因（图 2-50）。

（2）建立后外侧胫骨隧道：参考内侧髁间嵴、外侧髁间棘和外侧半月板游离缘进行定位。建议采

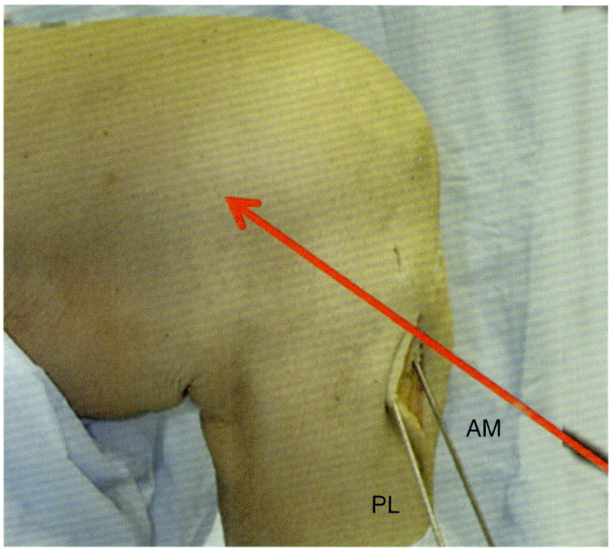

图 2-50　导针与胫骨纵轴成角太小，沿该方向不可能达到股骨足印区的中心

红线示正确方向

AM：前内侧束导针；PL：后外侧束导针

用 3 mm 偏心距指向孔部胫骨隧道定位器，将定位器钩尖钩在外侧髁间棘顶点。调整定位器使定位器导杆与矢状面成 45°角，与胫骨纵轴成 30°～45°角（图 2-51）。钻入导针，将导针向关节内延伸，确认导针能够达到远侧股骨隧道区域。随后用相应直径的胫骨钻建立后外侧胫骨隧道。如果采用的是 7 mm 偏心距胫骨隧道定位器，需要将定位器钩尖部钩在外侧髁间棘后方，以实现 3 mm 偏心距定位器的效果。

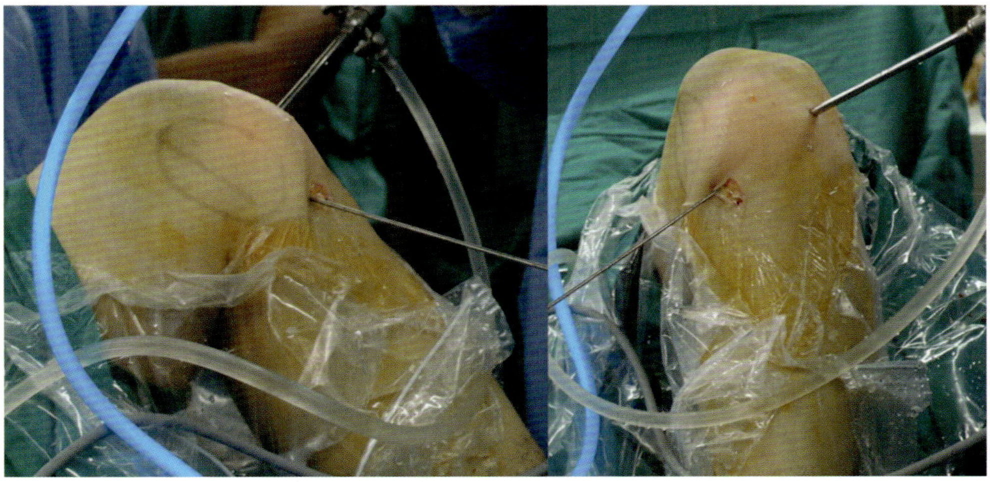

图 2-51　ACL 解剖双束重建 PL 束胫骨隧道的方向

ACL 损伤的患者，外侧髁间棘常会有向内侧的增生，这时候需要确认真正的外侧髁间棘顶点，否则建立的隧道会过于靠内侧，造成股骨隧道定位困难和偏差。外侧髁间棘原有部分表面光滑、质地较硬，增生部分表面粗糙、质地较软，一般可以辨别。有时因为髁间凹狭窄，真正的外侧髁间棘被增宽的股骨外髁覆盖，需要在髁间凹成形后才能探知。

从后外侧胫骨隧道内口至远侧股骨隧道内口连线上，增生的外侧髁间棘常常形成阻挡，在建立后外侧胫骨隧道时形成阻挡的髁间棘部分得以磨除。这也是经胫骨隧道建立 PL 束股骨隧道的优点。如果采用其他方法建立股骨隧道，未去除外侧髁间棘增生部分，PL 束移植物会在底面受到外侧髁间棘的顶压和摩擦，增加 PL 束的失效率。ACL 解剖双束重建时，PL 束与髁间凹无形成撞击的可能。

由于胫骨隧道与关节内骨面并非垂直，因此隧道内口并非是圆形，而是椭圆形。对于 8 mm 直径的

AM 束移植物来讲，其椭圆形的隧道内口前后跨距可能超过 14 mm，与 PL 束胫骨隧道内口的大部分重叠。两个隧道内口相连，中间没有骨壁，但是临床研究未发现对胫骨侧腱骨愈合有明显影响。

胫骨隧道的建立次序是先建立 AM 束隧道，后建立 PL 束隧道。如果移植物较大，而 ACL 足印区前后径偏小，在建立 PL 束隧道时可以稍向后借位 2~3 mm，一般即能解决问题（图 2-52）。反之，如果先建立 PL 束隧道，AM 束隧道向前借位会导致髁间凹撞击。另外，AM 束胫骨隧道过于靠前可能会造成隧道崩裂。

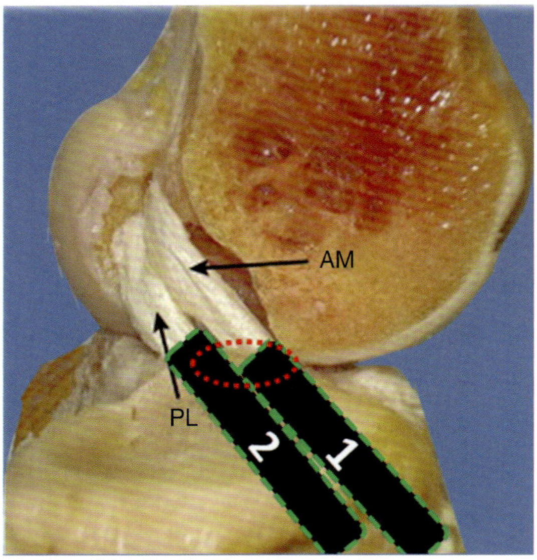

图 2-52　ACL 解剖双束重建时建立两胫骨隧道的次序和借位方法

AM：前内侧束移植物；PL：后外侧束移植物

1. 前内侧束胫骨隧道；2. 后外侧束胫骨隧道

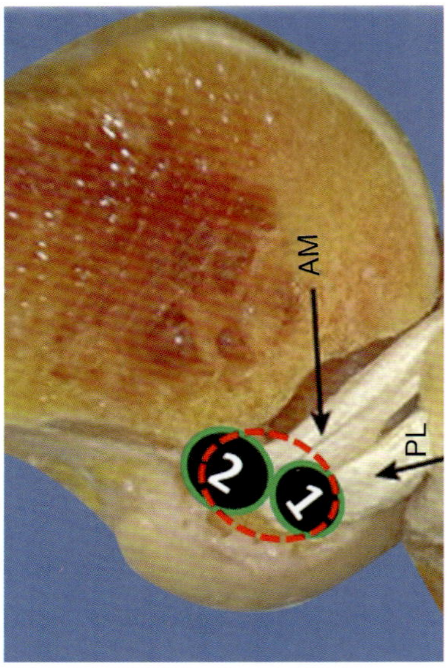

图 2-53　ACL 解剖双束重建时建立两股骨隧道的次序和借位方法

AM：前内侧束移植物；PL：后外侧束移植物

1. 后外侧束胫骨隧道；2. 前内侧束胫骨隧道

5. 建立股骨隧道　建立的次序是先建立远侧（PL 束）股骨隧道，后建立近侧（AM 束）股骨隧道。如果移植物较粗，可以将近侧股骨隧道向过顶点方向借位（图 2-53）。

股骨隧道的定位采用的是上、下参考点的方法（图 2-47）。上参考点即髁间凹后缘的最高点，下参考点即髁间凹外侧壁的最低点。远侧隧道定位髁间凹外侧壁最低点正前侧5 mm。近侧隧道定位，一种方法是参考上、下参考点，定位于上、下参考点连线中点；另一方法是定位于距离远侧隧道中心点特定距离。该距离根据移植物大小及两隧道间所留隧道壁计算。如果两束移植物直径分别为 6 mm 和 8 mm，亦即半径分别为 3 mm 和 4 mm，隧道壁预留厚度为 2 mm，则两隧道中心点间距为 9（3+2+4）mm，即将近侧（AM 束）隧道定位于远侧（PL 束）隧道近侧 9 mm。但是，因为隧道内口均为椭圆形，按照计算间距钻隧道后，有时会发现两隧道口重叠在一起，所以建议间距比计算值再多 2 mm。

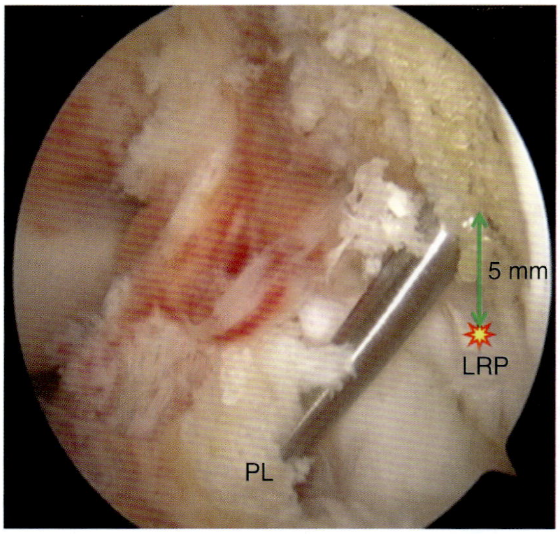

图 2-54　经 PL 束胫骨隧道定位 PL 束股骨隧道

LRP：下参考点

（1）通过后外侧胫骨隧道建立远侧（PL 束）股骨隧道：一般用 4 股 GT 重建 PL 束。从后外侧胫骨隧道插入单筒定位器，定位于髁间凹外侧壁最低点前侧 5 mm（图 2-54）。钻入导针，随后用相应直径股骨钻头扩股骨隧道。建议采用微型钢板于隧道外口直接贴附的方式行移植物近端固定。因此根据移植物欲放入隧道的长度扩相应粗隧道的深度，再用 4.5 mm 钻头将整个隧道贯通。经 PL 束胫骨隧道建立 PL 束股骨隧道操作非常简单，只要 PL 束胫骨隧道没有过于靠内侧，基本都能实现 PL 束股骨隧道的准确定位。

（2）通过前内侧胫骨隧道建立近侧（AM 束）股骨隧道（图 2-55）。一般用 4 股 ST 重建 AM 束。从前内侧胫骨隧道插入单筒定位器，于上、下参考点连线中点定点。残留纤维的走行可做参考。在大部分情况下，损伤的 ACL 残留纤维处于倒伏状态，与胫骨平台夹角变小。沿着残留纤维走行定位 AM 束股骨隧道不会造成隧道过于偏前。钻入导针，随后用相应直径股骨钻头扩股骨隧道。

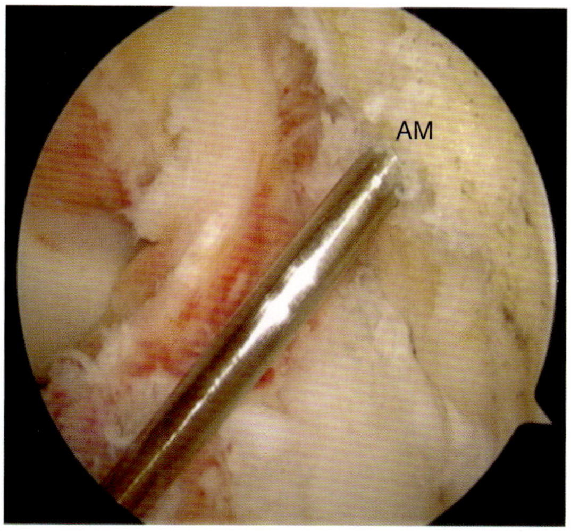

图 2-55　经 AM 束胫骨隧道定位 AM 束股骨隧道

近侧股骨隧道一般有足够长度来放置移植物，并且预留空间进行钢板翻转。所以 AM 束移植物近侧固定可以采用翻转固定的方法。但是，为了 PL 束移植物的钢板贴附固定，需要在大腿远端外侧做一个小切口。我们常规利用该切口将 AM 束的移植物同样采用微型钢板隧道外口贴附的方法固定。采用该方法固定，股骨侧隧道长度计算简单，移植物植入后顶端与粗隧道顶端直接接触，更有利于建立腱骨连接。

AM 束（近侧）股骨隧道建立时要充分参考 PL 束（远侧）股骨隧道的位置，近侧隧道和远侧隧道之间最好能有 2 mm 宽的隧道壁。这需要该隧道足够靠近侧。但是也要充分考虑 PCL，AM 束股骨隧道向近侧调整也意味着向内侧调整，要避免与 PCL 形成撞击（图 2-56）。

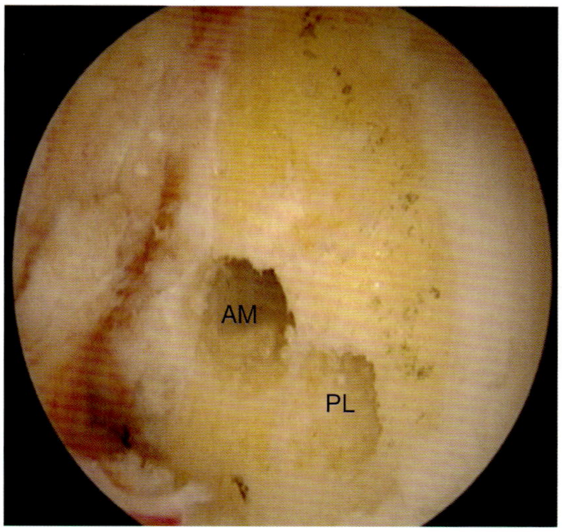

图 2-56　AM 束股骨隧道与周围结构的关系

PL：后外侧束股骨隧道

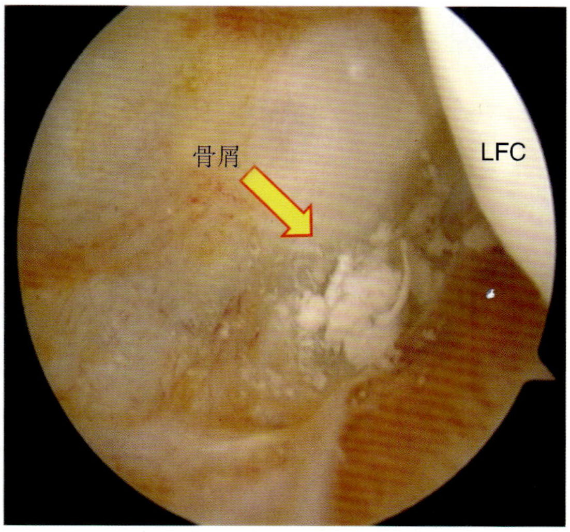

图 2-57　后外侧室的骨屑

LFC：股骨外髁

6. 关节清理　移植物植入之前要进行全面的关节清理。从前外侧入路将镜头插入后内侧室，清理后内侧室的游离体、半月板碎片和骨屑；再从前内侧入路将镜头插入后外侧室进行清理（图 2-57）。随后进行内侧沟、外侧沟和髌上囊的清理。髁间凹成形和隧道建立以后骨屑的清理非常重要。正常关节内唯一需要的物质为滑液，关节内遗留大量骨屑可能会加速关节退变。膝关节后内侧室和后外侧室是藏匿骨屑最多的地方，需要作为常规进行检查清理。

7. 移植物的植入和固定　在大腿远端外侧沿中线做一纵向切口，自股骨外上髁近侧 2 cm 开始，长约 3 cm。依层切开皮肤、筋膜、髂胫束。先将两束移植物近端的聚乙烯带经胫骨隧道和股骨隧道从大腿远端上外侧拉出。随后将 AM 束移植物自前内侧胫骨隧道，通过关节腔拉入近侧股骨隧道（图 2–58）。

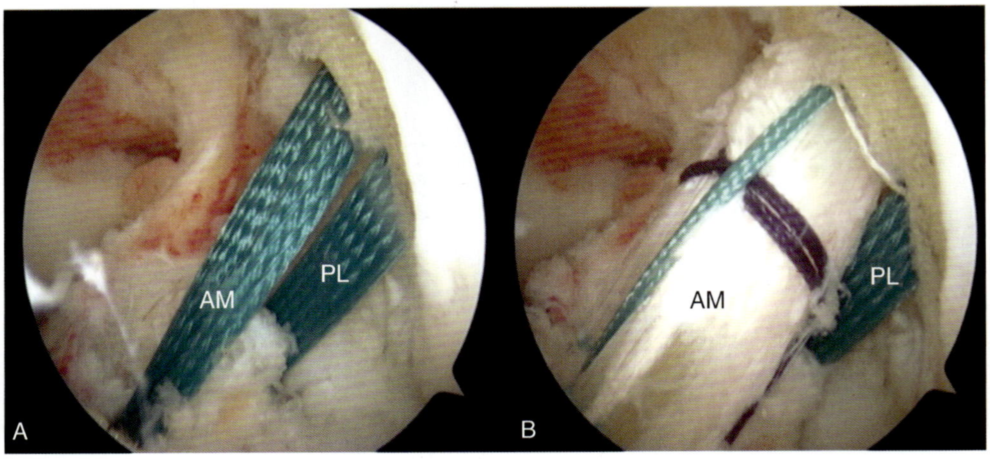

图 2–58　两束移植物聚乙烯带（A）和 AM 束移植物（B）的植入
AM：前内侧束聚乙烯带和移植物；PL：后外侧束聚乙烯带

再用同样的方法拉入 PL 束移植物。接近伸膝位，确认无髁间凹拥挤，移植物与髁间凹无撞击（图 2–59）。在两束移植物置入时，一般先置入较粗的移植物，后置入较细的移植物。我们在临床上发现，因为两胫骨隧道内口往往有重叠，先置入较粗移植物，较细移植物容易从部分合并的隧道内口"挤过"，反之则很困难。

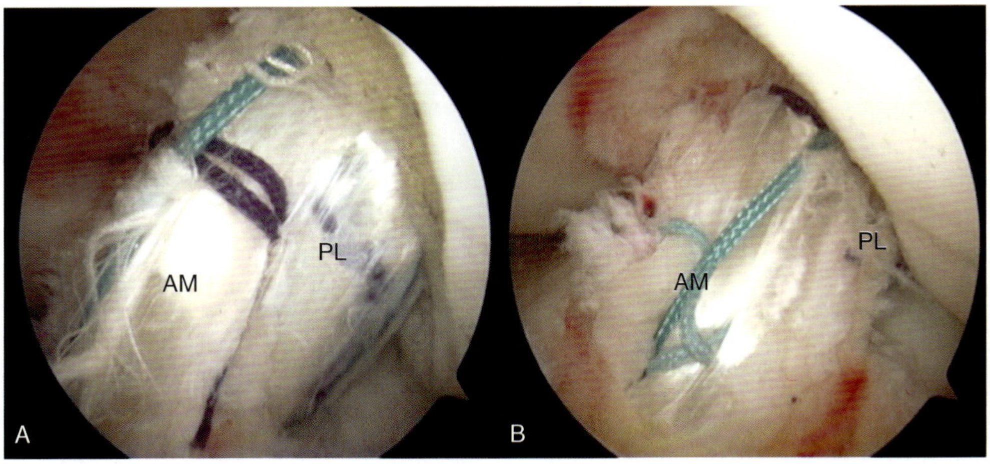

图 2–59　两束移植物置入后（A）检查有无周围结构撞击（B）
AM：前内侧束移植物；PL：后外侧束移植物

从上述大腿远端外侧切口，于股四头肌底面将移植物近段聚乙烯带从切口拉出，将聚乙烯带穿入微型钢板中间两孔，将钢板贴附于股骨隧道外口，完成移植物近端固定。

于远端拉紧移植物，充分伸屈膝关节数次。接近伸膝位，将两束移植物拉紧。于前内侧胫骨隧道内置入挤压螺钉行隧道内口固定。该挤压钉要放置在 AM 束移植物的后侧。一般先放入挤压钉导针，确认位置准确位于移植物后侧，再将螺钉挤入。螺钉到达隧道内口时阻力会明显增加，用关节镜插入胫骨隧道，根据移植物尾端与螺钉尾端的关系，判断螺钉置入的深度。如果移植物在胫骨隧道内的长度为 25 mm，而挤压钉的长度也是 25 mm，只要观察到螺钉尾端与移植物尾端平齐，说明螺钉植入深度恰当。因为两胫骨隧道内口呈前后排列，且经常有部分合并，用 1 枚挤压钉可以完成 2 束移植物的隧道内口固定。建议使用能适时吸收并被骨替代的螺钉，能取得最佳的腱骨愈合的结果（图 2–60）。

将移植物远端编织线穿入微型钛质纽扣（直径 14 mm），于接近伸膝位将缝线打结，完成移植物远

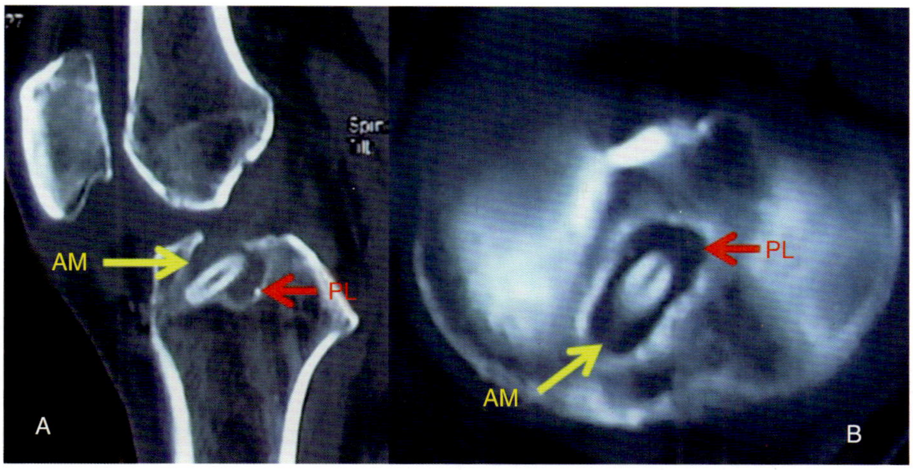

图 2-60　采用 1 枚挤压螺钉行 2 束移植物的隧道内口固定
AM：前内侧束隧道部分；PL：后外侧束隧道部分

端固定。

再次行关节内全面检查清理后，修复缝匠肌腱膜，关闭各切口和入路。

参考文献

[1] YUAN F，ZHOU W，CAI J，et al. Optimal graft length for anterior cruciate ligament reconstruction：a biomechanical study in beagles. Orthopedics，2013，36（5）：e588-592.

[2] YASUDA K，KONDO E，ICHIYAMA H，et al. Anatomic reconstruction of the anteromedial and posterolateral bundles of the anterior cruciate ligament using hamstring tendon grafts. Arthroscopy，2004，20（10）：1015-1025.

[3] ZHAO J，HE Y，WANG J. Double-bundle anterior cruciate ligament reconstruction：four versus eight strands of hamstring tendon graft. Arthroscopy，2007，23（7）：766-770.

（附视频：采用 8 股 HT 经胫骨隧道解剖双束重建前交叉韧带）

第七节　采用 8 股 HT 经胫骨隧道双束非解剖重建前交叉韧带

一、ACL 双束重建的束间构型

ACL 的重建方式随着临床经验的总结在不断改进。我们最初采用 4 股 ST 行 ACL 单束重建，但当发现采用 4 股移植物的 ACL 单束重建达到国际同道的水平（约 85% 的成功率）而无法进一步突破时，怀疑移植物的总体强度存在问题。因此，我们切取 GT 做成另外 4 股移植物来加强。因为最初的 ACL 单束重建为等长重建，即相当于双束重建时从胫骨 PL 束隧道到股骨 AM 束隧道的重建。在最初做 ACL 双束重建时，首先同样要做一束等长重建，这一束被称为深束。在添加另外一束时，在胫骨侧利用了 AM 束足印区的空间，在股骨侧利用了 PL 束足印区的空间，因此添加的一束移植物的走行是从胫骨 AM 束隧道到股骨 PL 束隧道，被称为浅束。这样，因为隧道利用的错位，重建 ACL 两束在空间上的构型与正常 ACL 的两束相反，因此称为反向构型的 ACL 双束重建（图 2-61）。尽管这一重建方式非解剖重建，但是因为有 8 股移植物作为保证，ACL 重建的成功率也得到了保证。

在早期的 ACL 反向构型双束重建中，我们一般用 4 股 ST 重建深束，用 4 股 GT 重建浅束[1,2]。近期实验研究表明，ACL 反向构型双束重建时，在接近伸膝位，重建的浅束，即新添加的、从前内侧胫骨隧道至后外侧股骨隧道的这一束承受的应力较正常 ACL 的 PL 束承受的应力高出很多，说明这束移植物在维持膝关节稳定性方面可能有更重要的作用。因此对这束移植物的强度有更高的要求。所以，在目前的临床治疗中，如果采用反向构型的 ACL 双束重建，我们把浅束当作主束，建议用 4 股 ST 重建；把深束当作副束，采用 4 股 GT 重建。另外，移植物固定时要在完全伸膝位固定，以免在屈膝位固定后，伸直时浅束移植物承受过度张力而失效。

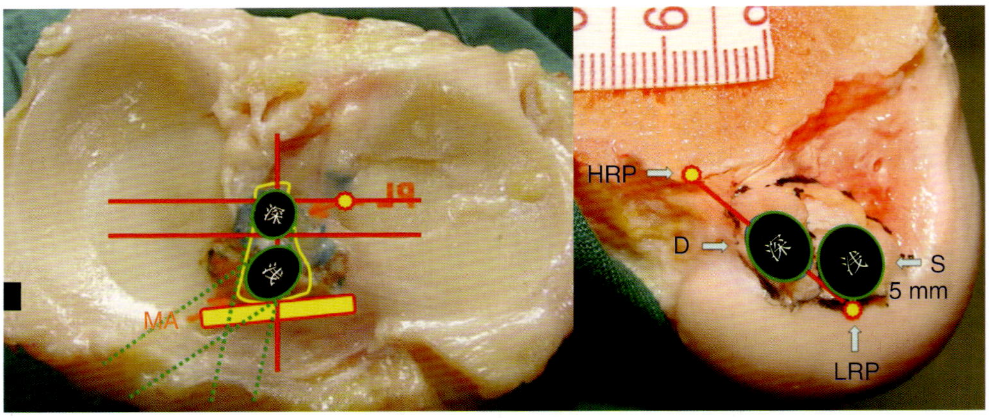

图 2-61　ACL 非解剖双束重建的隧道定位

HRP：上参考点；LRP：下参考点；D：深侧面；S：浅侧面

二、手术指征

任何 ACL 完全断裂患者都有指征进行该手术。对于轴移试验 2 度阳性的患者，可采用反向构型的 ACL 双束重建。研究表明，反向构型的 ACL 双束重建，在接近完全伸膝时，浅束承受的应力非常大，说明浅束控制旋转稳定的作用很大。

初学者，想开展 ACL 的 8 股肌腱双束重建，建议先采用非解剖双束重建。非解剖双束重建的优势是经胫骨隧道很容易定位和建立股骨隧道。

三、手术方法

采用 8 股 HT 非解剖（反向构型）双束重建 ACL，在操作程序上与解剖双束重建类似。ACL 单束重建经验的积累有助于双束重建手术的开展。

诊断性关节镜检查、HT 的切取和处理及髁间凹成形，同采用 8 股 HT 经胫骨隧道解剖双束重建 ACL。

1. 隧道定位　ACL 反向构型双束重建时，胫骨隧道内口的定位与解剖重建时的定位相同，只是胫骨隧道的方向不同。在股骨侧，隧道定位与解剖重建完全相同，但是植入的移植物不同。在近侧股骨隧道植入 4 股 GT，远侧股骨隧道植入 4 股 ST。

2. 建立胫骨隧道

（1）建立容纳浅束的前内侧胫骨隧道：从前内侧入路进胫骨隧道定位器，参考内侧髁间嵴顶线、外侧半月板游离缘和膝横韧带（TL）进行定位。建议采用 3 mm 偏心距指向孔部胫骨隧道定位器，将定位器钩尖钩在内侧髁间嵴前外侧坡面、外侧半月板游离缘平行线交叉处。调整定位器使定位器导杆与矢状面和胫骨纵轴分别成 45°角，亦即即将建立的隧道与胫骨纵轴和矢状面分别成 45°角（图 2-62A）。钻入导针，将导针在关节内伸出 2 cm，确认指向远侧股骨隧道的方向，否则需要调整导针直至方向合适。随后沿导针扩孔，建立前内侧胫骨隧道。前内侧胫骨隧道建立后，将钻头伸入关节内 2 cm，检查移植物与髁间凹顶部是否有撞击，以确定是否需要髁间凹顶部进一步成形。

（2）建立容纳深束的后外侧胫骨隧道：参考内侧髁间嵴外侧坡面、外侧髁间棘和外侧半月板游离缘进行定位。建议采用 3 mm 偏心距指向孔部胫骨隧道定位器，将定位器钩尖钩在外侧髁间棘顶点内侧约 5 mm。调整定位器使定位器导杆与矢状面成 5°～15°角，与胫骨纵轴成 45°角（图 2-62B）。钻入导针，随后用相应直径的胫骨钻建立后外侧胫骨隧道。可以采用 7 mm 偏心距胫骨隧道定位器，需要将定位器钩尖部钩在外侧髁间棘水平线后方的部位，以实现 3 mm 偏心距定位器的效果。

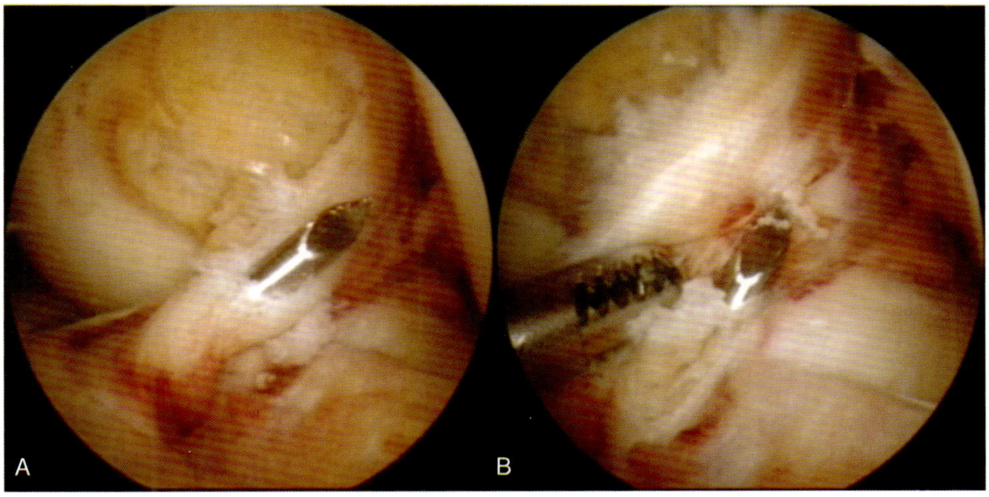

图 2-62　ACL 非解剖双束重建时建立胫骨隧道

A. 建立前内侧胫骨隧道；B. 建立后外侧胫骨隧道

后外侧胫骨隧道建立以后，将钻头伸入关节内 2 cm，活动膝关节检查钻头与髁间凹外侧壁的距离，以确定是否会出现移植物与髁间凹外侧壁有撞击，如果有撞击需要髁间凹进一步成形。

由于胫骨隧道与关节内骨面并非垂直，因此隧道内口并非是圆形，而是椭圆形。在大多数情况下，2 个椭圆有一部分相互重叠，亦即 2 个隧道内口相连，中间没有骨壁，特别是在两束移植物都比较粗的情况下。

3. 建立股骨隧道　建立的次序是先建立远侧股骨隧道，后建立近侧股骨隧道。如果移植物较粗，可以将近侧股骨隧道向过顶点方向借位。

（1）通过前内侧胫骨隧道建立远侧股骨隧道（浅束）（图 2-63A）：一般用 4 股 ST 重建浅束。从前内侧胫骨隧道插入单筒定位器，定位于髁间凹外侧壁最低点前侧 5 mm。钻入导针，随后用相应直径股骨钻头扩股骨隧道。将钻头从胫骨隧道深入关节内，抵住股骨侧皮质，可测量移植物关节内的长度。因为远侧股骨隧道总体长度有限（一般为 30 mm），能够扩出的粗隧道长度有限（一般为 25 mm），建议采用钢板从隧道外口直接贴附的方式行移植物近端固定。根据移植物的长度（一般为 60～70 mm），减去关节腔内留置的长度（一般为 20 mm），得出隧道内移植物的长度（20～25 mm）。根据欲放置移植物的长度扩相应粗隧道的深度，再用 4.5 mm 钻头将整个隧道贯通。

（2）通过后外侧胫骨隧道建立近侧股骨隧道（深束）（图 2-63B）：一般用 4 股 GT 重建深束。从后外侧胫骨隧道插入单筒定位器，于上、下参考点连线中点定点。钻入导针，随后用相应直径股骨钻头扩股骨隧道。因为为了浅束移植物的固定需要在大腿远端外侧做切口，我们常规利用该切口，将深束的移植物同样采用钢板于隧道外口贴附的方法固定。采用微型钢板于股骨隧道外口贴附固定，股骨侧隧道长度计算简单，移植物植入后顶端与粗隧道顶端直接接触，更有利于建立腱骨连接。

4. 关节清理　同 ACL 解剖双束重建。

5. 移植物的植入和固定　在大腿远端外侧沿中线做一纵向切口，自股骨外上髁近侧 2 cm 开始，长约 3 cm。依层切开皮肤、筋膜、髂胫束。先将两束移植物近端的聚乙烯带经胫骨隧道和股骨隧道从大腿

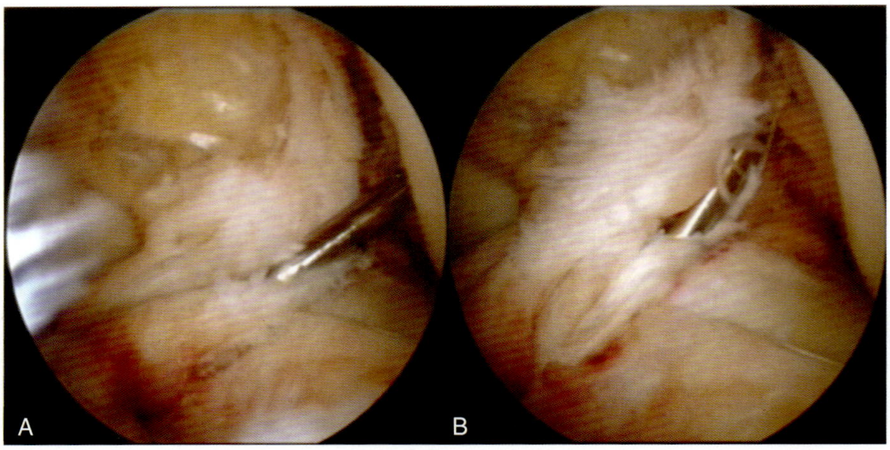

图 2-63　ACL 非解剖双束重建的经胫骨隧道建立股骨隧道

A. 经前内侧胫骨隧道建立远侧（浅束）股骨隧道；B. 经后外侧胫骨隧道建立近侧（深束）股骨隧道

远端上外侧拉出（图 2-64）。

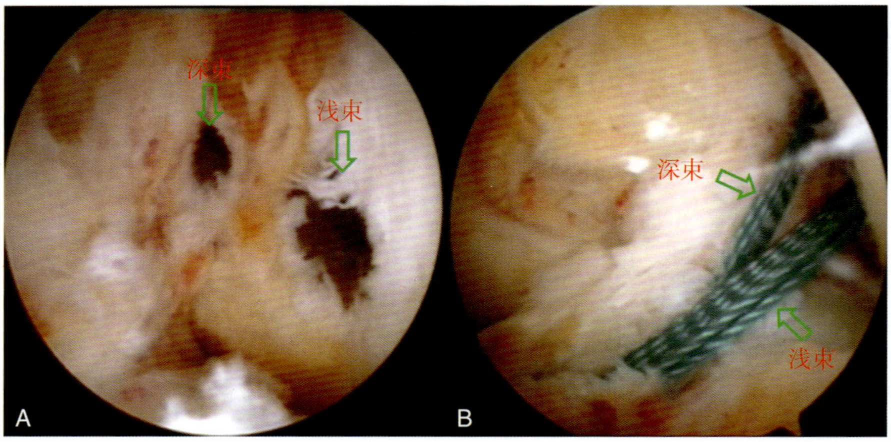

图 2-64　ACL 非解剖双束重建经胫骨隧道建立股骨隧道后移植物近端固定带的置入

A. 股骨隧道位置；B. 移植物近端聚乙烯带的置入

再将深束移植物自后外侧胫骨隧道，通过关节腔拉入近侧股骨隧道。再用同样的方法拉入浅束移植物（图 2-65）。从上述大腿远端外侧切口，于股四头肌底面将移植物近端聚乙烯带从切口拉出，将聚乙烯带穿入微型钢板中间两孔，将钢板贴附于股骨隧道外口，打结聚乙烯带，完成移植物近端的固定。

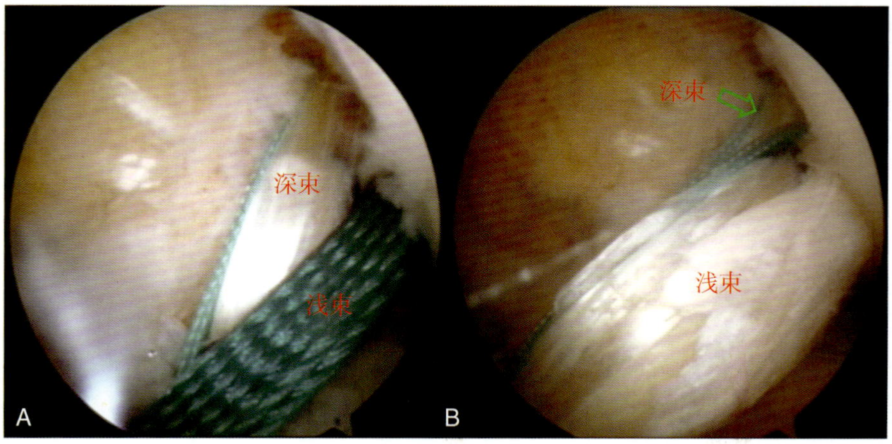

图 2-65　ACL 非解剖双束重建的移植物置入

A. 深束移植物置入；B. 浅束移植物置入

在远端拉紧移植物，充分伸屈膝关节数次。接近伸膝位检查移植物与周围骨和软组织结构有无撞击。如有撞击则进行相应组织修除（图 2-66）。

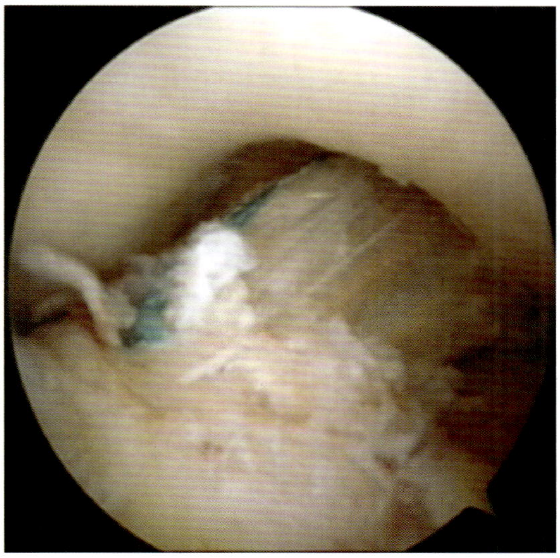

图 2-66　ACL 非解剖双束重建伸膝位检查移植物与周围组织有无撞击

在完全伸膝位，将两束移植物拉紧。从前内侧胫骨隧道内置入挤压螺钉行隧道内口固定。该挤压钉要放置在浅束移植物的后侧。因为两胫骨隧道内口前后排列，且经常有部分合并，用 1 枚挤压钉可以完成 2 束移植物的隧道内口固定。同样建议使用能适时吸收并被骨替代的螺钉，以期取得最佳的腱骨愈合结果。

将移植物远端编织线穿入微型钛质纽扣（直径 14 mm），在接近伸直位将缝线打结，完成移植物远端固定。

再次行关节内全面检查清理后，修复缝匠肌腱膜，关闭各切口和入路。

参考文献

[1] ZHAO J，PENG X，HE Y，et al. Two-bundle anterior cruciate ligament reconstruction with eight-stranded hamstring tendons：four-tunnel technique. Knee，2006，13（1）：36-41.

[2] ZHAO J，HE Y，WANG J. Double-bundle anterior cruciate ligament reconstruction：four versus eight strands of hamstring tendon graft. Arthroscopy，2007，23（7）：766-770.

第八节　前交叉韧带重建术中的单纯缝线固定技术

ACL 单束或者双束重建时，可以不采用微型钢板纽扣、界面螺钉、横钉等固定技术，而单纯采用不吸收缝线（聚乙烯线）进行固定。其优点是减少了贵重手术材料的使用。但是，该方法也存在一些缺点，如一旦固定完成，就无法进一步增加移植物的张力；需要经大腿远端外侧切口，可能会影响肌力和本体感受功能的恢复；固定的可靠性受到一定限制等。但是对于特殊需求的患者，不失为一种选择。

一、采用单纯缝线固定进行 ACL 解剖单束重建

1. 肌腱切取和处理　一般同时切取 ST 和 GT，做成 7 股移植物。移植物近端悬挂或者绑在 2~3 根 5 号聚乙烯线上。

2. 建立骨隧道　胫骨隧道的建立方法同 ACL 单束解剖重建。在胫骨隧道外口以远，横穿胫骨嵴做一个 4.5 mm 骨通道。在股骨侧，需要建立一个“Y”形骨隧道。首先，按照 ACL 解剖单束重建定位、经胫骨隧道建立标准的股骨隧道。股骨隧道包括粗隧道和细隧道部分。随后极度屈膝，从前内侧入路插入单筒定位器，抵住股骨隧道粗隧道底部，与原隧道走向成最大可能的角度钻入克氏针。一般因为入路不同，克氏针与原隧道有自然成角。随后沿克氏针扩出 4.5 mm 大小的短隧道壁（图 2-67）。

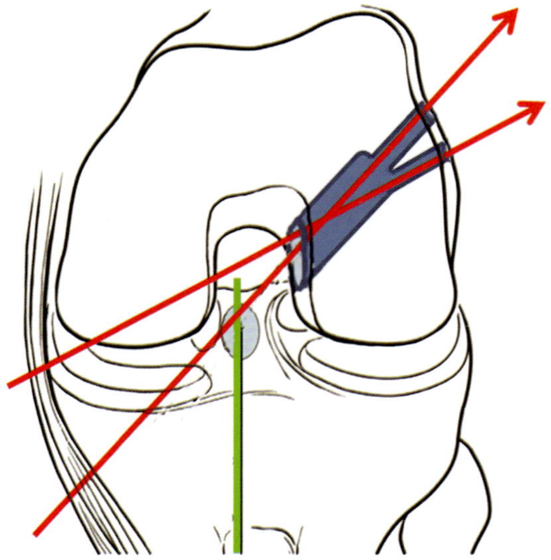

图 2-67　单纯缝线固定重建时“Y”形隧道的建立方法

3. 移植物的植入和固定　将移植物近侧的聚乙烯线两端经胫骨隧道拉入股骨隧道粗隧道部，再分别从股骨隧道的“Y”形部拉出。在大腿远端外侧做一个长约 3 cm 的切口，分离至“Y”形隧道外口之间的骨皮质，将聚乙烯线在两隧道外口的骨桥上打结，完成移植物近端的固定。牵拉移植物远端缝线，反复伸屈关节以使移植物顺应。随后在屈膝 30°位置，将肌腱一端的缝线从胫骨嵴内侧穿过骨洞至胫骨嵴外侧，再从胫骨嵴前侧返拉回来，与肌腱另一端的缝线打结，完成移植物远端的固定（图 2-68）。

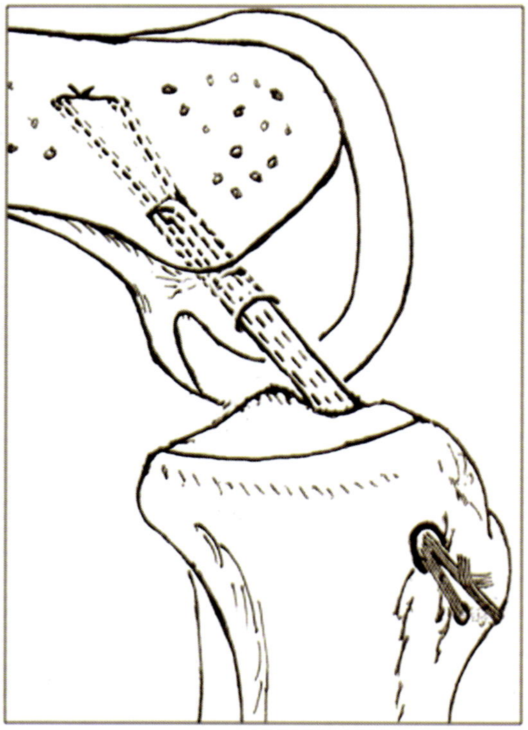

图 2-68　ACL 单束重建时单纯缝线悬吊固定技术

二、采用单纯缝线固定进行 ACL 解剖双束重建

1. 肌腱的切取和处理　同常规解剖双束重建。用 2~3 根 5 号聚乙烯线穿过移植物近端反折并打结。

2. 建立骨隧道　同常规解剖双束重建。股骨隧道粗隧道部分的长度和欲植入肌腱的长度相等即可。

3. 移植物的植入和固定　先同常规解剖双束重建将两组移植物拉入股骨隧道。随后于大腿远端外侧做小切口，将两束移植物近端缝线打结固定于两股骨隧道外口之间的骨桥。牵拉移植物远端缝线，反复伸屈关节以使移植物顺应。随后在屈膝 30°位置，将 2 股移植物远端的缝线在两胫骨隧道外口的骨桥上打结固定（图 2-69）。

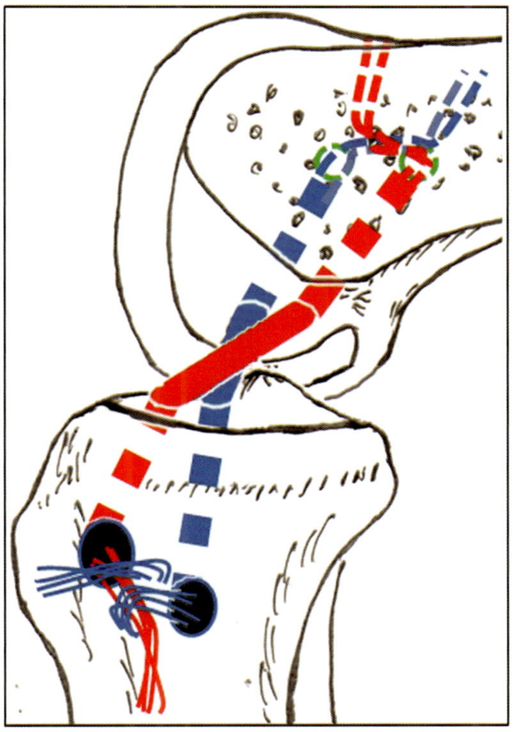

图 2-69　ACL 双束重建时单纯缝线悬吊固定技术

第九节　保留残留纤维的前交叉韧带双束重建

一、残留纤维的概念

ACL 断裂后部分纤维会吸收，也就意味着部分纤维会保留下来，因此就有残留纤维的概念。在急性期和陈旧性阶段，残留纤维的概念存在区别。新鲜的 ACL 损伤，可能纤维吸收的过程还没有启动，纤维会 100%残留。此时如果 ACL 完全断裂，残留纤维指的就是所有失连接的纤维，也就是残留但是断裂的纤维。这时如果 ACL 是从股骨侧撕脱，从技术上还有可能恢复韧带与股骨的连接（残-可连纤维）。如果 ACL 从中央部断裂，技术上恢复连接的可能性不大（残-不可连纤维）。如果是 ACL 部分损伤，残留纤维既包括断裂纤维，也包括尚连续的纤维。

ACL 完全断裂进入陈旧性阶段，ACL 纤维会有不同程度的吸收，部分病例会有 ACL 纤维的完全吸收。任何没有被吸收的 ACL 部分都是残留纤维。这时的残留纤维分为三种状态：一是残留并维持胫骨与股骨连接的纤维（残-连纤维），这些纤维对关节的稳定性有或多或少的帮助，走行不一定是原来的解剖走行，纤维量可多可少；第二是没有形成连接，但是在技术上还能够恢复连接的纤维（残-可连纤维）；第三类是没有形成连接，在技术上也不能够恢复连接的纤维（残-不可连纤维），又称为残端。如果急性期就是 ACL 部分断裂，进入陈旧性阶段原来连续的纤维一般还维持连续性，残留纤维既指原来没有断裂的部分，也包括原来断裂但是没有吸收掉的部分。

在我们总结保留残留纤维的意义时，首先要区分是急性损伤阶段还是陈旧性损伤阶段，其次要区分是完全断裂还是部分断裂，最后要明确是残-连或残-可连纤维，还是残-不可连纤维。韧带部分断裂，残留纤维自然有其保留的价值。韧带完全断裂，但是残留纤维处于残-连（陈旧性阶段）或者残-可连（急性或者陈旧性阶段）的状态，韧带纤维有保留并恢复连接的意义。如果韧带纤维处于残-不可连的状态，其保留的价值就值得怀疑。

二、保留残留纤维的意义

残-连纤维或者残-可连纤维经修复后，有助于维持关节的稳定性。当然，这与纤维的残留量有关。我们的研究表明，如果残-连纤维少于原来韧带纤维量的1/3，对维持膝关节的稳定性帮助不大；但是如果残-连纤维大于原来韧带纤维量的2/3，则对关节的稳定性有明显帮助[1]。

保留残留纤维的另外一个意义是可能有助于本体感受功能的恢复，因为残留纤维内含有本体感受器。但是，这只是一个假设。残留纤维中的本体感受器要发挥功能需要两个先决条件，一是本体感受器位于正常的应力链当中，其次本体感受器需要有正常的神经支配。首先，残-不可连纤维中的本体感受器因为不在应力链当中，因此就无法发挥作用。残-连及残-可连纤维能够被整合入应力链当中，但是能否获得神经支配值得探讨。如果急性期就是韧带部分断裂，其神经支配可能得到了一部分保留；如果急性期为完全断裂，本体感受器的神经支配当时就遭到破坏，在恢复连接后是否会有神经的再支配，还需要进一步研究。我们的临床研究发现，当残-可连纤维量较大并恢复连接后，膝关节的本体感受功能更接近正常关节[2]。这提示对于较多的残-可连纤维或者残-连纤维，应当保留并加以利用。

保留残留纤维可能有利于移植物的血管化和塑形。韧带重建后，移植物要经历坏死、血管化和再塑形过程，新的细胞来源于移植物周围。韧带损伤后，残留纤维内往往有很好的血供，有残留纤维与移植物做伴，可能会对移植物提供细胞及血供来源。

保留残留纤维可能会防止隧道的扩大。韧带重建后，在移植物与隧道壁之间会有微小缝隙，关节液进入该缝隙可能会影响腱骨愈合，引起隧道扩大。保留残留纤维对隧道口有封闭作用，可能有助于防止关节液的逆流。

保留残留纤维最大的缺点就是可能会造成髁间凹的拥挤。需要通过髁间凹成形、后交叉韧带表面滑膜切除增加髁间凹的容量，也要术前、术中规划，及时调整移植物的量。如果移植物植入后发现髁间凹容量相对过小，需要行残留纤维的切除。

三、手术指征与方法

如果残留纤维的保留不会引起髁间凹拥挤，均建议行保留残留纤维的ACL重建。

保留残留纤维进行ACL重建的方法很多。对于残-不可连纤维，ACL的单、双束重建与普通重建无二，只是胫骨残端不做切除即可。对于残-可连纤维，术中需要于残留纤维中穿线，向股骨侧牵拉，以便恢复其与股骨的连接。对于残-连纤维，一般维持其原有连接，进行韧带的单、双束重建，如果原有连接位置严重异常，需要将其从原来的连接部解离，重建连接。对于残-可连纤维和残-连纤维，行韧带单束还是双束重建需要参考残留纤维的量。如果残留纤维从量上确定具有一束的功能，则行韧带单束重建；如果残留纤维从量上不足，则需要行韧带的双束重建。在急性期，尽管韧带纤维完整保留，但是以后韧带如何转归还不知（因为仍然有吸收的可能），仍然建议行韧带双束重建。这样即便残留纤维被完全吸收，也有新移植物的保证；如果残留纤维未被完全吸收，则锦上添花，对新移植物起到辅助作用。行保留原有韧带纤维的ACL双束重建时，需要仔细调整髁间凹容量。

ACL损伤后，纤维的残留绝大部分是以胫骨侧为基础的残留，因为ACL的断裂绝大部分发生于股骨侧。所以大部分文献中描述的保残方法是以胫骨侧为基础的保残。因为ACL在胫骨的附着集中在足印区的前内侧缘，在建立胫骨隧道时，隧道略微后移就可以避免对ACL主要附着部的破坏，所以技术上是可行的。

ACL从胫骨附着点断裂的发生率很低，并且对这种损伤类型的保残重建不易。因为ACL在股骨部基本上为均匀分布，在足印区建立隧道肯定会破坏残留纤维的附着。一般将股骨隧道建立在PL束部位，胫骨隧道建立在 AM 束部位，残留纤维的胫骨端于移植物的后侧与胫骨对接。

四、手术步骤

下边以保留残留纤维的 ACL 解剖双束重建为例，探讨保留残留纤维进行韧带重建的基本方法。

1. 诊断性关节镜检查　因为采用 8 股 HT 双束重建 ACL 时移植物在髁间凹有较多的占位，需要 PCL 表面滑膜及后纵隔的前侧缘部分进行清理，有时甚至需要清除前侧板股韧带（Humphry 韧带），以免髁间凹组织之间产生摩擦、挤压，影响膝关节活动。最终 ACL 残留纤维是否保留需要参考移植物的直径，如果两束移植物都较粗大，特别是如果 ST 移植物直径 9 mm 以上，则需要去除残留纤维，以避免髁间凹拥挤。也可以进行保留残留纤维的 ACL 单束重建。

2. HT 的切取和处理　同采用 8 股 HT 解剖双束重建 ACL。

3. 残端的绑扎　采用各种缝线穿引器械，于残留纤维的中部和近端各穿一根缝线进行绑扎。做髌骨内侧入路，将绑扎线从该入路拉出（图 2-70）。

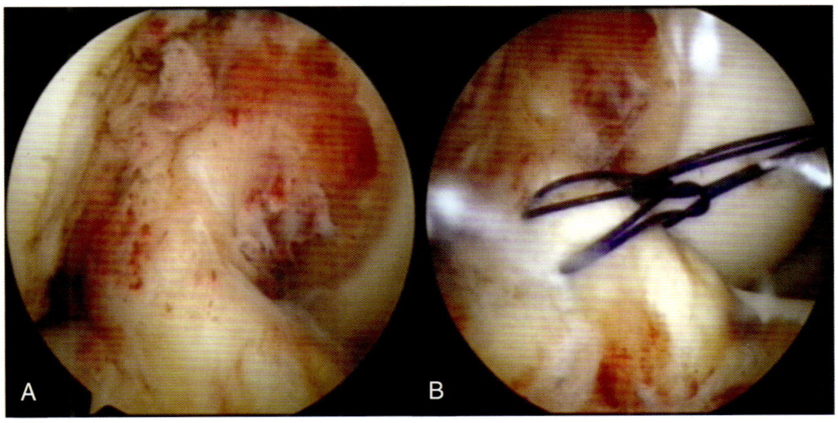

图 2-70　残留纤维的绑扎

A. 残留纤维具有一定的量；B. 用 PDS 缝线绑扎残留纤维

4. 髁间凹成形　因为移植物总体占位较大，又保留残留纤维，通常需要进行髁间凹成形。以外侧髁间棘顶点作为参考，以髁间凹外侧壁需要在外侧髁间棘顶点外侧旁开 5 mm 为标准用磨钻进行成形。成形后用汽化电刀烧灼髁间凹前开口松质骨面，即去活化。

5. 胫骨隧道的建立　同 ACL 解剖双束重建。在建立前内侧胫骨隧道时，隧道定位不能太靠前内侧，否则 ACL 附着部的主要部分在隧道建立时遭到破坏，影响保残的效果。

6. 股骨隧道的建立　同 ACL 解剖双束重建（图 2-71）。

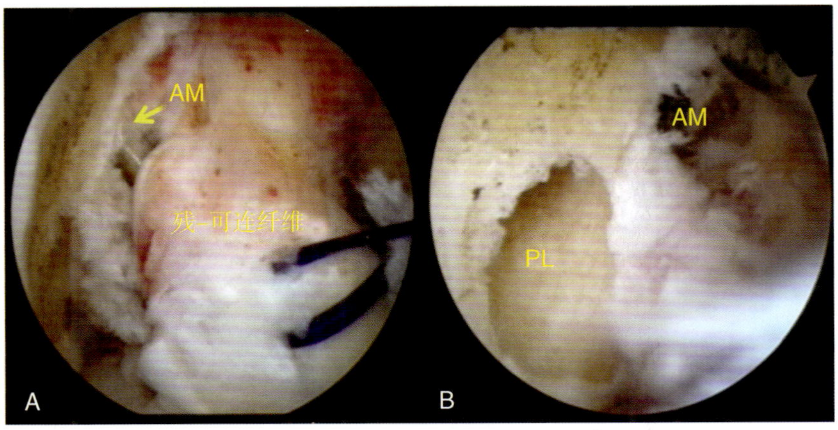

图 2-71　经胫骨隧道建立股骨隧道

AM：前内侧束股骨隧道；PL：后外侧束股骨隧道

7. 关节清理 移植物植入之前要进行全面的关节清理，特别是膝关节后内侧室和后外侧室。

8. 残留纤维与股骨的对接 通过将残留纤维的绑扎线拉入股骨隧道来恢复其与股骨的连接。如果残留纤维足够长，将其拉向 AM 束股骨隧道；如果残留纤维偏短，则将其拉向 PL 束股骨隧道（图 2-72）。一般来讲，残留纤维无法拉入 AM 束股骨隧道；但是，如果韧带纤维偏长，能够拉入 PL 束股骨隧道，这时股骨隧道可能要稍微扩大，以同时容纳残留纤维和移植物。韧带纤维足够长时，是应当拉向 AM 束股骨隧道口，还是应当拉入 PL 束股骨隧道，还需要进一步研究。

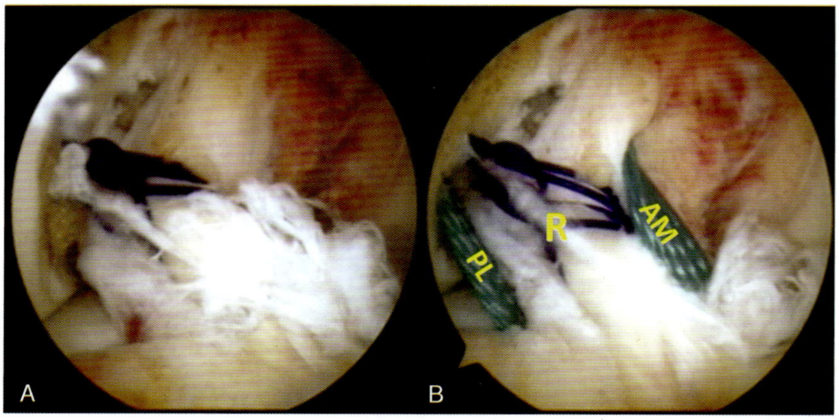

图 2-72 残留纤维的牵拉

A. 将残留纤维拉向 PL 束股骨隧道；B. 残留纤维与即将置入移植物的位置关系

R：残留纤维；AM：前内侧束聚乙烯带；PL：后外侧束聚乙烯带

9. 移植物的植入和固定 同 ACL 的解剖双束重建。如果残留纤维拉向 AM 束股骨隧道，根据其与 AM 束移植物的位置关系，可分为披风式保留和三明治式保留两种方式。披风式保留是指残留纤维位于 AM 束移植物的前内侧（浅面），像披风一样覆盖移植物；三明治式保留是指残留纤维位于 AM 束移植物的后外侧（深面），夹于 AM 束和 PL 束之间（图 2-73）。在建立 AM 束胫骨隧道后，一般能确定适合采用哪种保留方式。如果 AM 束胫骨隧道紧贴 ACL 胫骨止点“幕帘”的后侧，一般可以采用三明治式保留；如果 AM 束胫骨隧道位于距 ACL 胫骨止点“幕帘”稍远，则只能行披风式保留（图 2-74）。哪种保留方式更有益，还需要进一步研究。如果残留纤维比较短，需要拉向后外侧股骨隧道以获得与股骨的对合，则只能行三明治式保留。

再次行关节内全面检查清理，确认无软组织撞击和骨性撞击。修复缝匠肌腱膜，关闭各切口和入路。

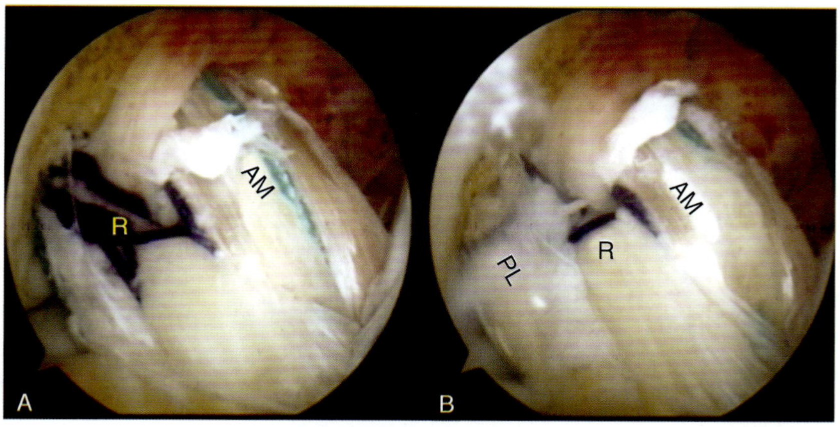

图 2-73 移植物置入形成三明治式重建

A. AM 束置入后；B. PL 束置入后

AM：前内侧束移植物；PL：后外侧束移植物；R：残留纤维

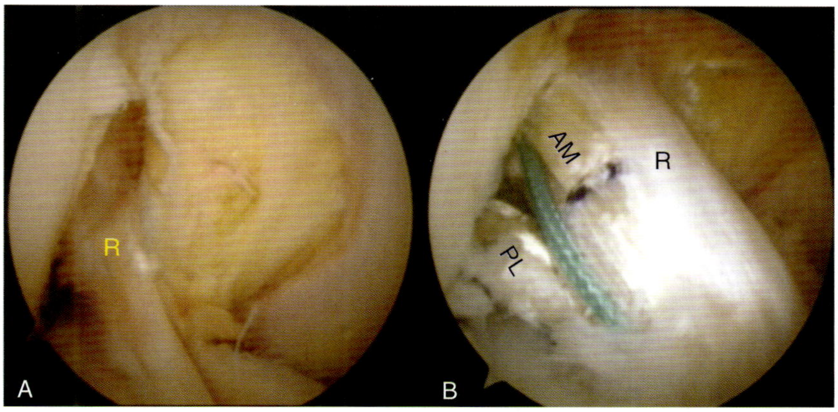

图 2-74　保留残留纤维的披风式重建

AM：前内侧束移植物；PL：后外侧束移植物；R：残留纤维

参考文献

[1] 赵金忠，皇甫小桥．保留并牵张残留纤维的前十字韧带双束重建术．中华骨科杂志，2010，30（6）：563-568.

[2] 倪锋，赵金忠．前十字韧带重建术保留残端纤维与本体感觉功能的恢复。中华骨科杂志，2012，32（2）：106-110.

第十节　前交叉韧带联合前外侧结构重建

一、膝关节前外侧结构概述

前外侧韧带是膝关节前外侧位于关节囊和髂胫束之间的纤维结构[1,2]。相关解剖研究中，对其在股骨的附着点描述不一。多数研究描述其股骨附着点位于外侧副韧带附着点的前远侧，个别研究描述其附着点位于外侧副韧带附着点的近后侧。对其胫骨侧附着点的研究结果基本一致，一个分支附着在胫骨外侧平台面下 6~8 mm、Gerdy 结节与腓骨头之间，也就是 Segond 骨折的发生部位；另一个分支连接于外侧半月板体部。一般认为骨性分支对关节的稳定性有帮助（图 2-75）。前外侧韧带宽度 5~11 mm，厚度 1~3 mm，长度 34. 1~41. 5 mm。前外侧韧带的发现率报道不一，在 50%~100%。我们的解剖发现，前外侧韧带的出现率约 20%。一般认为，Segond 骨折是前外侧韧带的撕脱骨折[3]。

从生物力学方面讲，前外侧韧带在完全伸膝位松弛，逐步屈膝时趋于紧张。前外侧韧带对于膝关节的前向稳定性帮助不大，在接近伸膝位对限制内旋的作用也不大。但是，在一定角度的屈膝位有助于限制膝关节的内旋[4,5]。有研究表明，前外侧韧带功能不全与阳性轴移试验有关。我们临床发现，ACL 损伤后，膝关节的前向松弛度会逐步增加，而且轴移试验的阳性率也会逐渐升高。这说明膝关节的前向不稳和旋转不稳有进展，可能因为膝关节的辅助稳定结构在逐步失效，这其中可能就包括前外侧韧带。

近几年，学者对前外侧韧带的研究兴趣有所增加，主要是基于前外侧韧带可能有辅助 ACL 的作用。因此，通过前外侧韧带结构的加强或者重建，就有可能改善 ACL 重建的效果。尽管如前所述，从生物力学的角度前外侧韧带对 ACL 的辅助作用并不大，前外侧结构这一功能性概念的提出还是有助于 ACL 损伤治疗的。我们认为，对于有明显旋转不稳的患者，应当重视膝关节前外侧结构的解剖或者功能重建。

目前，前外侧结构重建大致有两种方法[6~8]：一种为解剖重建，即新的结构从股骨外上髁的前远侧走向腓骨头和 Gerdy 结节之间其解剖附着点；另一种为非解剖重建，即新的结构从髁间凹后外侧绕出，

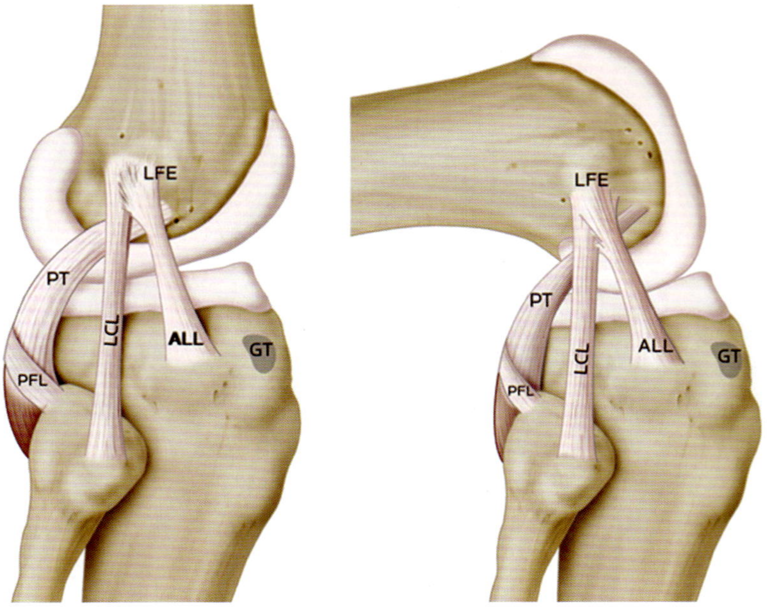

图 2-75　前外侧韧带

ALL：前外侧韧带；LFE：股骨外上髁；LCL：外侧副韧带；PT：腘肌肌腱；PFL：腘腓韧带；GT：Gerdy 结节

引自：CLAES S，VEREECKE E，MAES M，et al. Anatomy of the anterolateral ligament of the knee. J Anat，2013，223（4）：321-328.

经股骨外上髁的近后侧走向其胫骨解剖附着点。

我们在临床上采用的是一种前外侧结构功能性重建的方法。在股骨侧，重建结构定位于股骨外上髁顶点近后侧 5 mm；在胫骨侧，重建结构定位于 Gerdy 结节前缘。从侧面看，重建结构更接近 ACL 的走行，其张力变化方式更接近 ACL 的 AM 束。因为重建结构位于关节侧面，远离旋转中心，较 ACL 的 AM 束来讲可能对控制膝关节旋转稳定更有效。因为这并非前外侧韧带的解剖重建，所以我们称之为前外侧结构的功能性重建（图 2-76）。

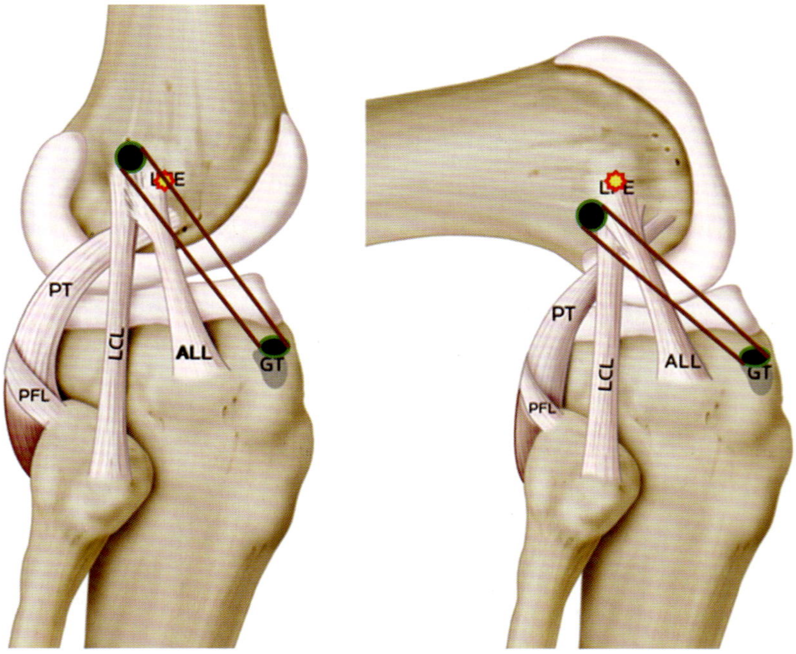

图 2-76　前外侧结构功能性重建的定位点

星点：股骨外上髁顶点；ALL：前外侧韧带；LFE：股骨外上髁；LCL：外侧副韧带；PT：腘肌腱；PFL：腘腓韧带

二、手术指征

轴移试验 3 度阳性的 ACL 损伤患者，尤其是 ACL 翻修的患者，建议在行 ACL 重建的基础上，行前外侧结构重建。我们临床上最常用的是 ACL 解剖双束重建联合前外侧结构重建。其中，ACL 的后外侧束与前外侧结构的移植物为联合移植物（图 2-77）。

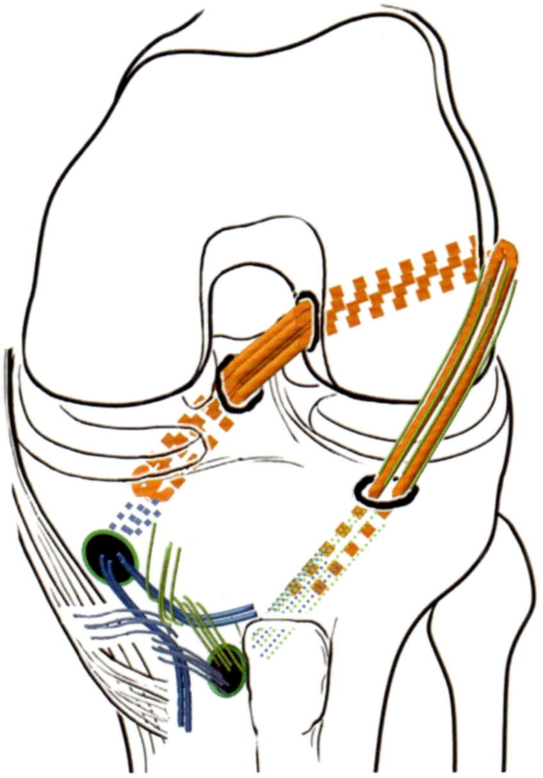

图 2-77　ACL 后外侧束与前外侧结构联合移植物

三、手术步骤

1. 诊断性关节镜检查　基本操作同 ACL 解剖双束重建。

2. 移植物的切取和处理　ACL 解剖双束重建联合前外侧结构重建需要同时切取 ST、GT 和 AHPLT。肌腱的切取方法，以及用 ST 做成 4 股移植物参考第一章“自体移植物的切取和准备”。用 4 股 ST 移植物来重建 ACL 的 AM 束。

GT 和 AHPLT 并在一起做成一端 4 股、另一端 2 股的移植物，即 PL 束-前外侧结构联合移植物。用移植物的 4 股段重建 ACL 的 PL 束，2 股段重建前外侧结构。具体方法：将 GT 和 AHPLT 修剪成等长肌腱段，一般 22～26 cm。在较细的一端（一般为肌肉端）用 2 号 Eithibond 缝线常规编织，另一端用 Orthocord 缝线常规编织。将两肌腱并在一起，将较粗的一端肌腱对折成 4 股，保证较细的一端 2 股肌腱段的长度为 8～9 cm（前外侧结构长度预留 6～7 cm，胫骨隧道内留置 2 cm）。用可吸收线将 4 股移植物段的短头游离端肌腱与长段肌腱缝合在一起。测量 4 股肌腱段的直径及 2 股肌腱段的直径。计算 4 股移植物于胫骨隧道内的长度，在距反折端相应的部位用可吸收缝线做标记。比如，联合移植物 2 股总长为 24 cm，去掉 9 cm 作为前外侧结构，剩余 15 cm 段用来重建 PL 束，对折成 4 股后长度为 7.5 cm。PL 束股骨隧道的长度一般为 3 cm，关节腔内的长度为 1.5 cm，胫骨隧道内的长度为 3 cm。在距离反折端 3 cm 的位置缝标记线（图 2-78）。

3. 髁间凹成形　同 ACL 解剖双束重建。

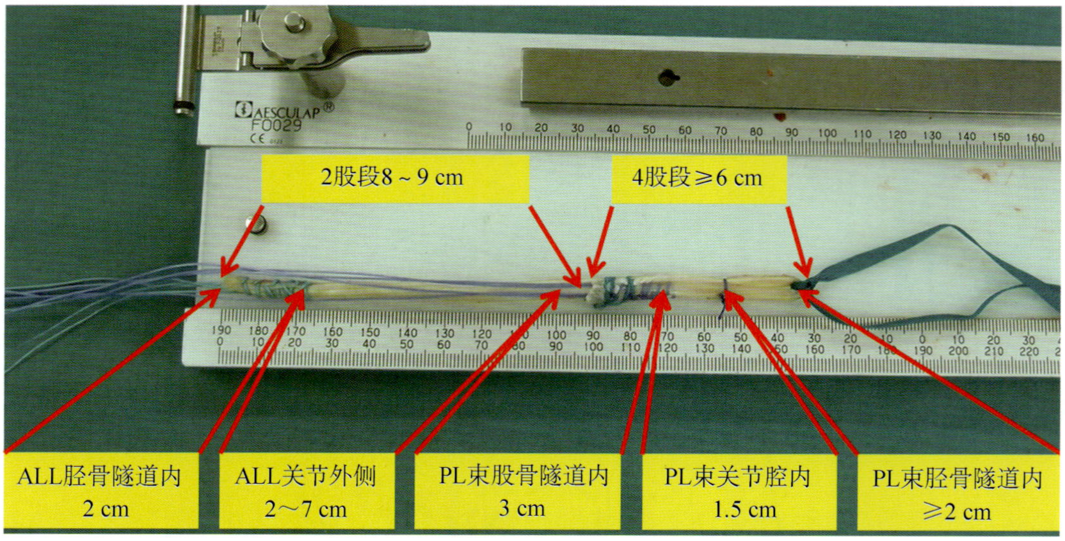

图 2-78　ACL 的 PL 束与前外侧结构联合移植物的准备和长度分配

4. 胫骨隧道的建立　根据 ST 移植物游离端的直径建立 AM 束胫骨隧道，根据 GT-AHPLT 移植物 4 股段反折端的直径建立 PL 束胫骨隧道。

于 Gerdy 结节近侧缘做一个 5 mm 水平切口。自胫骨结节内侧，向 Gerdy 结节近侧缘前部钻一骨隧道（前外侧结构胫骨隧道），隧道直径参考 GT-AHPLT 移植物2 股段的直径（图 2-79）。

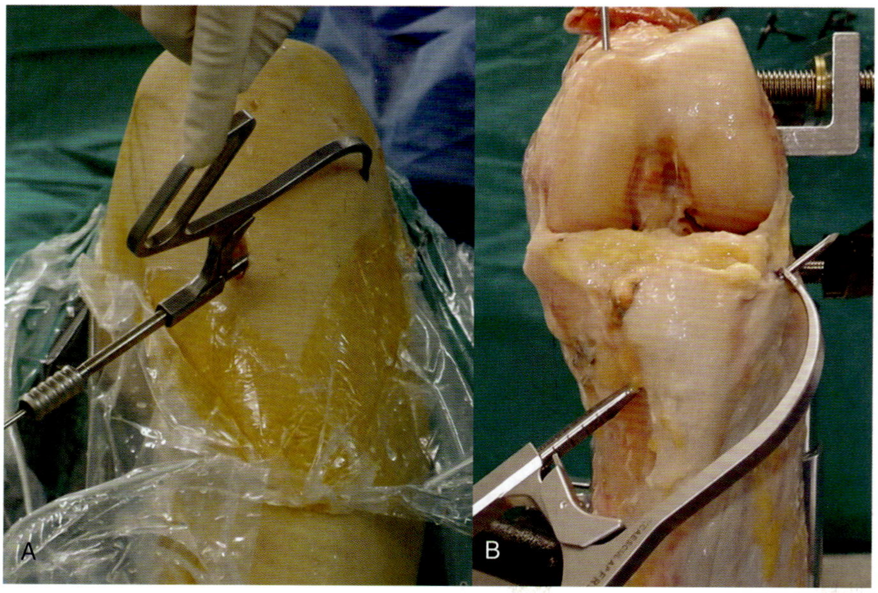

图 2-79　建立前外侧结构胫骨隧道

5. 股骨隧道的建立　建立的次序是先建立远侧（PL 束）股骨隧道，后建立近侧（AM 束）股骨隧道。如果移植物较粗，可以将近侧股骨隧道向过顶点方向借位。

ACL 的 PL 束与前外侧结构共用 1 个股骨隧道，其建立采用自外向内的方法。屈膝 90°，从体表触及股骨外上髁，于大腿外侧面，自股骨外上髁部位向近侧做一个长约 3 cm 纵行切口。经该切口在皮下层沿髂胫束走行切开髂胫束，切开范围向近侧至股骨外上髁近侧约 4 cm，向远侧直至 Gerdy 结节。在股骨外上髁顶点近侧、后侧各 5 mm 的位置，用 4. 0 mm 施氏针敲击出一个深度约 15 mm 的骨洞，方向与胫骨平台平面平行，与股骨纵轴约成 30°角。随后从前内侧入路进镜监控，从前外侧入路进指向孔部胫骨隧道定位器。在股骨外髁骨洞内先放入克氏针，随后将克氏针套接入定位器，自外向内钻入克氏针，克氏针出针点位于髁间凹外侧壁最低点（下参考点）前侧 5 mm。沿克氏针建立 PL 束股骨隧道，直径参考

GT-AHPLT 移植物 4 股段游离端的直径。建立 PL 束股骨隧道时，先在外侧敲击骨洞、再钻克氏针的原因是股骨外上髁近后侧呈圆弧形，直接钻克氏针容易滑动，造成定位偏差。另外，在直径 4 mm 的骨洞内放入 2 mm 或者 2.5 mm 的克氏针，其方向有调整的空间（一般不需做太大调整）（图 2-80）。

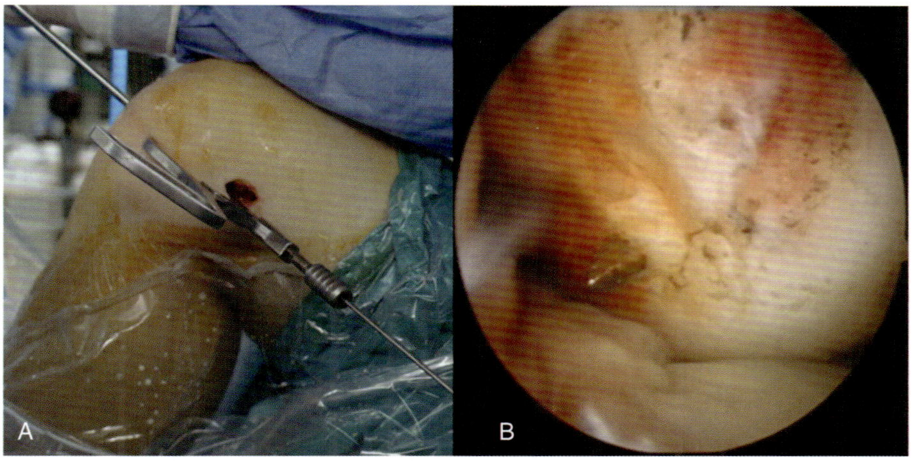

图 2-80　自外向内建立 PL 束股骨隧道

A. 体外观；B. 左膝前内侧入路镜下观

AM 束股骨隧道的建立参见 ACL 解剖双束重建。

6. 关节清理　参见 ACL 解剖双束重建。

7. 移植物的植入和固定　从 PL 束股骨隧道送导引线入关节，从 PL 束胫骨隧道拉出。将联合移植物的 4 股段从后外侧股骨隧道拉入关节，再拉入 PL 束胫骨隧道至相应深度（图 2-81）。将移植物反折端的聚乙烯带穿入纽扣，将纽扣贴附于 PL 束胫骨隧道外口，完成 PL 束移植物胫骨端的固定。聚乙烯带端不剪除以备后用。PL 束股骨端无须特殊固定物，通过反折悬挂于股骨外髁上。将联合移植物的 2 股段连同 4 股段反折端的缝线，经皮下拉向 Gerdy 结节前外侧结构胫骨隧道口（图 2-82），随后拉入前外侧结构胫骨隧道（图 2-83）。缝线从该隧道的胫骨结节内侧口拉出。接近伸膝位，将该缝线与 PL 束移植物胫骨端的聚乙烯带打结，完成前外侧结构胫骨端的固定。这样，ACL 的 PL 束和前外侧结构在股骨侧均通过联合移植物反折悬挂的方式得到固定。

AM 束移植物的植入和固定参见 ACL 的解剖双束重建。

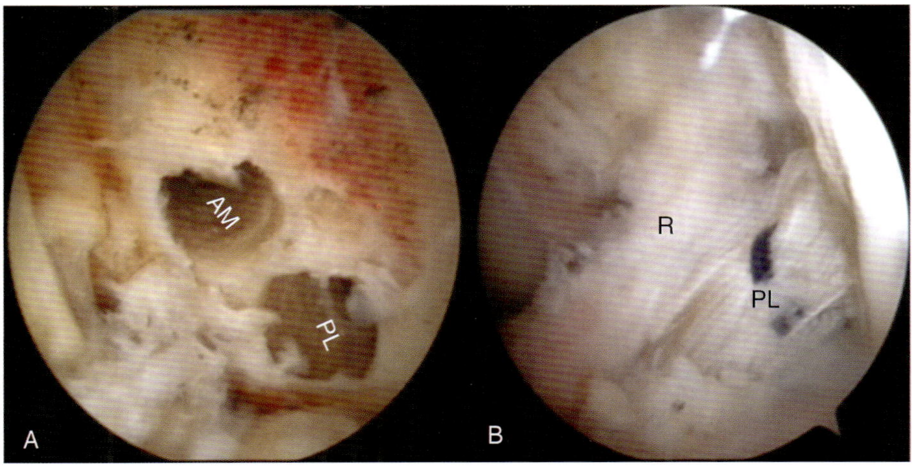

图 2-81　股骨隧道建立后（A）先自股骨向胫骨置入 PL 束联合移植物

A. 左膝前内侧入路镜下观；B. 左膝前内侧入路镜下观

R：残留纤维；AM：前内侧束股骨隧道；PL：后外侧束股骨隧道及移植物

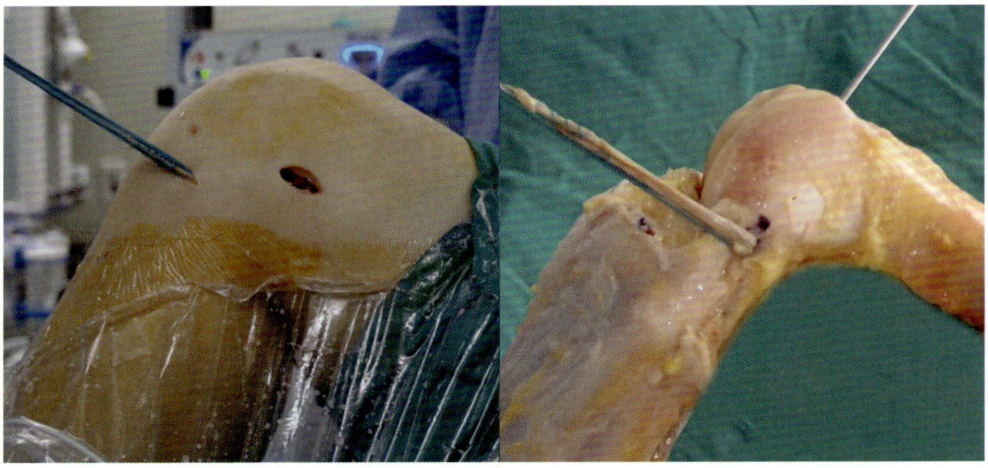

图 2-82 联合移植物前外侧结构一端的皮下穿行

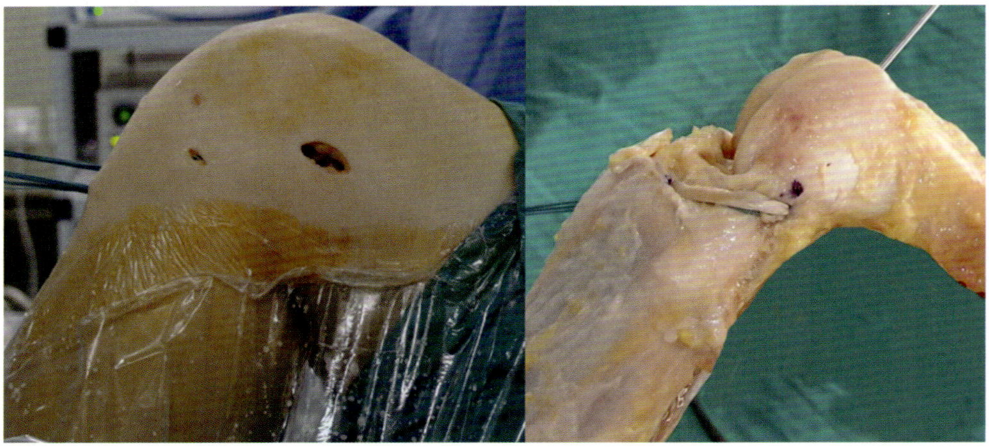

图 2-83 重建的前外侧结构一端拉入胫骨隧道

参考文献

[1] CLAES S, VEREECKE E, MAES M, et al. Anatomy of the anterolateral ligament of the knee. J Anat, 2013, 223 (4): 321-328.

[2] VAN DER WATT L, KHAN M, ROTHRAUFF B B, et al. The structure and function of the anterolateral ligament of the knee: a systematic review. Arthroscopy, 2015, 31 (3): 569-582. e3.

[3] DODDS A L, HALEWOOD C, GUPTE C M, et al. The anterolateral ligament: Anatomy, length changes and association with the Segond fracture. Bone Joint J, 2014, 96-B (3): 325-331.

[4] PARSONS E M, GEE A O, SPIEKERMAN C, et al. The biomechanical function of the anterolateral ligament of the knee. Am J Sports Med, 2015, 43 (3): 669-674.

[5] HELITO C P, DEMANGE M K, BONADIO M B, et al. Radiographic landmarks for locating the femoral origin and tibial insertion of the knee anterolateral ligament. Am J Sports Med, 2014, 42 (10): 2356-2362.

[6] SONNERY-COTTET B, THAUNAT M, FREYCHET B, et al. Outcome of a combined anterior cruciate ligament and anterolateral ligament reconstruction technique with a minimum 2-year follow-up. Am J Sports Med, 2015 mar 4. pii: 0363546515571571.

[7] MCGUIRE D A, WOLCHOK J C. Extra-articular lateral reconstruction technique. Arthroscopy, 2000, 16 (5): 553-557.

[8] IMBERT P. Minimally invasive extra-articular anterolateral reinforcement：a new technique. Arthroscopy，2007，23（8）：907. e1-4.

第十一节　前交叉韧带翻修手术

近十年，在我国前交叉韧带（ACL）重建手术迅速普及，重建患者的总量有了显著增加，但是韧带重建后失效或者产生各种并发症的患者也越来越多，给我们的临床工作带来反思和挑战。ACL 重建后临床失败的概念较宽泛。总体来讲，ACL 重建术后患者运动功能没有得到明显恢复即可称为临床失败。如果因为关节疼痛、活动度受限造成日常生活功能明显受到影响也可称为临床失败。从字面上，ACL 重建术后的任何再次手术都称为翻修手术，比如 ACL 重建术后关节活动受限的松解和感染时的关节清理等。这里的 ACL 翻修手术仅仅指 ACL 重建术后因为膝关节稳定性不佳而进行的韧带重建相关手术。采用人工韧带进行 ACL 重建后，如果定位不当造成膝关节活动度的明显受限，需要去除人工韧带另行重建。其手术思路与韧带重建后膝关节不稳再发类似，不再另述。

与初次重建相比，ACL 翻修手术面临的任务要艰巨得多。首先，确定前次手术失效的原因最为关键，只有这样才能避免同样的错误再发。其次，要克服或者排除既往手术对预期手术的影响，比如内固定的干扰、隧道的干扰。第三，从移植物的选择到最后的固定，涉及韧带重建的每一步，都需要选择最佳的重建方式。最后，要选择最佳的康复训练方式。

一、ACL 重建后失效的原因

ACL 重建后失效的原因很多。对于一个重建后失败的病例，这些原因可能会同时存在，但是往往以一个为主。ACL 重建后失效的原因分四类：①创伤；②技术操作错误；③移植物和隧道愈合失败；④移植物韧带化失败。

1. 创伤　是引起 ACL 重建后失效的常见原因或者诱因。因此应当详细了解病史，以确定是韧带重建成功以后的创伤性失效还是韧带重建后在 ACL 功能欠佳基础上的失效。对于 ACL 重建患者，如果术后膝关节临床稳定性好、影像学检查韧带信号好、重建后一段时间已恢复高对抗性运动，则说明最初重建成功。这类患者新的创伤往往较重，如打篮球或者手球时的跳跃，踢足球时的严重扭伤。更多的患者可能是在 ACL 重建后韧带功能欠佳基础上的创伤性失效。如果患者首次 ACL 重建后膝关节稳定性恢复不佳、影像学检查韧带信号差、韧带重建术后急停急转功能未恢复，说明初次重建并不成功。这需要有详细的术后资料以资判断。如果术后对患者没有详细的随访，缺乏临床资料，特别是稳定性检查和影像学资料，确实难以确定首次手术后、本次创伤前成功与否。初次手术后运动状态的恢复并不代表韧带重建成功。一些患者韧带重建术后影像学检查韧带已经完全吸收，但仍然有较好的运动功能。出现这种现象的原因很多，但总的来说，这类患者面临着较高的再次损伤的风险。有些患者韧带重建后的失效不是因为严重创伤造成的，而是因为过于激进的康复。这类患者早期临床检查显示可靠的关节稳定性和良好的影像学信号，中期无明显外伤但有过于激进的康复活动，随后出现韧带失效。目前，韧带重建术后的康复计划基本上遵循的是激进而安全的康复计划。如果过于激进显然违背移植物愈合和塑形的规律。

2. 技术操作错误　最常见的错误就是胫骨和（或）股骨隧道定位错误。胫骨隧道靠前导致移植物与股骨凹顶部撞击；隧道位置过于靠后同样也是问题。如果胫骨隧道过于靠后，则移植物处于垂直状态，对膝关节前向稳定性的控制力减弱，造成重建韧带无功能或者功能不全。胫骨隧道过于偏内、外侧造成移植物与股骨髁间凹内、外侧壁撞击。过于靠内会侵及胫骨内侧平台的软骨，导致医源性关节炎。股骨隧道靠前导致移植物在关节屈曲时过度延伸而失败。股骨隧道偏前的主要原因是经胫骨隧道定位股骨隧道时，胫骨隧道与矢状面和胫骨纵轴的成角过小。以前做 ACL 等长重建时，因为医生没有清理干净股骨髁间凹外侧壁和顶部的软组织，没有确认股骨隧道的“过顶”位置，把“住院医师嵴”当作髁间凹的最后缘，容易造成隧道位置过前。有时由于固定方法的问题（比如采用挤压螺钉固定），在操作时恐怕隧道后侧壁太薄导致崩裂而造成建立的股骨隧道过于靠前。股骨隧道靠后容易导致隧道后壁骨折开裂。股骨隧道另外一个定位错误就是过于靠顶部12点钟位置，移植物会与PCL撞击导致松弛或者活动受限。髁间凹是否需要成形应根据实际情况，如果髁间凹过小，活动时侧壁和顶部撞击移植物，则需要成形。

其他技术操作错误包括移植物的牵张和固定不适当。移植物的预牵张是一项应当实施的技术，能够克服移植物的黏弹性，去除移植物复合体中残留的松弛性因素。一般用80~100 N的牵张力进行牵张，过度牵张无益。移植物植入后在固定之前的过度紧张和术后活动度受限有关。在动物模型中，过度紧张使移植物再血管化延迟且有黏液样退变。移植物承受的牵张力超过其引起弹性变化的范围，就会造成移植物松弛，导致不稳。移植物在何种屈膝角度，以何种张力固定，需要结合韧带重建方式。比如ACL的PL束重建时，如果在屈膝90°位牵张固定，伸膝时可能造成移植物遭到过度牵拉而失效。

另外一些操作错误和手术医生有关，如移植物切取时的损伤、界面螺钉固定位置的偏差、移植物的强度不够、没有治疗辅助性稳定结构损伤（如未诊断出膝关节PLC损伤，未关注前外侧结构的失效），所有这些错误均可能造成ACL重建失败。

3. 移植物和隧道愈合失败 移植物和骨隧道不愈合的发生率还不清楚，一般认为其发生原因与移植物与隧道不匹配（隧道过大）和固定不可靠有关，还可能与采用的材料有关。有动物试验研究证明，异体韧带重建后愈合时间延长。在临床上，常发现韧带重建后隧道扩大，其原因和意义还有待研究。尽管未发现这种现象与功能状态的关系，但是隧道扩大可能和移植物的愈合有关，也可能是移植物失败的前兆。

一些重建术后患者的再次关节镜检查证明，在大多数病例完成了移植物的再血管化和韧带与隧道的愈合，也有一些病例显示没有血管化。是否存在一些特殊个体，韧带重建后移植物与隧道的愈合本来就存在不可能性，还有待研究。

4. 移植物韧带化失败 一些患者，从整个韧带重建过程分析都是完美的，术后无外伤和过于激进的康复训练，但是术后3~6个月MRI复查会发现移植物在关节内的部分大部分或者完全吸收。这种现象最常出现在采用异体肌腱的患者中，可能与肌腱的处理有关，比如过度辐照造成异体肌腱胶原纤维碎裂。最近有文献报道，采用异体肌腱重建ACL失效率数倍于采用自体肌腱，提示我们在移植物的选择方面需要慎重考虑。然而，临床上确实有个别患者，即便采用自体组织，也会出现移植物的无原因吸收。其具体机制不清，可能是成胶原或者胶原塑形能力缺陷，也可能重建手术造成的局部过度吸收反应。对于此类患者，采用生物组织材料进行翻修可能会重蹈覆辙，可以考虑使用人工韧带。ACL重建术后有过感染的患者容易出现韧带的吸收，可能与感染时溶酶体对组织的破坏有关。

二、ACL翻修的策略

ACL翻修手术有两种方式：一种是分期进行，先进行关节清理，通过植骨去除原来韧带重建造成的骨缺损，然后再行二期重建。这种方式看似复杂，实际上简化了翻修手术的步骤，把所有的翻修手术变成了治疗骨缺损和韧带重建两个能够对结果进行更好控制的两部分。另一种是一期重建，在规避、利用或者克服原有骨质缺损的同时进行ACL重建。这种一期完成的手术相当复杂，增加了治疗结果的不可预测程度。因此，如果原有骨隧道和内固定对再次重建没有影响，建议一期翻修；如果原有骨隧道或者内固定对再次重建有干扰，建议分期进行，以保证第二次重建的效果。

三、手术指征

ACL翻修的主要适应证是重建失败且又出现症状。可以说翻修手术的适应证和初次重建手术的适应证类似。决定是否翻修和患者的期望值密切相关：一个优秀的运动员希望重返运动场；一般患者仅要求关节稳定可以适应日常工作，维持静态的生活方式。术前必须告知患者翻修术有可能需要二次完成，并且术后预后结果不如初次重建术后的预后结果；如果患者伴有关节炎或者其他并发症，则其功能不能完全恢复。因此，作为医生应该根据患者对手术的期望值和手术能达到的目标，选择最佳的治疗方式。

四、术前计划与准备

1. 采集病史　初次和重建后的损伤机制对于诊断帮助很大，通常患者会描述有轴移损伤并伴有响声，随后出现关节肿胀，应该查问患者是否出现"打软腿"，这些损伤常与半月板和软骨损伤有关。尽可能多地了解患者以前手术的信息，包括初诊情况、手术记录、关节镜下照片、重建使用的移植物、相关的病理情况（半月板、软骨、其他韧带的完整性），以及重建器械等相关细节。还要了解患者术后执行的康复计划。

2. 体格检查　仔细检查步态、下肢力线、先前手术切口。除了检查膝关节前后向松弛度外，还要检查内外翻和旋转的稳定性。记录患膝的活动度并和健侧比较，以确定是否有活动范围的减小。

3. 影像检查　放射影像检查可以为病史和体格检查作补充，解释失败的原因，提供移植物位置状态及周围骨与软组织的情况。侧位 X 线片可以判断骨隧道的位置；站立位伸直膝关节的正位片，可以判断胫骨—股骨的对线，以及关节间隙是否狭窄；膝关节屈曲 45°时后前位 X 线片能反映软骨面及髁间凹的情况。正侧位片可以检查骨隧道是否异常扩大；轴线或者切线片可以评估髌股关节的退变情况，或骨-髌腱-骨（BTB）切除后的局部缺损。MRI 检查可以判断移植物的完整性，如果诊断怀疑，则 MRI 可以进一步确认隧道的位置及关节内的其他结构。如果平片显示骨质有缺损，CT 检查能很好地确定骨质缺失的范围。

通过影像检查有助于确定界面螺钉固定的位置和类型，以及是否需要去除等，以便在翻修术中准备使用特殊的器械。

4. 客观松弛度的检查　最常见的检查器械是 KT-1000 或 KT-2000。如果检查者未掌握标准的检查方法，检查结果不一定可靠，因此检查者应熟悉检查方法。

5. 移植物的选择　如同前次重建术，翻修术也有三种移植物可供选择：自体组织、异体组织和人造韧带。

目前人工韧带的生物相容性已不成问题，强度可与自体移植物相比。但是，人工韧带因为不会与骨愈合，需要靠机械固定来保持韧带与骨的连接。需要韧带翻修的患者因为骨缺损和局部骨质疏松，不太适合使用人工韧带。当然，如果患者上次是不明原因的韧带纤维吸收，特别是采用自体移植物后的吸收，建议使用人工韧带。

运用异体韧带翻修有许多优点：组织易得、没有供区的损失、手术时间短、可以有大的骨栓填充骨质溶解的隧道。但是，需要告知患者可能被传播肝炎和人类免疫缺陷病毒（human immunodeficiency virus，HIV）引起的疾病等风险。尽管这些疾病发生的概率极其低（1/150 万），但依然存在传染的可能性。采用异体组织的其他缺点包括移植物可能延迟愈合、移植物断裂概率大、骨隧道易扩大、移植物机械特性减弱（由于辐照或者环氧乙烷保存等原因），以及存在的免疫反应。

有些医生倾向于采用自体 HT 作为移植物，由于供区病损小，常作为首选移植材料；其他还有股四头肌肌腱（QT）、髌腱作为 ACL 翻修的移植物。已经有报道称，原来采用 BTB 重建 ACL 失败后，采用 HT 作为移植物翻修成功的病例。目前这种选择渐趋流行。赵金忠设计出利用腓骨长肌肌腱前半部（AHPLT）重建 ACL 的方法，经大量的临床应用已经证明其可靠性，在韧带翻修手术时可以考虑。

当然，ACL 翻修时选择移植物取决于许多因素：能否得到这种组织、旧的骨隧道的解剖位置、术者的技术经验和习惯，以及患者的意愿。初次重建时所用的移植物材料对翻修时重建材料的选择也有影响。如果初次重建时采用的是异体或人工材料，则翻修时所有的材料都可以作为选择；如果初次重建时自体肌腱已经用过，翻修时材料的选择则受限。已经存在的骨隧道同样影响移植物的选择，如果隧道大，需要一期植骨，二期翻修；如果骨隧道稍微扩大，需要采用带有大的骨块的材料，则不能采用 HT。

如果患者适合通过分期手术进行翻修，在韧带重建时对移植物无特殊要求，选择的余地就较大。我们习惯采用异体肌腱。如果患者原来采用的是自体 BTB，则采用自体 HT 重建也是一种常见的选择。如果患者原来采用的是自体 HT，我们不主张再切取自体 BTB。

如果患者适合一期翻修，在大多数情况下要兼顾弥补骨质缺损，可能需要采用异体跟腱等带骨块材料。我们只是在原有骨隧道和内固定对新建隧道无任何干扰时才进行一期翻修手术。在更多情况下，我们主张二期手术以保证效果。

五、手术步骤

1. 关节清理及骨缺损治疗 在关节镜下，清除关节内残留的纤维组织，取出股骨端挤压螺钉等固定物。如果患者原来采用的是关节外的悬吊式固定，近侧的固定物对新的韧带重建一般无影响，可不予取出。移植物远端的固定物则需要通过胫骨隧道外口取出。在大多数重建失败的病例，固定物有不同程度的松动，很容易取出。如果韧带断裂由重新外伤造成，原来的固定可能很紧，取出较为困难。不管如何，在术前要了解原来内固定的类型，准备相应的器械。

随后采用刮匙或者打磨头，去除骨隧道壁上的硬化骨质。通过植骨消除隧道缺损。对于股骨端骨缺损建议采用整块骨填充（一面带皮质，并将带皮质面朝向关节内）。填充时往往需要做一个小的关节切口。胫骨端骨隧道则通过外口向内塞入骨质填充。一般先用一整块骨质封闭胫骨隧道内口，隧道靠外侧部分可用人工骨填充。但是不建议使用不吸收或者吸收替代太慢的人工骨。

如果原来重建的韧带还有部分功能，要尽可能保留原来纤维。比如原来 ACL 等长重建后功能不全，一般是 PL 束缺乏造成的膝关节旋转控制能力失常，保留残留纤维进行 PL 束重建即可。部分患者原来行双束重建后单束损伤，一般为 PL 束损伤，仅需要 PL 束翻修。

2. 韧带重建 骨隧道缺损治疗 3 个月以后，原则上可以进行韧带重建。如果采用人工骨，可能需要观察更长时间，在人工骨替代完成，隧道骨密度无变化后重建。

韧带重建方法同原发性损伤后的重建。我们偏好联合采用自体和异体肌腱，行 ACL 双束重建和前外侧结构重建。一般不从健侧肢体取肌腱，利用同侧 AHPLT 重建 ACL 的 AM 束，利用异体肌腱重建 ACL 的 PL 束和前外侧结构。在固定方法上，对于 ACL 的 AM 束，在股骨侧建议采用悬吊式固定，因为填充后的骨隧道部位骨质和密度与正常骨质有差异，界面螺钉固定不一定可靠。在胫骨侧建议采用双重固定，即界面螺钉加悬吊式固定。所使用的界面螺钉最好能较快吸收并且具有骨传导或者骨诱导作用。

六、术后康复

翻修手术的患者因为局部微环境的变化，无论腱骨愈合还是移植物的血管化可能都要较初次手术差。因此术后康复进程要略缓。当然，还要结合所使用的移植物和固定类型。一般术后即刻可以负重（从部分负重到完全负重），进行膝关节活动度练习。但是活动度练习时间不能过长，否则可能会造成膝关节过多积液，对移植物不利。本体感觉和灵活性训练也要略晚。

第三章　前交叉韧带胫骨止点撕脱骨折的手术治疗

第一节　概　述

一、相关解剖

胫骨是膝关节的主要承重骨，近端宽，有内、外两个髁，在两髁之间为髁间隆突，为前交叉韧带（ACL）和半月板提供附着部位。ACL 附着在胫骨髁间隆突前侧的坡面，该附着点称为 ACL 胫骨止点。ACL 胫骨止点撕脱骨折除了造成 ACL 的连续性中断外，如果撕脱骨块较大，向侧方可能累及胫骨关节面的承重区，向前方可能累及髁间隆突前侧胫骨近端皮质，向后方可能会累及整个髁间隆突，但是最常见的情况仍是骨折仅累及髁间隆突前侧坡面 ACL 附着区域内的骨质。因为 ACL 胫骨止点撕脱骨折仅在少数情况下累及髁间隆突的最高端，因此将其称为髁间隆突骨折并不科学。正因为如此，判断 ACL 胫骨止点撕脱骨折移位程度不是靠正位 X 线片，而是靠侧位 X 线片，因为在正位片上悬浮的骨块与髁间隆突影重叠。

ACL 的胫骨止点一般呈“L”形或者反“L”形，外侧半月板的止点常常在 ACL“L”形足印区的转折部，也就是外侧半月板前角与 ACL 胫骨止点实际上是一个附着区。ACL 胫骨止点撕脱骨折时，绝大部分都合并外侧半月板前角的撕脱骨折。撕脱骨折发生后，由于外侧半月板的牵拉，会造成骨折向外侧移位。对于陈旧性骨折，如果存在半月板的回缩变性，会造成骨块复位困难。

二、流行病学

ACL 胫骨止点撕脱骨折为特殊类型的 ACL 损伤，较韧带实质部断裂的发生率为低，常由较小应力引起。ACL 胫骨止点撕脱骨折最常发生在儿童和青少年，相对应的是 ACL 实质部断裂最常发生于成人。有报道称，该损伤的常发年龄段为 8~14 岁，多为摔伤造成。Poncet 早在 1875 年首次描述了胫骨髁间隆突的撕脱骨折。在早期的文献里，一般认为这种损伤特发于不成熟的膝关节，常见于儿童及青少年。这种骨折曾经被描述为“儿童型 ACL 撕裂”，给人的感觉不太常见。

尽管成人 ACL 胫骨止点撕脱骨折的发生率较低，但是确有发生，并且成人 ACL 止点撕脱骨折的发生率有增高趋势，与车祸和运动损伤的发生率增加有关。成人 ACL 胫骨止点撕脱骨折常合并半月板和侧副韧带损伤，甚至胫骨外侧平台后缘的压缩骨折。

三、损伤机制

ACL 胫骨止点撕脱骨折的发生机制与 ACL 实质部断裂类似，与胫骨外髁旋前损伤有关，只不过是 ACL 断裂时从其胫骨附着点带下来一块骨质而已。这种骨折之所以常发生于儿童和青少年，一般认为是由于该年龄段人群的 ACL 胫骨止点区域骨化尚未完全，相对于其强度较高的韧带来讲，该区域骨质内存在应力薄弱点，另外也可能与该年龄段韧带的弹性较大不易拉断有关。

成人 ACL 胫骨止点撕脱骨折一部分为胫骨外髁旋前损伤。此类损伤除了发生 ACL 胫骨止点撕脱骨折外，在胫骨外侧平台后缘或者股骨外髁终沟部位可能会有压缩骨折。还有相当多的部分发生在较为严重的胫骨平台骨折，作为胫骨平台骨折的一个附带损伤出现，特别是 Schatzker Ⅴ型和Ⅵ型骨折。

ACL 胫骨止点撕脱骨折在部分患者可能会表现为单束（一般为前内侧束）的撕脱骨折，另一束为韧带实质部断裂。这类损伤在治疗上稍显复杂。

四、诊断

1. 症状与体征 如同其他类型的关节内骨折一样，ACL 胫骨止点撕脱骨折的患者无特异性症状和体征，表现为膝关节肿胀、疼痛、负重困难。因为患者难以屈曲膝关节，因此前抽屉试验常常无法检查，但 Lachman 试验很容易发现膝关节的前向不稳。因为关节内血肿或者骨块撞击，会有伸膝受限。

2. 影像学检查 标准的膝关节前后位和侧位 X 线片有助于了解骨折移位程度（图 3-1）；CT 检查能够较为准确地了解骨折的具体情况，三维 CT 还能了解骨块的侧向移位。MRI 检查除了对骨折本身的诊断外，还有助于了解是否合并半月板、关节软骨及韧带损伤。

3. 关节镜检查 除了可以在关节镜下进行复位固定外，关节镜检查本身可以直接观察到半月板、韧带、关节软骨及骨折的关节面部分。即便是进行切开复位内固定，在此之前进行关节镜检查也很有帮助。但是，在很多情况下，由于髌下脂肪垫及膝关节前室其他软组织的覆盖，刚开始进行关节镜检查时不一定能够发现撕脱骨块，需要进行膝关节前室软组织的清理后，才能发现撕脱骨块，并了解到其移位程度（图 3-2）。

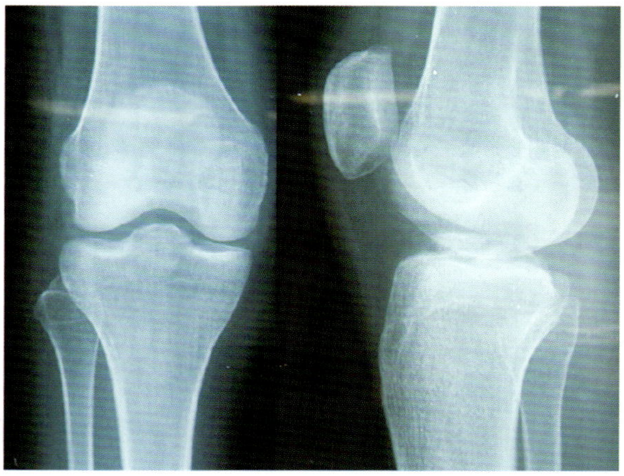

图 3-1 ACL 胫骨止点撕脱骨折的 X 线片

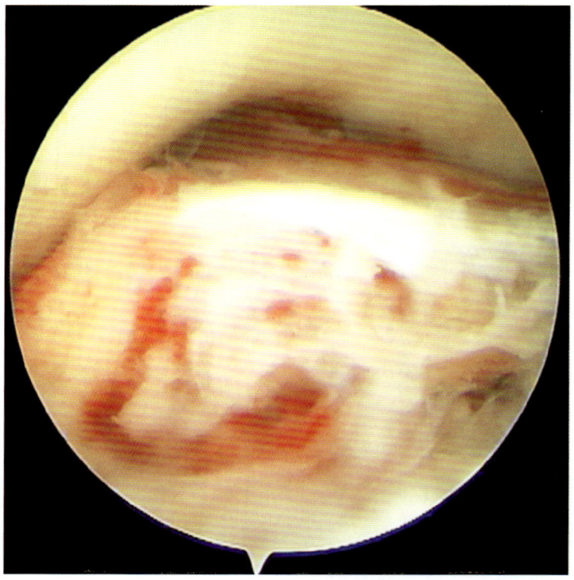

图 3-2 膝关节前室组织清理后撕脱骨块显露

五、分类

Meyers 和 McKeever 曾对此类损伤有过分类，根据骨折的移位情况，髁间隆突撕脱骨折可以分为三型：Ⅰ型为无移位或稍微移位的撕脱骨折，Ⅱ型为撕脱骨块前面 1/3～1/2 翘起移位、后面未有移位的撕脱骨折，Ⅲ型则为完全移位的撕脱骨折（图 3-3）[1,2]。有人进一步把Ⅲ型骨折分为只累及 ACL 附着区的ⅢA 型和累及整个髁间隆突的ⅢB 型。有人又把骨块粉碎的类型称为Ⅳ型。

临床上，我们建议首先根据骨折移位程度分为程度渐进的三型：无移位（已自行复位）、前缘翘起的部分移位、完全移位。非粉碎和粉碎性骨折在治疗上区别不大。要区别是单纯的 ACL 止点撕脱骨折

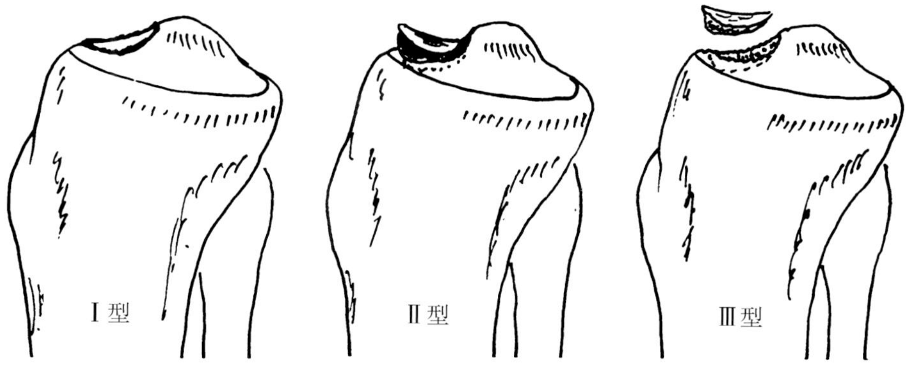

图 3-3　ACL 胫骨止点骨折的 Meyers-McKeever 分型

还是 ACL 止点连同外侧半月板前角撕脱骨折。因为后者最常发生，会造成骨块向外侧移位，在骨块翘起幅度不太大的情况下影响伸膝。另外，还要区别是 ACL 胫骨止点全撕脱骨折还是撕脱骨折合并实质部断裂。最后根据受伤时间，将骨折分为新鲜骨折和陈旧性骨折。我们主张以外伤后 3 个月时间为界限，3 个月以内的骨折基本上可以按照急性期骨折处理，3 个月以后，骨床、骨块底部硬化，骨块与周围组织粘连，会对复位固定造成困难。

根据骨折移位进行分类有一定的缺陷：X 线分类反映的是骨折自行复位后的位置，没有反应损伤即刻的移位情况，因此可能低估了和骨折有关的不稳定性。极有可能许多Ⅱ型撕脱骨折在损伤时为Ⅲ型。该分类也无法反映合并的软组织情况，如膝横韧带（TL）是否嵌夹在骨块与骨床之间。

六、治疗

ACL 胫骨止点撕脱骨折治疗的目的是进行骨折的解剖复位。理论上，应当避免过度复位，以免 ACL 承受过度应力，造成膝关节活动受限。但是也有人考虑，在撕脱骨折发生之前，ACL 实质部纤维因为应力作用已经造成不可逆的延伸，在这种情况下，应当考虑过度复位以恢复 ACL 纤维的紧张度。我们在临床上发现，将 ACL 胫骨止点撕脱骨折解剖复位后，检查 ACL 的紧张度可以发现大部分患者都残留一定程度的 ACL 松弛，当然该松弛现象在骨折愈合的过程中是否会自动消失，是否必须通过过度复位在术中校正，仍然需要探讨。

总的来说，ACL 胫骨止点撕脱骨折治疗原则根据 Meyers 和 McKeever 分型制定。

Ⅰ型骨折无移位或稍微移位，一般主张采取保守措施，伸膝位石膏固定。如果患者关节血肿造成的张力较高，可以进行穿刺抽吸，能够显著缓解疼痛症状。

对于Ⅱ型骨折的治疗有一定的争议。一般建议在关节积血抽吸后，在完全伸膝位甚至过伸位进行石膏固定，以期利用髁间凹顶部对骨块进行挤压复位；而后通过影像学检查了解骨折复位情况。如果能实现膝关节的无痛性过伸，尽管骨折未复位，仍然可以保守治疗，继续行石膏固定。如果不能实现过伸，或者膝关节过伸时有明显疼痛，一般与骨块的侧向移位有关，则建议行手术治疗。我们认为 ACL 胫骨附着区的前侧主要为 AM 束附着，ACL 胫骨止点撕脱骨折前缘复位不佳至少会造成 ACL 的 AM 束松弛或者功能不全，加上 ACL 纤维内部的不可逆形变，会造成比骨折移位所反映出来的更加严重的关节紊乱。临床上发现，Ⅱ型骨折复位不佳的原因往往是骨块和骨床的不规则，一旦侧向移位，难以自行复位匹配。TL 和髌下脂肪垫在骨块与骨床之间有嵌夹也是部分原因。在关节镜技术日益成熟的今天，应当积极去除这些因素，保证骨折的复位和愈合。另外，在Ⅱ型骨折或者其他类型骨折的治疗中，不但要考虑骨折的复位，还要考虑 4~6 周的制动造成的后果。目前所有关节内骨折的治疗观点是解剖复位、坚强内固定、允许早期活动，以此保存关节内环境和关节软骨。因此建议对于Ⅱ型骨折，通过手术进行可靠的固定，有利于早期功能锻炼。

对于Ⅲ型骨折，也可以试行闭合复位，如果移位仍存，手术复位内固定是唯一的选择。当然，可以采用切开复位内固定的方法。我们相信，通过关节镜技术的普及，关节镜下复位内固定会成为首选方法。

七、骨折固定技术

钢丝作为一种软硬适中的材料，是关节切开或者关节镜下 ACL 止点骨折复位内固定容易想到、也是经常使用的材料。但是普通钢丝仍然脆性较高，容易断裂。另外，在关节镜下操作时，钢丝又显得太硬，不利于弯转牵拉。

采用克氏针固定有报道，但是使用者很少，较多的作者采用螺钉固定。因为 ACL 止点撕脱骨折在复位后重新错位的倾向很小，一般来说上述固定材料都能够满足维持复位的要求。

随着关节镜技术的日臻完善，现在一般采用关节镜下缝线固定，但是缝线固定的方法有一定的局限性。因为一般的缝线固定采用横跨或者斜跨骨折块的方法，如果缝线过于靠前，有可能固定松脱，过于靠后则骨折块前缘可能翘起，骨块较小或者粉碎则难以进行固定。在骨块前后穿多根缝线固定可能更有益处[3]。

参考文献

[1] MEYERS M H，MCKEEVER F M. Fracture of the intercondylar eminence of the tibia. J Bone Joint Surg Am，1959，41-A（2）：209-222.

[2] MEYERS M H，MCKEEVER F M. Fracture of the intercondylar eminence of the tibia. J Bone Joint Surg Am，1970，52（8）：1677-1684.

[3] AHN J H，YOO J C. Clinical outcome of arthroscopic reduction and suture for displaced acute and chronic tibial spine fractures. Knee Surg Sports Traumatol Arthrosc，2005，13（2）：116-121.

第二节　急性前交叉韧带胫骨止点撕脱骨折的关节镜下复位固定

一、手术指征

ACL 胫骨止点撕脱骨折为关节内骨折，没有直接进行手法复位操作的措施。对于急性骨折，完全伸膝位髁间凹顶部对翘起骨块的压迫有助于骨块复位。但是急性骨折患者都有关节腔积血，在积血量大时完全伸膝会加剧疼痛（屈膝 30°关节腔容量最大，痛感最轻）。所以建议先穿刺抽吸关节积血，而后做数次伸直动作，最后用石膏固定于膝关节过伸位。随后摄片检查，了解骨折复位情况。如果骨折移位在 5 mm 以内，继续行完全伸膝位固定即可；如果骨折移位超过 5 mm，建议行手术复位内固定，我们则建议在关节镜下进行复位固定。一般来讲，有 5 mm 移位的骨折即便能够愈合，也会造成 5 mm 的关节松弛，加上韧带实质部损伤造成的韧带松弛，关节的松弛度可能会大于 5 mm。

需要强调的是，利用髁间凹顶部压迫复位最后造成的结构状态并不正常。首先，在正常情况下，髁间凹顶部与 ACL 附着区并不接触，而利用髁间凹顶部压迫骨块最后造成的结果是两者接触。尽管有可能达到膝关节过伸，但是一旦髁间凹或者 ACL 骨块部位有骨质增生，就会造成伸膝受限。另外，利用髁间凹顶部压迫复位很少能达到解剖复位。正常膝关节在伸膝极限时，髁间凹顶部与 ACL 附着部之间的空间就是骨折时骨块无法进一步下压的空间。

如果骨折在矢状面移位不明显，但是膝关节不能伸直，则需要手术治疗。这一般是由骨折向外侧移位引起的。如果骨折移位不明显，膝关节能过伸，但是膝关节过伸时有明显疼痛，也需要手术治疗，说明膝关节前室有撞击。

如果有合并损伤，如胫骨外侧平台后缘压缩骨折、半月板损伤等需要手术治疗，应附带进行 ACL 胫骨止点撕脱骨折的复位固定，以利于早期锻炼。

二、手术步骤

患者仰卧位，麻醉生效后，大腿根部扎止血带，大腿外侧止血带处放置侧向挡板。常规消毒、铺无菌巾单，术肢驱血后止血带充气[1]。

1. 建立手术入路 ACL 胫骨止点撕脱骨折的复位固定采用 3 个关节镜手术入路——高位前外侧入路、高位前内侧入路和髌韧带正中入路（前正中入路），交替作为镜头入路和器械操作入路。高位前外侧入路平髌骨尖水平，紧贴髌腱外侧缘；高位前内侧入路平髌骨尖，紧贴髌韧带内侧缘；髌韧带正中入路位于髌韧带上、下、内、外的正中点。先自高位前外侧入路，带内芯插入关节镜鞘管，在鞘管上分别接上关节镜灌注管和吸引管，将鞘管内芯拔出，用手堵住鞘管外口，反复进行灌注和吸引，直至吸引液接近清晰。随后插入关节镜镜头进行操作。前内侧入路插入器械。按次序检查整个关节，治疗相应的合并伤。ACL 胫骨止点撕脱骨折时内侧滑膜皱襞会水肿增生，与股骨髁摩擦可能产生症状，建议切除。ACL 胫骨止点撕脱骨折可能合并内、外侧半月板损伤，需要同时行半月板修整或者修补。对于半月板周缘部的垂直纵行裂伤，不进行任何处理，术后避免患肢负重半蹲活动 6 周，也有很高的愈合率。对于胫骨外侧平台后缘压缩骨折，在关节镜监控下进行撬顶复位。

2. 关节清理 患者屈膝 45°，将大腿靠于其外侧放置的挡板，足部固定于手术床面，可以减少对助手的依赖，方便操作。清理髌下滑膜系带和髌下脂肪垫，以及两个入路周围的滑膜，清理骨块前缘的膝横韧带（TL），显露撕脱骨块（图 3-4）。

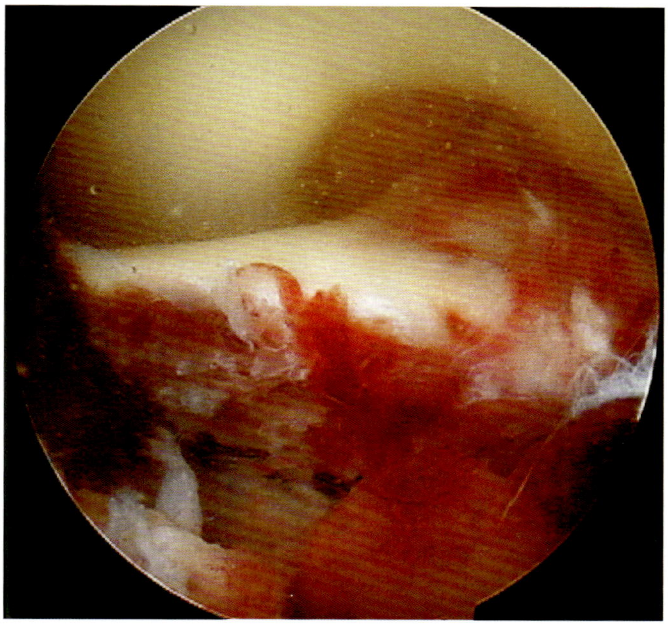

图 3-4 新鲜的 ACL 止点撕脱骨折

骨块向前移位超出骨床前缘，可能与韧带的非弹性延长有关

ACL 胫骨止点撕脱骨块保守治疗复位不佳的原因包括以下几方面：①撕脱骨块掀起后，无复位应力；②不平整的撕脱骨块稍有错位后，与其骨床不匹配，难以“落户”；③骨块与骨床之间有 TL 或髌下脂肪垫嵌夹（图 3-5）；④骨块与骨床间有凝血块或粉碎骨块嵌夹（图 3-6）；⑤骨块与骨床之间有半月板嵌夹。一般来说，前四种原因为主要原因，在骨块较大累及胫骨平台面时，会有第五种原因参与。

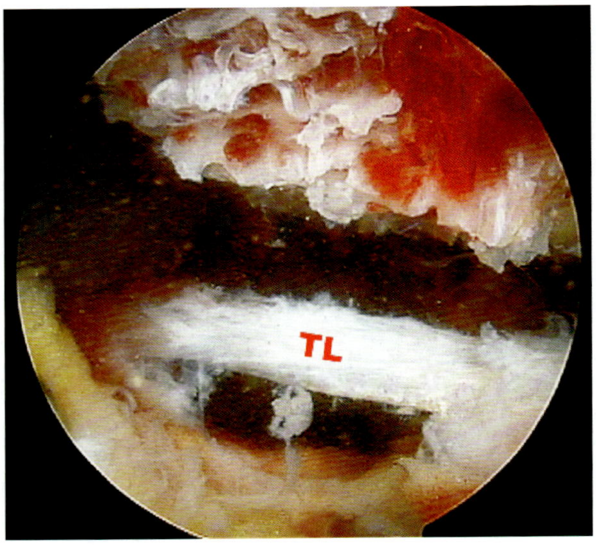

图 3-5　膝横韧带（TL）阻碍骨块复位

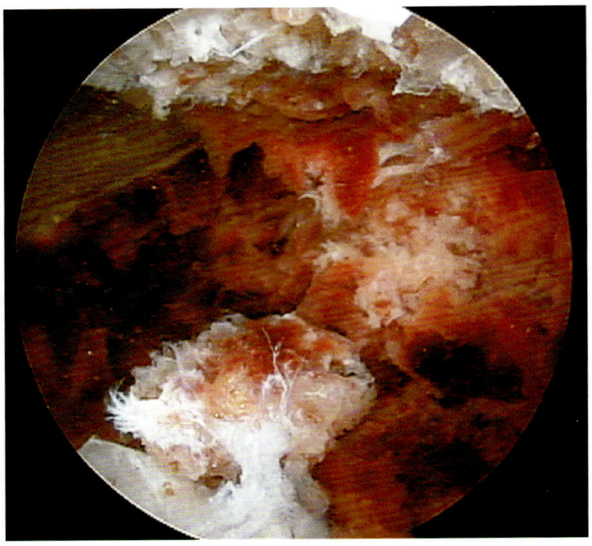
图 3-6　骨床内各种碎屑阻碍骨折复位

3. 骨床处理　用刨削器和髓核钳清理出骨床中的凝血块和松质骨碎屑，以及其他脂肪、纤维组织。如果横架于骨床上方的 TL 对骨折复位有影响，予以部分至全部切除。用关节镜打磨头或者一把弯头髓核钳，将骨床稍行加深 2~3 mm，并去除骨床内明显的骨嵴，即平整骨床，以利于骨块复位（图 3-7）。用探钩或者持物钳将骨块连同韧带拉向胫骨骨床进行初步复位（图 3-8）。检查 ACL 是否松弛。如果发现 ACL 有明显松弛，可以进一步加深骨床。骨床的加深、骨块试复位、检查韧带松紧度反复进行，直至在保证骨块和骨床充分接触的情况下恢复韧带的紧张度。不要盲目过度加深骨床，否则有可能造成骨块和骨床分离。一般来说，骨床加深程度在 5 mm 以内就能够恢复韧带的紧张度。如果发现半月板有嵌夹，用探钩将半月板拉回到解剖位置，把骨折块推进骨床。

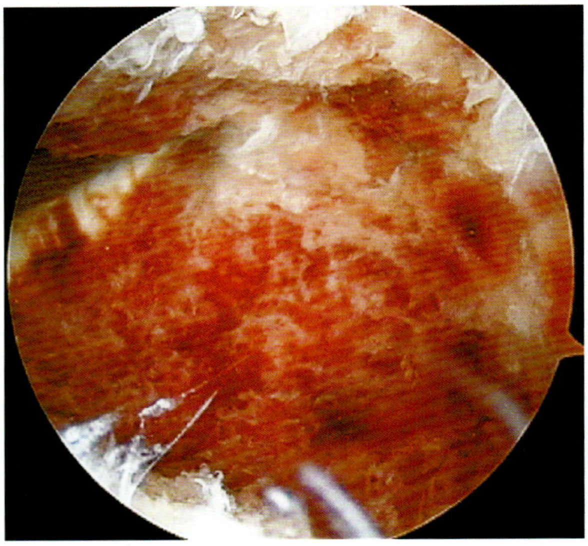
图 3-7　骨床清理平整后

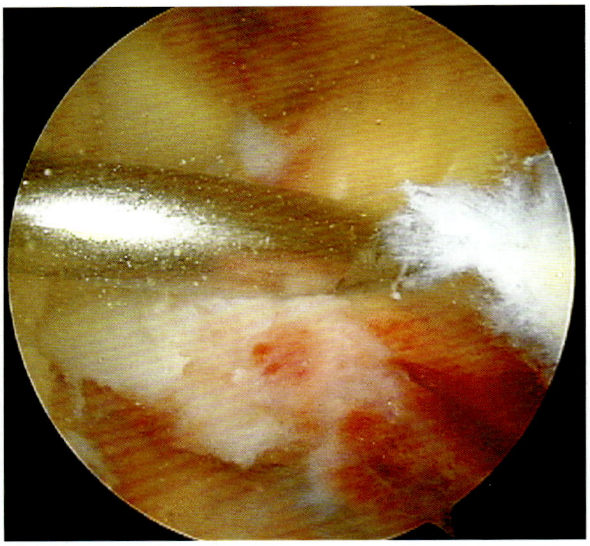
图 3-8　试复位骨折块

对于骨床加深的方法仍有一定的争论，因为骨床加深会造成 ACL 止点位置变化，通过该方法 ACL 张力恢复了，但是止点位置改变是否会影响膝关节正常的生物力学还有待进一步研究。

4. 绕固定线　将镜头自髌正中入路插入。首先将一个头部呈 45°折弯的硬膜外穿刺针套管或者一个 Linvatec 半月板修补导针器，从前外侧入路插入，从 ACL 的外侧经 ACL 后侧绕到 ACL 内后关节间隙（图 3-9）。

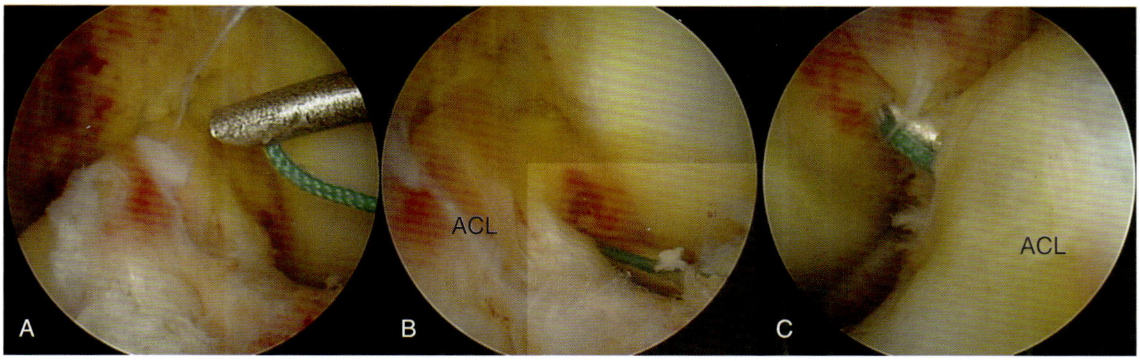

图 3-9　导引线从 ACL 后侧绕过

通过该套管或者导针器，将一根 2 号 Ethibond 缝线从前外侧入路送入，依此经 ACL 外侧和后侧，送到 ACL 内侧。用一个缝线夹持器，将该导引线头经 ACL 内侧，从前内侧入路拉出。利用该导线，将一根 6 号聚乙烯线或者 3 根 2 号聚乙烯线从前内侧入路拉入，绕过 ACL 后侧，从前外侧入路拉出（图3-10）。

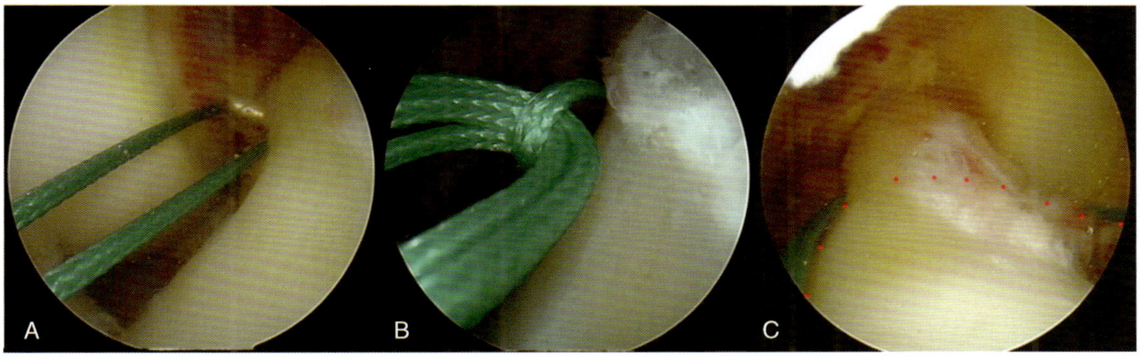

图 3-10　用导引线将 3 根聚乙烯线从 ACL 后侧绕过

如果骨块较小或者粉碎，或者固定线很容易经骨块和骨床间隙向前滑脱，则用缝线夹持器经前外侧入路插入，把内侧那部分固定线也从前外侧入路拉出，而后将固定线两端在关节外打半个结，再推入关节（图 3-11）。通过该方法将固定线在 ACL 前方、骨块上方系扎一下，这样可以避免骨块滑脱（图 3-12）。

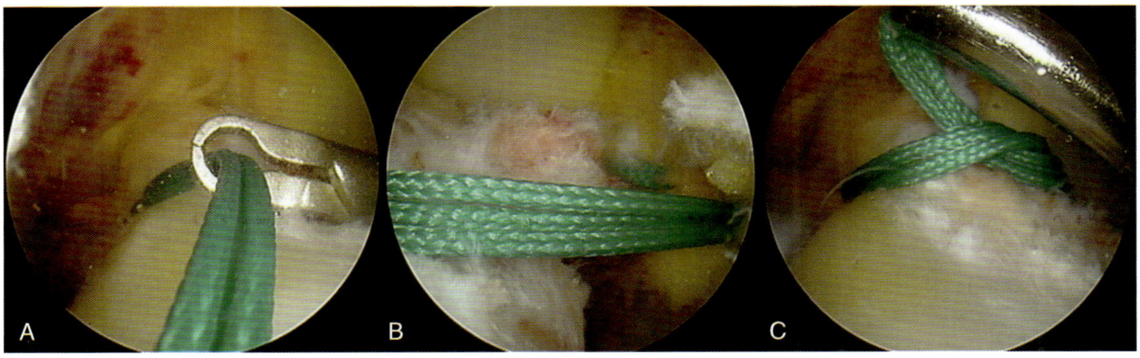

图 3-11　将固定线内侧端从前外侧入路拉出，在关节腔外打半结，再推入关节

对于较大骨块不必将缝线系扎，直接在骨块前上方交叉，就可完成固定（图 3-13）。

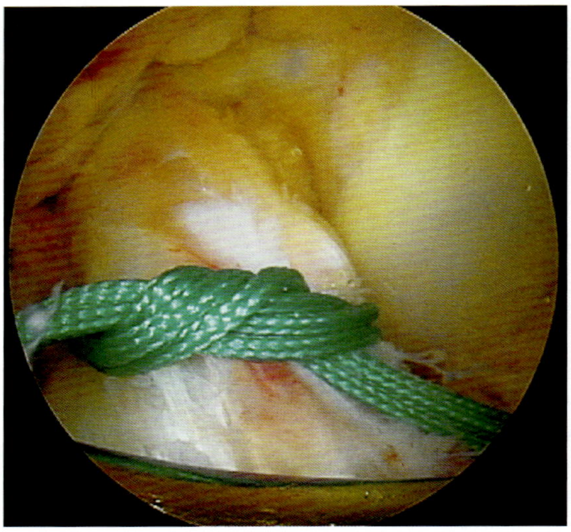

图 3-12　用固定线绑扎韧带

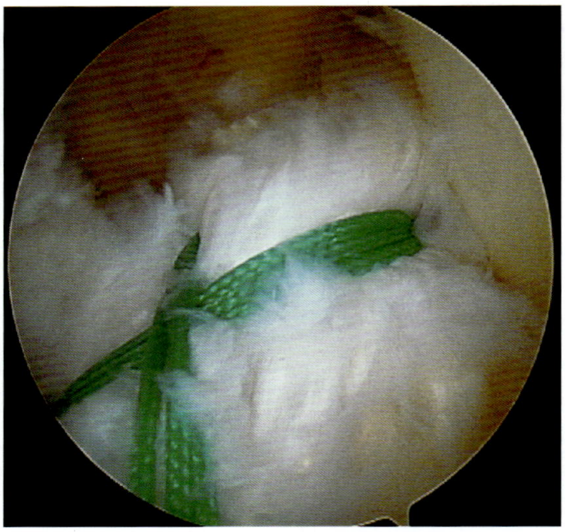

图 3-13　对较大骨块直接交叉固定

术中了解骨块的侧向移位。一般的移位是因为外侧半月板前角的牵扯造成的外侧移位。如果骨块需要侧向移位调整，并且骨块较大，采用不打结反折交挂的方法（图 3-14）；如果骨块需要侧向移位调整者，并且骨块稍小，采用打结反折交挂的方法（图 3-15）。如果骨块太小绑扎固定不可靠，肩袖修补用缝线穿钩，于韧带远端前后不同位置横穿缝线 3 根，随后将缝线端经隧道拉出固定。

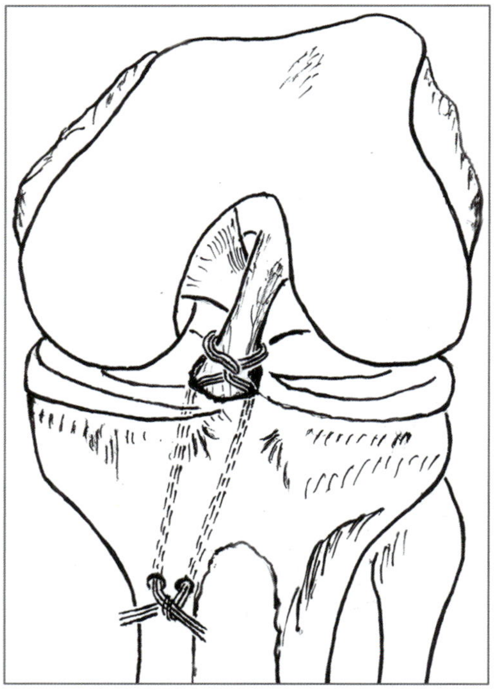

图 3-14　固定线不打结反折交挂

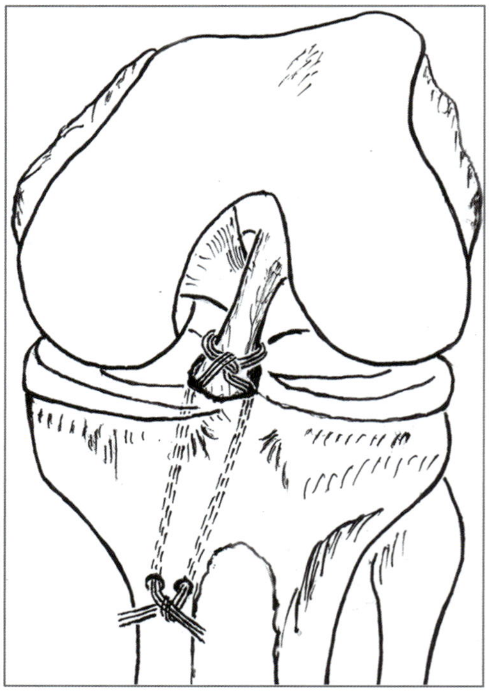

图 3-15　固定线打结反折交挂

如果半月板前角另附带有撕脱骨块，则于半月板前角与 ACL 交界部挂 2 根聚乙烯缝线，准备附加固定。

5. 钻骨隧道　在胫骨结节内侧 1~2 cm 处做一个长约 2 cm 的纵行切口，皮下稍做分离。从前外侧入路进镜，从前内侧入路和髌正中入路进 ACL 胫骨隧道定位器，自胫骨结节内侧切口，向骨床的前内侧角和前外侧角钻内侧、外侧两个骨隧道。隧道外口距离 1~2 cm。从侧面看，隧道与胫骨纵轴约成 15°角；隧道内口的定位较为重要，把骨床看作一个钟表盘，隧道内口分别位于 4：30 和 7：30 位置的骨床缘（图3-16）。隧道外口之间只要保证有一定宽度的骨桥，能够使固定线架骨桥上固定即可。先钻入直径 2.5 mm 克氏针，而后用 4.5 mm 空心钻头沿克氏针扩通。

6. 固定骨块　采用缝线交叉固定时，从内侧隧道插入缝线夹持器，夹住 ACL 外侧的固定线部分，将外侧头从该隧道拉出。再从外侧隧道插入缝线夹持器，夹住 ACL 内侧的固定线部分，将固定线内侧头拉出。这样固定线“8”字交叉于 ACL 前方、骨块上方。采用缝线交挂固定时，从内侧隧道插入缝线夹持器，夹住 ACL 内侧的固定线部分，将内侧头从该隧道拉出。再从外侧隧道插入缝线夹持器，夹住 ACL 外侧的固定线部分，将固定线外侧头拉出。这样固定线就交挂于 ACL 前方、骨块上方。轻拉固定线两头，探查骨块复位是否理想。调整骨块的位置使其位于骨床中央，无明显内、外侧偏移，调整固定线扎系部的位置，以及向骨床内、外侧走行的固定线部分的位置，使其能够控制骨块于骨床中央（图 3-17）。随后逐渐伸直膝关节，关节镜监控下确定骨折无移位。一般情况下，从屈膝 90° 到接近伸膝，骨块前缘会有一定程度翘起，需要用髓核钳将骨块前缘压顶复位。在接近伸膝位，关节镜监控下确认骨折复位满意，将固定线两端于两股骨隧道外口之间的骨桥上打结固定（图 3-18）。

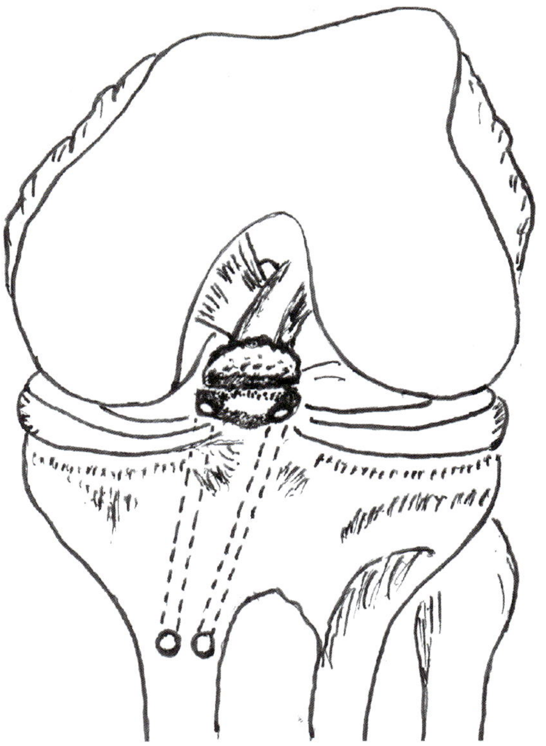

图 3-16　胫骨隧道内口位置

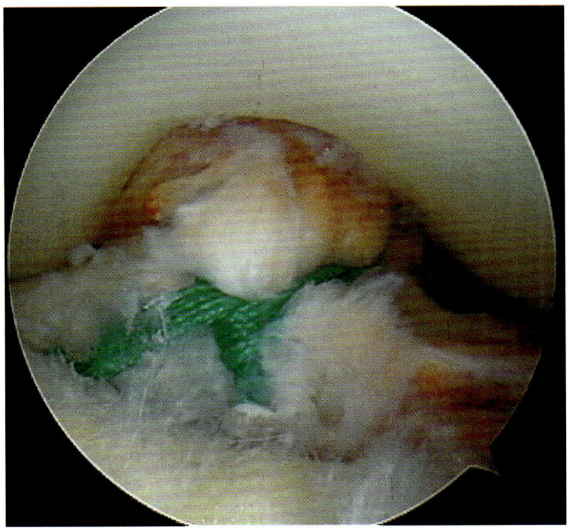

图 3-17　骨块复位后

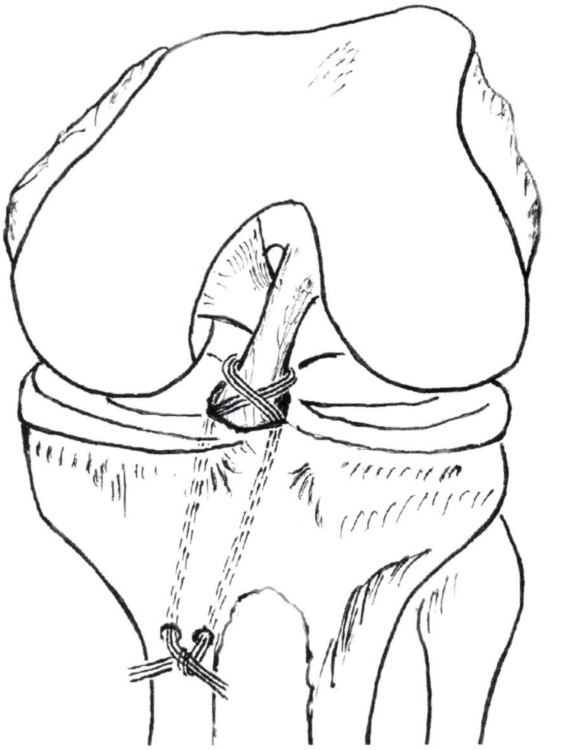

图 3-18　将固定线在隧道外口的骨桥上打结固定
（临床操作时在接近伸直位打结固定）

如果骨块较大，大于 ACL 止点范围，隧道内口不一定非要选择在骨床边缘，可以稍靠骨床中心。这时钻骨隧道时先骨块复位，用 ACL 胫骨隧道定位器钩在骨块上钻内、外两个胫骨隧道，使隧道穿通骨块，分别从 ACL 的前内和前外侧穿出。

如果半月板前角有撕脱骨块，并且已经于半月板前角和 ACL 交接部挂缝线，将表面缝线拉入内侧胫骨隧道，底面缝线拉入外侧胫骨隧道。将缝线于隧道外口骨桥上打结固定。

在将固定线从关节内向关节外拉出时，如果没有缝线夹持器，可以将细钢丝套或者缝线套顺隧道送入关节腔，将固定线用探钩钩入套内，然后拉出。

三、术后处理及康复

术后将患肢用弹力绷带包扎 2 d。术后第 1~2 周用支具固定在完全伸膝位，进行股四头肌和腘绳肌等长收缩训练及髌骨内推活动。第 3~6 周开始渐进的膝关节活动度训练，活动范围 0°~120°。第 3 周开始本体感受器训练。6 周内，用可调节支具将患膝锁定在完全伸直位可以下地负重，行直腿抬高和股四头肌等长收缩以保持股四头肌的肌力。在休息时强调用支具在伸膝位固定。6 周后去除支具，参照交叉韧带重建后的康复方法，开始各种灵活性训练。如果术中检查发现骨折固定可靠性较差，则行 4 周的制动后再进行活动度训练。

四、手术要点

1. 骨块移位程度的判断　需要去除其前缘的膝横韧带（TL）和髌下脂肪垫才能准确判断。

2. 缝线的交叉和打结　根据骨块大小及其移位，在骨块前上方采用不同的缝线交叉方法：如果骨块较大而不需要侧向移位调整，采用不打结交叉的方法；如果骨块较大需要侧向移位调整，则采用不打结交挂的方法；如果骨块稍小不需要侧向移位调整，采用打结交叉的方法；如果骨块稍小需要侧向移位调整，则采用打结交挂的方法。如果骨块太小绑扎固定不可靠，采用韧带内穿线的方法。

3. 隧道内口位置　两个骨隧道内口位置要适当，分别位于骨床的前内侧角和前外侧角。隧道内口过于靠前不利于骨块侧向移位的调整，太靠外侧不利于下压骨块前缘。

4. 消除韧带松弛的方法　复位后检查韧带的松弛度，如果韧带松弛，表明韧带有部分损伤或者非弹性有变化。可以将胫骨骨床挖深以恢复韧带张力，另外还应在 ACL 股骨起点处钻孔，并在韧带体部戳创行韧带激惹处理，以期通过瘢痕反应增加韧带张力。

5. 骨块固定时的体位　接近伸膝位固定骨块。如果屈膝位固定骨块，在伸膝时骨块前缘有可能翘起。

6. 半月板前角另外附带骨块的复位　需特别注意，否则可能造成伸膝受限。

参考文献

[1] 赵金忠，蒋垚，沈灏，等．关节镜下“8”字法缝线固定治疗成人胫骨髁间隆突骨折．中国修复重建外科杂志，2003，17（2）：205-208.

（附视频：前交叉韧带胫骨止点撕脱骨折的关节镜下缝线固定）

第三节　前交叉韧带胫骨止点撕脱骨折不愈的关节镜下复位固定

临床上 ACL 胫骨止点撕脱骨折比较常见，对于急性的 Meyers-McKeever Ⅱ、Ⅲ型骨折，临床处理包括切开或者关节镜下复位固定，有关的固定方法很多。如果在骨折的急性期忽略治疗或者处理方法不当，常常导致 ACL 胫骨止点撕脱骨折不愈或者畸形愈合。这种情况相对来说不常见，其准确发病率尚未有报道。ACL 胫骨止点撕脱骨折不愈合或者畸形愈合可引起关节疼痛、前向不稳和伸膝受限。对于这类损伤，采用何种方法能获得最佳治疗效果，尚无定论。一些学者采用关节切开复位内固定方法治疗，也有一些学者报道采用关节镜下清理并行髁间凹成形术，还有学者直接在关节镜下行 ACL 重建。文献回顾发现，治疗陈旧性 ACL 撕脱骨折仅见一些个案或者小样本报道[1]。

一、治疗原则

1. ACL 胫骨止点骨折不愈的治疗原则　我们把 ACL 胫骨止点骨折不愈时骨块-骨床的连接关系分为三种类型（Zhao 分型）：第Ⅰ型指骨块与骨床无任何连接，骨块完全悬空、不稳定；第Ⅱ型指骨块与骨床周缘通过纤维连接，骨块-骨床对合面之间形成假关节，骨块不稳定；第Ⅲ型指骨块与骨床之间充满连接纤维，骨块稳定（图 3-19）。无论哪种类型，一旦出现伸膝受限、膝关节不稳，即建议手术治疗。具体治疗方法需要结合骨折类型和临床症状来确定（图 3-20）。

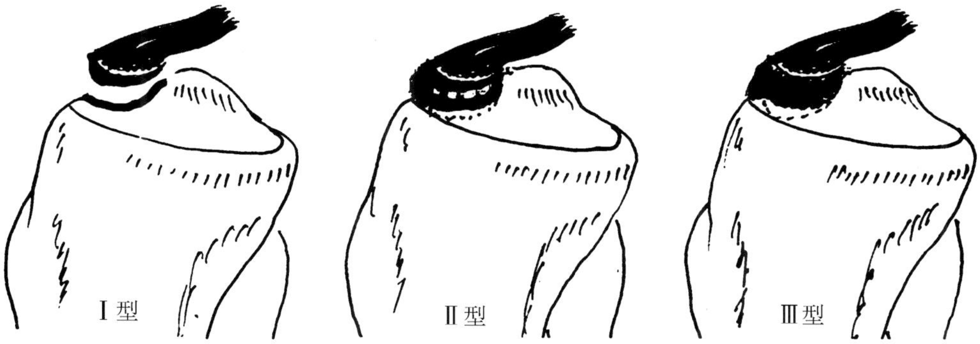

图 3-19　陈旧性 ACL 胫骨止点撕脱骨折不愈的 Zhao 分型

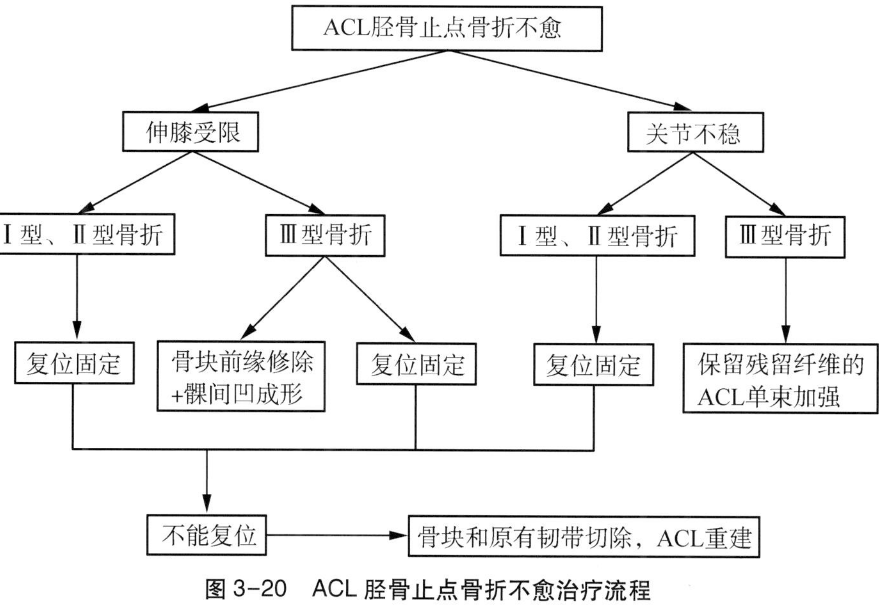

图 3-20　ACL 胫骨止点骨折不愈治疗流程

如果患者主诉伸膝受限，而骨折为Ⅰ型或Ⅱ型，建议行骨折复位固定术；骨折为Ⅲ型，但是移位较小，建议行骨块前缘切除和髁间凹成形术，以解决膝关节前室的撞击；骨折移位较大，预期通过骨块前缘切除不能解除前室撞击，则建议行骨折复位固定术；因各种原因经过松解骨块无法回位，或者韧带实质部损伤严重而无利用价值，建议切除骨块和原有韧带，同时行韧带重建。

如果患者无伸膝受限，主诉为关节不稳，而骨折为Ⅰ型或Ⅱ型，建议行骨折复位固定；如果骨折为

Ⅲ型，建议行保留韧带纤维的 ACL 单束加强术。

伸膝受限和关节不稳本身可导致关节疼痛。有的患者在伸膝受限或关节不稳的基础上合并疼痛，建议针对伸膝受限或者关节不稳进行治疗。部分患者主诉疼痛，而无伸膝障碍和膝关节不稳，则需要判断疼痛原因，在排除局部复杂性疼痛综合征后，可考虑关节探查手术。

2. ACL 胫骨止点骨折畸形愈合的治疗原则 ACL 胫骨止点骨折畸形愈合造成的症状同样为伸膝受限、关节不稳和疼痛。其治疗方法同Ⅲ型连接的骨折不愈。在骨折移位较小情况下的畸形愈合，建议行骨块前缘切除和髁间凹成形术，以解决膝关节前室的撞击；在骨折移位较大情况下的畸形愈合，预期通过骨块前缘切除不能解除前室撞击，则建议先行 ACL 止点截骨，加深骨床后，再行骨折复位固定术。如果患者无伸膝受限，主诉关节不稳，则可以行保留纤维的 ACL 单束加强；如果患者主诉疼痛，而无其他临床症状，需要仔细分析原因，再确定治疗方案；如果韧带实质部损伤严重而无利用价值，或者截骨后因各种原因骨块无法回位，建议切除骨块和原有韧带，同时行韧带重建。

总的来说，对于 ACL 胫骨止点撕脱骨折不愈或者畸形愈合，治疗方法的选择主要取决于患者的症状、体征和关节松弛度。如果患者主要为伸膝受限，解除撞击是主要措施；如果患者以关节不稳为主，增加韧带的紧张度（通过骨块复位固定拉紧韧带或者韧带加强性重建）是主要措施。尽管有人采用切除骨块和原有韧带、再韧带重建的方法，但是我们认为该方法放弃了原来可以利用的有正常腱骨连接的韧带结构，得不偿失。另外，通过切除和重建并不能保证关节活动度和稳定性的恢复。如果骨折不愈时骨块经过松解无法回位，或者畸形愈合时骨块位置过高，导致截骨后骨块不能回到正常低位，或者韧带实质部损伤严重而无利用价值，可以采取切除骨块和原有韧带、再行韧带重建的方法。

治疗 ACL 止点撕脱骨折不愈比较棘手。首先 ACL 纤维的挛缩、骨块与周围组织的粘连，存在复位的困难。其次 ACL 撕脱骨块变形，胫骨骨床硬化，很难实现骨块与骨床的匹配。但是，通过仔细操作，还是能够复位骨块，消除膝关节前室撞击和关节不稳。对于伸膝受限为主的骨折畸形愈合，截骨后骨折重新复位也会有一定困难，但是一般也能够实现。

陈旧性 ACL 止点撕脱骨折造成的最大问题不是膝关节前室的撞击，而是膝关节后侧组织结构的挛缩。如果膝关节前室撞击消除以后，膝关节仍然不能伸直，则确定为膝关节屈膝挛缩，需要进行膝关节后侧软组织的松解（关节镜下松解或者切开松解），详见第十五章“膝关节僵硬的手术治疗”。

对于 ACL 胫骨止点骨折畸形愈合，截骨后的复位固定操作基本上与骨折不愈的复位固定类似，故下面我们只描述 ACL 胫骨止点骨折不愈的关节镜下复位固定操作。

二、手术指征

ACL 胫骨止点骨折不愈造成伸膝受限或者关节不稳并严重影响日常活动或运动者，有指征进行骨块的复位固定。

禁忌证：同时合并韧带实质部损伤，造成韧带无利用价值者。

三、术前准备

1. 病史 所有患者都有相应外伤史。骨折不愈原因包括患者本人忽视治疗、初期处理不当（如 Meyers-McKeeverⅡ型骨折没有制动，Meyers-McKeeverⅢ型骨折采取保守治疗），以及因其他部位合并伤延误治疗。

2. 症状与体征 术前主要为关节伸直受限、关节不稳，可伴疼痛。部分患者以伸膝受限和疼痛为主，也有一些以膝关节不稳为主。陈旧性 ACL 胫骨止点骨折患者的症状不一定直接与骨折移位有关，有些患者膝关节主要症状为继发的半月板和胫股关节软骨损伤造成的；另有部分患者长期伸膝受限，造成日常活动时髌股关节应力异常增加，引起髌股关节炎。

3. 辅助检查 在侧位 X 线片上，能够发现骨折不愈，并能了解撕脱骨块底部和骨床的硬化程度。

MRI 检查有助于了解关节内的合并损伤，以及骨块-骨床连接的性质。

四、手术方法

患者仰卧位，大腿上止血带。通过高位前内和前外侧入口（两入口平髌骨尖，近髌韧带两侧缘），检查关节内各腔室，一并修整半月板损伤。然后关节屈曲 45°～60°，清理关节前室。去除髌下滑膜皱襞、部分髌下脂肪垫及遮挡复位的膝横韧带（TL），显露移位的撕脱骨块（图 3-21、图 3-22）。

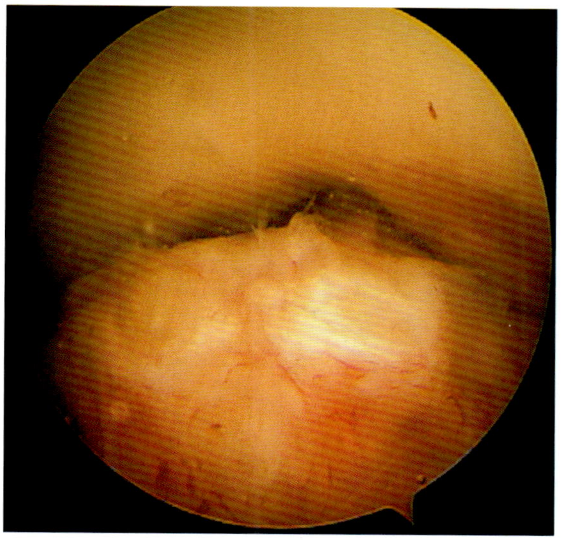

图 3-21　Ⅱ型 ACL 胫骨止点骨折不愈——骨块周缘与骨床有纤维连接

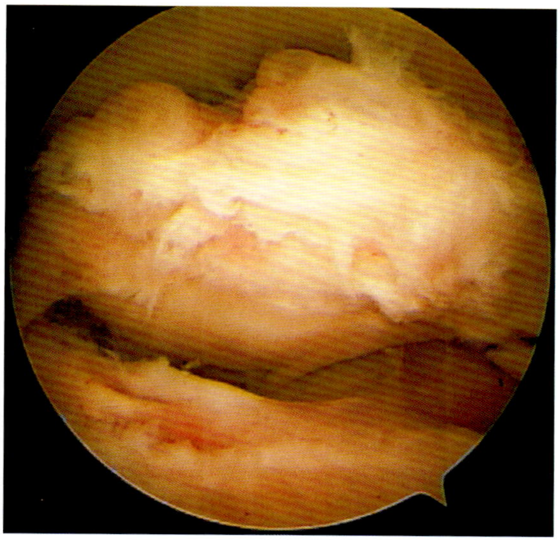

图 3-22　Ⅱ型 ACL 胫骨止点骨折不愈——骨块与骨床之间形成假关节

膝屈曲 90°，巾钳固定足部在手术台，大腿倚靠侧向挡板。用篮钳、刨削刀等清理撕脱骨块和骨床处的纤维瘢痕组织，保留撕脱骨块后缘与附近组织的联系，小心地打磨钳取撕脱骨块下的硬化骨，直至暴露出松质骨（图 3-23）。分离撕脱骨块后缘与附近结构的连接组织，这些组织与胫骨床的后缘、PCL 和外侧胫骨髁间棘、甚至后纵隔相联系。打磨、钳取胫骨骨床处的硬化骨组织（图 3-24）。用髓核钳钳夹撕脱骨块置入骨床复位。多数患者，撕脱骨块和骨床不匹配，这种情况用下面的方法处理。

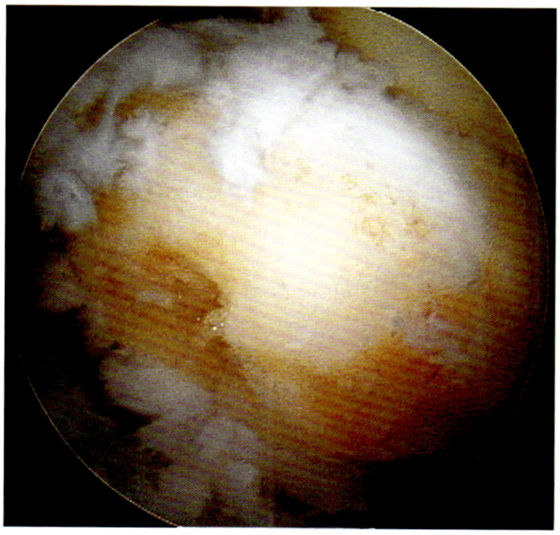

图 3-23　撕脱骨块底部硬化骨层去除后

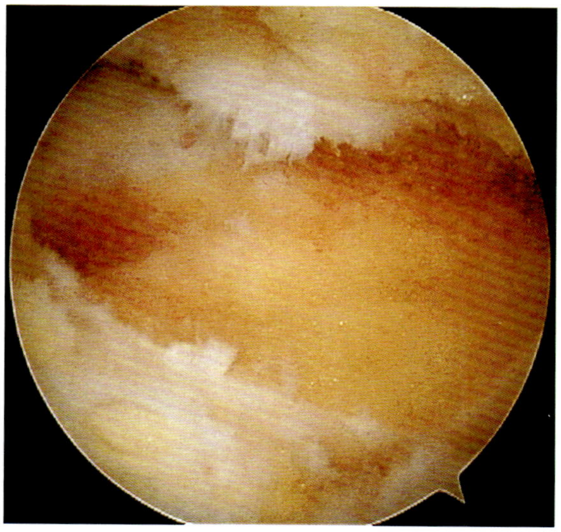

图 3-24　骨床表面硬化骨层去除后

经髌韧带正中做一个 6 mm 长的纵行切口，把关节镜换位从此切口置入。通过外侧入路伸入 45°角弯头鞘管（Linvatec 为修复半月板所设计），内置导引线，绕行通过 ACL 后方，把导引线送到后内侧（图 3-25）；然后从内侧入口伸进探钩把导引线钩出，通过导引线把 3 根 2 号聚乙烯线牵进关节绕经 ACL 后方（图 3-26）。

对于小的撕脱骨块，或者因为骨块和胫骨骨床不匹配（此时需要修整成小骨块），将 3 根缝线位于骨块上方、ACL 的前方半结系扎（图 3-27）。

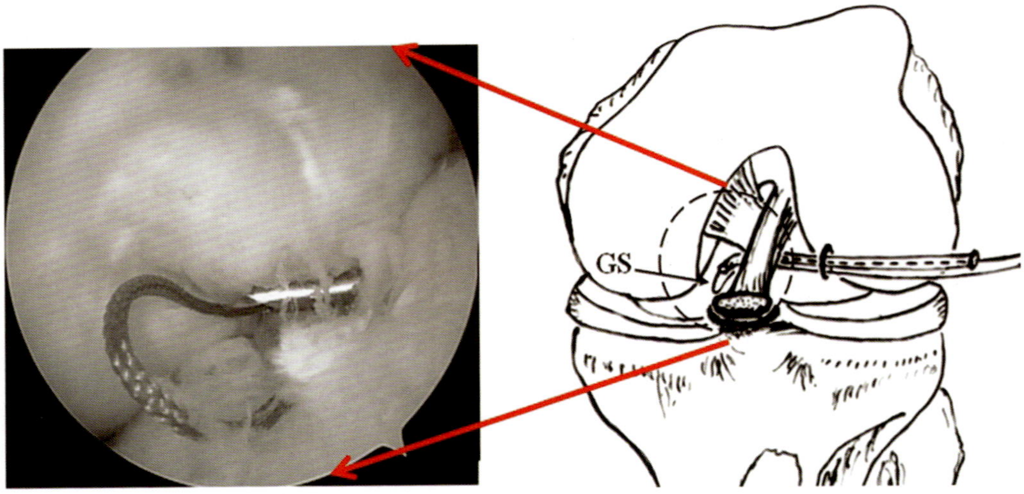

图 3-25　穿导引线

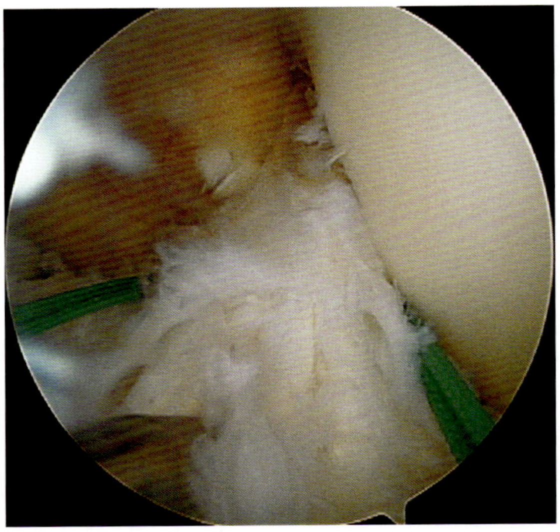

图 3-26　引入固定线绕经 ACL 后侧

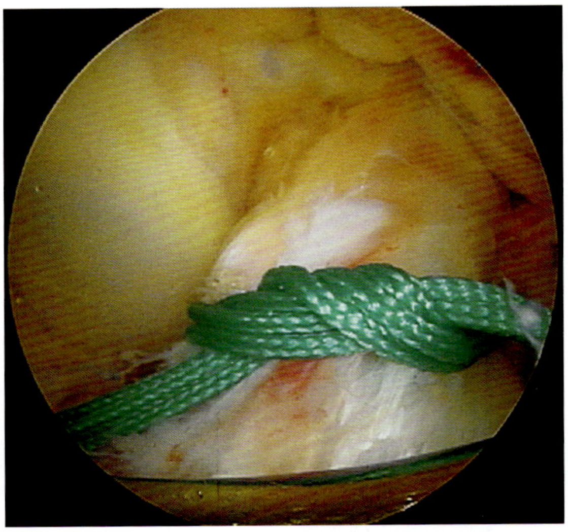

图 3-27　系扎固定线

从外侧入口伸进关节镜，通过内侧或髌韧带切口伸进 ACL 重建胫骨隧道定位器，于胫骨骨床的前内、外缘定位，然后在胫骨结节内侧做一个 2 cm 长的切口，通过此切口，向其定位点分别建立直径 4. 5 mm 的骨隧道。两隧道外口间至少要留有 5 mm 以上的骨桥，以备缝线固定。

此时在 ACL 的撕脱骨块上方、ACL 的前方交叉缝线。如果已行缝线系扎，需保持缝线的交叉。然后把缝线的内、外侧端分别通过外、内侧骨隧道牵出。最后牵拉缝线、调整撕脱骨块在胫骨床的位置，使其充分复位。

如果骨块和骨床不匹配，须伸进 6 mm 宽自制平凿，把骨块压挤入骨床；如果二者仍然不能很好匹配复位（常常由于撕脱骨块和骨床的硬化），通过骨刀切裂撕脱骨块，使之易于处置（“软化”骨块），获得满意的匹配复位（图 3-28、图 3-29）。切裂骨块时，注意顺沿 ACL 纤维方向，以免把 ACL 从撕脱骨块上切断分离。

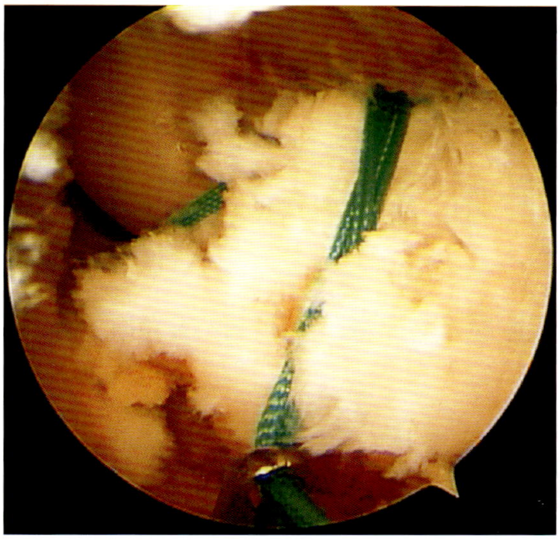

图 3-28　“软化”骨块

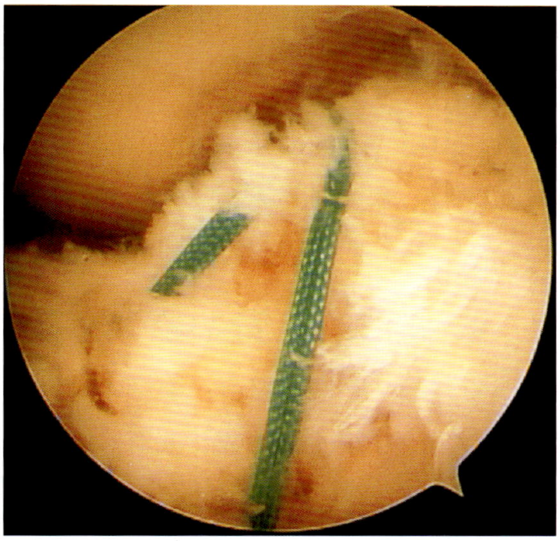

图 3-29　复位骨块

复位成功后，拉紧缝线打结固定在隧道外口间骨桥上。固定缝线前，伸直膝关节，检查股骨髁间凹和复位骨块有否撞击；如果有撞击，要加深胫骨床或者行髁间凹成形。如果骨块复位满意，髁间凹无撞击，但是仍然有伸直受限，则行膝关节后侧软组织松解。确保后侧松解后膝关节能完全伸直。

大部分陈旧性 ACL 胫骨止点撕脱骨折有骨块外向移位，缝线固定时需要采用反折交挂式固定。另外，建议在半月板和 ACL 连接部挂 2 根 2 号聚乙烯线，经胫骨隧道向前内侧牵拉复位（图 3-30）。

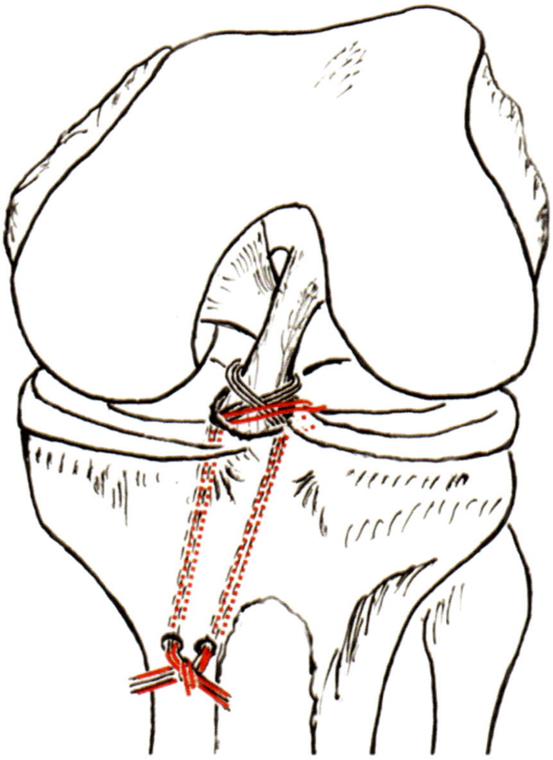

图 3-30　通过另置缝线（红线所示）将外侧半月板前角和 ACL 骨块向前内侧牵拉

五、手术要点

术中复位不愈的骨折块有一定困难，这是撕脱的骨块连带松弛的 ACL 和周围临近结构粘连，以及骨块和骨床瘢痕硬化增生的结果。通过上述技术，可以有效地克服这个难题。有关止点撕脱骨块复位愈合后 ACL 的结构形态还需进一步研究，但是中期的随访研究结果显示归位后的 ACL 功能良好。

参考文献

[1] ZHAO J，HUANGFU X. Arthroscopic treatment of nonunited anterior cruciate ligament tibial avulsion fracture with figure-of-8 suture fixation technique. Arthroscopy，2007，23（4）：405-410.

第四节　儿童前交叉韧带胫骨止点撕脱骨折的手术治疗

ACL 胫骨止点撕脱骨折好发于儿童。对于儿童，无论新鲜骨折还是陈旧性骨折，其治疗原则同成人。在选用治疗方案时，应当结合患者的不同发育阶段，采用相应的方法，尽可能规避对骺板的影响。

儿童或者青春期前期的患者，长高潜能较大，则要尽可能减少破坏骺板的操作。建议采取更为保守的治疗方法。如果患者需要进行韧带重建，建议推迟至发育高峰过后。如果需要行骨块的复位固定，建议采用规避骺板的手术方法。如果患者处于青春期后期，生长高峰已过，整个治疗原则和治疗方法同成人。

一、隧道穿跨骺板的骨块复位固定

1. 手术指征　ACL 胫骨止点骨折需要复位固定，且生长高峰已过的患者。禁忌证：生长高峰未到的患儿。

2. 手术方法　参见成人 ACL 胫骨止点骨折的复位固定。

术中需要钻 2 个直径 4.5 mm 的骨隧道，适用于生长高峰已过的青少年患者。但是，应当采用一些方法来避免可能发生的骺板阻滞：①采用多根固定线（建议采用 1 号可吸收线）固定，用固定线尽可能填充隧道。相关研究表明，有较粗的空隧道跨越骺板时，隧道内可能形成骨柱而造成生长阻滞，隧道内非金属物、非骨性物的填充不会造成生长阻滞。②采用更细的骨隧道。在用2.5 mm 克氏针定位后，不用 4.5 mm 钻头扩大，直接将克氏针拔出形成隧道。只是需要用特殊的缝线夹持装置、钢丝套或者缝线套来拉出固定线。

二、规避骺板的骨块复位固定

1. 手术指征　ACL 胫骨止点骨折需要复位固定，且生长高峰未过的患者。

2. 手术方法　关节内清理、绕 ACL 穿固定线同成人，尽可能保留膝横韧带（TL）。固定线在 ACL 前方交叉或者系扎后，不建立胫骨隧道。分别于胫骨结节近侧平面，髌腱的内侧和正中戳口，用抓线器紧贴胫骨近端前正中的坡面滑入关节，从 TL 下方进入骨床区域，将固定线两端经皮拉出。参考影像学资料，在胫骨结节骺板的远侧横穿胫骨前嵴钻一个骨洞。将一端固定线经皮下穿过骨洞，与固定线另一端打结固定（图 3-31）。该方法骨块复位效果稍差，但临床效果满意。

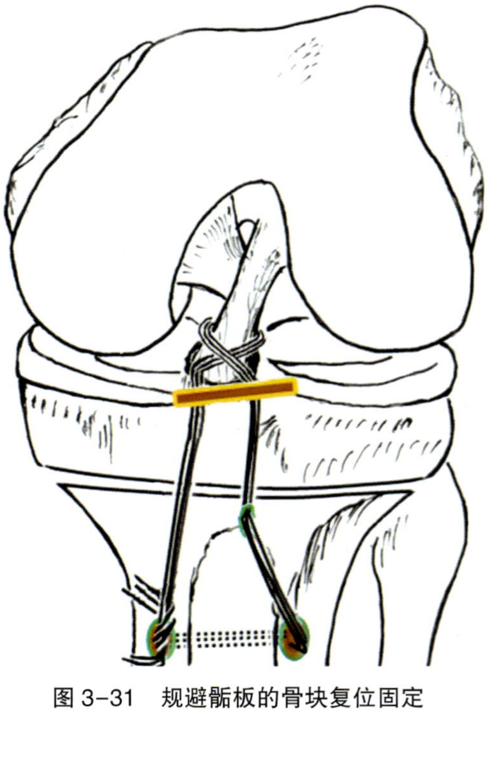

图 3-31　规避骺板的骨块复位固定

第四章　后交叉韧带损伤的手术治疗

第一节　概　述

一、应用解剖和生物力学

后交叉韧带（posterior cruciate ligament，PCL）起自髁间凹部位的股骨内髁，止点位于胫骨近端后侧面、胫骨内外髁后缘当中的凹陷处，距离胫骨后方的关节面约 1 cm。PCL 起点纤维分布范围较为广泛，覆盖股骨内髁髁间凹面的大部分，涉及钟表面 7：00 至 12：00 的区域（左膝）或者 12：00 至5：00 的区域（右膝）。PCL 等长单束重建时，一般定点于 1：30（右膝）或者 10：30（左膝）。但是因为钟表面定位不甚可靠，不同术者选择同一钟点位时，结果会有一定差别。从侧面看髁间凹内侧壁，PCL 附着点呈上宽下窄的不规则的椭圆形，远侧界限呈平行软骨缘的弧形，距离软骨缘约 3 mm。

PCL 重建时，股骨隧道内口应当位于原纤维附着区内，也就意味着，如果做直径 10 mm 或者半径 5 mm 的骨隧道，隧道中心点应当距软骨缘8 mm 以上。PCL 等长单束重建时，股骨隧道内口中心点定位于距软骨缘 10 mm。PCL 胫骨止点相对较为集中，但是因为 PCL 胫骨止点附近缺少值得参考的解剖标志，因此 PCL 重建时胫骨隧道内口的定位在一定程度上可重复性较差，不同的术者追求同样的目标点，可能选到不同的定点位。

PCL 的长度为 38 mm，因为该长度是两个扇形分布的起止点最远端之间的距离，而在 PCL 重建时股骨和胫骨隧道内口的中心点并不是以足印区最远侧缘定位，因此中心点间距会略短。在 PCL 重建时，因为隧道有一定大小，隧道缘接近足印区边缘，所有暴露在关节腔内的移植物部分都需要考虑进去。关节腔内移植物段比中心点间距要长。临床发现按照前外侧束单束重建 PCL 来定位，在不保留残留纤维的情况下移植物在关节内的长度为 35 mm 左右。

PCL 中部的宽度为 13 mm，因此在 PCL 重建时，如果采用类似纤维密度和厚度的移植物，要求移植物的宽度也达到 13 mm，这样可保证重建韧带最终的强度。PCL 的强度高于前交叉韧带（ACL），其抗拉断强度大于 2 500 N（正常 ACL 抗拉断强度约为 2 000 N），因此在 PCL 重建时，对所采用移植物的强度有更高的要求。如果 4 股腘绳肌肌腱（HT）能够满足大部分患者 ACL 重建需求的话，可能只能满足少部分患者 PCL 重建的需求。

PCL 是一个非等长结构，不同部分的纤维在不同的屈膝角度发挥稳定作用。PCL 一般被分为两束，前外侧（AL）束和后内侧（PM）束。根据既往研究报道，AL 束股骨附着点接近前侧，胫骨附着点靠腓骨侧（外侧），纤维约占整个 PCL 的 95%。PM 束股骨附着点接近后侧，胫骨附着点靠胫侧（内侧），纤维占整个 PCL 的 5%。由于 PM 束纤维数较少，其重要性与 AL 束可能会有较大的区别，因此根据该研究结果，PCL 双束重建时，PM 后内侧束重建的意义有待探讨。AL 束在屈膝 70°时最为紧张，PM 束在接近伸直时最为紧张。

最近的研究则发现，PCL 两束占的组分相近，在伸屈膝时两束紧张和松弛的互补性并不明显。尤其在屈膝时，AL 束和 PM 束对维持膝关节的稳定性同样起到作用[1]。这为 PCL 的双束重建提供了解剖和生物力学基础。

因为 PCL 的分束不是自然的解剖分束，而是人为分束，所以既往相关研究能够得出两束组分和功能的差异。我们在研究中发现，当完全伸膝位时，在 PCL 最前侧纤维与最后侧纤维张力差异最大的时候，将 PCL 纤维于中部分开，向两侧足印区延伸，得到两束分界。在股骨足印区，AL 束占整个 PCL 的 70%，PM 束占整个 PCL 的 30%。因此我们提出了主束和副束重建的概念。我们以 PCL 足印区的最前侧缘为上参考点，以屈膝 90°股骨内髁非软骨面的最低点作为下参考点进行测量，发现 AL 束中心点距离上参考点约 12 mm，距离远侧软骨缘约 8 mm；PM 束距离下参考点约 6 mm，距离远侧软骨缘 10 mm（图 4-1）。

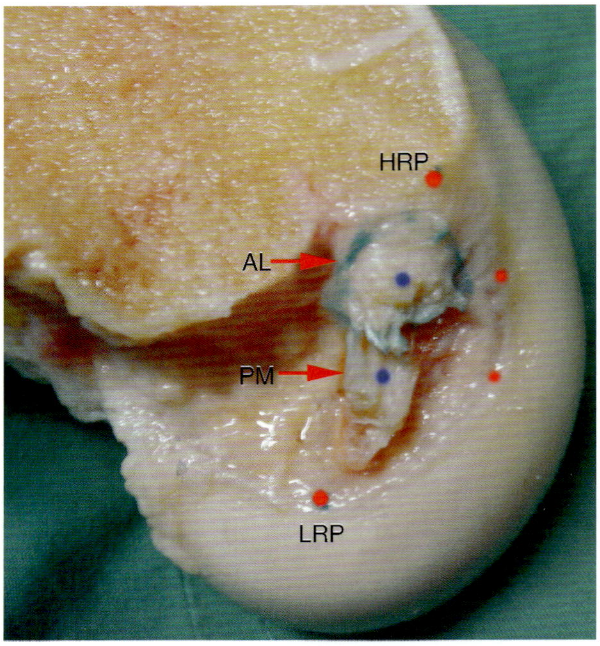

图 4-1　PCL 在股骨内髁的附着（标注区）
HRP：上参考点；LRP：下参考点；
AL：前外侧束；PM：后内侧束；蓝点为两束中心

PCL 发出两条纤维束和外侧半月板的后角融合，或者说，在 PCL 的前后侧各有一条连接外侧半月板后角和股骨内髁的韧带——板股韧带。其中位于 PCL 前方的板股韧带称为 Humphrey 韧带（HL），位于 PCL 后方的为 Wrisberg 韧带（WL）。我们研究发现，WL 出现的概率几乎为 100%（图 4-2），而 HL 出现的概率较低。PCL 断裂时，板股韧带常常维持正常形态，有时会误认为 PCL 未受损（图 4-3）。屈膝 90°关节镜下发现的 ACL 松弛常提示胫骨后坠，亦即 PCL 功能不全（图 4-4）。有研究发现，板股韧带对膝关节后向稳定性有辅助作用。因此在进行 PCL 重建时，要尽可能保留板股韧带，不要为了显露和操作方便进行盲目切除，以免影响 PCL 重建的效果。

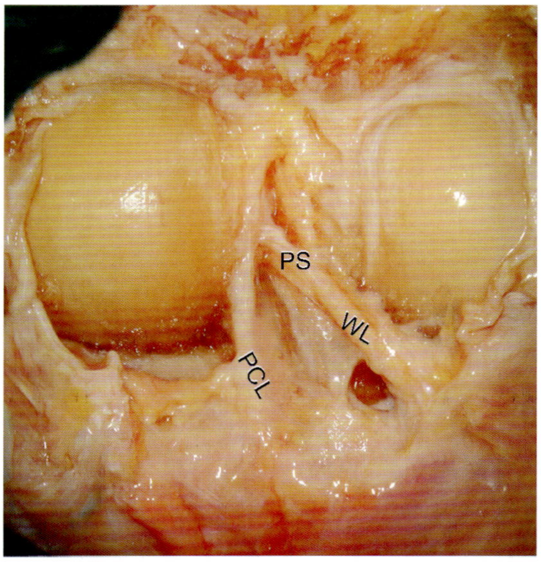

图 4-2　PCL 及其比邻结构（右膝后面大体观）
WL：Wrisberg 韧带；PS：后纵隔

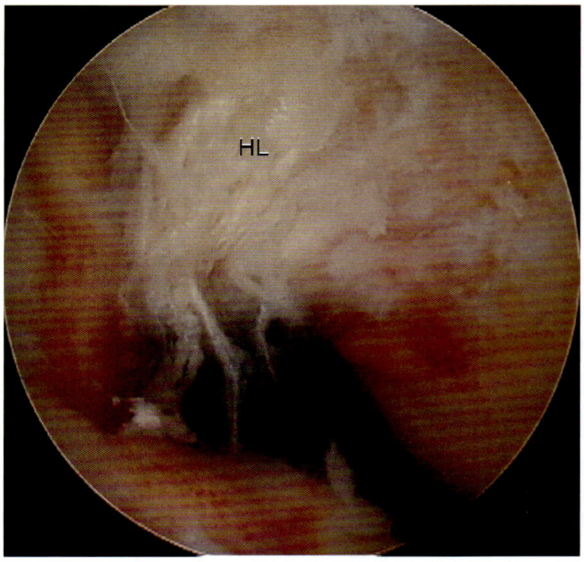

图 4-3　胫骨后坠时紧张的 Humphry 韧带（HL）

PCL 与 ACL 有着不同的相邻结构。ACL 为一个全关节内结构，所有纤维均被包绕在滑膜之内，其中段的营养来自关节液。PCL 近侧部分为关节内结构、远侧部分为关节外结构，仅在靠近股骨的 1/3 被

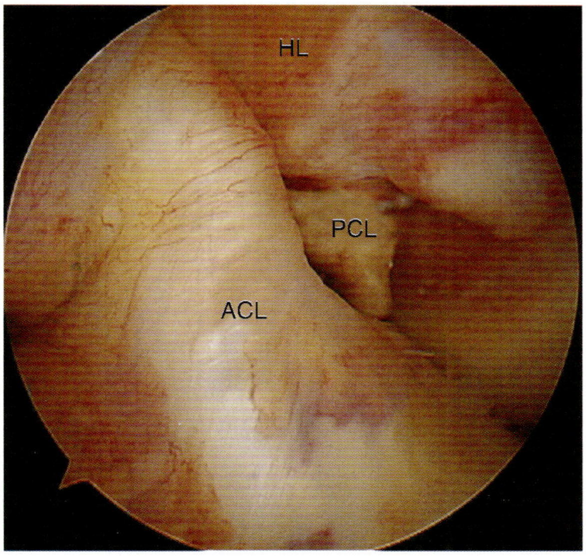

图 4-4 胫骨后坠时松弛的 ACL

滑膜从四周包绕，中、远 1/3 的前远侧面（腹侧）被滑膜覆盖，近、后侧面则与后纵隔连接，无滑膜覆盖。PCL 的营养主要来自后纵隔及关节囊的血供，非常丰富。PCL 断裂后，特别是中、远 1/3 实质部断裂后，有着相当强的自行愈合能力。因此对于急性期 PCL 损伤，中、远部完全断裂时，可以采取较为保守的治疗策略，以期充分利用其自行愈合能力。对于急性 PCL 部分损伤，更可采用保守治疗措施。

PCL 是限制胫骨后移的基本结构，尤其在膝关节屈曲超过 30°后。研究证实，PCL 在限制胫骨后移方面提供了 95%的力量。其余辅助稳定作用由膝关节后外侧和后内侧韧带结构提供，特别是膝关节后外侧韧带结构。实验研究发现，单独切断 PCL，关节屈曲时胫骨明显后坠，如果同时切断膝关节后外侧结构，胫骨后坠会明显增加。PCL 断裂后，如果有功能不全而未及时恢复，可能会造成膝关节后内侧和后外侧韧带结构的松弛，最后影响 PCL 重建后的效果。

在做伸膝动作时，股四头肌将应力经髌骨传递至胫骨结节，旋转支点为股骨髁与胫骨平台的接触点。如果 PCL 功能不全导致胫骨后坠，胫骨结节相对于旋转支点的距离变短，亦即作用力臂变短，完成同样的动作需要髌腱对胫骨结节提升力成倍地增加（图 4-5）。其结果是髌股关节和胫股关节的压力增加，最后会导致关节进行性退变。PCL 损伤的患者急性期过后不一定有特别不适，晚期往往以髌股关节和胫股关节骨关节炎为主要表现。

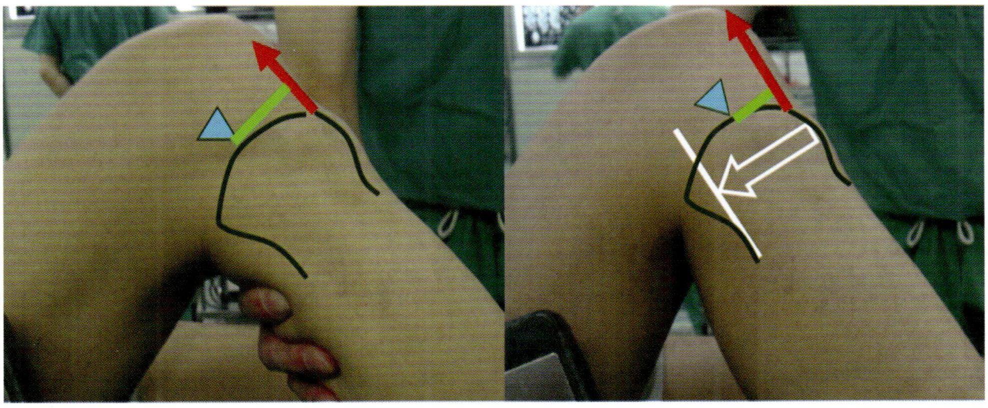

图 4-5 PCL 正常（左图）和功能不全时（右图）伸膝旋转力臂

二、影像学检查

对于急性损伤患者，应该拍摄普通膝关节正侧位 X 线片以排除 PCL 附着点撕脱骨折，以及其他骨折性损伤。对于陈旧性 PCL 损伤，需要拍摄负重状态膝关节正侧位 X 线片以了解下肢力线和关节间隙变化，并拍摄髌骨轴线位 X 线片了解髌股关节。MRI 检查可以准确地反映膝关节韧带、半月板和软骨的损伤情况，无论急性损伤还是陈旧性损伤都应当进行检查。正常的 PCL 在 MRI 图像上显示低信号强度、形似曲棍球杆，冠状位和矢状位扫描能够很好地显示，甚至 PCL 的前后 HL 韧带和 WL 韧带都可以辨认。如果韧带有撕裂损伤，显示韧带组织信号强度增大或者纤维的不连续影像（图 4-6）。如果韧带为陈旧性损伤，则显示韧带纤细、轮廓异常。

PCL 损伤的患者在急性期过后，一般无明显疼痛，如果患者疼痛较严重，特别是静态疼痛较剧烈，而 MRI 又排除了严重的半月板损伤或者关节软骨损伤，可能与过度的创伤反应有关，$^{99}Tc^{m}$骨扫描可以发现骨代谢旺盛（图 4-7）。这个时期不建议做 PCL 重建术，否则可能加剧疼痛症状。对于这部分患者，可以在早期骨代谢异常恢复以后再考虑手术。总之慎用手术治疗，否则手术后膝关节稳定性改善了，但疼痛可能加剧。对于陈旧性 PCL 损伤的患者，$^{99}Tc^{m}$ 骨扫描可以发现早期骨关节炎的代谢表现，术前检查有利于术后对照。

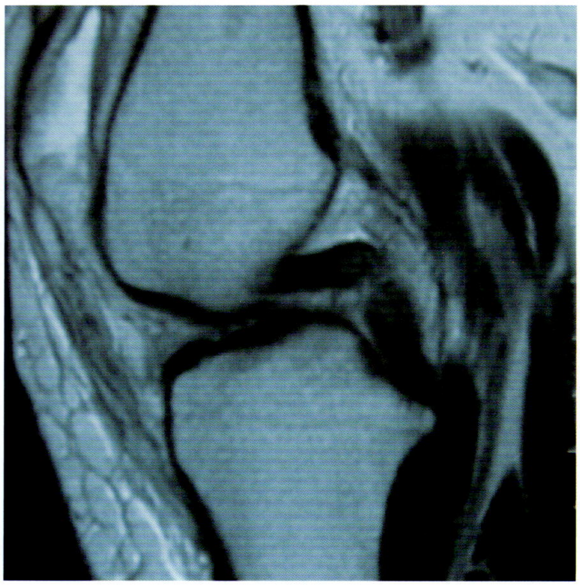

图 4-6　PCL 连续性中断（MRI 检查）

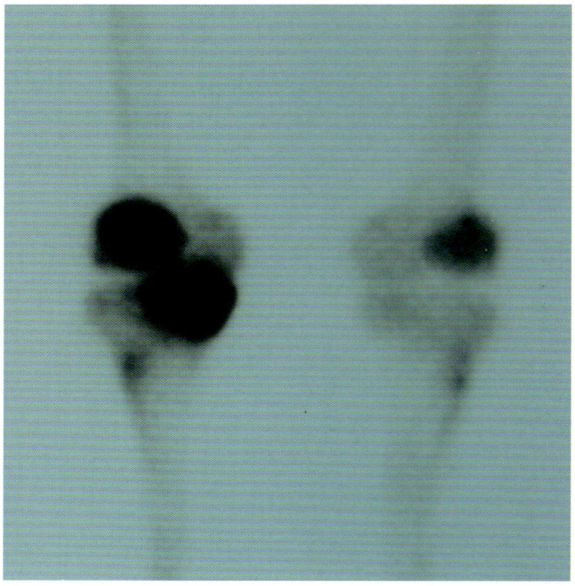

图 4-7　静息痛严重患者核素骨扫描显示骨代谢异常

膝关节的后向应力侧位 X 线片检查主要用于较为可靠地了解胫骨后坠，需要患肢和健肢比较。该检查更多地用于临床科研，未常规用于日常医疗中。

三、临床体检

急性单纯 PCL 损伤，患者通常有胫骨结节部位的擦伤，关节内少量积血。关节活动度一般略受限，伴伸屈膝末疼痛。

1. 后抽屉试验　是判断 PCL 损伤或者功能不全程度的最可靠的方法。对于急性损伤，因为患者加大屈膝角度时疼痛较剧，并且伴有肌肉痉挛，因此难以实施，只有在麻醉状态下才能进行可靠检查。后抽屉试验一般用于检查陈旧性 PCL 损伤，在 90°屈曲位进行。检查时建议小腿位于旋转中立位。小腿内旋时，如果 HL 韧带和 WL 韧带完整，则会变得紧张，胫骨后移程度减低；小腿外旋时，HL 韧带和 WL 韧带松弛，胫骨后移程度增加。中立位检查有利于了解单纯 PCL 损伤对膝关节后向松弛度的影响。

正常情况下，当屈膝 90°时，胫骨结节位于股骨髁远端平面以远约 10 mm，胫骨后坠时该距离缩小，甚至胫骨结节位于股骨髁平面以后。根据胫骨后移的程度，后抽屉试验分为三级：一级胫骨后移 3～5 mm；二级胫骨后移 6～10 mm；三级后移 11 mm 以上。一般而言，胫骨结节能向后推移至股骨髁平面关节松弛度为二级；三级松弛时胫骨向后半脱位至髁后，终止点可以硬性也可以软性。后抽屉试验检查时容易出现假阴性，主要是因为陈旧性损伤时，屈膝位胫骨已经自动后坠到底，不可能再有向后的推移度（图 4-8），这时胫骨有向前的移动度，可能误诊为前抽屉试验阳性。避免这一错误的关键是要双侧对照，做前、后抽屉试验（首先要排除 ACL 损伤）：首先将胫骨向前提拉至正常侧水平（图 4-9），然后再让其自然后坠，或者向后推移，以检查后向松弛度。另外，个别患者患膝曾经有过胫骨结节骨软骨炎，胫骨结节本来就过度突出，即便有一定程度的胫骨后坠，也难以发现，这时候胫骨的前向移位就难以与 ACL 损伤相鉴别。

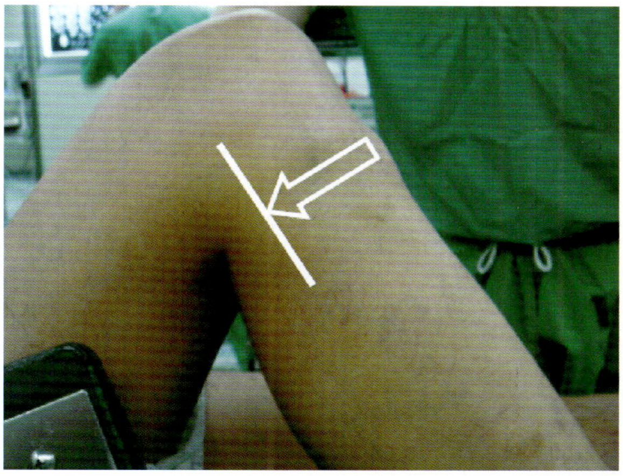

图 4-8　胫骨后坠到底而出现的后抽屉试验假阴性

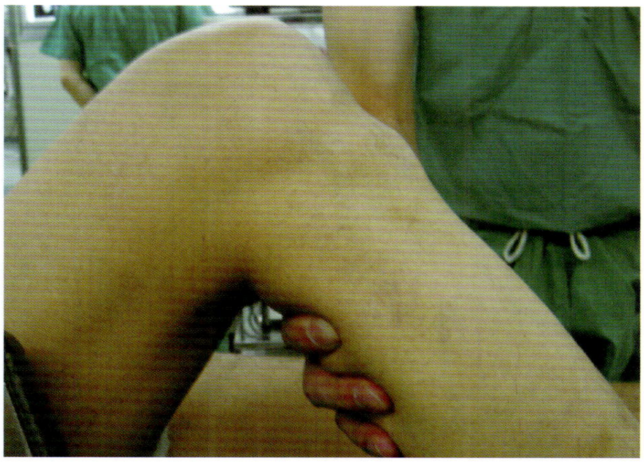

图 4-9　检查后向松弛度需要先将胫骨前拉至正常侧水平

赵金忠在临床上采用的是略有不同的膝关节后向松弛度分级（Zhao 分级）。如果后向松弛度为 3～7 mm，称为 PCL Ⅰ度损伤或围 5 mm 松弛；如果后向松弛度为 8～12 mm，称为 PCL Ⅱ度损伤或围 10 mm 松弛；如果后向松弛度为 13 mm 以上（通常为 13～17 mm），称为 PCL Ⅲ度损伤或围 15 mm 松弛。有研究显示，在应力位片上，8 mm 的胫骨后移即提示 PCL 完全断裂。因此，将 8～12 mm 的后向松弛归为Ⅱ度损伤更有意义。该松弛度范围包括的都是韧带完全断裂的患者，而既往 6～10 mm 的分度范围同时包括韧带完全断裂和部分损伤的患者。

胫骨后推时可能会伴有小腿的旋转活动，仔细体会有助于鉴别合并的后内侧和后外侧韧带结构损伤。比如，后抽屉试验时小腿有外旋动作，可能意味着后外侧韧带结构损伤；后抽屉试验时小腿有内旋动作，可能意味着后内侧韧带结构损伤。当然，后内侧和后外侧韧带结构的完整性有更敏感和特异的检测方法，不依靠这种间接手段。

2. 胫骨后坠试验　检查者站在患肢侧，托起双踝，要求髋膝关节屈曲 90°。当 PCL 损伤时，小腿在自身重力作用下下沉，胫骨结节后坠，低于正常的膝关节胫骨结节（图 4-10）。

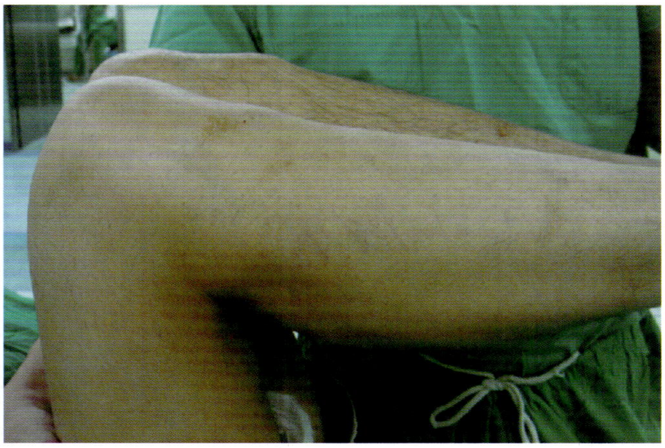

图 4-10　双腿比较进行胫骨后坠试验

3. 股四头肌收缩试验　在正常的膝关节屈曲 90°时，股四头肌收缩的矢量方向偏向后侧。如存在 PCL 损伤，膝关节屈曲 90°时胫骨后移部分脱位，这时股四头肌收缩的矢量方向偏向前侧，会将胫骨结节向前提拉，称为股四头肌收缩试验阳性。

后抽屉试验和胫骨后坠试验是检查膝关节后向松弛度的主要方法。股四头肌收缩试验在膝关节后向稳定性的检测研究中有一定的价值，主要用来测量胫骨相对于股骨的中立位（特别是同时有 ACL 损伤时）。在一定的屈膝角度，固定足踝，主动收缩股四头肌，牵拉胫骨到一固定位置，即为中立位。随后向后推移，检测不稳定程度，通过双侧对照可以了解患侧异常程度。通过膝关节韧带测量仪（如 KT-1000）可以将患膝后向不稳程度量化。

四、PCL 的重建方法

文献报道的 PCL 重建方法众多。在移植物材料的选择、移植物的放置及固定方面有很多变数。因为 PCL 较为粗大，解剖和功能复杂，要重现 PCL 原有的解剖和功能确实是一种挑战。最常用的 PCL 重建技术包括经胫骨隧道技术（transtibial technique）和胫骨嵌入技术（tibial inlay technique），每一种技术都又涉及单束重建和双束重建两种方式。

1. 移植物材料 主要包括自体和异体材料，人工韧带的使用还未得到广泛认同和许可（如 FDA 许可）。自体材料包括 BTB、HT 和股四头肌肌腱（QT），10 mm 宽 BTB 和 QT 的初始强度与 PCL 相近，4 股 HT 的初始强度远远超过 PCL。但是，因为采用自体 BTB 和 QT 会造成伸膝肌力的受损，从而降低其与 PCL 的协同作用，为术者所顾忌。异体材料包括 BTB、跟腱、胫前肌和胫后肌肌腱及半腱肌肌腱（ST）。异体材料在制备过程中有可能发生强度下降，但是一般认为按照常规方法使用的异体材料具有足够的初始强度。异体材料理论上的优点包括无供区病损、节省手术时间、在进行双束重建或者复合韧带重建时有足够多的材料来源。理论上的缺点包括疾病传染的可能，以及移植物再血管化和塑形较慢。

2. 经胫骨隧道技术 是 PCL 重建的传统技术。该技术的特点是需要建立胫骨隧道，移植物远端固定在胫骨隧道内。一般将移植物从胫骨隧道拉入关节腔，再拉入股骨隧道。因为移植物在植入时需要经过两个转折，难度较 ACL 重建时移植物的植入要大得多，因此限制了一些移植物，比如自体或者异体 BTB 的使用。

3. 胫骨嵌入技术 需要通过膝关节后内侧或后外侧切口，在 PCL 胫骨附着点开槽，将移植物的胫骨端（常规带有骨块）直接固定在骨槽内。该技术设计的初衷是为了避免采用经胫骨隧道技术重建 PCL 时移植物在胫骨后方的锐角转折，因为在该转弯处隧道口缘可能会对移植物造成切割。生物力学研究表明采用该技术重建 PCL 能够取得较好的稳定性效果。但是采用该技术也有相当的不方便，一是手术体位较难摆放，二是后侧切口可能造成副损伤。采用胫骨嵌入技术重建 PCL 使用的移植物材料常为自体或者异体 BTB，也可以使用自体或者异体 QT 或者跟腱。

4. 双束重建 需要在股骨侧建立两个隧道，以从理论上重现 PCL 的 AL 束和 PM 束。从生物力学方面讲，双束重建优于单束重建，因为能够在更大的活动度范围内维持膝关节的稳定性。但是在临床上，还未发现双束重建比单束重建更有优越性。PCL 双束重建既可采用经胫骨隧道技术，也可采用胫骨嵌入技术。在移植材料上，BTB 以外的自体或者异体材料均可以选择。

五、PCL 重建的临床效果

临床上，单纯的 PCL 损伤比较少见，大部分 PCL 重建效果的报道都是 PCL 相关的复合韧带损伤，并且因为 PCL 重建涉及的因素很多，因此很难去横向比较 PCL 重建的效果。

有一些学者报道，PCL 重建能取得满意的主客观效果。Ahn 等[2]对 61 例 PCL 重建患者随访 2 年以上，所有患者 IKDC 评分均在正常和接近正常范围。Jackson 等[3]对 26 例 PCL 重建患者进行 10 年以上随访，24 例自我评估为正常或者接近正常，在中、重度体力活动时无疼痛和打软腿，平均 Lysholm 评分 90 分。Zhao 等[4~6]在 3 项 PCL 重建相关的研究中发现，PCL 重建后短期随访，能取得满意的主客观效果。

大部分报道显示，PCL 重建后尽管主观症状较术前有明显改善，但是活动状态还有明显差距。Hermans 等[7]对 25 例 PCL 重建患者进行了平均 9 年的随访，发现 Tegner 活动能力评分从术前 7.2 降到最后随访时的 5.7；患者的日常活动能力有满意恢复，但是运动能力有明显下降。关键的是 PCL 重建后关节稳定性常有欠缺，无论采用何种重建方式，残余松弛总会以相当比例出现。Cooper 和 Stewart[8]对 44 例 PCL 重建患者进行平均 39 个月随访，32 例有 1 度后向松弛，应力位摄片检查平均后向松弛 4.1 mm。Noyes 和 Barber-Westin[9]对 19 例 PCL 重建患者随访发现平均后向松弛 5.5 mm。MacGillivray 等[10]报道残余松弛 5.7 mm。另外，研究也发现，残余松弛与患者主观症状的改善难以关联，可能影响高强度活动或运动，但对日常活动并不造成影响。

六、治疗方案选择

PCL 损伤比 ACL 损伤少见，一般由于过度伸膝或者屈膝时前方的暴力引起。这些损伤很少产生不稳定的症状，但会有上下楼梯、上下坡及下蹲时乏力。大多数陈旧性损伤的患者主诉为膝关节慢性疼痛，因此无论患者还是医生对手术的选择都并不是那么急迫。

单纯 PCL 损伤与 PCL 合并其他韧带结构损伤治疗策略并不相同，PCL 实质部断裂与 PCL 在股骨或者胫骨附着点的撕脱骨折的治疗策略也不相同，这里只讨论单纯的 PCL 实质部断裂的治疗。

PCL 实质部损伤的治疗方案选择，首先取决于是急性还是陈旧性损伤，其次取决于部分损伤还是完全断裂。其中最关键的是判定 PCL 损伤的程度。

了解急性期韧带损伤的程度主要依靠 MRI 检查，陈旧性损伤的程度可依靠 MRI 检查、后抽屉试验和应力位摄片。MRI 检查有着相当大的参考价值，因为能够同时反映关节内的其他病损，建议作为一种常规的检查方法。PCL 的急性期部分损伤可表现为 PCL 纤维连续性完全存在，只是纤维内有水肿信号，也可表现为一部分连续性存在，一部分失连接。陈旧性 PCL 损伤大部分可归类于部分损伤，因为残留并连接股骨和胫骨纤维的存在，实际上可能是急性期韧带完全断裂后部分愈合的结果。

后抽屉试验是最有意义的临床检测手段，通过膝关节后向不稳的程度能够间接判定韧带断裂的程度。传统分级中，后抽屉试验的 2 度不稳提示韧带可能部分损伤或者完全断裂；Zhao 分度中，围 10 mm 松弛提示韧带完全断裂。应力位摄片是一种量化检查手段，如果有设备条件可以采用作为参考。在应力位片上，后向松弛度超过 8 mm 即提示韧带完全断裂。

对于 PCL 近、中部损伤，关节镜检查是一种很敏感的方法；但是对于 PCL 远侧部损伤，关节镜检查往往难有直接发现，因为 PCL 远端被后纵隔覆盖，除非清理掉 PCL 近、后侧的后纵隔，否则难以检视 PCL。另外，关节镜检查毕竟是一种侵袭性手术，不主张单纯为了检查而采用。

急性损伤的患者在进行体检时，往往因为惧怕屈曲膝关节产生的疼痛，不能有效地进行后抽屉试验，所以不能准确地判断膝关节后向松弛度。在这种情况下有两种选择，一是先保守治疗，在创伤反应消退后再行检查；二是在麻醉状态下进行检查。

1. 急性 PCL 部分损伤 建议采用保守治疗，伸膝位制动 6 周，而后根据膝关节稳定性决定进一步治疗。一般患者膝关节稳定性会得到完全或者大部分恢复，不再需要手术干预。少数患者膝关节后向松弛度为围 10 mm，如果患者较年轻，或者有较高的劳动和运动能力要求，可考虑手术治疗。

如果患者因为其他合并伤需要进行膝关节手术，就有机会在麻醉状态下进行后向松弛度检查或者关节镜探查。如果确认为 PCL 整体松弛性部分损伤，且患者膝关节后向松弛度为围 10 mm，可考虑急性期做增强手术。我们的临床经验表明，急性期增强手术的效果优于保守治疗，也优于陈旧性损伤的增强手术。如果是 PCL 部分纤维的完全断裂，如 AL 束或者 PM 束的单束断裂，可考虑做损伤束的单束重建。如果膝关节后向松弛度为围 5 mm，不需做任何处理。术后创伤反应会引起韧带挛缩，大部分情况下可消除残余松弛。

2. 急性 PCL 完全断裂 根据断裂的部位，选择不同的手术时机和方法。如果 PCL 股骨附着点断裂，一般没有自行愈合的可能，建议行韧带重建术。对于残留纤维，可以在断端处缝扎，在韧带重建时拉向股骨 PM 束附着区域（AL 束附着区域行韧带重建），以增加其与股骨黏合力。可以考虑急性期韧带重建，或者创伤反应消退后韧带重建。

如果韧带中、远部断裂，可以先保守治疗。因为后纵隔对韧带愈合有促进作用，部分患者有可能完全愈合，大部分患者会残留程度不同的后向不稳。按照陈旧性部分损伤的处理原则，根据具体松弛程度再采取进一步措施。

同样，如果患者确认为 PCL 中、远部完全断裂，因为其他合并伤需要进行膝关节手术，建议同时行 PCL 的相关手术。可选择的手术方法包括韧带增强术、PCL 单束或双束重建。PCL 重建时残留纤维不需要刻意去除。

3. 陈旧性 PCL 部分损伤 PCL 部分损伤分两种形式：一种表现为连续的韧带纤维数减少，即部分韧带纤维断裂；另一种表现为韧带纤维连续但是松弛。前者应当选择补充韧带纤维数的手术，即韧带的加强重建或者部分重建；后者应当选择能够刺激松弛纤维挛缩的手术，即增强手术。然而，陈旧性 PCL

损伤的患者往往两种形式的损伤同时存在，实际上是 PCL 纤维完全断裂部分愈合或者连接的效果。对于膝关节后向松弛度为围 10 mm 即 PCL 没有功能的患者，建议行保留残留纤维的 PCL 重建术；也可以施行 PCL 加强术，效果取决于残留纤维的量及愈合反应的程度，总体效果不如 PCL 重建。如果松弛度为围 5 mm，建议保守治疗。

4. 陈旧性 PCL 完全断裂 建议进行韧带重建。重建方式可以选择单束重建或者双束重建。同样，残留纤维可以不去除。

PCL 手术治疗的目的是通过结构的加强来改善膝关节的稳定性，从而缓解症状。因此手术治疗的必要条件，首先是患者症状严重影响生活质量，其次患者的症状与关节不稳相关，然后才能采取相应的手术。单纯 PCL 损伤在急性期会产生疼痛；陈旧性 PCL 损伤也会有疼痛，包括静息痛、日常生活疼痛（负重行走、上下楼梯）、重体力劳动及运动时疼痛。首先，急性期疼痛因为创伤反应引起，与关节的稳定性无关，不需要手术治疗。陈旧性损伤，如果有静息痛，同样是创伤反应，手术治疗不仅难以解决，甚至会加重症状。负重行走、上下楼梯、重体力劳动或者运动时的疼痛可能与 PCL 功能不全有关，可尝试通过恢复关节稳定性来缓解此类疼痛。陈旧性损伤的患者会有日常生活、工作、运动时无力的表现，少部分患者可能会有打软腿，这些症状也可能与关节不稳相关，因此缓解患肢无力或者打软腿也是手术治疗的目标之一。总之，需要结合患者的主诉来判断手术效果。

如果一个患者有严重的关节后向不稳，但无疼痛，只有轻微的患肢无力，是否需要手术值得权衡。理论上，此类关节因为胫股关节和髌股关节压力增加，可能会造成过早的关节退变。通过一个成功的 PCL 修复重建手术改善关节的稳定性，可能会阻止出现过早的关节退变。此时采取手术治疗，是一种预防性治疗。因为手术结果并不能完全掌控，需要权衡利弊。另外，韧带重建本身会带来新的创伤，造成近期疼痛加重。

参考文献

[1] PAPANNAGARI R, DEFRATE L E, NHA K W, et al. Function of posterior cruciate ligament bundles during in vivo knee flexion. Am J Sports Med, 2007, 35: 1507-1512.

[2] AHN J H, YANG H S, JEONG W K, et al. Arthroscopic transtibial posterior cruciate ligament reconstruction with preservation of posterior cruciate ligament fibers: clinical results of minimum 2-year follow-up. Am J Sports Med, 2006, 34 (2): 194-204.

[3] JACKSON W F, VAN DER TEMPEL W M, SALMON L J, et al. Endoscopically-assisted single-bundle posterior cruciate ligament reconstruction: results at minimum ten-year follow-up. J Bone Joint Surg Br, 2008, 90 (10): 1328-1333.

[4] ZHAO J Z, HUANG-FU X Q, HE Y H, et al. Single-bundle posterior cruciate ligament reconstruction with remnant preservation: lateral versus medial-sided augmentation technique. Orthop Surg, 2009, 1 (1): 66-73.

[5] ZHAO J, HUANGFU X, HE Y, et al. Sandwich-style posterior cruciate ligament reconstruction. Arthroscopy, 2008, 24 (6): 650-659.

[6] ZHAO J, HUANGFU X. Arthroscopic single-bundle posterior cruciate ligament reconstruction: Retrospective review of 4- versus 7-strand hamstring tendon graft. Knee, 2007, 14: 301-305.

[7] HERMANS S, CORTEN K, BELLEMANS J. Long-term results of isolated anterolateral bundle reconstructions of the posterior cruciate ligament: a 6- to 12-year follow-up study. Am J Sports Med, 2009, 37 (8): 1499-1507.

[8] COOPER D E, STEWART D. Posterior cruciate ligament reconstruction using single-bundle patella tendon graft with tibial inlay fixation: 2- to 10-year follow-up. Am J Sports Med, 2004, 32(2): 346-360.

[9] NOYES F R, BARBER-WESTIN S. Posterior cruciate ligament replacement with a two-strand quadri-

ceps tendon-patellar bone autograft and a tibial inlay technique. J Bone Joint Surg Am, 2005, 87 (6): 1241-1252.

[10] MACGILLIVRAY J D, STEIN B E, PARK M, et al. Comparison of tibial inlay versus transtibial techniques for isolated posterior cruciate ligament reconstruction: minimum 2 - year follow - up. Arthroscopy, 2006, 22 (3): 320-328.

第二节 后交叉韧带加强术

PCL 加强术的目的不在于通过增加材料来增加韧带的抗拉断能力，而是通过促进韧带自身的挛缩或者愈合来达到增加韧带紧张度的目的。首先需要通过内固定线维持胫骨的中立位，亦即防止胫骨后坠，然后利用韧带的愈合和挛缩效应，以期张力恢复。由于固定线的植入需要在胫骨和股骨各钻两个直径 4.5 mm 的隧道，会引起一定的创伤反应，有促进韧带挛缩的效应。另外，为了增加局部创伤反应，一般要在韧带的股骨起点、髁间凹顶部钻数个骨洞，这些手术操作才是真正为加强而进行的。

一、手术指征

急性 PCL 中、远部损伤，无论是 PCL 部分损伤还是完全断裂，加强术都能取得较好的效果。有国 10 mm 后向不稳的陈旧性 PCL 部分损伤，亦属于 PCL 加强术指征。

从治疗结果观察，PCL 加强术治疗急性 PCL 中、远部损伤的效果优于治疗陈旧性 PCL 部分损伤。陈旧性 PCL 损伤的效果取决于 PCL 残留纤维的量和对手术刺激的反应。

二、手术操作步骤

1. 麻醉下检查 在麻醉下进行手术前的体检非常重要。在麻醉状态下，患者的肌肉松弛，因疼痛产生的保护性肌肉收缩消失，这时能够较为准确地判断膝关节前后向松弛度，以及膝关节的侧向和旋转不稳。麻醉状态下检查获得的信息有利于术前评估，做到心中有数，必要时可更改手术方法或者手术操作程序。检查时注意与健侧对比。

2. 患者的体位 患者仰卧位，下肢伸直。在大腿近段扎止血带，挡板置于止血带位置大腿外侧，以便屈膝时大腿外侧有依靠，此时将足部固定在手术床面，即可维持膝关节于屈膝位。该体位能够减轻手术操作中对助手的依赖，保证手术当中膝关节有充分的活动度，也能提供较大的无菌操作空间，满足手术操作的需要。

3. 诊断性关节镜检查 对于怀疑 PCL 损伤的患者，采用高位前外侧关节镜入路进关节镜镜头，入路位于髌骨下极水平，紧贴髌腱外侧缘。此入路便于 PCL 重建时将镜头插入后内侧室，但是在从内向外钻股骨隧道时，因位置偏高而略有不便。在操作中，利用该入路的可移动性一般能够克服这一问题，如果不行则可以将该入路向外下方延长 1 cm。也可以采用普通前外侧关节镜入路进关节镜镜头，入路位于髌尖水平下 1 cm，髌腱外侧缘外侧 1 cm。普通前外侧入路有利于 PCL 重建时自内向外钻股骨隧道，但是自该入路将镜头插入后内侧室较为困难。通过高位前内侧入路进操作器械，入路位于髌骨尖水平，紧贴髌腱内侧缘（图 4-11）。

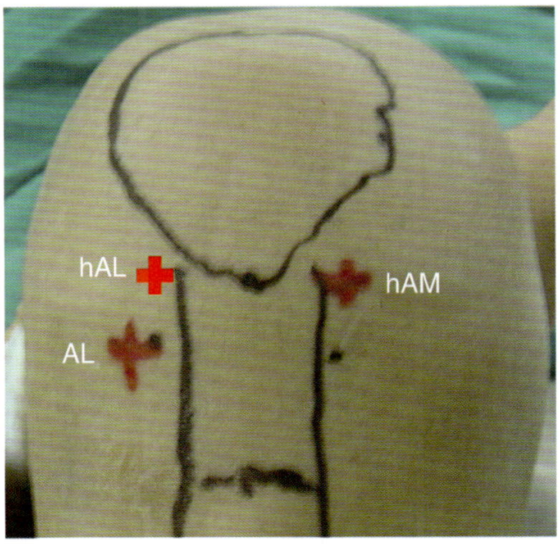

图 4-11 PCL 重建入路选择

AL：普通前外侧入路；hAL：高位前外侧入路；hAM：高位前内侧入路

在常规关节灌注下，进行系统地关节镜检查。首先伸膝位检查髌上囊及内、外侧沟，然后检查髌股关节，注意软骨有无损伤，髌骨有无脱位，接着屈膝位检查膝关节前室、髁间凹，仔细检查可以发现PCL股骨附着部附近的损伤。同时注意ACL是否有合并伤，仔细检查关节内外侧间隙，关节间隙的大小有助于判断相关韧带的损伤，如发现关节面软骨和半月板损伤应予以适当处理。在上述检查时同时进行髌下滑膜系带、内侧滑膜皱襞、关节内凝血块的清理。随后将镜头通过前外侧入路、经PCL和股骨内髁间隙插入后内侧室，检查后内侧室，再将镜头通过前内侧入路、经ACL和股骨外髁间隙进入后外侧室，检查后外侧室。

如果镜检后发现PCL股骨附着部和近段正常，则PCL损伤有可能发生在中段或者胫骨止点，需要通过后内侧入路进行镜检。如果有采用PCL加强术的指征，需要建立高位后内侧入路，该入路位于膝关节后内侧，体外定位位于关节线近侧3 cm，内收肌结节后2 cm（图4-12）。先将镜头自前外侧入路插入后内侧室，监控下用穿刺针定位，随后沿穿刺针切开建立该入路。高位后内侧入路建立后，先将交换棒从该入路插入，而后更换将镜头插入，通过后内侧入路可以检查PCL中部以及胫骨止点处。

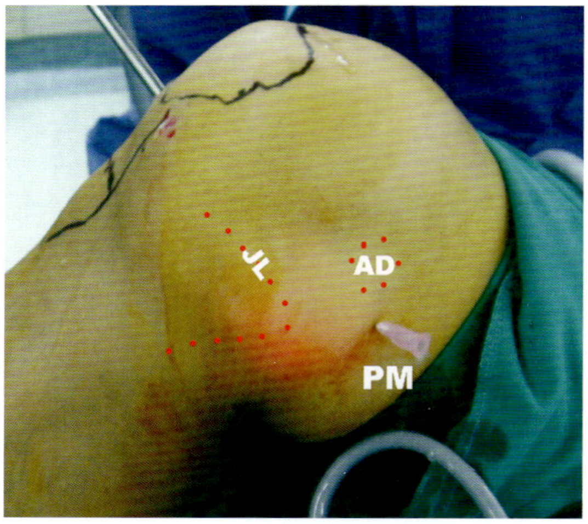

图4-12　PCL重建时高位后内侧入路的建立

PM：穿刺针定位后内侧入路；AD：内收肌结节；JL：关节线

对于陈旧性PCL损伤，如果韧带在中部或者胫骨止点断裂，进行关节镜探查时常会误诊为ACL损伤。因为PCL损伤后，屈膝位会出现胫骨后坠，这时松弛的PCL纤维被拉紧，而ACL纤维显得相对松弛，这时容易误认为ACL损伤，特别是在板股韧带未损伤的情况下，绷紧的Humphrey韧带（HL）或者Wrisberg韧带（WL）会被当成“完好的PCL”。在此情况下如果进行ACL重建则会加重创伤，加剧膝关节稳定性的破坏。要避免这种误诊误治，首先要重视术前体检，通过双侧对比了解患侧有无胫骨后坠。如果有胫骨后坠，首先要判定有PCL损伤，再通过双侧膝关节前向松弛的比较了解有无ACL损伤。同时结合MRI检查和术中探查，一般可以避免误诊发生。通过这种检查，可以发现PCL和ACL同时存在的损伤。

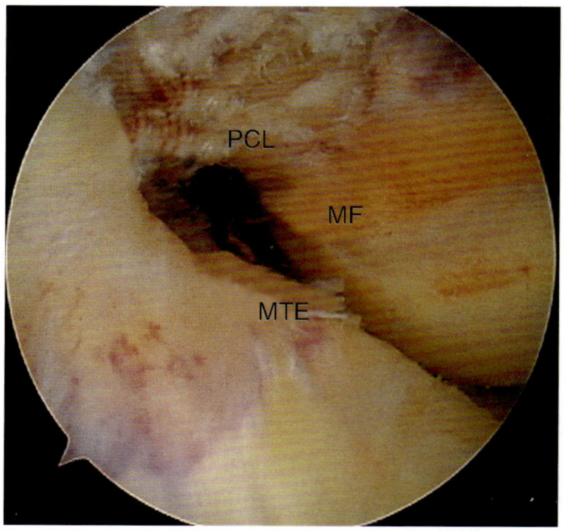

图4-13　将镜头从膝关节前室进入后内侧室的通道

MF：股骨内髁；MTE：内侧胫骨髁间棘

PCL修复重建时经常要利用从膝关节前室至后内侧室的通道，该通道由外侧的PCL、内侧的股骨内髁和底面的胫骨内侧髁间嵴围成（图4-13）。由于PCL存在损伤和松弛，在绝大多数患者，术中经过该通道非常容易。个别老年患者，由于胫骨内侧髁间嵴的增生和髁间凹内侧壁骨赘增生使该通道产生严重狭窄甚至封闭，需要进行通道成形术，即采用小骨刀、髓核钳或者磨钻去除内侧髁间嵴过度增生的部分，以及髁间凹内侧壁增生的骨赘。

4. 建立后侧入路　手术通过前外侧入路、高位前内侧入路、后内侧入路和后外侧入路进行。其中后外侧入路的制作需要先将镜头从后内侧入路插入后内侧室，再跨后纵隔到后外侧室进行监控。具体方法有两种：交换棒导引法和直接插入法。

（1）交换棒导引法：先将镜头从前外侧入路插入后内侧室，在监控下将交换棒从后内侧入路插入后内侧室（图4-14）。随后将镜头从前内侧入路插入后外侧室。维持监控，将已经到后内侧室的交换棒穿过后纵隔插入后外侧室（图 4-15）。随后沿着交换棒更换镜头外鞘，将关节镜从后内侧入路，经后纵隔插入后外侧室（图 4-16）。

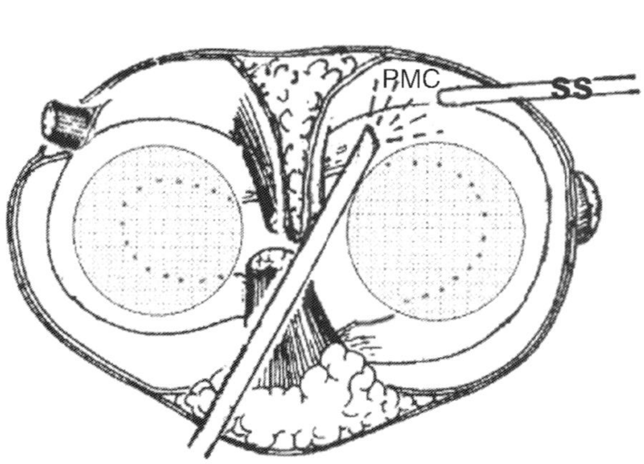

图 4-14 监控下将交换棒（SS）插入后内侧室（PMC）

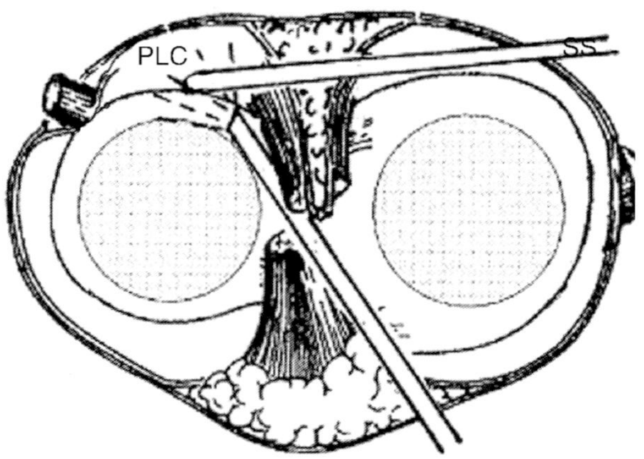

图 4-15 监控下将交换棒（SS）跨后纵隔插入后外侧室（PLC）

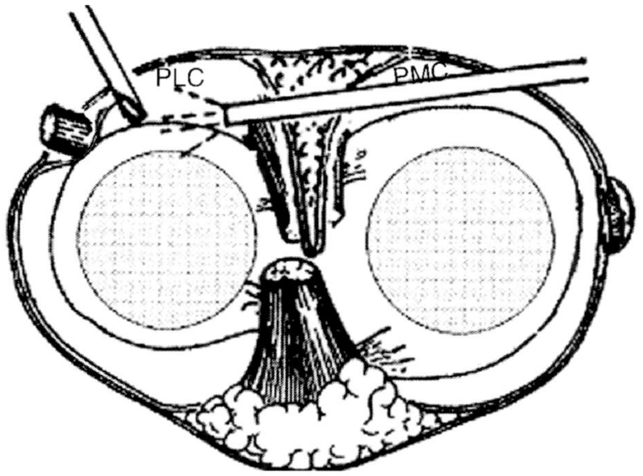

图 4-16 将镜头从后内侧入路跨后纵隔插入后外侧室（PLC）

PMC：后内侧室

（2）直接插入法：对于初学者，交换棒导引法最为安全。在积累了一定的膝关节后室操作经验以后，可以采用直接插入法，该方法较为快捷。具体操作步骤：先将镜头从后内侧入路插入后内侧室，而后将镜头对准并顶住后纵隔的中央部，拔出镜头更换插入穿刺内芯，将鞘管和内芯穿透后纵隔插入后外侧室，更换插入镜头。

在关节镜监控下做后外侧入路，体外定位位于关节线近侧 3 cm，髂胫束和股二头肌之间（图 4-17）。

从后外侧入路插入刨刀，随后逐渐回抽镜头至后内侧室，同时顺关节镜回抽路径将刨刀跨后纵隔插入后内侧室，刨除 PCL 胫骨附着点后上方的部分后纵隔，显露 PCL 胫骨附着区域（图 4-18、图 4-19）。后纵隔有促进韧带愈合的作用，注意不要过度刨削，以免影响韧带愈合。

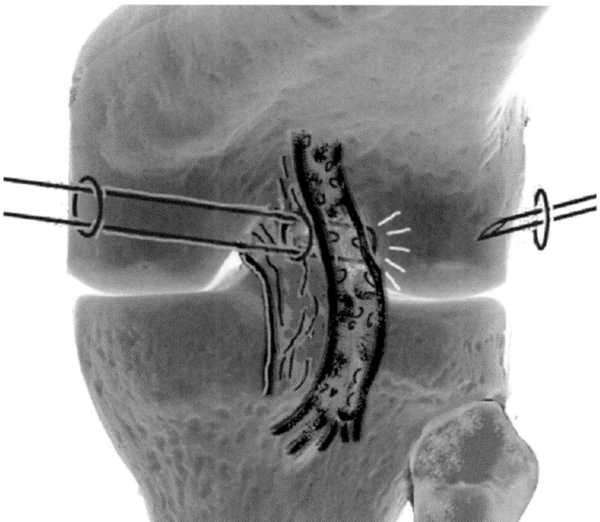

图 4-17 关节镜监控下建立后外侧入路

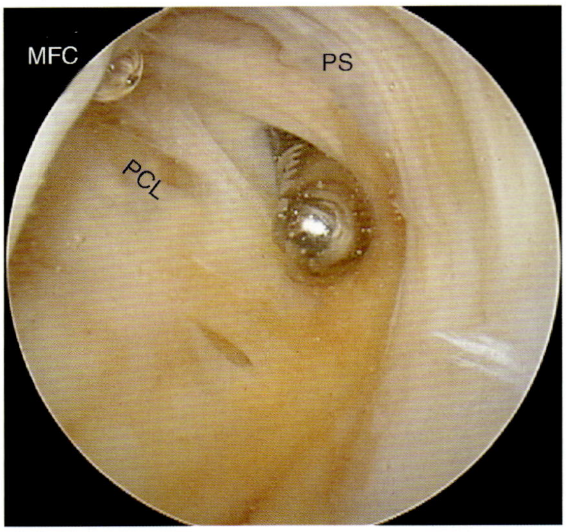

图 4-18　PCL 胫骨止点上方部分后纵隔的清理（右膝后内侧入路镜下观）

从后外侧入路将刨刀插入后纵隔；PS：后纵隔；MFC 股骨内髁

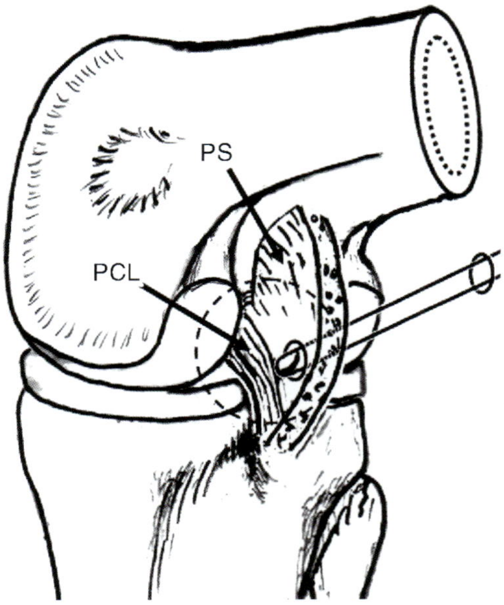

图 4-19　清理 PCL 胫骨止点上方的部分后纵隔（解剖示意）

6. 建立胫骨隧道　在胫骨结节内侧 1.5 cm 处做一个长约 1 cm 的纵行切口，皮下稍做分离，以便从胫骨结节内侧，向 PCL 胫骨附着点的内外侧缘做两个平行的隧道。首先，将 PCL 重建胫骨定位器从前内侧入路插入，经 PCL 和 ACL 之间插到膝关节后室，定位于 PCL 附着点的外侧，先钻入导向克氏针，随后将定位器回抽至膝关节前室，再从 PCL 内侧插到膝关节后室，定位于 PCL 附着点内侧，用同样的方法钻一平行克氏针（图 4-20、图 4-21）。随后沿克氏针用 4.5 mm 钻头扩通，建立两个平行骨隧道（图 4-22、图 4-23）。

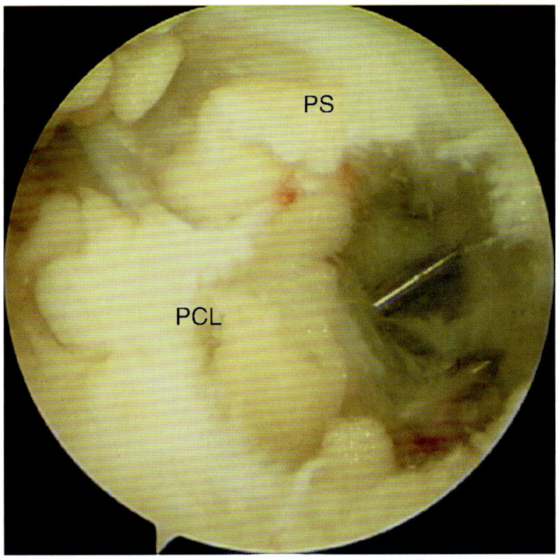

图 4-20　从胫骨结节内侧向 PCL 止点钻两根平行的克氏针（右膝后内侧入路镜下观）

PS：后纵隔

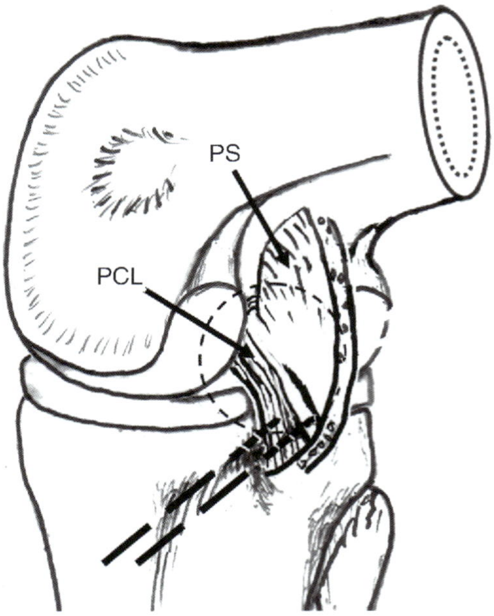

图 4-21　从胫骨结节内侧向 PCL 止点钻两根平行的克氏针（解剖示意）

PS：后纵隔

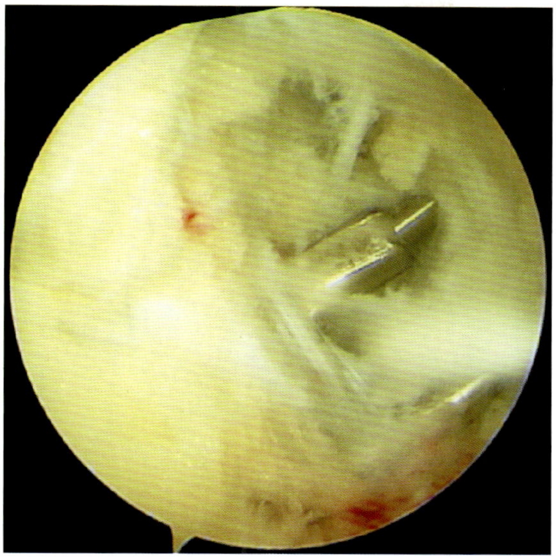

图 4-22　沿克氏针扩出两个直径 4.5 mm 隧道（右膝后内侧入路镜下观）

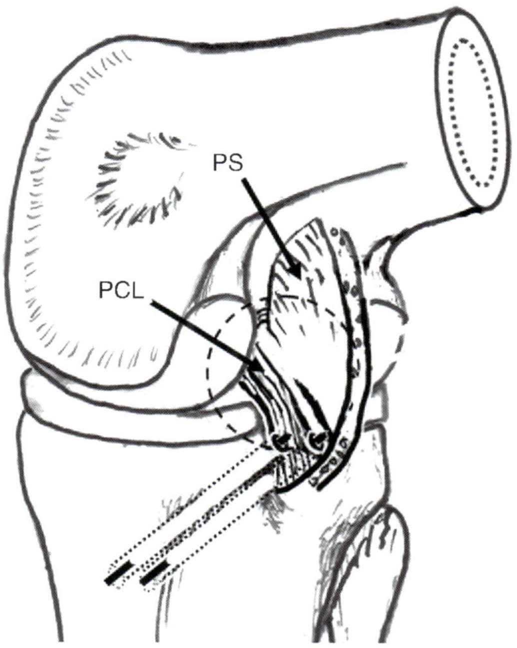

图 4-23　沿克氏针扩出两个直径 4.5 mm 隧道（解剖示意）

7. 建立股骨隧道　由前内侧入路插入镜头监控，再从前外侧入路进器械。在股骨内髁 PCL 的 AL 束和 PM 束中心点，自内向外各钻一个直径 4.5 mm 隧道（图 4-24、图 4-25）。PCL 表面的滑膜不进行清除。

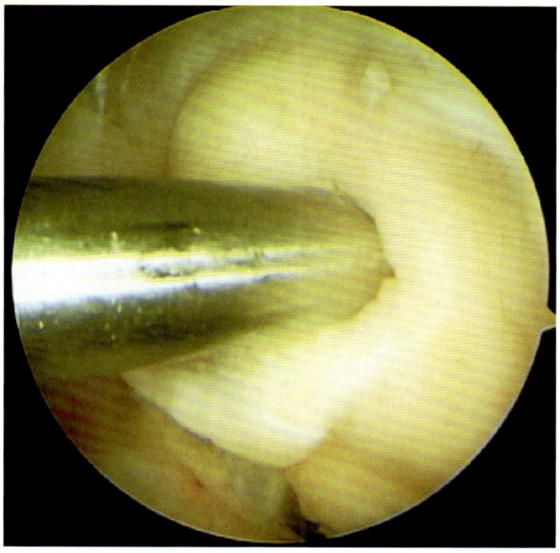

图 4-24　在股骨内髁 PCL 的 AL 束和 PM 束中心点自内向外钻隧道

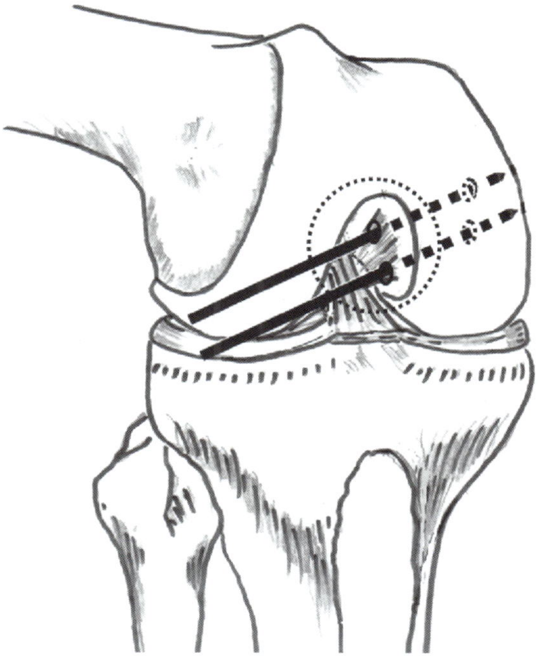

图 4-25　在股骨内髁 PCL 的 AL 束和 PM 束中心点钻自内向外钻隧道（解剖示意）

8. 穿导引线　在两个股骨隧道外口表面做一长约 1 mm 纵行切口，向下分离至骨面。从后内侧入路进行监控，将两根导线套经两个胫骨隧道送入膝关节后室，利用探钩和缝线夹持器，将经过外侧胫骨隧道送入的缝线套从 PCL 和 ACL 之间拉至膝关节前室（图 4-26、图 4-27），将经过内侧胫骨隧道送入的缝线套从 PCL 和股骨内髁之间拉至膝关节前室（图 4-28、图 4-29）。

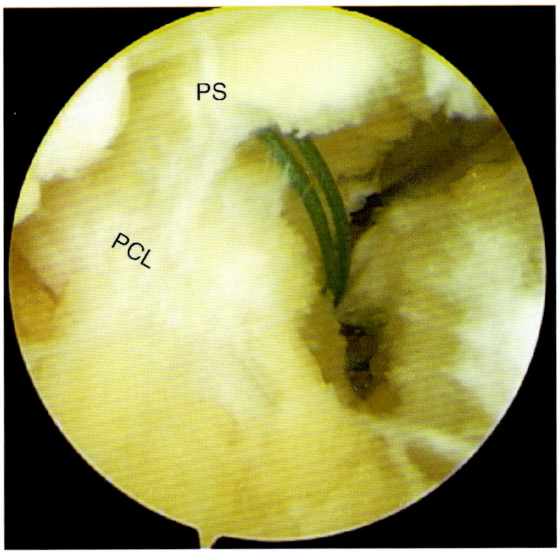

图 4-26　将导线从 PCL 外侧拉至膝关节前室（右膝后内侧入路镜下观）

PS：后纵隔

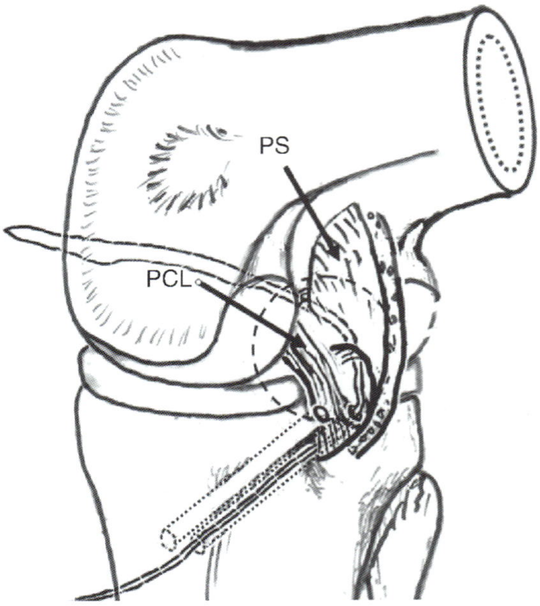

图 4-27　将导线从 PCL 外侧拉至膝关节前室（解剖示意）

PS：后纵隔

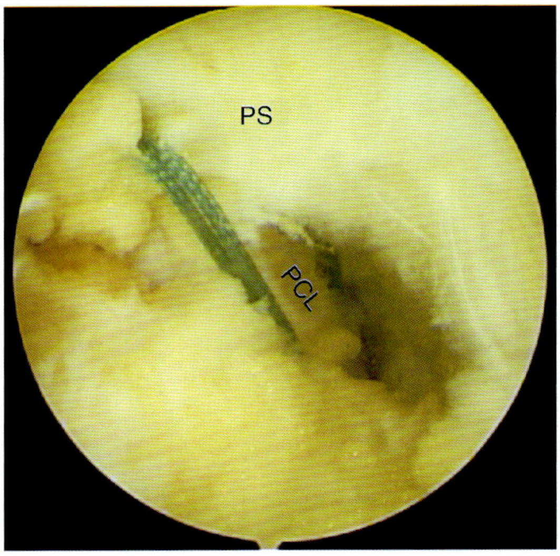

图 4-28　将导线从 PCL 内侧拉至膝关节前室（右膝后内侧入路镜下观）

PS：后纵隔

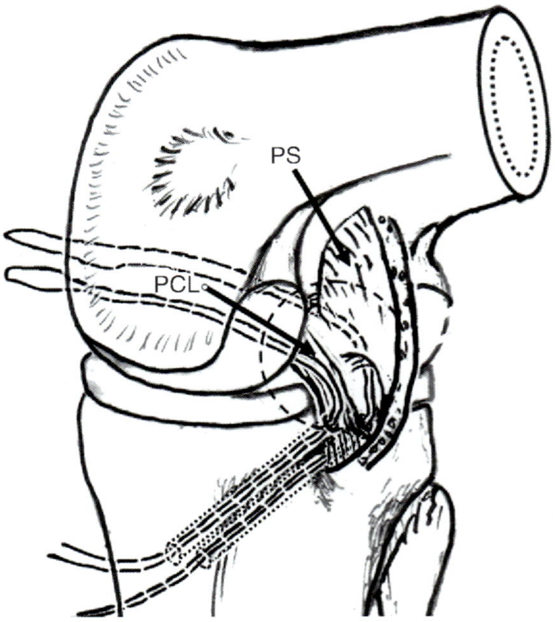

图 4-29　两根导线从后室到膝关节前室夹 PCL 穿行（解剖示意）

PS：后纵隔

从前内侧入路进行监控，确定两导引线分别从 PCL 的内外侧拉出（图 4-30、图 4-31）。外侧导引线有时会从 ACL 中间或者外侧绕过，需要进行调整使其从 ACL 和 PCL 之间经过。

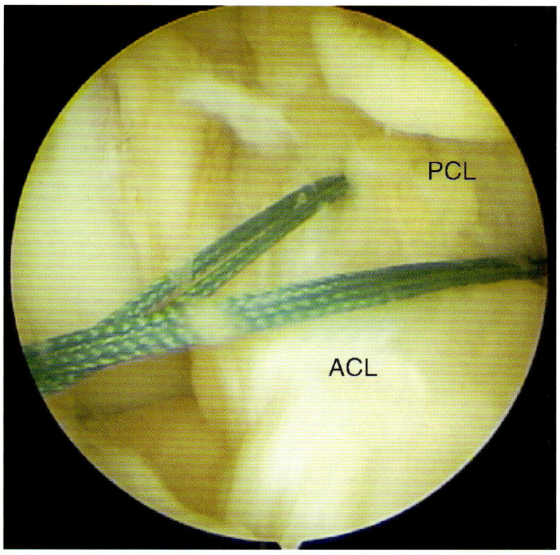

图 4-30　两根导线跨经 PCL 的两侧（前内侧入路镜下观）

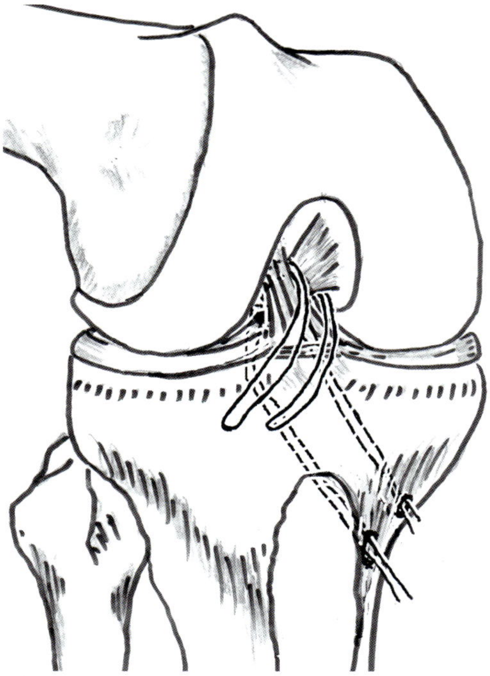

图 4-31　两根导线跨经 PCL 的两侧（解剖示意）

利用带尾孔导针，将外侧导引线套从前外侧束股骨隧道，经表面切口拉出，将内侧导引线套从后内侧束股骨隧道，经表面切口拉出（图 4-32、图 4-33）。

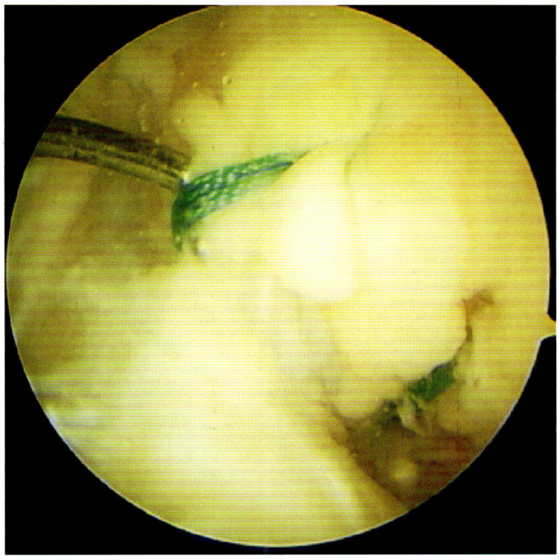

图 4-32　两根导线分别拉入两股骨隧道（前内侧入路镜下观）

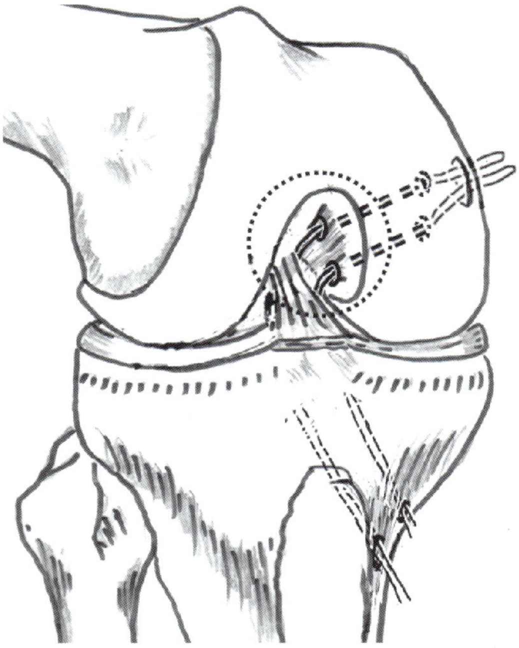

图 4-33　将两根导线分别从两股骨隧道拉出（解剖示意）

9. 固定线固定　采用 2 根 6 号聚乙烯线或者 4 根 2 号聚乙烯线进行 PCL 加强。将缝线的两端穿入导引缝线套，随后经股骨隧道拉入关节腔，再经胫骨隧道，从胫骨结节内侧切口拉出，缝线中部架于股骨隧道外口之间的骨皮质上。完全伸膝位，将缝线于两个胫骨隧道外口之间的皮质上打结（图 4-34、图 4-35）。

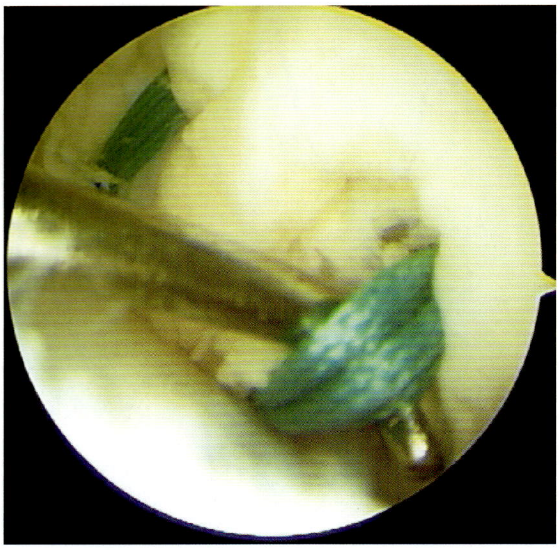

图 4-34　将固定线两端从股骨隧道回拉进关节，再从胫骨隧道拉出（前内侧入路镜下观）

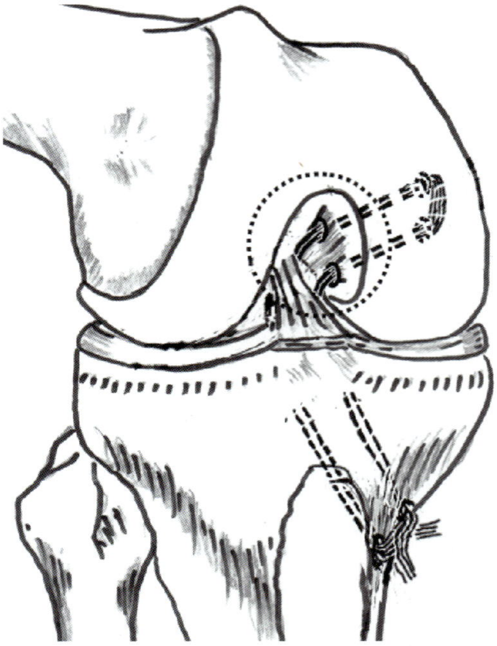

图 4-35　将固定线打结固定在胫骨隧道外口之间的骨桥上（解剖示意）

对于急性 PCL 损伤，不做其他特别处理。对于陈旧性 PCL 损伤，需要用克氏针在后纵隔和 PCL 残留纤维上戳创，用骨锥在 PCL 胫骨附着点及其周围戳创，以促进瘢痕的形成，有助于保证增强效果。

三、术后康复

术后用支具在完全伸膝位固定 6 周，其间可下地负重，并行直腿抬高训练。6 周后开始膝关节活动度训练和本体感觉训练。3 个月后，要求屈膝活动度达到 120°。

第三节　不保留残留纤维单束重建后交叉韧带

一、后交叉韧带单束重建概述

PCL 单束重建适用于急性和陈旧性 PCL 完全断裂。无特别说明的 PCL 重建术，一般意味着手术时彻底清理PCL 残留纤维。经典的PCL 单束重建遵循等长重建的原则，其目的在于使重建的韧带两端之间的距离在膝关节整个伸屈过程中保持最小变化，以防止韧带承受过度应力而导致重建失败。在 PCL 重建中，一般认为股骨附着点的准确定位最为关键，并建议采用“点-距定位”方法。所谓的“点”就是把股骨髁间凹当成一个钟表盘，PCL 股骨附着点位于 1：30（右膝）或者 10：30（左膝）的位置；所谓的“距”就是把股骨髁间凹当成一个隧道，PCL 股骨附着点距离该隧道前口（软骨缘）10 mm（图 4-36）。PCL 股骨附着点定位偏下、偏后会明显削弱重建韧带控制胫骨后坠的作用，甚至造成重建失败。PCL 胫骨附着点位于胫骨内外侧髁后缘之间的凹槽内，建议定位于胫骨关节面以远 10 mm，中线偏外侧。

我们认为，胫骨点定位内、外侧稍有偏差对控制胫骨后坠的作用影响不大，但是不建议过度偏内侧，否则容易造成重建韧带与股骨内髁的摩擦。胫骨点定位前后向稍有偏差对控制胫骨后坠的影响不大，但是不建议过度偏前，否则过度垂直的 PCL 会影响其控制胫骨后坠的作用。另外，胫骨隧道过于偏前会造成重建 PCL 的短缩，从而影响屈膝活动。因为膝关节极度屈曲时股骨髁相对于胫骨平台有一个后滚动机制，该机制的产生取决于 PCL 有足够的强度和长度，重建 PCL 长度不够会直接影响后滚动效应，因而影响膝关节屈曲活动，会造成屈膝受限，甚至导致强力屈膝时重建 PCL 断裂（图 4-37）。

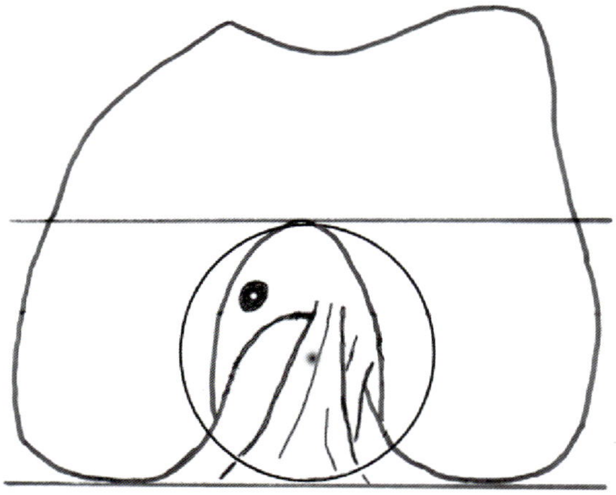

图 4-36　PCL 重建时股骨隧道的钟表盘定位

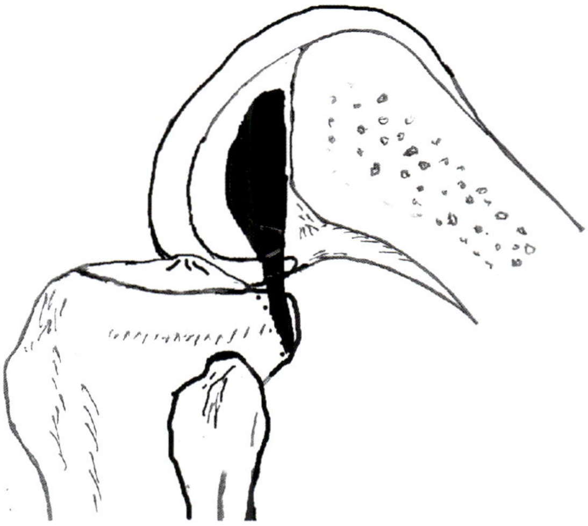

图 4-37　PCL 和膝关节的后滚动机制

在 PCL 等长重建时存在以下问题：①按照等长点重建的 PCL，在整个膝关节屈伸范围内控制胫骨后坠的作用相当，但是这种均匀发挥作用的方式并不一定理想。因为在膝关节不同的屈伸角度，对 PCL 的功能需要程度并不一样，在某个角度需要 PCL 提供强大的稳定性支持，而在另一个角度 PCL 的作用则可有可无。等长重建后的均匀支持在某些角度可能会显得多余，在另一些角度可能会显得不足。②PCL 等长点的设计，基本上是取其在股骨或者胫骨附着区域的“中心点”。但是对 PCL 来讲，该中心点并不代表 PCL 纤维的“集中点”，尤其是在股骨附着部。因为 PCL 纤维并非均匀分布，在 PCL 的 AL 束和 PM 束中，AL 束纤维占整个 PCL 的 70%，显示 PCL 纤维集中在 AL 束的附着点。因此 PCL 股骨附着“中心点”较“集中点”偏下和偏后（图 4-38）。我们在临床上发现，根据股骨“集中点”进行重建，相比根据股骨“中心点”或者等长点进行重建，在屈膝位膝关节有更好的稳定性。

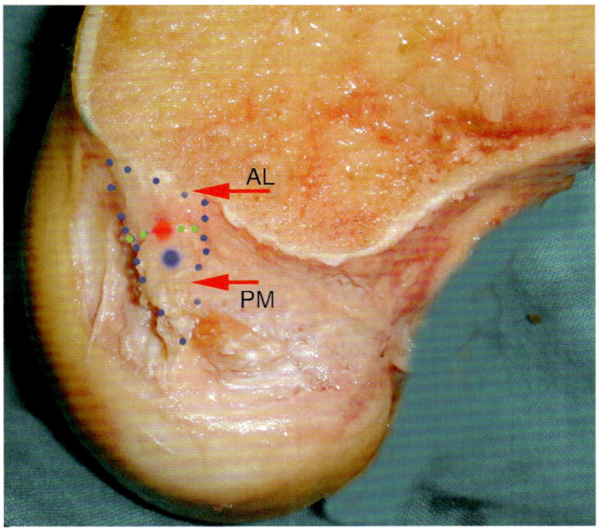

图 4-38　PCL 股骨印迹的中心点（蓝色标记点）和集中点（红色标记点）

AL：前外侧束；PM：后内侧束

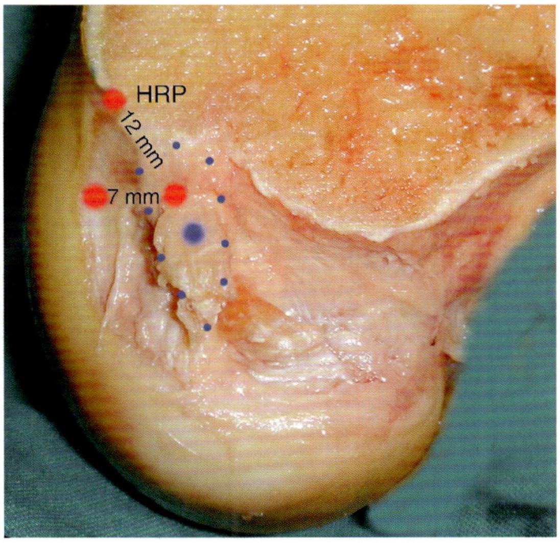

图 4-39　AL 束单束重建隧道定位（红色标记点）

HRP：上参考点

因此，PCL 单束重建时，我们采用的是 AL 束或者接近 AL 束的单束重建。既往研究指出，AL 束的纤维占整个 PCL 的 95%，因此应当具有 95% 的功能，如果通过重建能够恢复 AL 束的功能，也就意味着 PCL 95% 的功能恢复。我们在研究中发现 AL 束占整个 PCL 纤维的约 70%，因此 AL 束单束重建能够恢复 PCL 的大部分功能，这是我们进行 PCL AL 束单束重建的理由。不管 AL 束单束重建还是等长点单束重建，重建隧道都应当位于 PCL 的印迹内。正常 PCL 印迹距离股骨远端软骨缘约 3 mm，如果移植物直径为 10 mm，亦即半径为 5 mm，股骨隧道中心点距软骨缘 7~8 mm，能够保证隧道位于印迹内。因此我们在确定距离髁间凹前开口的“距离”时，选择 7~8 mm。另外，由于钟表面定位不甚可靠，我们选择前参考点定位。前侧参考点位于股骨足印区的最前缘（非最外侧缘），股骨隧道内口中心点距离该交界点 12 mm（图 4-39）。在大部分患者，PCL 股骨残端可资隧道定位参考。

二、手术指征

PCL 股骨附着点为关节内结构，无论急性或者陈旧性 PCL 完全断裂，如果断裂处位于 PCL 股骨附着点，并且滑膜袖断裂，残留纤维与股骨重新恢复连接的可能性很小，可以清理残留纤维，行 PCL 重建。

如果 PCL 断裂为中部或者靠近胫骨附着部断裂，建议采取保留残留纤维的 PCL 重建，残留纤维对重建韧带可能有加强作用。如果 PCL 靠近股骨附着点撕裂但是滑膜袖完整，在急性期采用加强手术能够取得较好的结果。

不保留残留纤维的 PCL 单束重建是最基本的 PCL 重建技术，需要熟练掌握后，再进行更为复杂的重建手术。比如急性期股骨侧 PCL 撕脱，也可以保留残留纤维，在 PCL 断端穿扎缝线，进行保留并牵张残留纤维的单束重建，以期残留纤维与股骨能够获得新的连接。因技术略微复杂，需要术者先熟悉不保留残留纤维的重建方式后再去尝试[1]。

三、手术步骤

1. 肌腱的切取和处理 参见第一章“自体移植物的切取和准备”。PCL 单束重建一般同时利用 ST 和 GT。如果 ST 长度大于 30 cm，则将其做成 4 股移植物；如果 ST 长度小于 30 cm，则将其做成 3 股移植物。GT 的长度很少能够大于 30 cm，一般做成 3 股移植物。总之，移植物最后长度需要大于 7.5 cm。这样，利用 GT 和 ST 做成一个 6 股或者 7 股移植物（图 4-40）。长度 7.5 cm 的移植物一般在关节腔内留置 3.5 cm，在股骨和胫骨隧道内各留置 2 cm。如果移植物更长，在两端隧道内可以留置更长的移植物。但是，在股骨隧道内，移植物长度留置不宜超过 2.5 cm。一方面股骨内髁的宽度有限（3.0~3.5 cm），移植物留置过长，势必隧道过深，不利于进行悬吊式固定（当然，如果采用界面螺钉挤压固定可以不考虑隧道深度）。另一方面，移植物隧道内植入长度到一定限度并不能增加愈合强度。测量移植肌腱总直径后（移植物的直径一般为 8~9 mm），用 80~100 N 拉力行预牵张，至需要将移植物植入隧道时取下。在距移植物近端 25 mm 处用亚甲蓝笔或者可吸收线做一个标记。

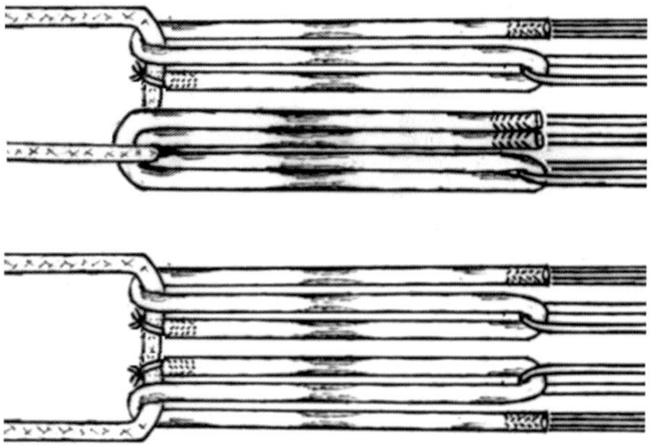

图 4-40 移植物制作方法

采用 1 根 ST 和 1 根 GT 做成 6~7 股移植物

2. 建立骨隧道 手术采用高位前内侧入路、高位前外侧入路、高位后内侧入路进行。高位前内侧入路位于髌骨尖水平，紧贴髌腱内侧缘，通过该入路很容易将镜头经髁间凹插入膝关节后室，并居高临下进行 PCL 胫骨附着点部位的监控。高位前外侧入路，位于髌骨尖水平，紧贴髌腱外侧，该入路有利于将镜头经该入路插入后内侧室；但是，通过该入路自关节内向关节外钻股骨隧道不太方便，届时需要依靠该入路的可移动性，或者将该入路向下、外方向扩大。高位后内侧入路位于膝关节后内侧角，关节线近侧约 3 cm，通过该入路插入器械，有利于 PCL 胫骨附着点部位的清理；通过该入路进镜，有利于膝关节后室的监控。

先建立高位前内侧入路。从前外侧入路进镜头，从高位前内侧入路进操作器械，行 PCL 股骨残端清创。但是，在拟建立的隧道口近、后侧缘部位尽可能保留残留纤维，以作为软组织衬垫，减轻隧道口缘骨皮质对移植物的切割。对髁间凹过于窄小者行髁间凹成形术。屈膝 90°将镜头经髁间凹插入后内侧室，监控下建立高位后内侧入路。从该入路行 PCL 胫骨止点清理。同样注意在拟建立的胫骨隧道口前方部位尽可能保留残留纤维，以减轻隧道缘对软组织的切割（图 4-41、图 4-42）。

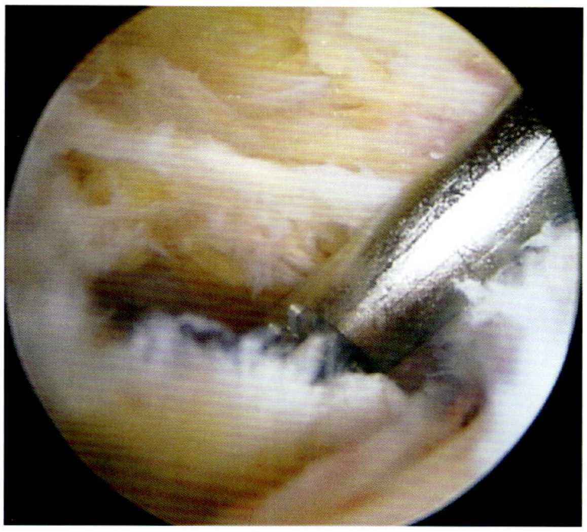

图 4-41 从前内侧入路观察右膝后室：PCL 胫骨止点部位的清理

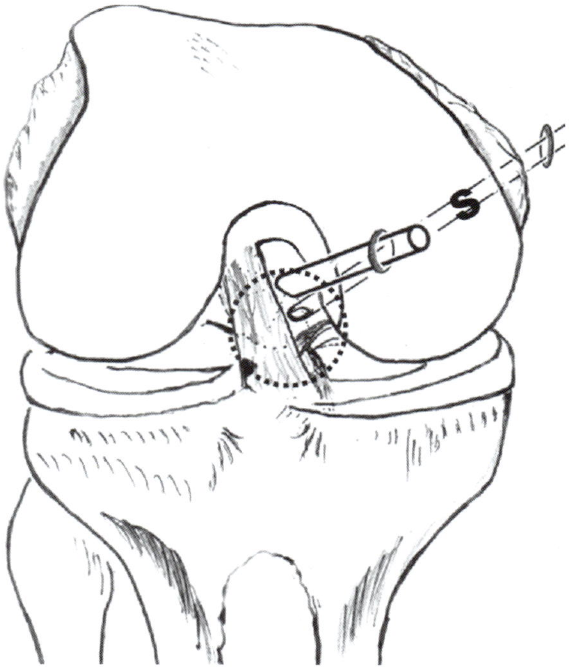

图 4-42 从后内侧入路进刨刀（S）清理 PCL 胫骨止点部位

注意 PCL 损伤时，Humphery 韧带和 Wrisberg 韧带常常保持正常，这部分纤维对于膝关节后向稳定性的维持有一定的帮助，不要随意切除。这部分纤维的辨认很容易，在上述体位，大部分 PCL 纤维处于松弛状态，而 Humphery 韧带和 Wrisberg 韧带由于胫骨的后坠处于紧张状态，PCL 残端清理时只要不损伤任何处于紧张状态的纤维，就不会有误损。另一方面，不要过度清理后纵隔，尽管彻底清理对于手术显露和操作有利。重建后 PCL 的血供大部分来自后纵隔，过度清理后对重建的韧带不利。

从高位后内侧入路进镜，从前内侧入路进胫骨隧道定位器，先钻 PCL 胫骨隧道导针（图 4-43、图 4-44）。隧道内口位于关节囊附着线前侧 7 mm，胫骨近端后凹中线偏外侧，隧道与胫骨轴成 45°。用 7 mm 偏心距 PCL 重建胫骨隧道定位器的钩端抵住关节囊附着部，然后调整定位器杆与胫骨纵轴的成角即可。胫骨隧道建议在股骨隧道建立后再用钻头扩建，过早钻胫骨隧道会造成灌注液大量外溢，不利于随后的手术操作。

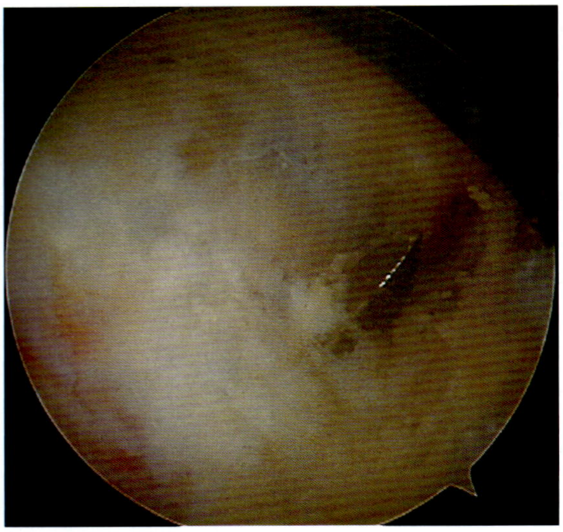

图 4-43　钻入胫骨隧道定位导针（右膝后内侧入路镜下观）

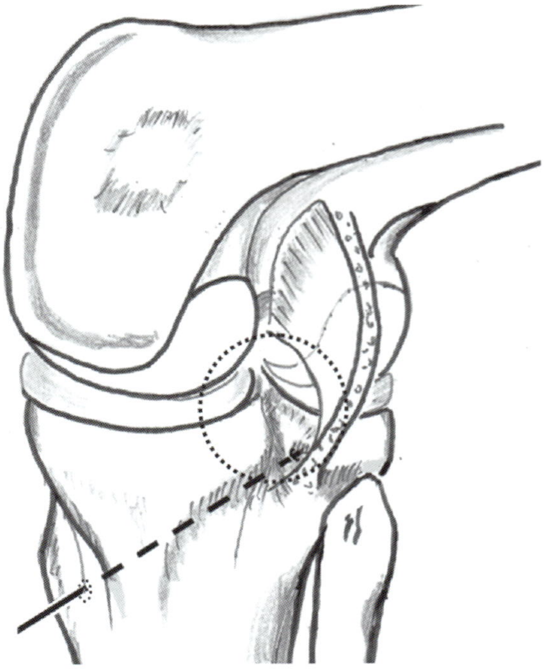

图 4-44　钻胫骨隧道定位导针

从高位前内侧入路进镜，从前外侧入路进操作器械，钻股骨隧道。隧道内口位于前参考点后侧 12 mm，距远侧最近软骨缘 7~8 mm（图 4-45）。股骨隧道分为靠关节的粗隧道和靠外侧的细隧道两部分，粗隧道部分直径与移植物近端直径相同，隧道深度为肌腱应当内置的长度 20 mm，再加 5 mm，共 25 mm（图 4-46）；细隧道部分直径 4. 5 mm。分别用不同粗细的钻头扩钻。由于移植物股骨端采用聚乙烯带和微型钢板进行悬吊式固定，近端有一定的松弛度，我们建议将股骨隧道扩深为 25 mm，移植物置入时先将肌腱拉到底，待近端固定后再将肌腱回拉，这样在隧道内能留存约 20 mm 长肌腱段。

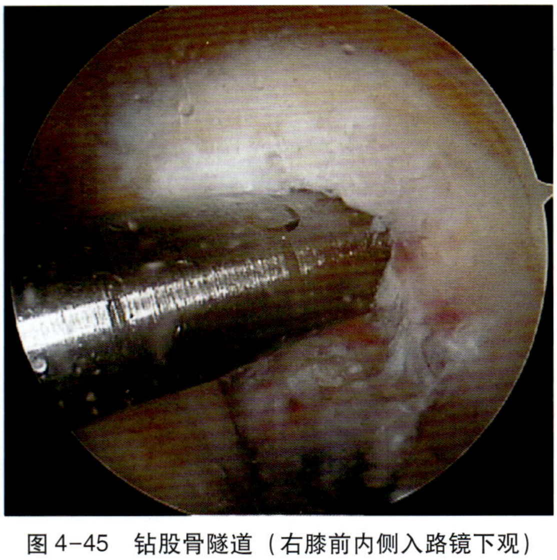

图 4-45　钻股骨隧道（右膝前内侧入路镜下观）

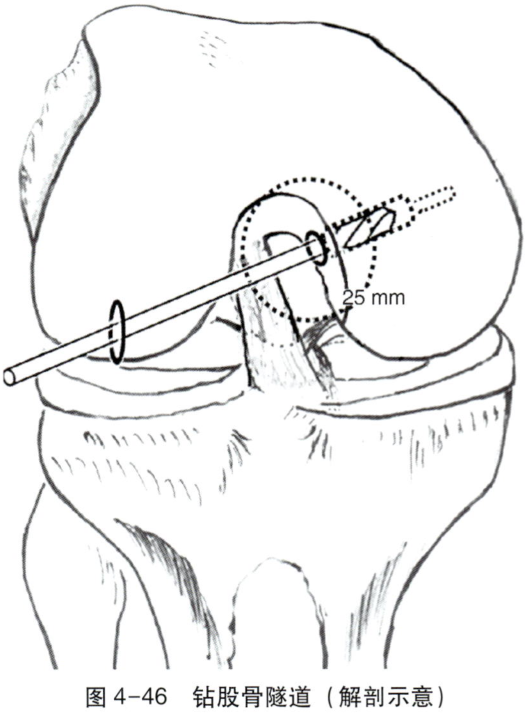

图 4-46　钻股骨隧道（解剖示意）

从前内侧入路进镜头监控，钻胫骨隧道。为了防止膝关节后侧血管神经结构的损伤，钻胫骨隧道时需要极度屈膝，并且在导针顶端用保护器保护（图 4-47、图 4-48、图 4-49）。胫骨隧道直径与移植物远端直径相同。勿用伞状打磨头修整胫骨隧道内口前缘锐性部分，否则隧道内口形成喇叭口，移植物与隧道接触不紧密，关节液进入隧道，有可能影响移植物与骨隧道的愈合。

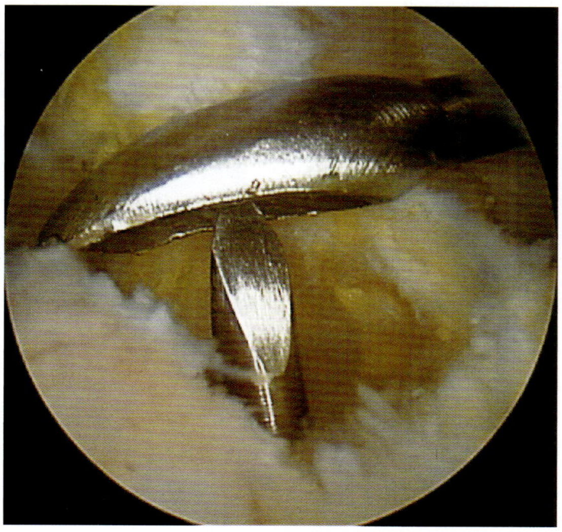

图 4-47　钻胫骨隧道（右膝前内侧入路镜下观膝关节后室）
从后内侧入路进保护器在导针顶端防止钻头突然穿出

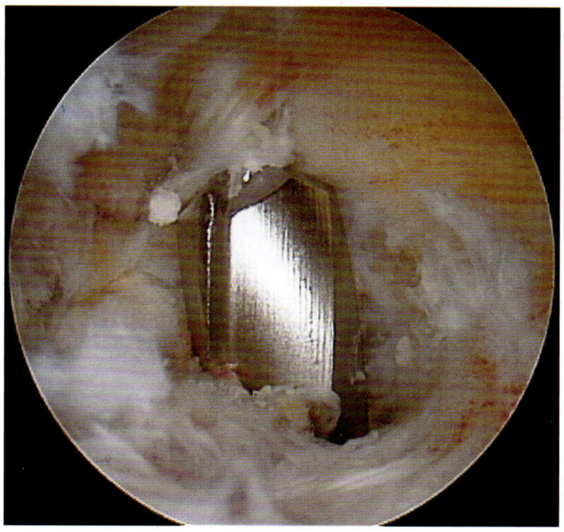

图 4-48　钻胫骨隧道（右膝前内侧入路镜下观膝关节后室）

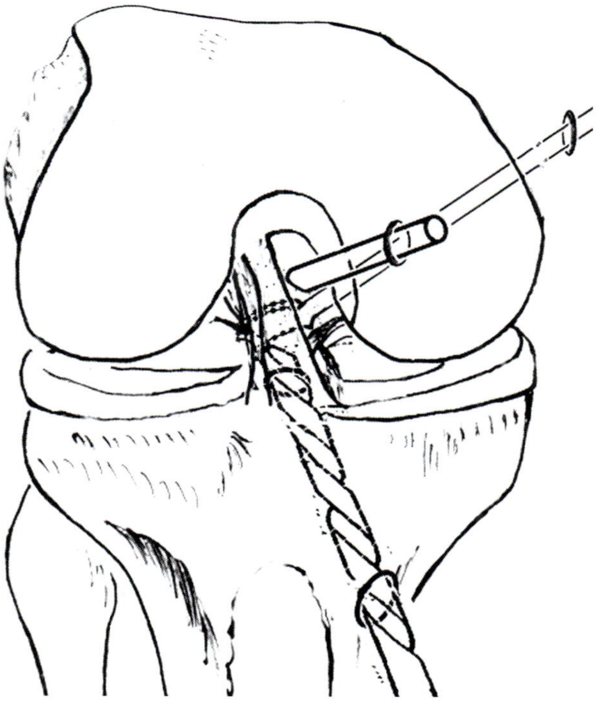

图 4-49　钻胫骨隧道（解剖示意）

3. 肌腱的植入和固定　从高位前内侧入路进镜头，在监控下将导线从胫骨隧道送入关节，再从股骨隧道拉出（图 4-50、图4-51、图 4-52）。将移植物近端的聚乙烯带从胫骨隧道拉入关节腔，再从股骨隧道拉出（图 4-53）。

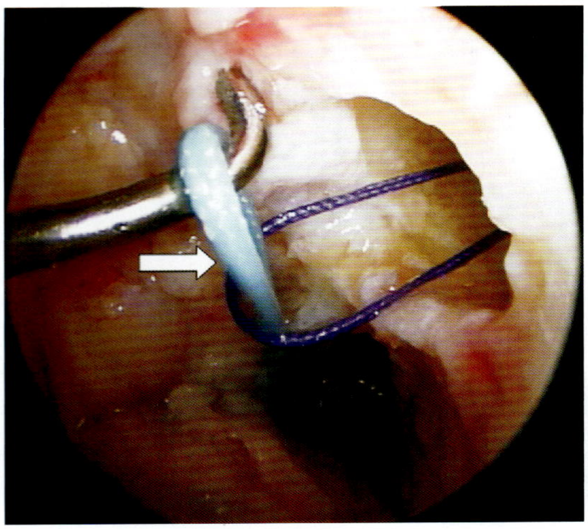

图 4-50　将导线从胫骨隧道送入关节，拉至膝关节前室（右膝前内侧入路镜下观）

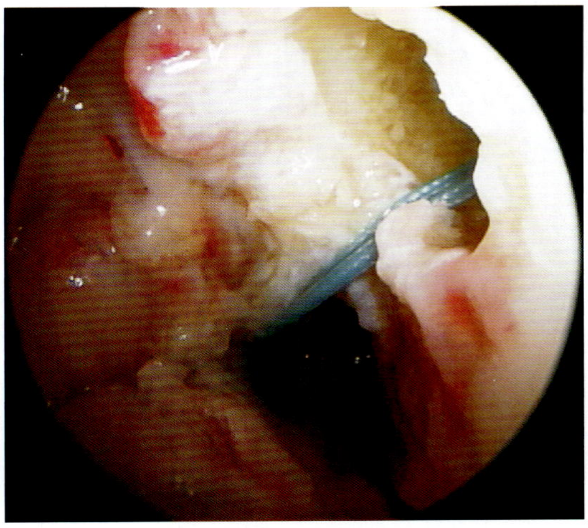

图 4-51　将导线拉入股骨隧道（右膝前内侧入路镜下观）

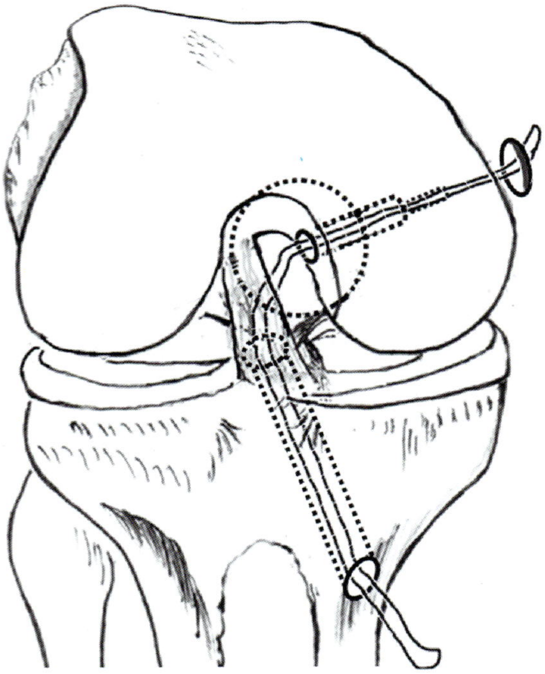

图 4-52　将导线从胫骨隧道送入关节，从股骨隧道拉出

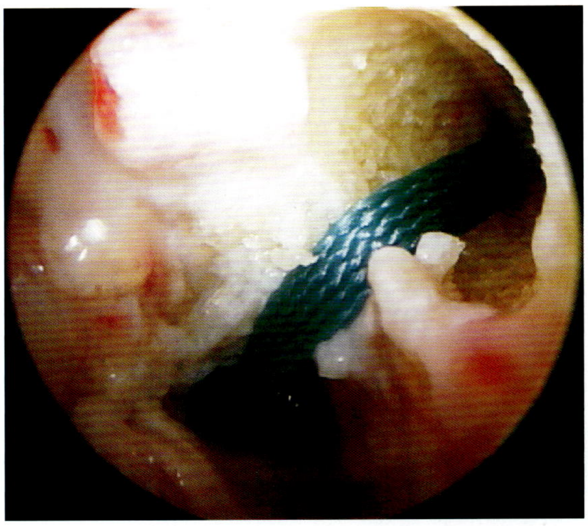

图 4-53　将固定移植物近端的聚乙烯带顺导线拉入（右膝前内侧入路镜下观）

持续牵拉聚乙烯带，利用韧带腔内推提器，将移植物于胫骨隧道内口反折处向后上方反复推提，先将其提入关节腔，而后拉进股骨隧道，直至近端标记线至股骨隧道内口。如果没有韧带腔内推提器，可以用一个中弯血管钳，从后内侧入路插入到移植物胫骨隧道内口反折处，利用股骨内髁后部作为一个支点，在近端持续牵拉的情况下将移植物反复撬入关节，最后拉入股骨隧道（图 4-54 至图 4-58）。

将聚乙烯带两端穿入微型钢板中间两孔，沿聚乙烯带将微型钢板推至股骨隧道外口，将聚乙烯带打结，使移植物固定于股骨端（图 4-59）。将移植物胫骨端编织线穿入钛质纽扣中，顺缝线将纽扣向上推至胫骨隧道外口，拉紧韧带，将缝线打结固定。

拉紧韧带，在缝线打结固定时，膝关节伸屈角度需要根据不同情况来确定。如前所述，在移植物植入之前一直处于预牵张状态，移植物本身已经无可延伸性，此时应当在屈膝 70°位固定移植物，因为此时移植物两隧道内口间距最大。如果在伸膝位，即隧道内口间距最小时固定，屈膝时隧道内口间距增大，无延伸性的移植物可能会承受过度应力而失效。如果未做移植物预牵张，移植物有一定的可延伸性，则可以在完全伸膝位固定，屈膝时移植物因为黏弹性而延伸，恰到好处。

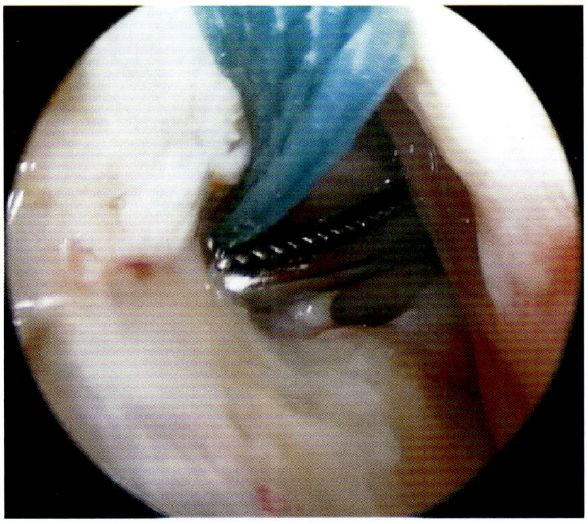

图 4-54　从后内侧入路插入中弯血管钳，伸至聚乙烯带的前下侧（右膝前内侧入路镜下观）

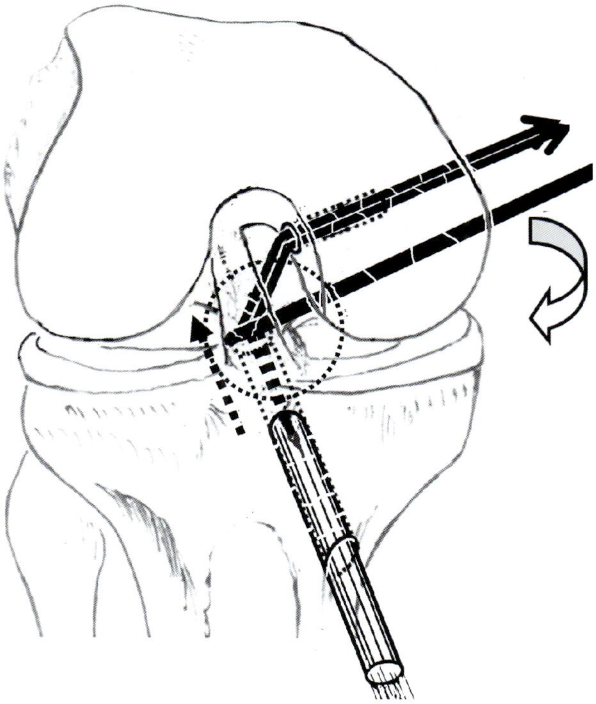

图 4-55　将撬棒（血管钳）伸至聚乙烯带的前下侧

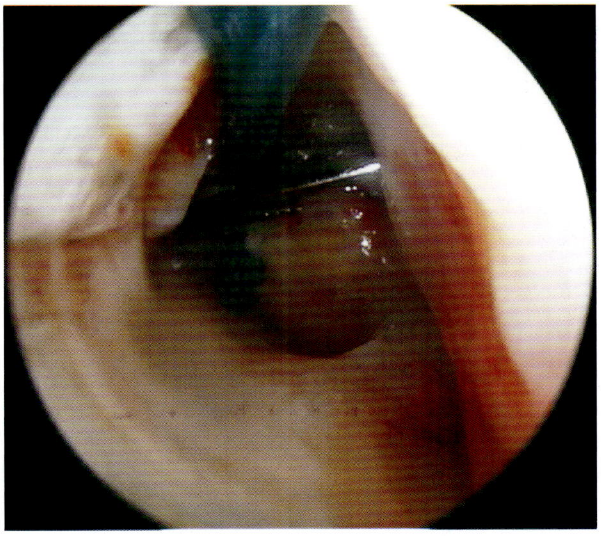

图 4-56　持续牵拉聚乙烯带，以股骨内髁后部为支点，用血管钳将聚乙烯带向后方撬起，将移植物拉进隧道（右膝前内侧入路镜下观）

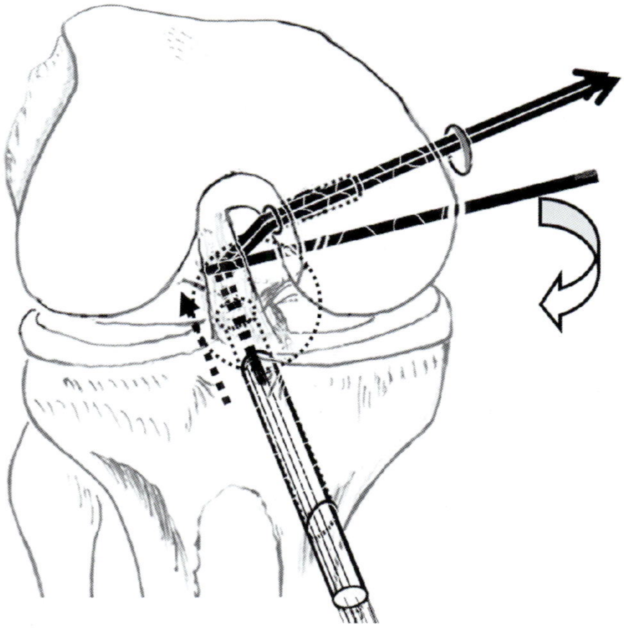

图 4-57　通过撬拨将移植物拉入关节

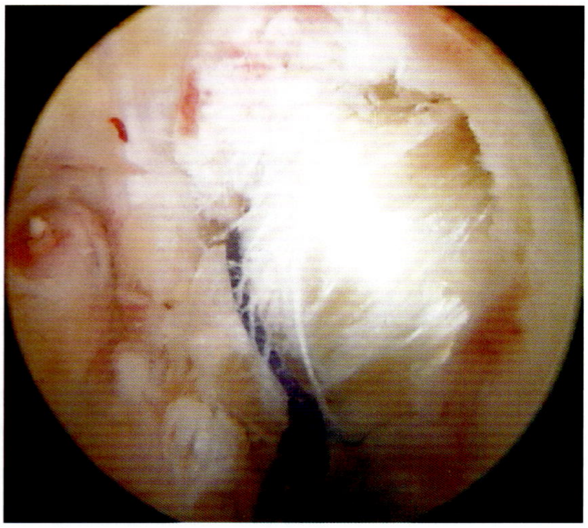

图 4-58　将移植物植入股骨隧道（右膝前内侧入路镜下观）

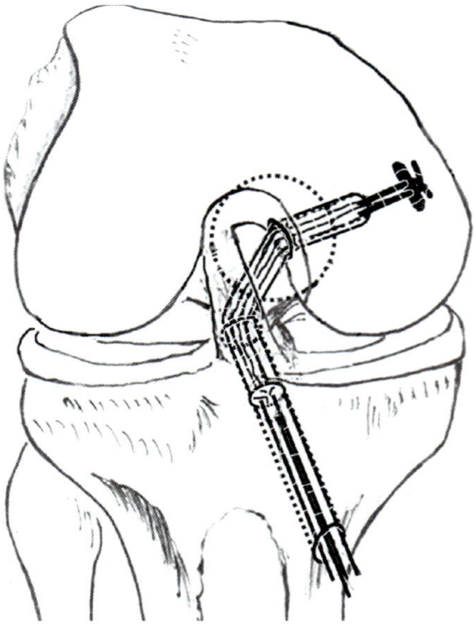

图 4-59　移植物近端固定在微型钢板上

但是，上述分析只是针对移植物固定的即刻状态。当移植物植入后，在坏死血管化的过程中，除了强度降低，也会出现韧带松弛。移植物在术后即刻紧张度适当并不意味着在韧带塑形后紧张度正常。我们认为，PCL 重建后的残余松弛与移植物塑形过程中新增的松弛有关。我们假设，在移植物植入即刻如果处于过紧状态有助于弥补韧带塑形带来的松弛。因此，我们对移植物的处理和固定方式为：首先在植入前通过预牵张克服移植物的黏弹性，而后在完全伸膝位，即隧道内口间距最小时固定。因为移植物无延伸性，术后 1 个月内不进行屈膝活动；术后 1 个月后，开始渐进的屈膝活动，因为在移植物的韧带化过程当中，有一定的松弛和可延伸性。

行关节内全面检查（图 4-60），修复缝匠肌腱膜，留置负压引流后关闭切口。从足部至大腿用双层纸棉和弹力绷带包扎，用支具固定在完全伸膝位。

三、术后康复

术后于伸膝位制动 4 周，其间进行直腿抬高和髌骨内推训练。术后第 5 周开始被动活动度训练，术后 6 周屈膝至 90°，术后 3 个月末屈膝至 120°。当膝关节主、被动屈膝训练时，会增加重建韧带的负荷（主动屈膝时屈膝肌肉产生后拉胫骨的应力，被动屈膝时因为移植物的非等长特性而可能受到过度牵伸），所以术后的屈膝活动训练要适当延迟。

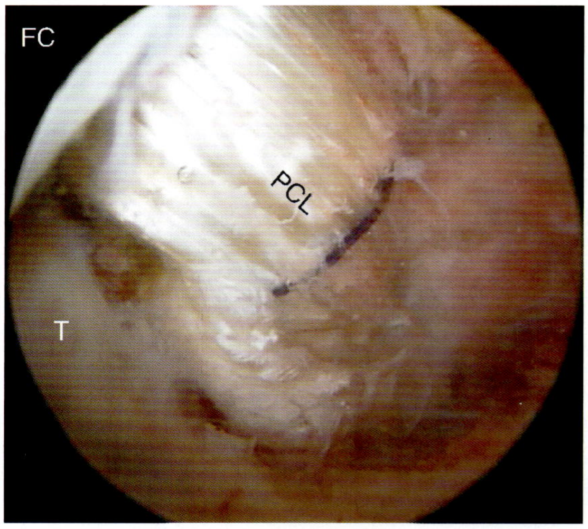

图 4-60　PCL 重建后（右膝后内侧入路镜下观）
FC：股骨髁；T：胫骨平台

参考文献

[1] 赵金忠，蒋垚，沈灏．关节镜下采用腘绳肌肌腱和微型钢板纽扣重建后十字韧带。中华骨科杂志，2003，23（3）：129-132.

（附视频：不保留残留纤维单束重建后交叉韧带）

第四节　保留残留纤维的后交叉韧带单束重建

保留残留纤维的 PCL 重建术的目的是为了充分利用残留纤维，以保证手术效果。这种术式适用于急性期 PCL 中、远部断裂（股骨附着部有一定数量的纤维附着）和陈旧性 PCL 部分损伤。对于急性期 PCL 于股骨附着点的撕脱，需要行保留并牵张残留纤维的 PCL 重建。

保留残留纤维的 PCL 重建与清理残留纤维的 PCL 重建方法步骤基本一样，只是因为保留残留纤维，在显露和操作上有一定困难。最关键的是要熟悉膝关节后室的操作。

具体操作上，保留残留纤维的 PCL 重建有两种方法，即外侧加强型 PCL 重建和内侧加强型 PCL 重建，亦即移植物在中部分别位于残留纤维的外侧和内侧[1]。无论采用何种加强方法，股骨和胫骨隧道定位相同。

一、外侧加强型 PCL 单束重建

（一）手术指征

对于急性期 PCL AL 束的单束损伤，急性 PCL 中、远部完全断裂，或者陈旧性 PCL 部分损伤，可以采用外侧加强型 PCL 单束重建。

（二）手术步骤

1. 肌腱切取和移植物制备　参见第四章第三节“不保留残留纤维单束重建后交叉韧带”。一般来讲，保留残留纤维的重建同样采用 ST-GT 移植物。但是，保留残留纤维重建时，因为残留纤维的存在，移植物在关节腔内有绕行，留置的长度比不保留残留纤维重建要长，关节腔内留置 4.5 cm。在绝大多数情况下利用 ST 和 GT 只能做成 6 股移植物，移植物直径 7~8 mm。如果 6 股移植物偏细，直径小于 7 mm，建议再切取 AHPLT，做成 9 股移植物。

2. 建立入路　手术通过高位前外侧入路、高位前内侧入路、后内侧入路和后外侧入路进行。后外侧入路的制作需要先将镜头从后内侧入路插入后内侧室，再跨后纵隔插入后外侧室进行监控。具体方法有两种：交换棒导引法和直接插入法，参见第四章第二节“后交叉韧带加强术”。

3. 钻胫骨隧道定位导针　维持后内侧入路镜头监控，从前内侧入路插入 PCL 胫骨隧道定位器，经 PCL 外侧插入膝关节后室，定位于 PCL 胫骨附着点（图 4-61）。先钻定位导针（图 4-62、图 4-63）。同不保留残留纤维的 PCL 单束重建，隧道内口位于关节囊附着线前侧 7 mm，胫骨近端后凹中线偏外侧，隧道与胫骨轴成 45°角。用 7 mm 偏心距 PCL 重建胫骨隧道定位器的钩端抵住关节囊附着部，然后调整定位器杆与胫骨纵轴成 45°角钻入克氏针。

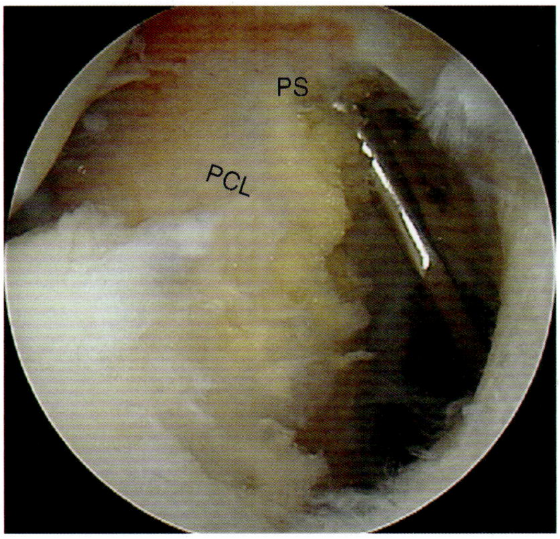

图 4-61　从 PCL 残留纤维外侧将 PCL 胫骨隧道定位器置入膝关节后室（右膝后内侧入路镜下观）

PS：后纵隔

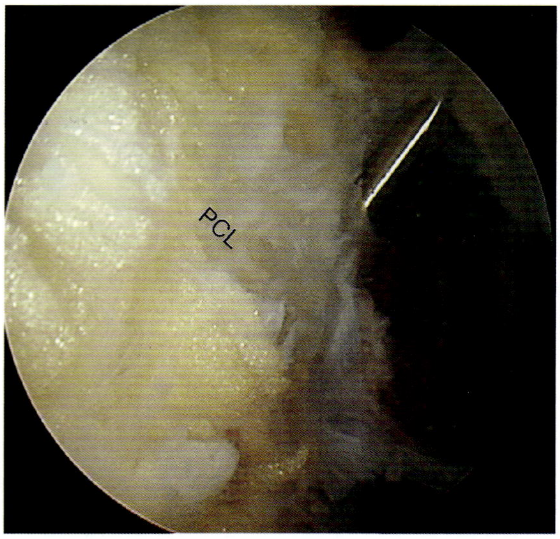

图 4-62　PCL 胫骨隧道定位导针的钻入（右膝后内侧入路镜下观）

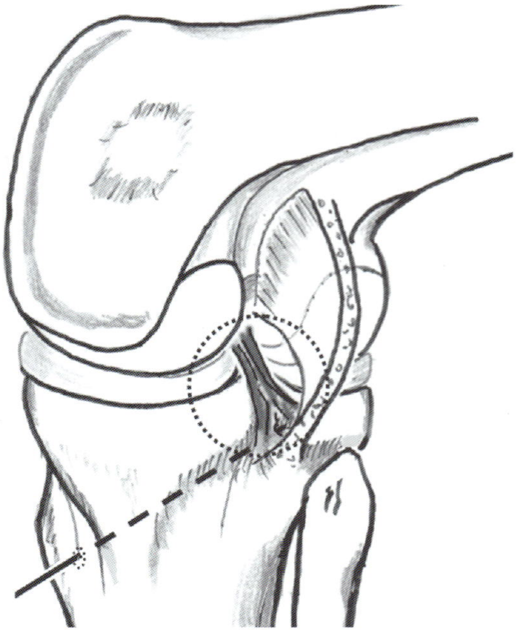

图 4-63　PCL 胫骨隧道定位导针的钻入（解剖示意）

4. 钻股骨隧道　从高位前内侧入路进镜，通过前外侧入路进操作器械，钻股骨隧道。隧道内口距前参考点 12 mm，距软骨缘 7～8 mm。PCL 残留纤维可以作为参考。股骨隧道分为靠关节的粗隧道和靠外侧的细隧道两部分，粗隧道部分直径与植入物近端直径相同，隧道深度 25 mm；细隧道部分直径 4. 5 mm。分别用不同粗细的钻头扩钻。刨除股骨隧道内口覆盖的残留滑膜组织，清理隧道内骨屑。PCL 股骨附着点其余部位的滑膜和残留纤维不予清除（图 4-64）。

5. 钻胫骨隧道　随后在后内侧入路监控下，钻胫骨隧道。胫骨隧道直径与移植物远端直径相同（图 4-65）。

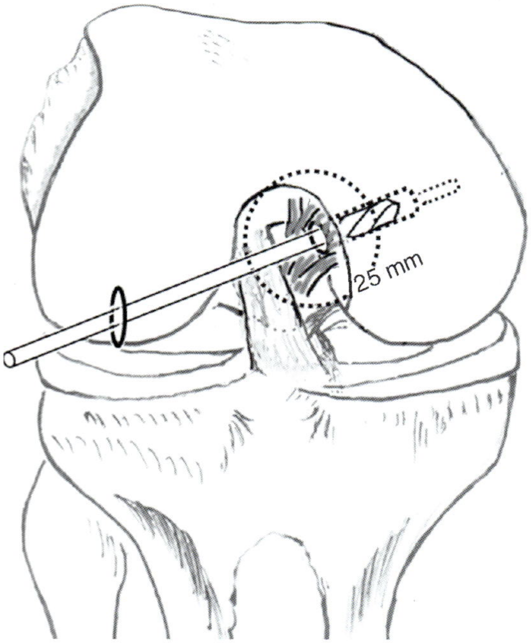

图 4-64　建立股骨隧道

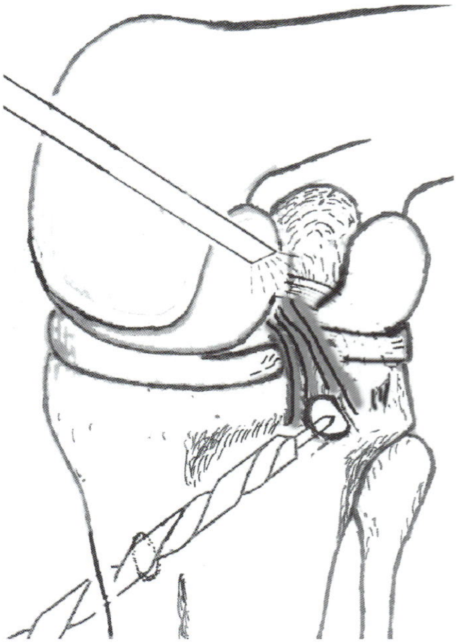

图 4-65　建立胫骨隧道

6. 穿导引线　自后内侧入路监控，将导引线从胫骨隧道送入膝关节后室。从前内侧或者前外侧入路伸入探钩或者缝线夹持器，经 PCL 残留纤维外侧伸入膝关节后室，将导引线拉至膝关节前室（图 4-66、图 4-67）。注意要将导线从后侧板股韧带的下方（远侧）拉过，以便最后使移植物走行于后侧板股韧带的远侧。否则，移植物走行于后侧板股韧带的上方（近侧），增加绕行距离。随后从前内侧入路进镜监控，利用带尾孔导针，将导引线拉入股骨隧道，再从膝关节上内侧拉出（图 4-68、图 4-69）。

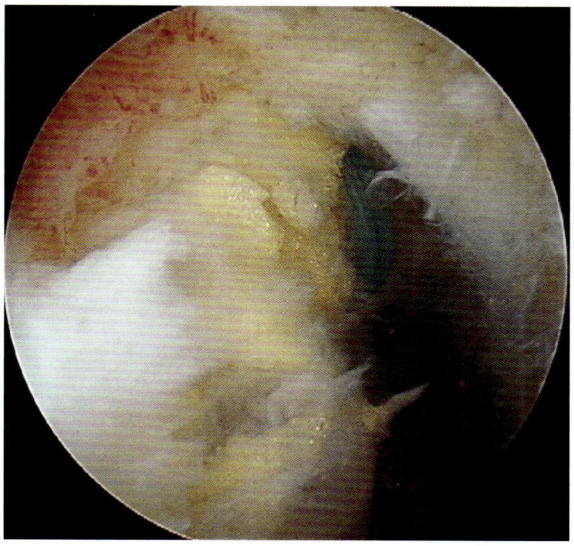

图 4-66　将导引线从胫骨隧道送入膝关节后室，经 PCL 残留纤维外侧拉至膝关节前室（右膝后内侧入路镜下观）

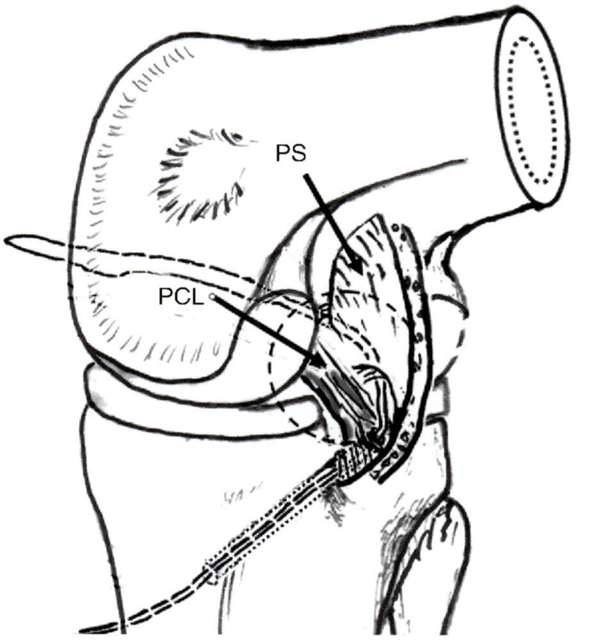

图 4-67　将导引线经 PCL 残留纤维外侧拉至膝关节前室

PS：后纵隔

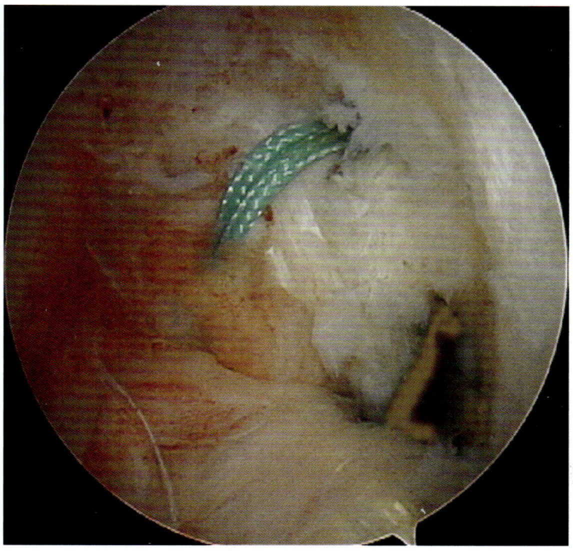

图 4-68　将导引线从股骨隧道拉出（右膝前内侧入路镜下观）

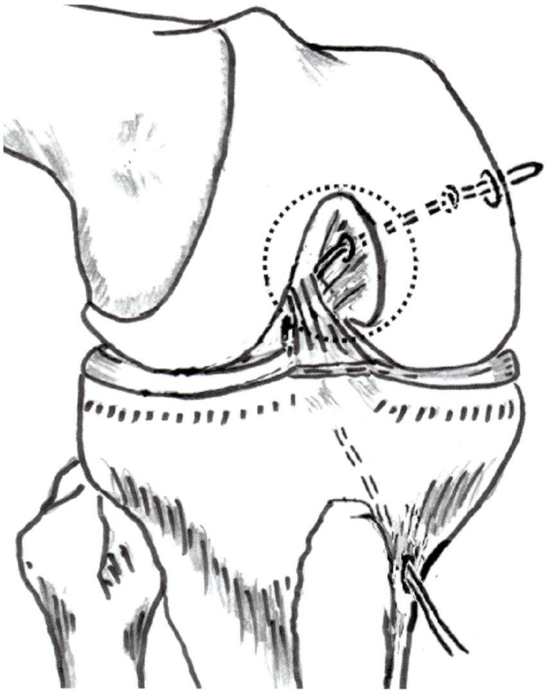

图 4-69　将导引线从股骨隧道拉出（解剖示意）

7. 移植物的植入和固定 将移植物复合体近端的聚乙烯带顺胫骨隧道拉入关节腔，再顺股骨隧道拉出。自后内侧入路进镜监控，从后外侧入路插入一把中弯血管钳。先将弯弧朝前，使血管钳插至聚乙烯带胫骨隧道和关节腔部分反折处，再将弯弧转向后。随后持续牵拉聚乙烯带，把血管钳作为一个撬棒，以股骨外髁后部作为一个支点，反复向后上做撬提动作，将移植物顺胫骨隧道撬入关节腔，再拉入股骨隧道（图 4-70 至图 4-74）。移植物近、远端分别以微型钢板和纽扣固定（图 4-75）。固定时膝关节处于完全伸直位。

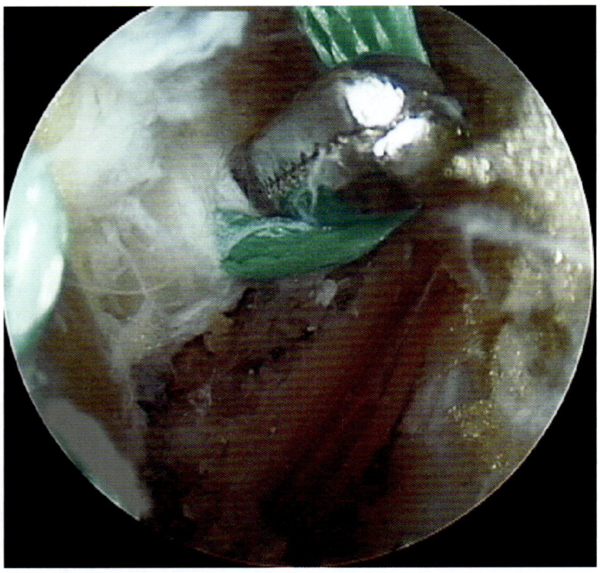

图 4-70 将中弯血管钳插入聚乙烯带在胫骨后侧的反折处（右膝后内侧入路镜下观）

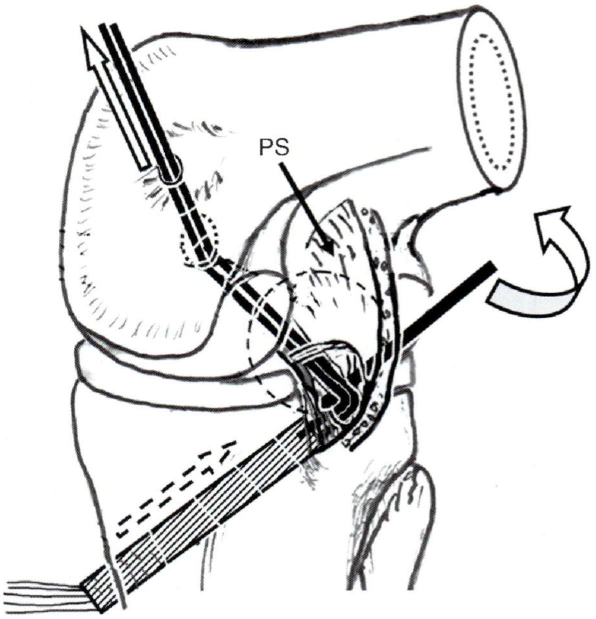

图 4-71 将中弯血管钳插入聚乙烯带反折处(解剖示意)

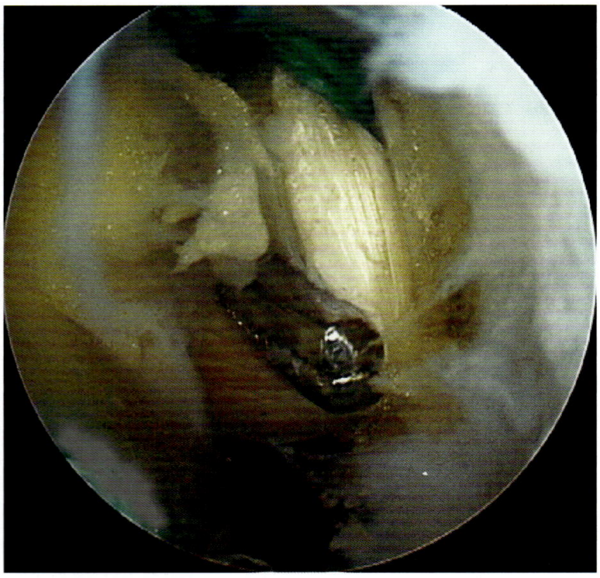

图 4-72 通过反复撬拔将移植物拉入关节（右膝后内侧入路镜下观）

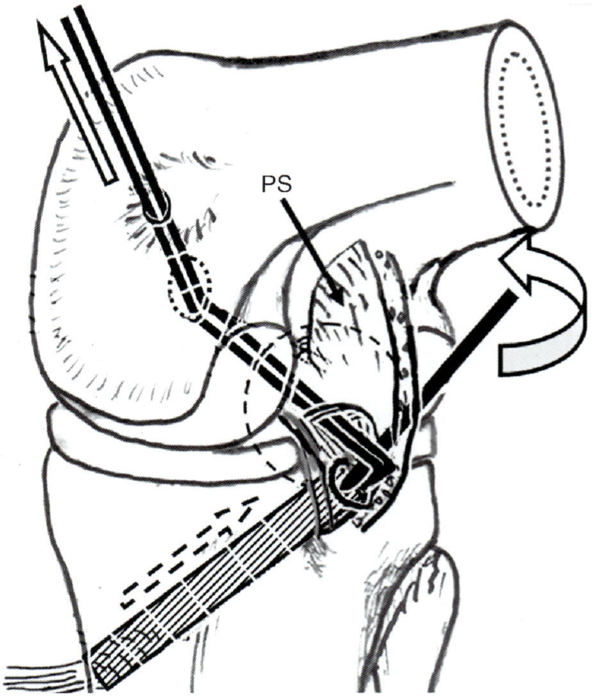

图 4-73 将移植物撬拔入关节

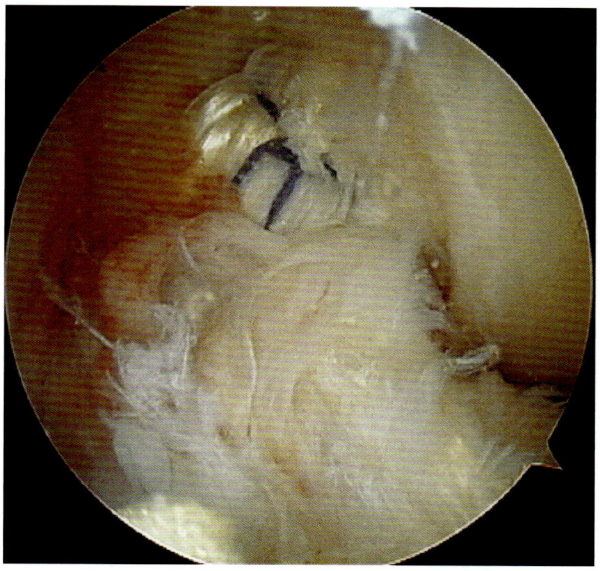

图 4-74　移植物植入股骨隧道（右膝前内侧入路镜下观）

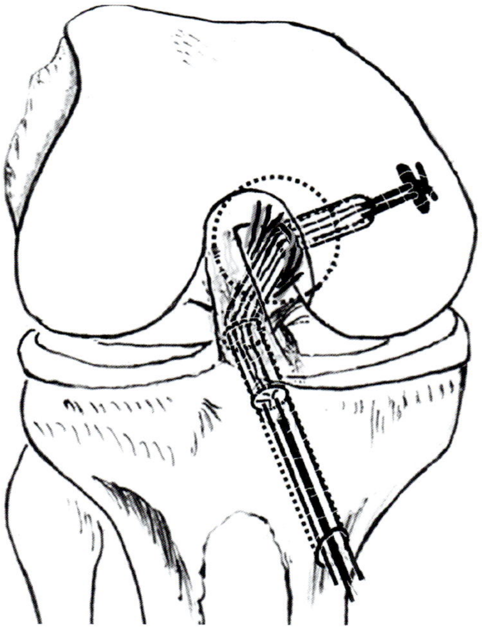

图 4-75　移植物植入股骨隧道和固定

二、内侧加强型 PCL 单束重建

（一）手术指征

对于急性期 PCL 后内侧束的单束损伤，或者陈旧性 PCL 部分损伤，可以采用内侧加强型 PCL 单束重建。

（二）手术方法

1. 肌腱切取和移植物制备　参见上述“外侧加强型 PCL 单束重建”。

2. 建立双后内侧入路　将镜头从前外侧入路插入后内侧室，在监控下建立双后内侧入路。其中高位后内侧入路位于关节线近侧 4 cm，低位后内侧入路位于关节线水平（图 4-76、图 4-77）。

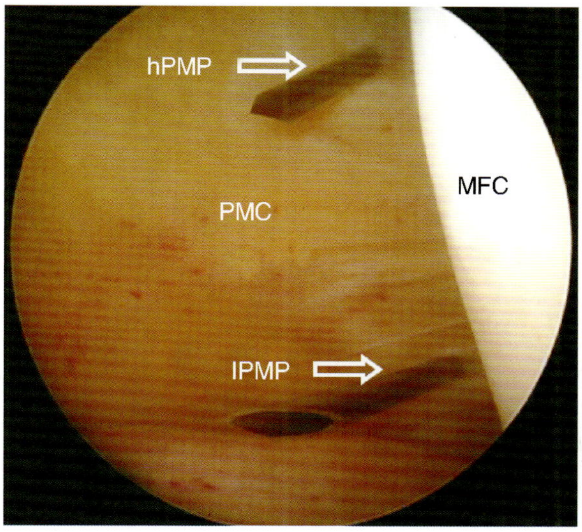

图 4-76　双后内侧入路的建立（前外侧入路进镜入后内侧室镜下观）

hPMP：高位后内侧入路；lPMP：低位后内侧入路；PMC：后内侧室；MFC：股骨内髁

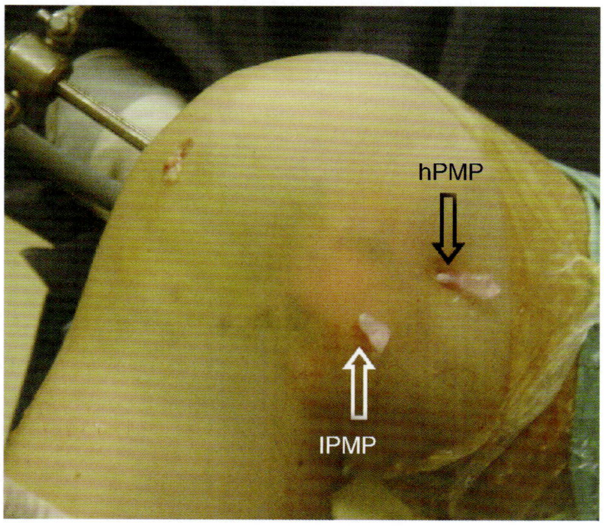

图 4-77　双后内侧入路的建立

hPMP：高位后内侧入路；lPMP：低位后内侧入路

3. 胫骨残端处理　从高位后内侧入路进镜头，由低位后内侧入路进操作器械，用钝性内芯等将 PCL 和近后侧的后纵隔向上推开，显露 PCL 胫骨附着点（图 4-78）。

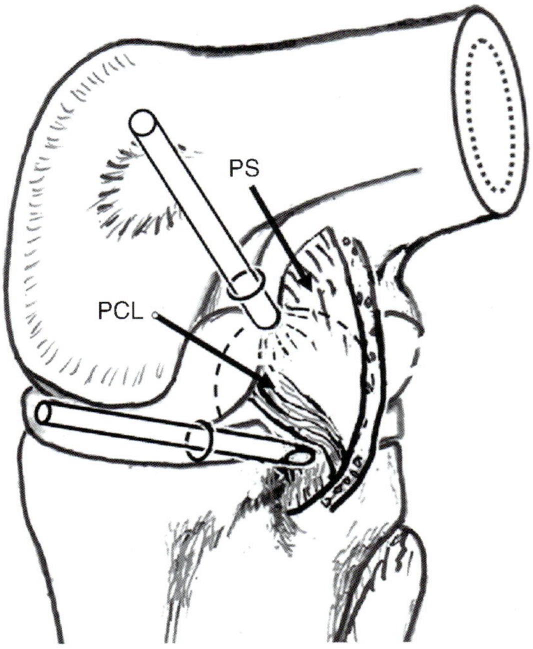

图 4-78　显露 PCL 胫骨附着点

PS：后纵隔

4. 钻胫骨隧道导针　从低位后内侧入路进镜头，由高位后内侧入路进撬棒，将 PCL 和后纵隔向后上方推开，充分显露 PCL 胫骨附着区。从前内侧入路插入 PCL 胫骨隧道定位器，经 PCL 和股骨内髁间隙插入膝关节后室，定点于 PCL 胫骨附着点，钻 PCL 胫骨隧道定位导针（图 4-79、图 4-80）。隧道中心点定位同外侧加强型 PCL 单束重建。

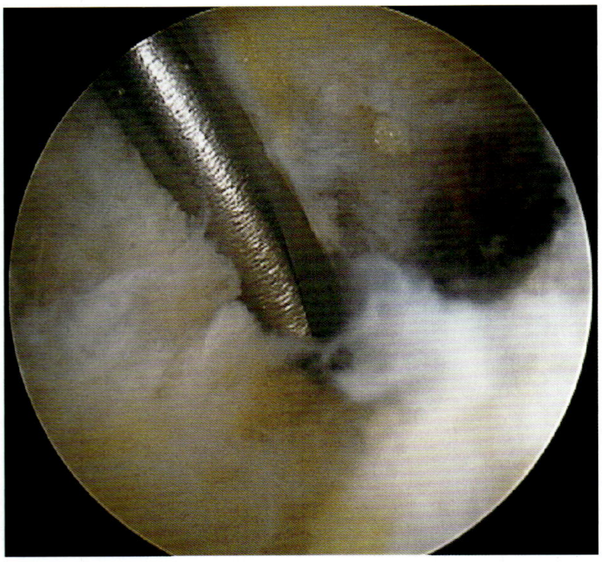

图 4-79　从 PCL 残留纤维内侧置入 PCL 胫骨隧道定位器（右膝后内侧入路镜下观）

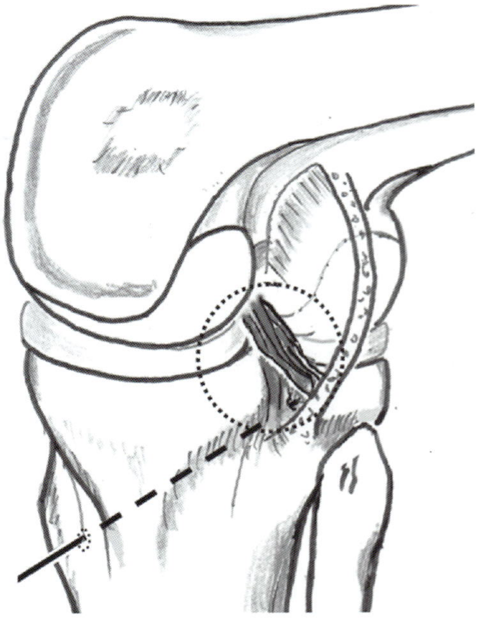

图 4-80　钻入胫骨隧道定位导针

5. 钻股骨隧道　从高位前内侧入路进镜，从前外侧入路进操作器械，钻股骨隧道。隧道内口距上参考点 12 mm，距软骨缘 7~8 mm（图 4-81）。PCL 残留纤维可以作为参考。股骨隧道分为靠关节的粗隧道和靠外侧的细隧道两部分，粗隧道部分直径与植入物近端直径相同，隧道深度 25 mm；细隧道部分直径 4. 5 mm。分别用不同粗细的钻头扩钻。刨出股骨隧道内口覆盖的残留纤维，清理隧道内骨屑。

6. 钻胫骨隧道　从高位前内侧入路进镜，由高位后内侧入路进克氏针保护器（图 4-82）。钻 PCL 胫骨隧道。内侧加强型 PCL 重建时，因受残留纤维的干扰，PCL 胫骨止点部位的显露稍欠清晰。但是为了保证手术效果，必须在安全完成操作的前提下，尽可能多地保留残留纤维。隧道内口不进行打磨。从高位前内侧入路进镜监控钻 PCL 胫骨隧道亦可。

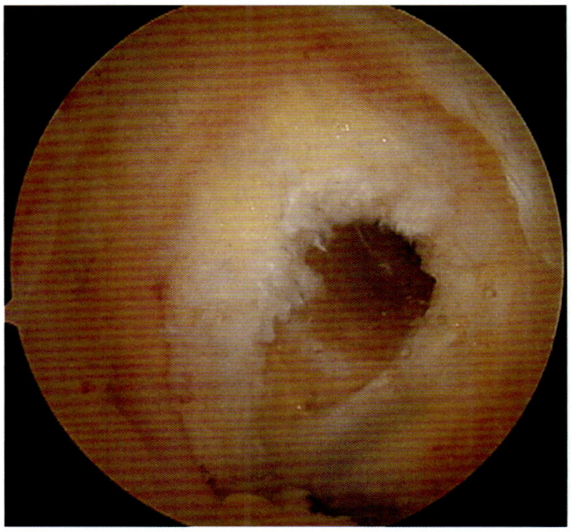

图 4-81　股骨隧道建立后（右膝前内侧入路镜下观）

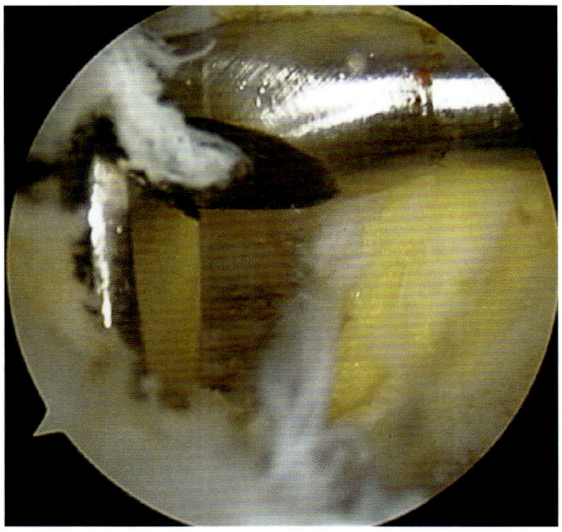

图 4-82　从前内侧入路进镜入膝关节后室，从高位后内侧入路进保护器封盖导针，钻 PCL 胫骨隧道

7. 置入导引线　在后内侧入路进镜监控下，将导引线从胫骨隧道送入膝关节后室关节腔。从前内侧入路，经 PCL 残留纤维和股骨内髁间隙插入探钩或者缝线夹持器，将导引线拉至膝关节前室。随后从前内侧入路进镜监控，利用带尾孔导针，将导引线拉入股骨隧道，最后从膝关节上内侧拉出（图 4-83）。

8. 移植物的植入和固定　将移植物复合体近端的聚乙烯带顺胫骨隧道拉入关节腔，再顺股骨隧道拉出。自前内侧入路进镜监控，从后内侧入路插入一把中弯血管钳。先将弯弧朝前，把中弯血管钳插至聚乙烯带胫骨隧道-关节腔部分反折处，再将弯弧转向后。随后持续牵拉聚乙烯带，把中弯血管钳作为一个撬棒，以股骨内髁后部作为一个支点，反复向后上做撬提动作，将移植物顺胫骨隧道撬入关节腔，再拉入股骨隧道（图 4-84）。移植物近、远端分别以微型钢板和纽扣固定。固定时膝关节处于完全伸直位。固定后，ACL 张力的恢复是移植韧带发挥后向稳定功能的间接反映。

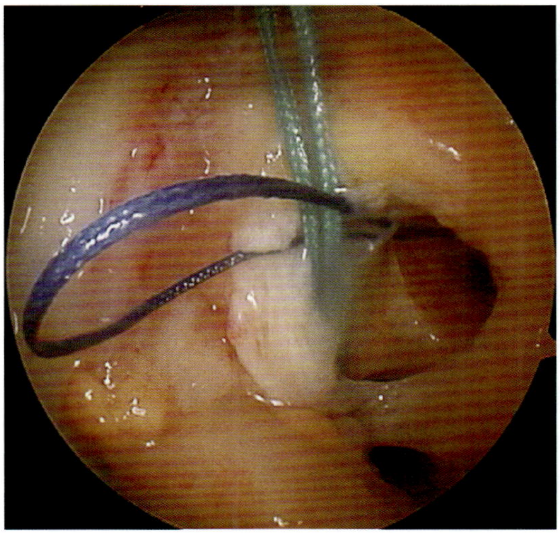

图 4-83　将导线从胫骨隧道送入关节，从股骨隧道拉出（右膝前内侧入路镜下观）

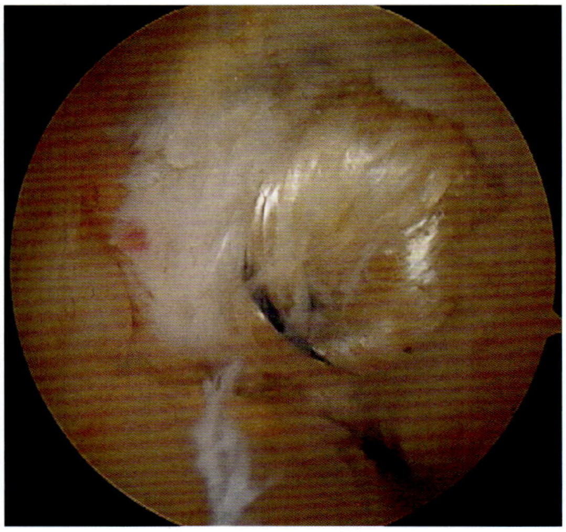

图 4-84　移植物植入股骨隧道（右膝前内侧入路镜下观）

参考文献

[1] ZHAO J Z, HUANG-FU X Q, HE YH, et al. Single-bundle posterior cruciate ligament reconstruction with remnant preservation: lateral versus medial-sided augmentation technique. Orthop Surg, 2009, 1 (1): 66-73.

（附视频：保留残留纤维的外侧加强型后交叉韧带单束重建）

第五节　不保留残留纤维的后交叉韧带双束重建

一、PCL 双束重建概述

无论在胫骨侧还是在股骨侧，PCL 的附着范围都比较广。除非采用特别粗大的移植物，PCL 单束重建难以重现原来韧带纤维对足印区的覆盖。通过双束重建，将两束移植物在足印区内适当散开，理论上更有利于韧带纤维发挥作用。PCL 从功能上分为两束，AL 束主要在屈膝时发挥作用，而 PM 束在屈膝和伸膝时都发挥作用。同时进行两束的重建，从理论上有利于重现 PCL 的整体功能。另外，用太粗的移植物进行单束重建时，移植物中央部分的纤维与隧道壁不接触，不能形成腱骨愈合，实际上成为废用纤维（尽管通过纤维间黏结能发挥一部分作用）；将移植物分为两束能够增加腱骨接触面积，增加腱骨愈合的可能性，也增加移植物纤维的利用率。

生物力学研究发现，PCL 双束重建比单束重建能够更好地维持膝关节的稳定性。但是临床研究却未能发现 PCL 双束重建的优势，可能与手术的质量和研究的方法有关。我们在临床上进行 PCL 双束重建时，不是简单地把单束重建的移植物分开，而是对原有移植物的增补。如果把原来 6 股移植物分为两个 3 股，可能每束应力承受能力都不够，更容易导致失败。一般来讲，我们是在原有一束 6 股移植物的基础上再增加另一束 4 股移植物。因此我们发现，PCL 双束重建的效果要明显优于单束重建。

PCL 双束重建的方法很多，但是大部分是在胫骨侧采用 1 个隧道，在股骨侧采用 2 个隧道，或者在胫骨侧采用嵌入（inlay）技术，在股骨侧采用 2 个隧道。在胫骨侧采用双隧道的报道较少[1]。基于增加腱骨接触面积的考虑，我们推崇在胫骨侧采用双隧道。文献报道的胫骨双隧道 PCL 重建中，两隧道呈前后排列，增加了隧道的占位区域或前或后超出原有足印区的可能。特别是隧道向后超出足印区，增大了血管损伤的风险。为此，我们将两胫骨隧道设计成略呈前外和后内排列的内外向排列。

一、手术指征

PCL 双束重建适用于所有的残留纤维不可利用或者无利用价值的 PCL 完全断裂。另外，如果术者未掌握保留残留纤维进行 PCL 重建的技术，建议先开展去除残留纤维进行 PCL 双束重建的工作（图 4-85、图 4-86）。

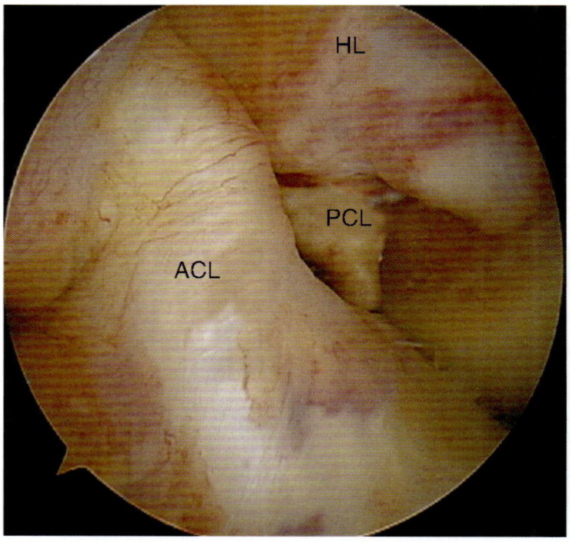

图 4-85　PCL 近股骨附着部断裂（右膝前外侧入路镜下观）

松弛的 ACL 常提示胫骨后坠

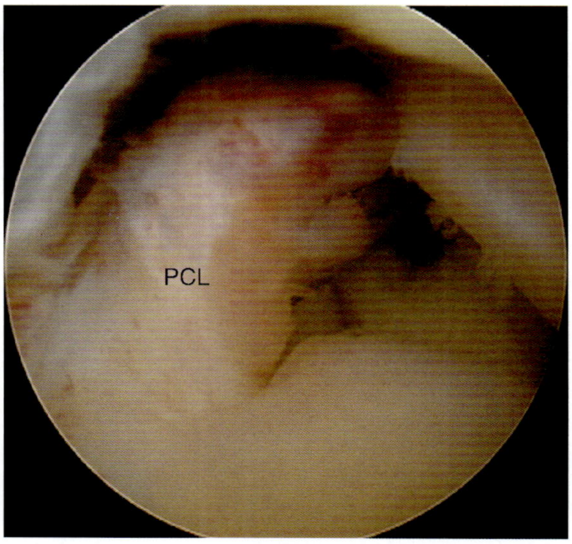

图 4-86　PCL 于近、中 1/3 交界处完全断裂（右膝前内侧入路镜下观）

二、手术步骤

1. 移植物的切取和准备　PCL 双束重建需要同时切取 ST、GT 和 AHPLT。肌腱的切取、编织及移植物的制备参见第一章“自体移植物的切取和准备”。一般利用 GT 和 AHPLT 做成 6 股移植物重建 AL 束，移植物的直径约 8 mm。AL 束移植物长度至少为 75 mm（GT 和 AHPLT 的长度均不少于 225 mm），关节腔内留置 35 mm，两端隧道内留置 20 mm；如果移植物足够长，建议在股骨隧道留置 25 mm，关节腔内留置 35 mm，胫骨隧道留置 20 mm 以上。利用 ST 做成 4 股移植物重建 PM 束，移植物的直径一般为 7.5 mm 左右。PM 束移植物长度至少为 70 mm（ST 的长度不少于 280 mm），关节腔内留置 30 mm，两端隧道各留置 20 mm；如果移植物足够长，则在股骨隧道留置 25 mm。如果 ST 长度小于 280 mm，则建议将其做成 3 股移植物。

分别测量两束移植物的直径，分别置于不同的操作台，用 60～80 N 的力量牵张。在移植物的聚乙烯带结扎端，用带颜色 1 号可吸收缝线环形缝扎肌腱作为标记，标记线距离肌腱聚乙烯带一端 25 mm，便于当移植物拉入股骨隧道时确定其进入股骨隧道的长度。

2. PCL 股骨附着处的清理　从前外侧入路伸进镜头，前内侧入路进入动力刨削刀，清除 PCL 股骨附着处的残留纤维，但不需要彻底清除。一方面，保留 PCL 股骨附着处纤维残迹可作为股骨隧道定位时参考；其次，隧道口缘残留纤维的保留可以减轻隧道口锐利缘对移植物的切割。另外，要避免清除 Humphrey 韧带或 Wrisberg 韧带，这些纤维的保留对增强整体的后向稳定性有利（图 4-87）。在中老年患者，如果股骨内髁髁间凹面有骨赘增生，会对重建的 PM 束造成摩擦，应当予以清理；在其他患者没有必要做髁间凹成形。

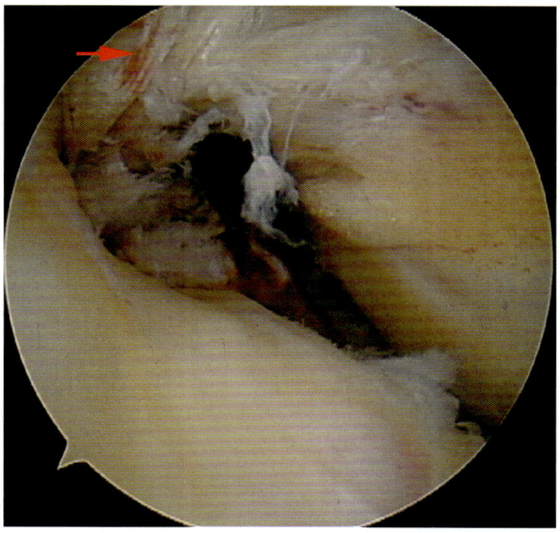

图 4-87　保留的板股韧带（箭头）（右膝前外侧入路镜下观）

3. PCL 胫骨附着处的清理　因为 PCL 附着处位于胫骨后面，需要做后内侧的入路。从前外侧入路插入关节镜监控，用针头定位，比较理想的入口高于后内侧的关节线 3 cm。后内侧入路建立以后，从高位前内侧入路插入镜头，进入 PCL 和股骨内髁间隙。在该间隙与后内侧室的交界部，旋转镜头就能够看到胫骨后缘及其 PCL 胫骨附着区，直视下从后内侧口进入器械清理（图 4-88）。清理 PCL 的残留纤维，显露整个胫骨后面斜坡，直至后侧的关节囊。同样，不需要彻底清除残留纤维以减轻隧道口缘对移植物的切割。另外，不要过度清理近后侧的后纵隔及周围其他瘢痕组织。后纵隔能够为重建的 PCL 提供血供，其他瘢痕组织有助于增强 PCL 重建后的整体效果（图 4-89）。

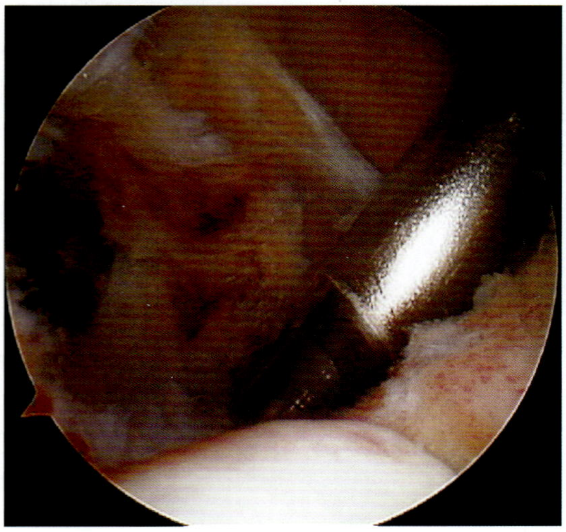

图 4-88　从前内侧入路进镜监控，从后内侧入路插入器械清理 PCL 胫骨附着点

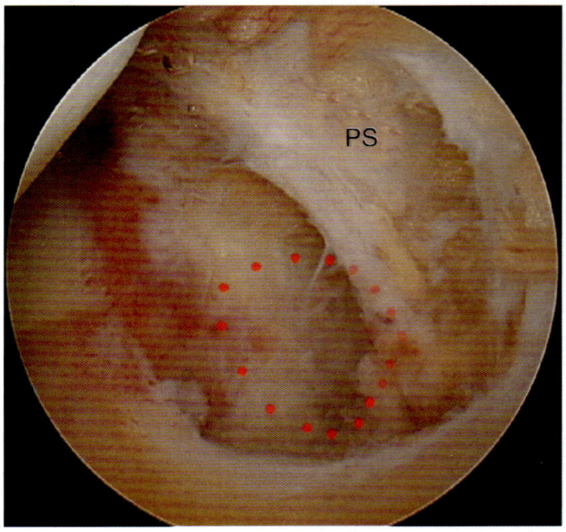

图 4-89　显露 PCL 胫骨附着区（红点标记区），但是尽可能保留后纵隔（PS）（右膝后内侧入路镜下观）

4. 胫骨隧道的准备　从后内侧入路进镜，由前内侧入路进 PCL 胫骨隧道定位器，落点于 PCL 胫骨附着点的凹陷内。先定位 PM 束（副束）胫骨隧道内口。副束内口中心点位于后关节囊附着线前侧 7 mm、PCL 胫骨足印区内侧一半中点；维持定位器，使隧道与胫骨纵轴成 45°角，隧道外口距离胫骨前嵴约 20 mm。随后钻入定位导针。副束胫骨隧道内口不能过于靠内侧，否则移植物与股骨内髁摩擦，会引起伸屈不利。

随后定位 AL 束（主束）胫骨隧道。AL 束胫骨隧道内口中心点同样位于后关节囊附着线前侧 7 mm，PCL 胫骨足印区外侧缘，或者胫骨后凹的外侧坡面上；两束中心点间距 10 mm 以上，以便建立两个 8 mm 直径隧道时，隧道间有 2 mm 宽隧道壁。AL 束胫骨隧道可以向外、略向前借位，以保证两隧道之间的距离。维持定位器，使定位器杆与胫骨纵轴成 45°角；保证与 PM 束导针平行，钻入前外侧束定位导针（图4-90）。

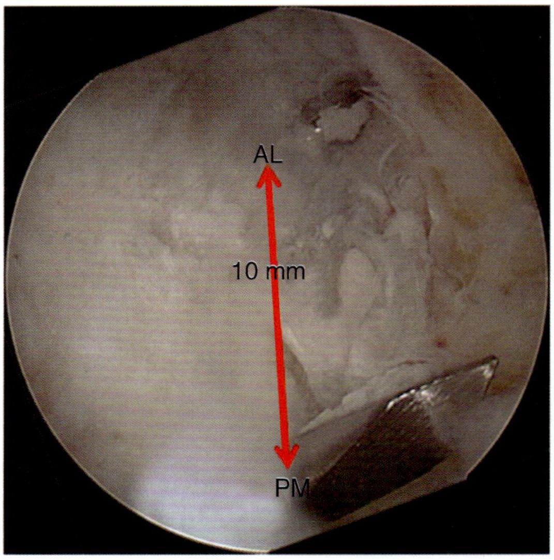

图 4-90　钻 PCL 胫骨隧道定位导针（右膝后内侧入路镜下观）

PM：后内侧束导针；AL：前外侧束导针；两针间距 10 mm

5. 股骨隧道的准备　当双束重建 PCL 时，主束和副束股骨隧道的准确定位非常重要，PCL 股骨足印区的残留纤维非常有参考价值。PCL 主束即 AL 束隧道内口距前参考点 12 mm，距远侧软骨缘 7～8 mm。股骨隧道分为靠关节的粗隧道和靠外侧的细隧道两部分，粗隧道部分直径与 6 股 GT-AHPLT 移植物近端直径相同，隧道深度为肌腱应当内置的长度 20 mm，再加 5 mm，共 25 mm；细隧道部分直径 4.5 mm。分别用不同粗细的钻头扩钻。由于移植物股骨端采用聚乙烯带和微型钢板进行悬吊式固定，有

一定的松弛度，我们建议将股骨隧道扩深为 25 mm，移植物置入时先将肌腱拉到底，近端固定后再将肌腱回拉，一般隧道内能够保证有 20 mm 长的肌腱段。

主束股骨隧道扩充完毕后，接着定位副束股骨隧道内口。可采用两种定位方法：一是根据主束隧道缘和副束的大小定位，为了让两股骨隧道之间有 2~3 mm 骨壁，副束股骨隧道内口中心应当距离主束股骨隧道内口缘 2~3 mm 再加上副束移植物近端的半径。如果副束直径为 8 mm，副束股骨隧道内口中心应当距离主束股骨隧道内口缘 6~7 mm。另一种定位方法就是将副束定点于足印区的最后侧部分。为了维持副束在足印区内，副束中心点距离远侧最近处软骨缘 6~7 mm。副束股骨隧道同主束一样分为粗细隧道两部分，粗隧道扩深也为 25 mm，直径与副束移植物近端直径相同，细隧道贯通，直径 4.5 mm（图4-91）。

6. 钻胫骨隧道 根据主束和副束移植物股骨端的直径，用相应钻头扩胫骨隧道。扩隧道时极度屈曲膝关节，这样可以使腘窝的组织松弛，防止神经血管损伤。钻入时弧形铲从后内侧口伸进盖住导针头，快钻透后面皮质时，撤去动力，在关节镜直视下用手劲钻动穿透皮质，防止钻入后面的组织（图4-92）。胫骨隧道扩充好以后，用橡皮塞塞入隧道外口，以防随后手术时灌注液外漏。

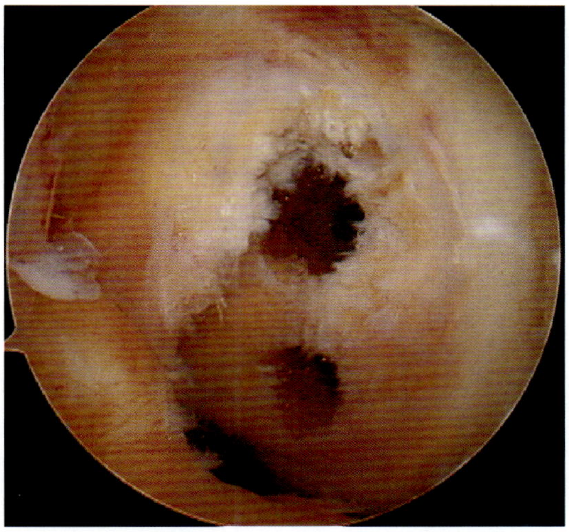

图 4-91 PCL 股骨双隧道建立后（右膝前外侧入路镜下观）

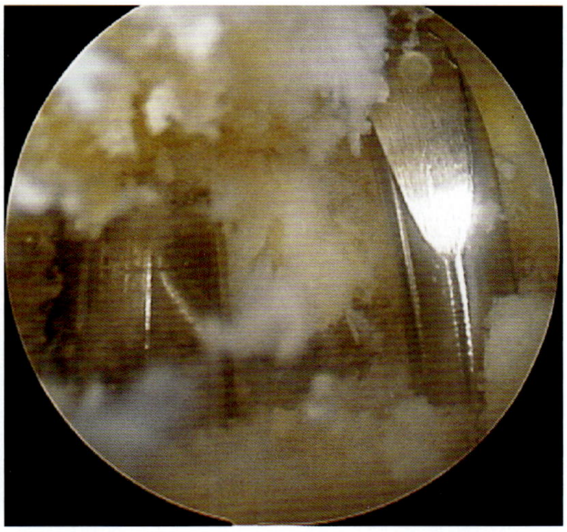

图 4-92 建立 PCL 胫骨双隧道（右膝前内侧入路镜下观）

7. 移植物的植入 通过高位前内侧入路进镜监控，分别将主束和副束的导引线自胫骨隧道送入关节腔，再从股骨隧道拉出（图 4-93）。将移植物近端的聚乙烯带从胫骨隧道拉入关节腔，再从股骨隧道拉出（图 4-94）。持续牵拉聚乙烯带，利用韧带腔内推提器，在移植物于胫骨隧道内口反折处向后上方反复推提，先将其提入关节腔，而后拉进股骨隧道，直至近端标记线至股骨隧道内口。如果没有韧带腔内推提器，可以用一个中弯血管钳，从后内侧入路插入到移植物胫骨隧道内口反折处，利用股骨内髁后部作为一个支点，在近端持续牵拉的情况下将移植物反复撬入关节，最后拉入股骨隧道。建议先植入副束移植物（图 4-95、图 4-96），而后植入主束移植物（图 4-97）。如果先植入主束移植物，会影响副束移植物植入时的监控和操作。

8. 移植物的固定 将聚乙烯带两端穿入微型钢板中间两孔，沿聚乙烯带将微型钢板推至股骨隧道外口，将聚乙烯带打结，使移植物固定于股骨端。注意微型钢板紧密接触股骨，防止其下的软组织液化松动。分别拉紧两束移植物胫骨端，反复伸屈膝关节使移植物回拉入胫骨隧道并使其顺应。在胫骨隧道置入界面螺钉至隧道内口，行隧道内固定。将移植物胫骨端编织线穿入钛质纽扣中，顺缝线将纽扣上推抵至胫骨隧道外口，拉紧韧带，在完全伸膝位，将两束移植物固定。

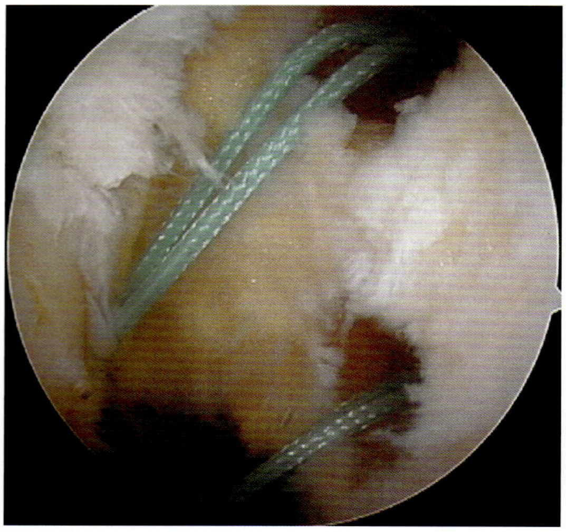

图 4-93　置入导引线（右膝前内侧入路镜下观）

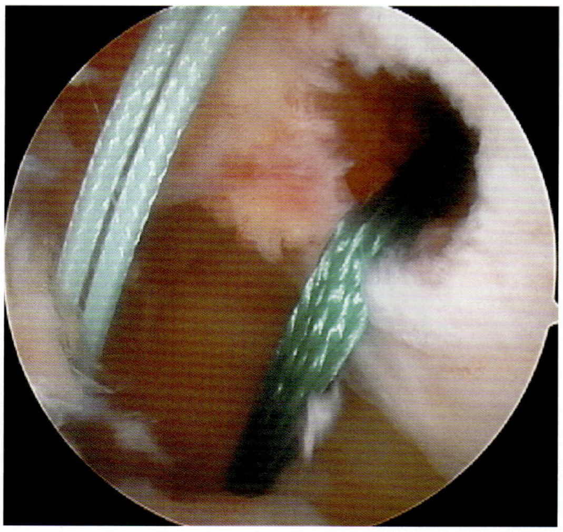

图 4-94　置入 PCL 副束聚乙烯带（右膝前内侧入路镜下观）

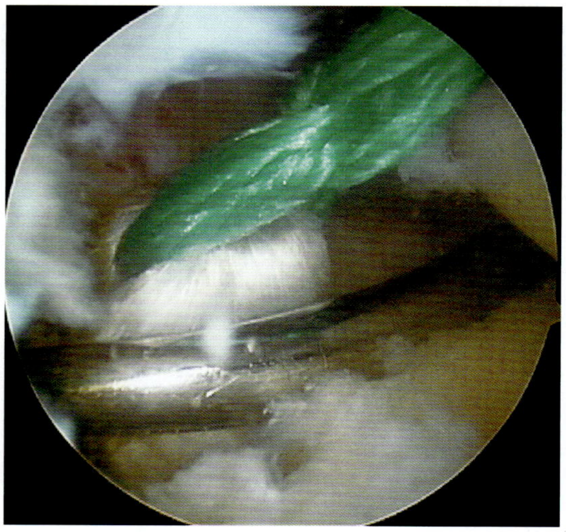

图 4-95　从后内侧入路进弯钳作为撬棒，将移植物撬入关节（右膝前内侧入路镜下观）

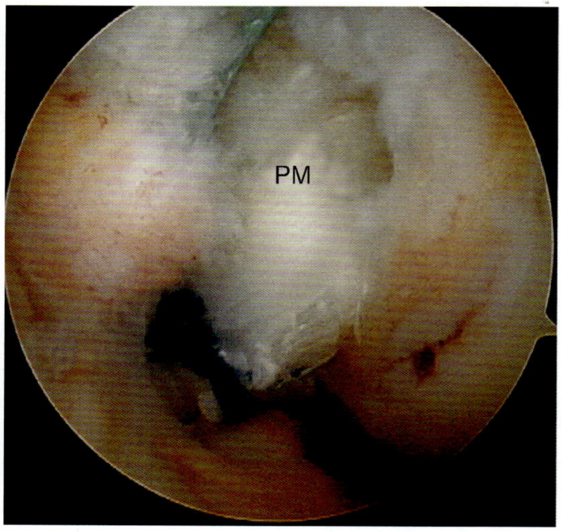

图 4-96　将 PCL 副束移植物（PM）植入股骨隧道（右膝前内侧入路镜下观）

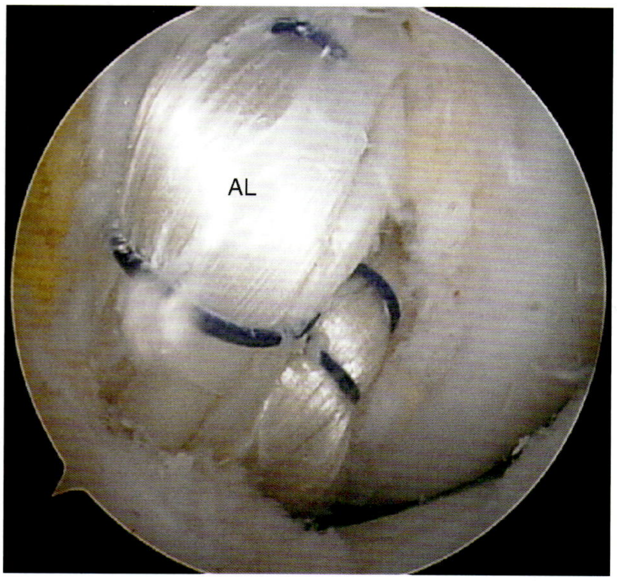

图 4-97　将 PCL 主束（AL）移植物植入股骨隧道（右膝前内侧入路镜下观）

固定后再次行后抽屉试验，检查关节的情况，如果紧张度不足，可以通过旋转纽扣来加强。

最后从前外侧口伸进关节镜，进行关节内全面检查，修复缝匠肌腱膜，留置负压引流后关闭切口。从足部到大腿用双层纸棉和弹力绷带包扎，用支具固定在完全伸膝位。

参考文献

[1] MAKINO A，APONTE TINAO L，et al. Anatomic double-bundle posterior cruciate ligament reconstruction using double - double tunnel with tibial anterior and posterior fresh - frozen allograft. Arthroscopy，2006，22（6）：684. e1-5.

第六节　保留残留纤维的后交叉韧带双束重建

保留残留纤维的 PCL 双束重建，在手术设计中用两束重建的移植物纤维把原来 PCL 的纤维夹在当中，形似三明治，因此把这种术式称为三明治式 PCL 重建。三明治式 PCL 重建应当说是 PCL 重建手术中最复杂的一类。首先是因为双束重建的复杂性，更主要的是显露受到限制，增加了操作难度。术者首先要熟悉 PCL 内侧和外侧加强术、熟悉不保留残留纤维的 PCL 双束重建程序，才能过渡到保留 PCL 残留纤维的双束重建，因为该重建方式综合了上述三种术式的操作。临床经验也表明，保留 PCL 残留纤维的双束重建能够取得最佳的稳定性[1]。

一、手术指征

三明治式 PCL 重建技术的采用取决于残留纤维有保留的价值，以期利用残留纤维来改善手术重建的效果。无论急性还是陈旧性 PCL 损伤，凡是需要双束重建，而残留纤维又具有保留价值的，均为行三明治式 PCL 重建的指征。

PCL 损伤与 ACL 损伤后的表现不同。ACL 损伤后会产生一种反应机制，造成残留纤维的吸收；PCL 损伤后却极少发生吸收反应。因此陈旧性 PCL 损伤常有大量纤维残留，并且与股骨附着部有一定的连接，存在加以利用的基础。目前对于陈旧性 PCL 损伤，我们常规采用保留残留纤维的 PCL 双束重建。

急性延伸性 PCL 损伤表现为 PCL 无功能或者功能不全，不能维持或者仅仅能部分维持胫骨后向稳定性，但是 PCL 实质部无明显的失连接区，可称之为 PCL 部分损伤。对于膝关节后向不稳在 2 度以内者，可考虑 PCL 缝线加强术、PCL 外侧单束加强术；对于膝关节后向不稳在 2 度以上者，建议采用三明治式 PCL 重建。

二、手术步骤

1. 移植物的切取和准备　基本操作同不保留残留纤维的 PCL 双束重建。因为保留残留纤维，移植物在关节内绕行残留纤维，因此移植物在关节内的预留长度需要增加。建议 AL 束移植物在关节内预留 45 mm，后内侧束移植物在关节内预留 35 mm。AL 束移植物长度至少为 85 mm（GT 和 AHPLT 的长度至少 255 mm），关节腔内留置 45 mm，两端隧道内留置 20 mm；如果移植物足够长，建议在股骨隧道留置 25 mm，关节腔内留置 45 mm，胫骨隧道留置 20 mm 以上。PM 束移植物长度至少为 75 mm，关节腔内留置 35 mm，两端隧道各留置 20 mm。将 ST 做成 4 股 PM 束移植物时其长度要求至少为 300 mm；如果 ST 长度小于 300 mm，建议做成 3 股移植物。

2. 建立后内侧和后外侧入路　先将镜头从前外侧入路插入后内侧室，在监控下将交换棒从后内侧入路插入后内侧室。随后将镜头从前内侧入路插入后外侧室。维持监控下，将已经插入后内侧室的交换棒穿过后纵隔到达后外侧室。随后沿着交换棒更换镜头鞘管，再将关节镜从后内侧入路，经后纵隔插入后外侧室。最后建立后外侧入路，体外定位位于关节线近侧 3 cm、髂胫束和股二头肌之间（图 4-98、图 4-99）。在后内侧入路置入一次性鞘管，更有利于随后的操作。

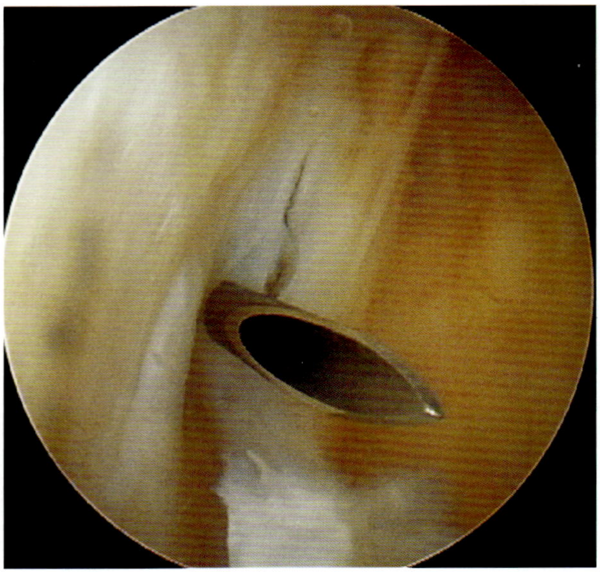

图 4-98　从后内侧入路，跨后纵隔将镜头插入后外侧室监控；建立后外侧入路

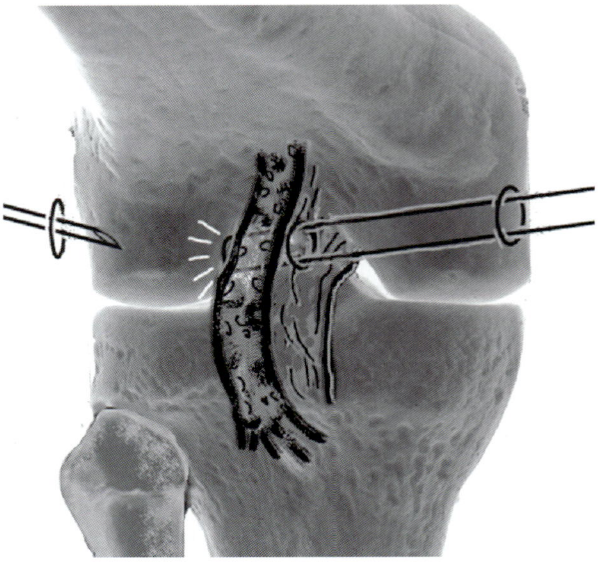

图 4-99　从后内侧入路，跨后纵隔将镜头插入后外侧室监控

3. 显露 PCL 胫骨附着点　从后外侧入路插入刨刀，随后逐渐回抽镜头至后内侧室，同时顺关节镜回抽路径将刨刀跨后纵隔插入后内侧室（图 4-100、图 4-101）。随后将刨刀稍微后抽，刨除 PCL 胫骨附着点后上方的部分后纵隔，显露 PCL 胫骨附着区域（图 4-102）。注意不要过度刨削，以免影响后纵隔的促进韧带愈合的作用。

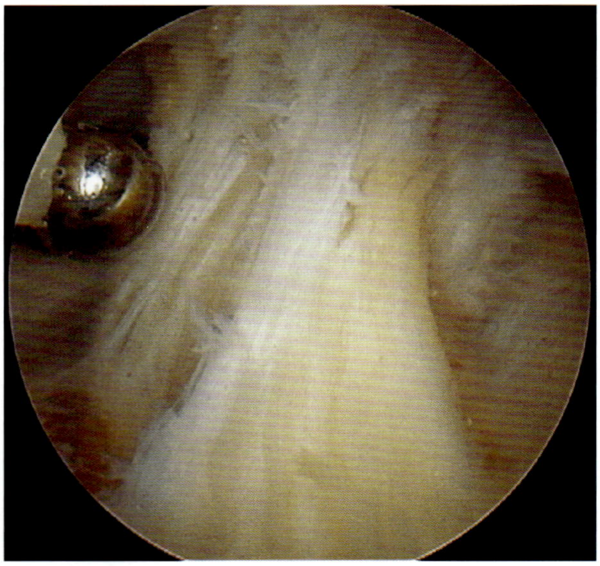

图 4-100　清理部分后纵隔（左膝后内侧入路镜下观）

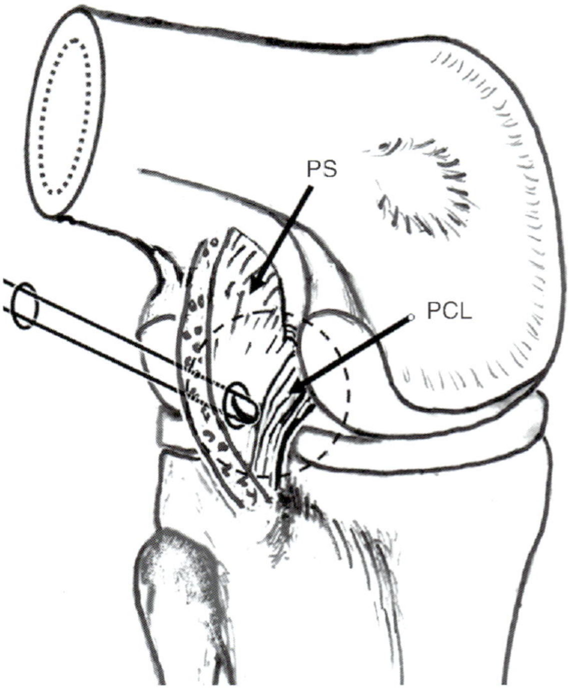

图 4-101　从后外侧入路，将刨刀插入后纵隔，清理 PCL 胫骨止点后上方部分后纵隔（PS）

4. 胫骨隧道的准备 从前外侧入路进镜，从前内侧入路进 PCL 胫骨隧道定位器于膝关节前室。随后在监控下将定位器经 PCL 和股骨内髁间隙插入膝关节后室（图 4-103）。从后内侧入路进镜，监控下定位后内侧束（副束）胫骨隧道。副束内口中心点位于后关节囊附着线前侧 7 mm，PCL 胫骨足印区内侧半（图 4-104）。先用刨刀将后关节囊向后上方挑起，明确后关节囊的胫骨附着线。随后将 7 mm 偏心距胫骨隧道定位器的钩尖部抵住后关节囊胫骨附着线。维持定位器，使隧道与胫骨纵轴成角 45°，隧道外口距离胫骨前嵴约 20 mm。随后钻入定位导针。副束胫骨隧道内口不能过于靠内侧，否则移植物与股骨内髁摩擦，会引起伸屈不利。

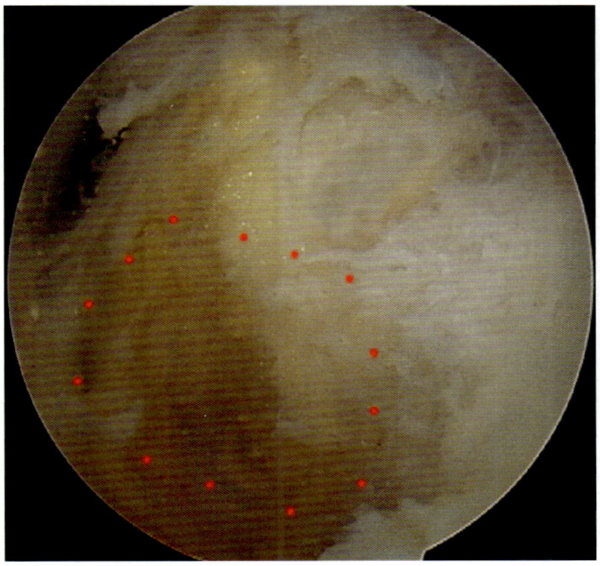

图 4-102 左膝后内侧入路镜下观：显露 PCL 胫骨附着区

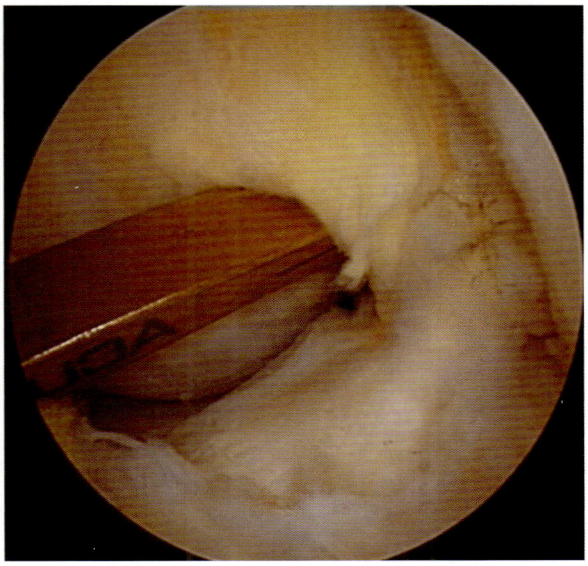

图 4-103 将 PCL 胫骨隧道定位器从前内侧入路置入，经髁间凹 PCL 内侧，插入膝关节后室（左膝前外侧入路镜下观）

从前外侧入路进镜。将定位器回抽至膝关节前室，再将定位器从 PCL 残留纤维与 ACL 之间插入膝关节后室（图 4-105）。从后内侧入路进镜，定位 AL 束（主束）胫骨隧道内口。AL 束胫骨隧道内口中

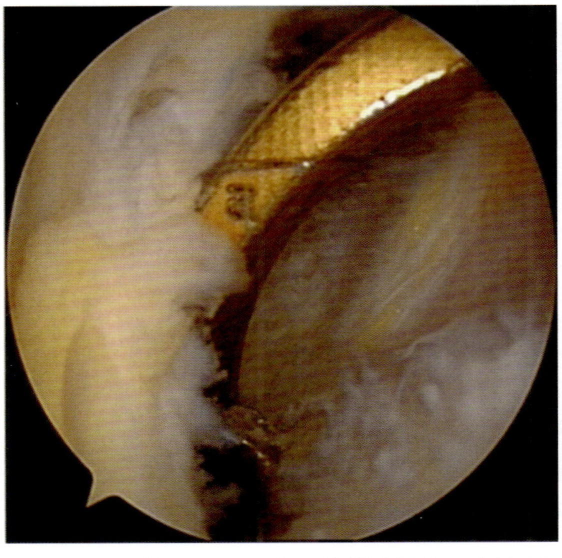

图 4-104 钻 PCL PM 束胫骨隧道导针（左膝后内侧入路镜下观）

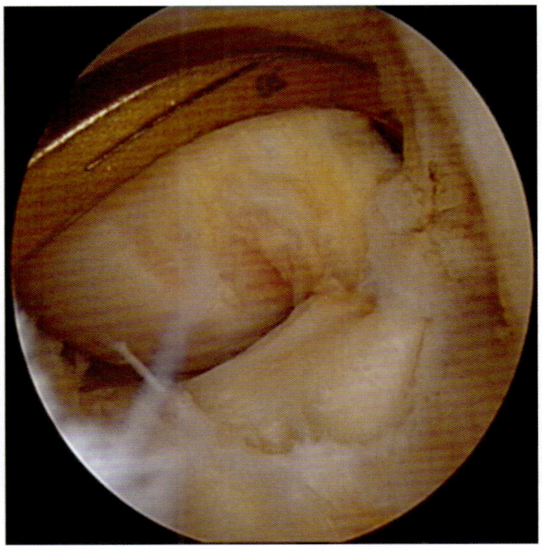

图 4-105 将 PCL 胫骨隧道定位器从前内侧入路置入，经髁间凹 PCL 和 ACL 间隙，插至膝关节后室（左膝前外侧入路镜下观）

心点同样位于后关节囊附着线前侧 7 mm，PCL 胫骨足印区外侧缘，或者胫骨后凹的外侧坡面上（图 4-106）。保持两束胫骨隧道内口中心点间距 10 mm 以上，以便建立两个 8 mm 直径隧道时，隧道间有 2 mm 宽隧道壁。前外侧束胫骨隧道可以向外、略向前借位，以保证两隧道之间的距离。维持定位器，使定位器杆与胫骨纵轴成 45° 角；保证与后内侧束导针平行，钻入前外侧束定位导针（图 4-107）。

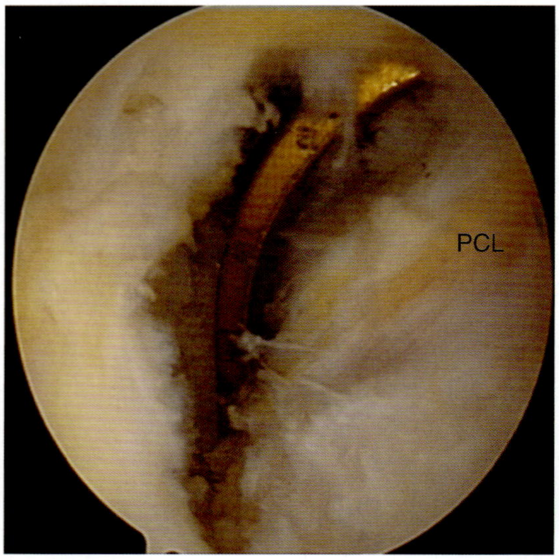

图 4-106　将 PCL 胫骨隧道定位器从前内侧入路置入，经髁间凹 PCL 外侧，定位于 PCL 胫骨止点外侧缘（左膝后内侧入路镜下观）

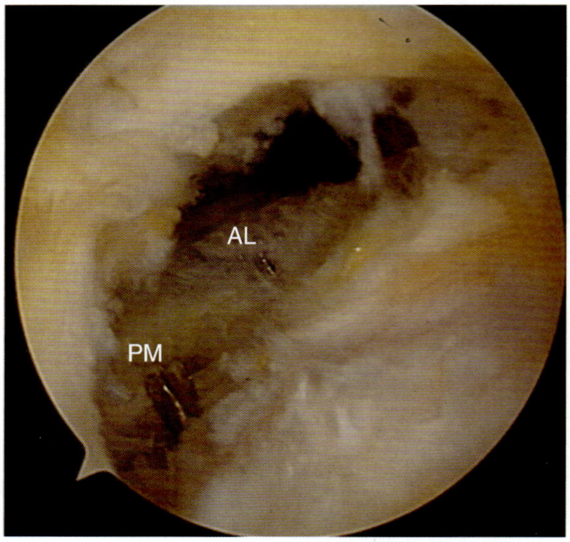

图 4-107　前外侧束（AL）和后内侧束（PM）胫骨隧道中心点间距（左膝后内侧入路镜下观）

5. 股骨隧道的准备　同不保留残留纤维的 PCL 双束重建（图 4-108、图 4-109）。因为表面纤维的覆盖，扩股骨隧道后，隧道内会有大量骨屑，不清理会影响随后移植物的植入。用刨刀清理股骨隧道内杂质。

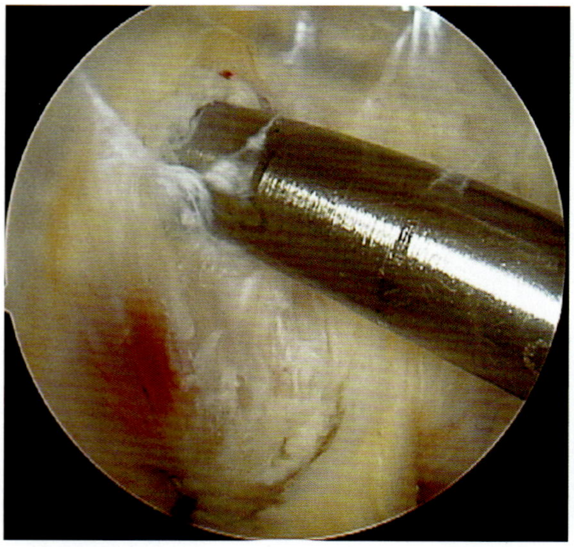

图 4-108　钻 PCL AL 束股骨隧道（左膝前内侧入路镜下观）

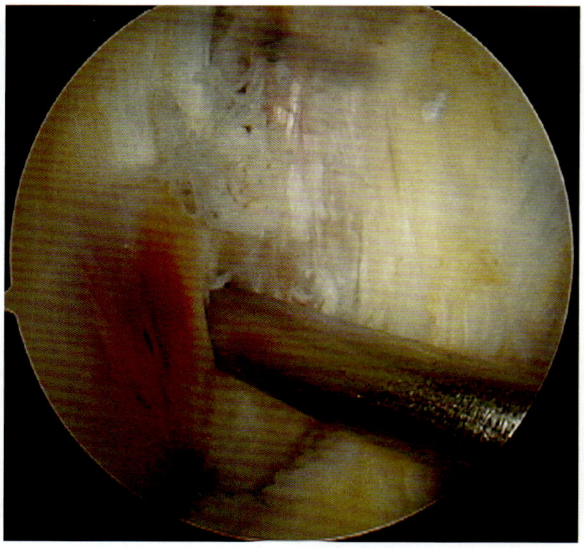

图 4-109　钻 PCL PM 束股骨隧道（左膝前内侧入路镜下观）

6. 建立胫骨隧道　从前内侧或者后内侧入路进镜头，在监控下建立胫骨隧道。根据主束和副束移植物胫骨端的直径，用相应钻头扩胫骨隧道。扩隧道时极度屈曲膝关节，这样可以使腘窝的组织松弛，防止神经血管损伤（图 4-110、图 4-111）。钻入时弧形铲从后外侧口伸进盖住导针头，快钻透后面皮质时，撤去动力，在关节镜直视下用手转动钻头，至钻透皮质，以防止钻头突然突破后面皮质，损伤膝后组织。另一种方法就是从后外侧入路插入交换棒，向后撬后关节囊，增加膝关节后侧的缓冲空间，减少膝后组织损伤的机会。

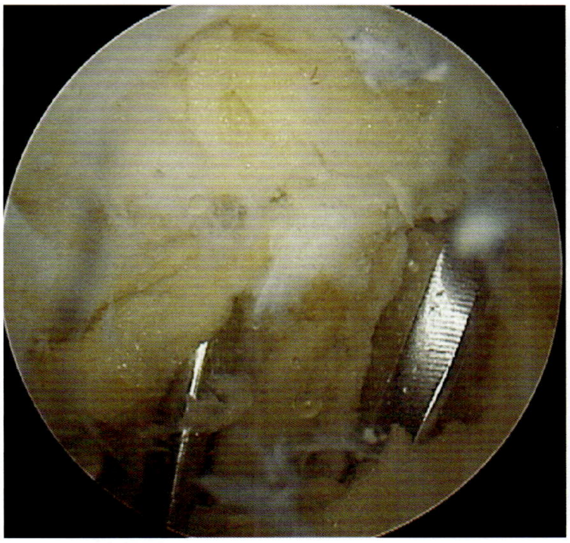

图 4-110　钻 PCL AL 束胫骨隧道（左膝前内侧入路镜下观后室）

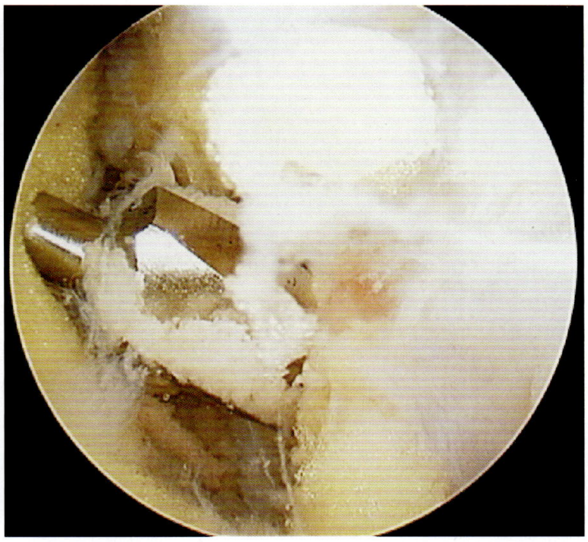

图 4-111　建立 PCL PM 束胫骨隧道（左膝后内侧入路镜下观）

7. 植入移植物　通过高位后内侧入路进镜监控，先将副束的导引线自胫骨隧道送入膝关节后室。再从前外侧入路进镜，由前内侧入路，将抓线器经 PCL 残留纤维和髁间凹内侧壁间隙插入膝关节后室。接着从后内侧入路进镜，将副束导引线经 PCL 残留纤维和髁间凹内侧壁之间，拉至膝关节前室。随后从前内侧入路进镜，由前外侧入路进带尾孔导针，将导线拉入后内侧束股骨隧道（图 4-112）。

随后将主束导线经相应胫骨隧道送至膝关节后室。从前内侧入路进镜，由前外侧入路，将抓线器经 PCL 残留纤维外侧插入膝关节后室，最好在板股韧带下方穿过。从后内侧入路进镜，将主束导引线经残留纤维外侧拉至膝关节前室（图 4-113、图 4-114、图 4-115）。

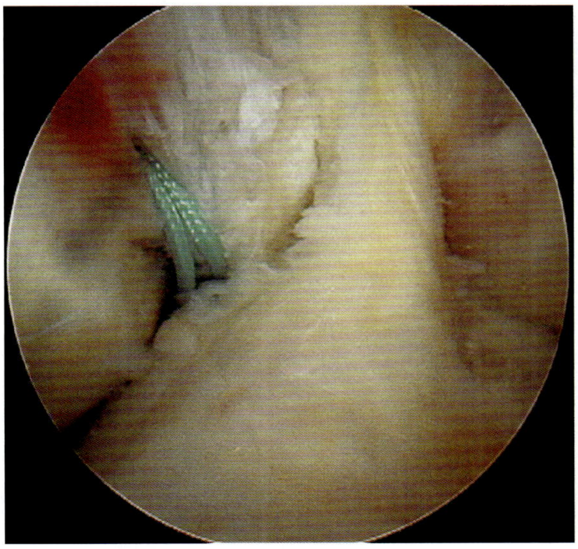

图 4-112　经胫骨隧道置入 PM 束导引线，从残留纤维和髁间凹内侧壁之间拉向膝关节前室，随后拉入 PM 束股骨隧道（左膝前内侧入路镜下观）

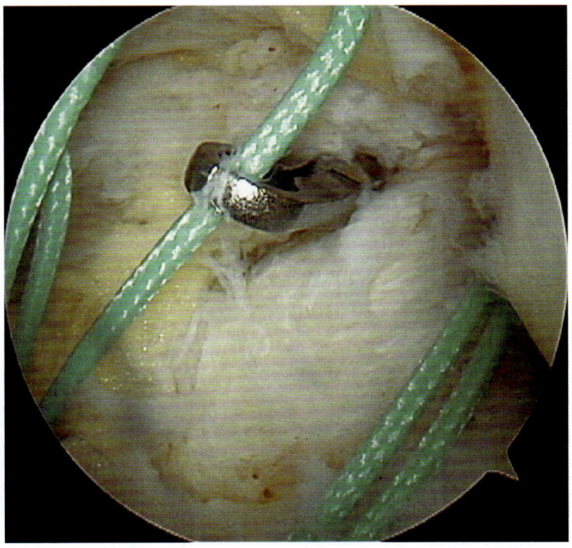

图 4-113　将 PCL 前外侧束导引线送入后室，从前内侧入路插入抓持器，经 PCL 残留纤维外侧至膝关节后室（左膝后内侧入路镜下观）

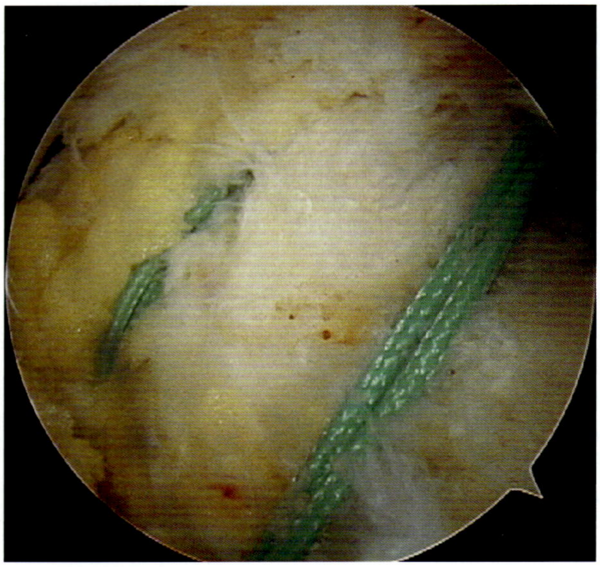

图 4-114　左膝后内侧入路镜下观：两根导引线将残留纤维夹于中央

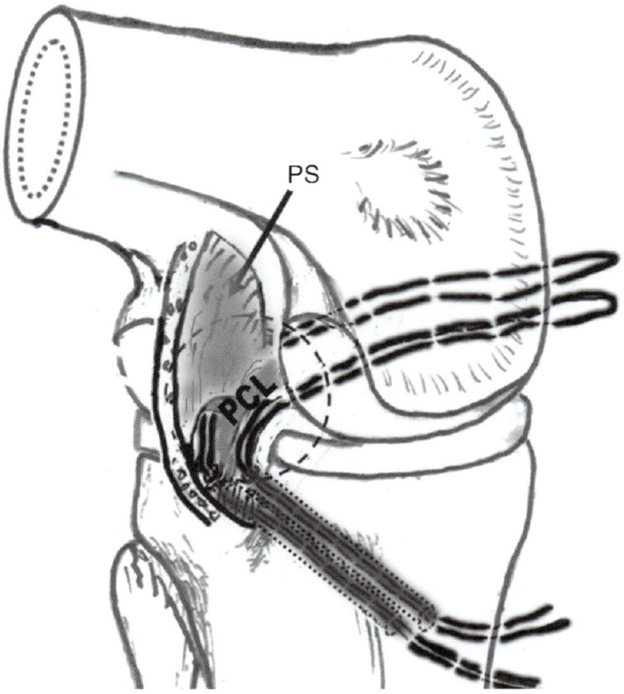

图 4-115　两根导引线将残留纤维夹于中央（解剖示意）

更换从高位前内侧入路进镜监控，将主束导引线拉入前外侧束股骨隧道，再从股骨隧道外口表面切口拉出（图 4-116、图 4-117）。利用导引线，将两束移植物近端的聚乙烯带从胫骨隧道拉入关节腔，再从股骨隧道拉出。

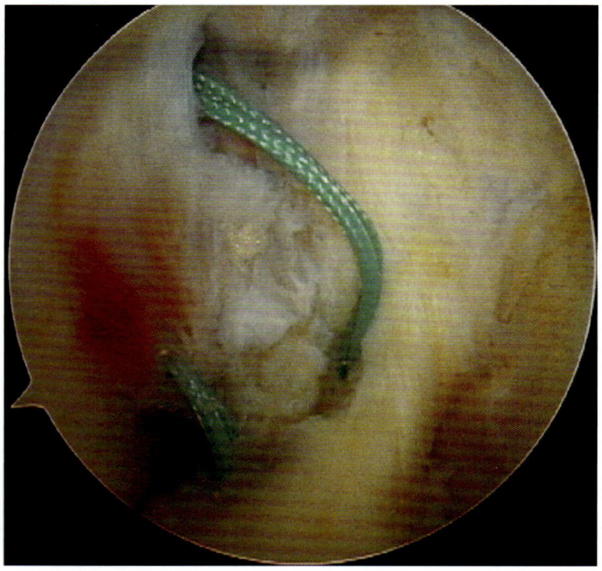

图 4-116　导引线的走行（左膝前内侧入路镜下观）

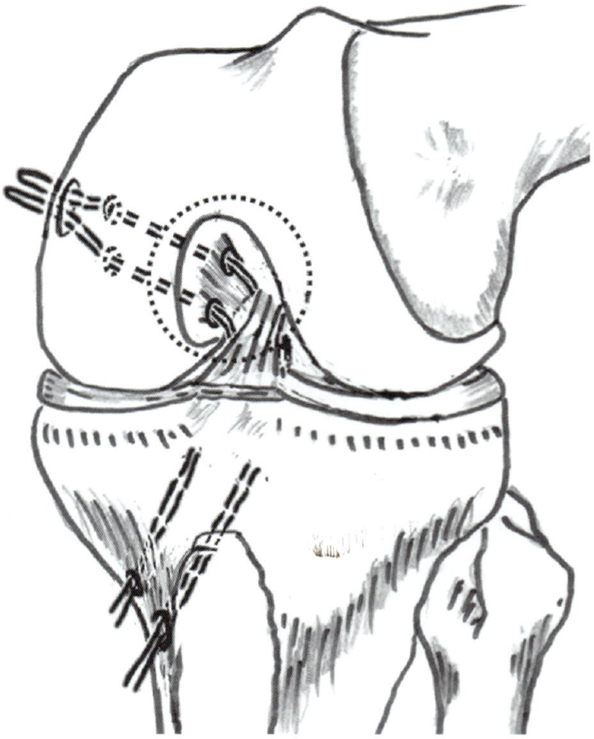

图 4-117　导引线走行前侧观

从后外侧入路进镜监控，用一个中弯血管钳，从后内侧入路插入到副束移植物胫骨隧道内口反折处，利用股骨内髁后部作为一个支点，在持续牵拉副束近端聚乙烯带的情况下将移植物反复撬入关节，最后拉入股骨隧道（图 4-118，图 4-119）。将聚乙烯带两端穿入微型钢板中间两孔，沿聚乙烯带将微型钢板推至股骨隧道外口，将聚乙烯带打结，使移植物固定于股骨端。

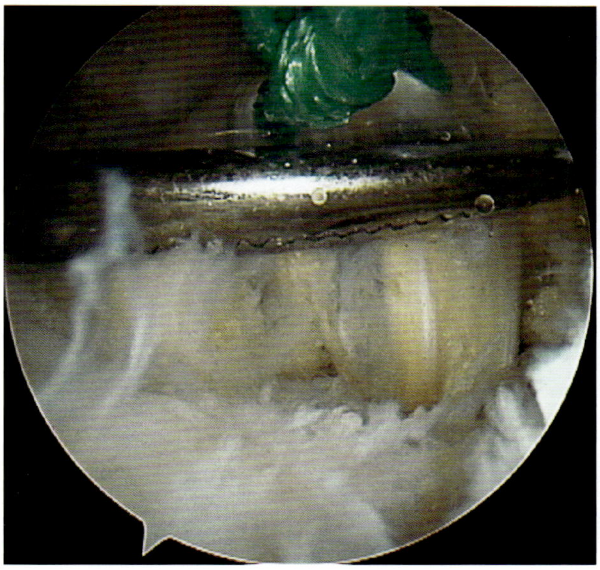

图 4-118　利用弯钳作为撬棒将 PM 束移植物经胫骨隧道提入关节（左膝前内侧入路镜下观后室）

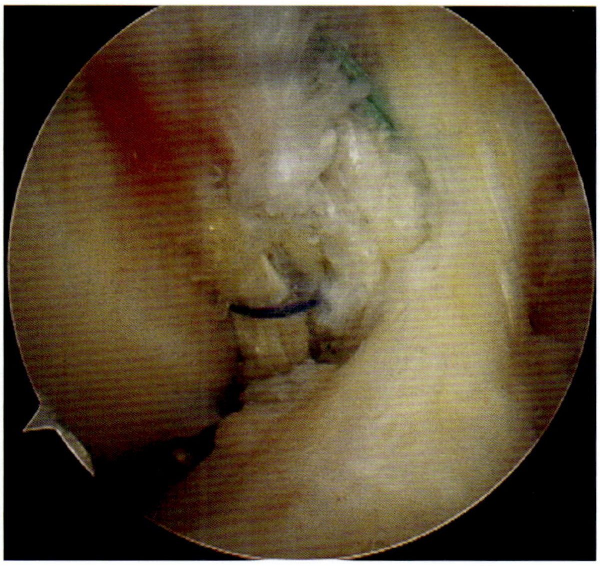

图 4-119　PM 束移植物植入股骨隧道（左膝前内侧入路镜下观）

再更换从后内侧入路进镜监控，用一个中弯血管钳，从后外侧入路插入到主束移植物胫骨隧道内口反折处，利用股骨外髁后部作为一个支点，在持续牵拉主束近端聚乙烯带的情况下将移植物反复撬入关节（图 4-120、图 4-121、图 4-122），最后拉入股骨隧道（图 4-123）。将聚乙烯带两端穿入微型钢板中间两孔，沿聚乙烯带将微型钢板推抵至股骨隧道外口，将聚乙烯带打结于微型钢板上，使移植物固定于股骨端。

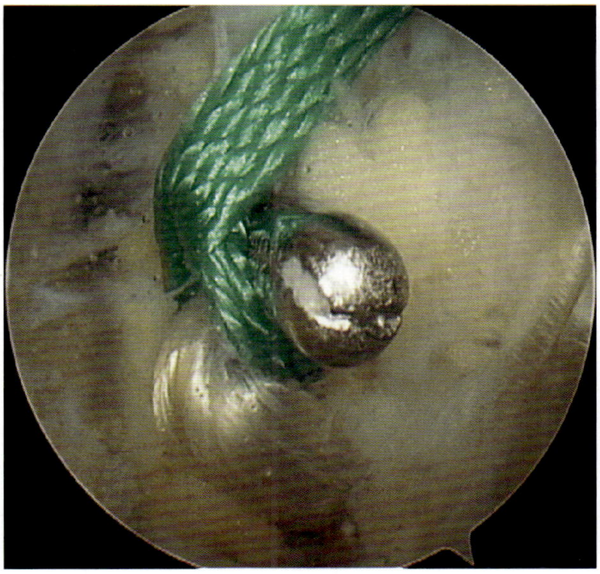

图 4-120　从后外侧入路置入弯钳于 AL 束移植物在胫骨后侧反折处（左膝后内侧入路镜下观）

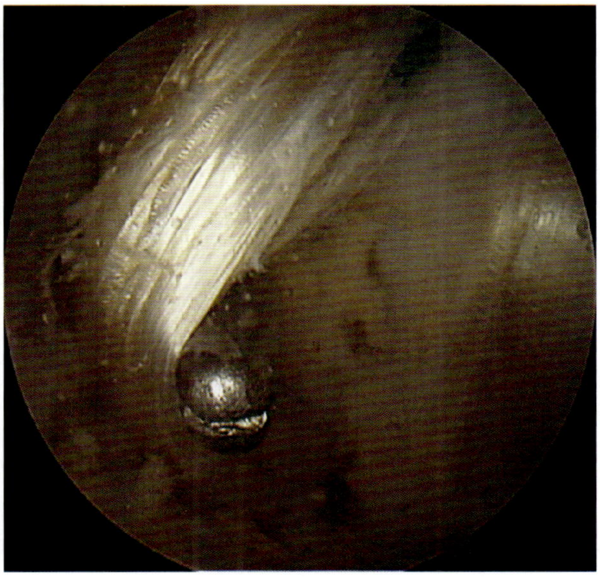

图 4-121　通过撬拔将 AL 束移植物提入关节（左膝后内侧入路镜下观）

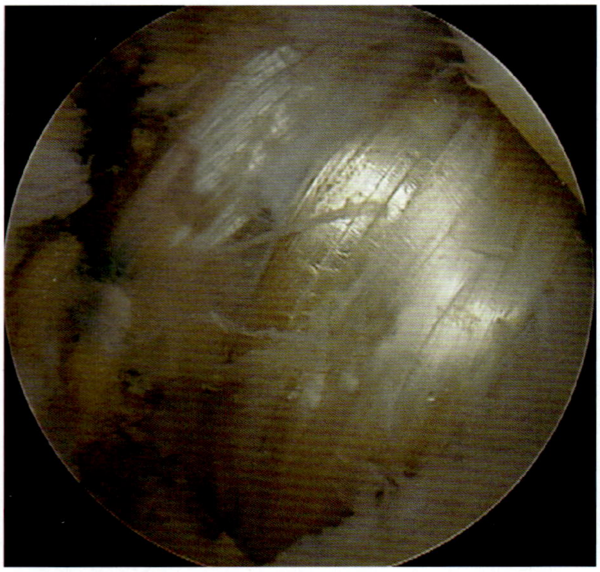

图 4-122 双束移植物均植入后（左膝后内侧入路镜下观）

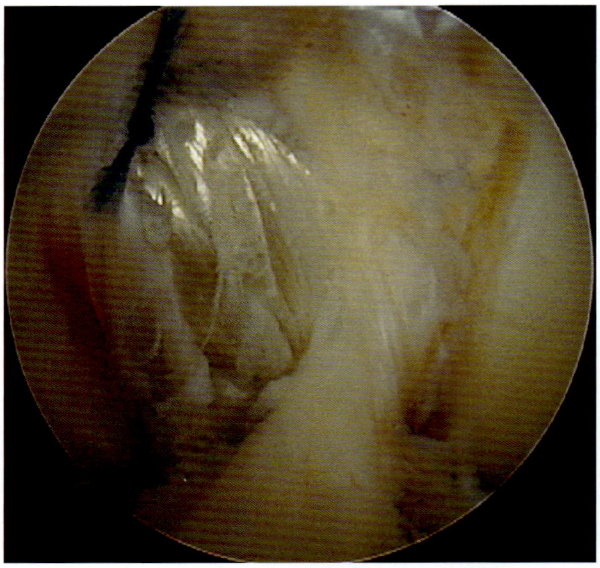

图 4-123 AL 束移植物植入股骨隧道（左膝前内侧入路镜下观）

从前外侧入路进镜，检查移植物进入股骨隧道的情况。牵拉移植物远端固定线，检查 ACL 张力。ACL 张力的恢复提示 PCL 维持胫骨中立功能的恢复。

8. 固定移植物远端 移植物远端采取双重固定。首先依次拉紧一束移植物的远端，反复伸屈膝关节，使移植物充分回拉入胫骨隧道（在前述步骤中移植物常常过多拉入关节腔）。于完全伸膝位行移植物远端固定。先在胫骨隧道置入界面螺钉至隧道内口，固定移植物。注意界面螺钉位于移植物远、背侧。再将移植物胫骨端编织线穿入钛质纽扣中，顺缝线将纽扣上推抵至胫骨隧道外口，打结缝线行悬吊式固定。

三、术后康复

三明治式 PCL 重建的术后康复同 PCL 单束重建。

四、手术要点与误区

1. 神经血管损伤 因为 PCL 的附着处居于胫骨后正中，关节镜下修复和重建 PCL 首先要注意的就是腘窝神经血管束损伤的风险性[2]。在清理其附着处周围和建立骨隧道时，操作要特别小心。建立隧道达后侧皮质时手力钻动、屈膝等措施保护腘窝的结构。有人介绍在建立胫骨隧道时采用 X 线透视监控，以保证隧道位置的准确性，亦即避免血管神经损伤，我们认为其必要性不大。在钻入导针和扩隧道时，使用有后保护的定位器和特殊保护装置，将膝后软组织后撬增加后侧缓冲空间，能够降低风险。做后内侧入路时，刀片切开皮肤全层，直钳分离皮下组织，可以避免损伤隐神经。

2. 骨筋膜室综合征 手术时间过长、灌注压力大或者术后出血可能引起骨筋膜室综合征，尤其在严重损伤早期手术极有可能发生。如果术中发现小腿张力较高，可以在手术结束时在关节内和小腿深筋膜室放置负压引流，能有效避免骨筋膜室综合征的出现。如果术后出现任何骨筋膜室综合征的征兆，立即采取常规措施，包括打开包扎、检查末梢血液循环和筋膜减张等措施。

3. 稳定性的缺失 PCL 在日常的正常活动中承受很大应力，因此修复和重建术后需要长时间的保护。康复训练中需要避免主动屈膝和重力对 PCL 的有害作用。PCL 重建 12 个月后，才可以恢复紧张激烈的运动。

4. 膝关节僵硬 避免长期制动，避免在损伤急性期手术，尤其避免在合并有内侧副韧带损伤的情况下早期手术，争取将此并发症发生率降到最低。

参考文献

[1] ZHAO J, HUANGFU X, He Y, et al. Sandwich - style posterior cruciate ligament reconstruction. Arthroscopy, 2008, 24 (6): 650-659.

[2] MAKINO A, COSTA-PAZ M, APONTE-TINAO L, et al. Popliteal artery laceration during arthroscopic posterior cruciate ligament reconstruction. Arthroscopy, 2005, 21 (11): 1396.

（附视频：三明治式后交叉韧带重建）

第五章　后交叉韧带胫骨止点撕脱骨折的手术治疗

第一节　概　述

一、解剖

在胫骨近端的后侧、内外两髁之间有一个凹陷，为胫骨髁间隆突后侧坡面的延续，向后侧、远侧延伸至胫骨平台平面以远（以下）1~1.5 cm，再向前侧、远侧转接胫骨近端后侧皮质。该陷窝为后交叉韧带（PCL）的附着部位。由于膝关节后侧关节囊的封闭，PCL 胫骨止点一部分位于关节外。在止点正上方（近侧）为后纵隔，为 PCL 提供丰富的血供。

PCL 胫骨附着部骨折又称为 PCL 胫骨止点骨折。PCL 胫骨止点撕脱骨折除了造成 PCL 的连续性中断外，如果撕脱骨块较大，向侧方可能累及胫骨关节面的承重区，向前方可能累及整个髁间隆突。最常见是骨折仅累及陷窝底部的骨质。正因为 PCL 胫骨止点撕脱骨折大多数情况下只累及胫骨后陷窝底部的骨质，在骨折移位程度不严重的情况下，很可能会漏诊。在正位 X 线片上髁间隆突的遮挡、侧位 X 线片上胫骨平台的遮挡直接影响对该骨折的评估。

PCL 胫骨止点部位有关节囊附着。在撕脱骨折发生时，膝关节后侧的关节囊会横行撕裂，近侧关节囊连同撕脱骨块一起向近侧移位。这种类型的撕脱骨折在发生机制上可能更多涉及过伸位损伤，受伤程度较严重。但是因为关节囊的牵带，自行复位的机会较大，愈合的可能性也较大。

二、流行病学

PCL 胫骨止点撕脱骨折为特殊类型的 PCL 损伤，具体发生率无确切统计学报道。在临床上，单纯 PCL 胫骨止点撕脱骨折的发生率与单纯 PCL 损伤的发生率接近（PCL 损伤更容易合并膝关节后外侧韧带结构损伤，因此常作为一种复合伤出现），甚至稍高。PCL 胫骨止点撕脱骨折常发生于成人，儿童少见。但是近年随着儿童意外损伤的增加，PCL 止点撕脱骨折在儿童的发生率也逐渐增加。

三、损伤机制

PCL 胫骨止点撕脱骨折的发生机制与单纯 PCL 实质部断裂类似，因胫骨近端前侧遭受向后的直接应力所致。这种骨折之所以常发生于成人，与成人容易遭受这种特殊应力有关。PCL 胫骨止点撕脱骨折一旦发生，缺乏间接复位措施（ACL 胫骨止点骨折可以在完全伸膝位通过髁间凹顶部的压迫间接复位）。骨折移位的程度往往反映出损伤发生时胫骨髁瞬间后移的程度。

成人 PCL 胫骨止点撕脱骨折也可能在膝关节复合韧带损伤中出现，这时的损伤机制则多种多样，车祸伤、剧烈运动伤及坠落伤都可能造成。

四、症状与体征

单纯的 PCL 胫骨止点撕脱骨折，常表现为膝关节肿胀、疼痛、负重困难。关节有积血、但是一般张力不高或者积液量不大，可能与 PCL 胫骨止点部分位于关节外，积血外渗有关。在膝关节后侧会有皮下瘀血、压痛。因为患者难以屈曲膝关节，因此后抽屉试验常常无法检查。

急性 PCL 胫骨止点撕脱骨折疼痛症状在外伤后 1 个月左右会大部分消失。陈旧性 PCL 胫骨止点撕脱骨折主要表现为膝关节后向不稳造成的髌股关节炎和胫股关节炎的症状，大多伴有下蹲、起立、上下楼梯及上下坡乏力。

五、影像学检查

标准的膝关节前后位 X 线片有助于诊断，CT 检查有辅助诊断的价值。MRI 检查诊断价值最高，除了对骨折本身的诊断外，还有助于了解骨折块与关节囊的关系，以及是否合并半月板、关节软骨和其他韧带损伤。由于后纵隔对 PCL 止点部位的遮挡，在关节镜下很难发现撕脱骨块，除非进行后纵隔的清理。因此，关节镜检查对 PCL 胫骨止点撕脱骨折的诊断帮助不大。在绝大多数情况下，关节镜技术的使用是为了进行骨折的复位、固定。然而，对于合并损伤的诊断，关节镜检查有其价值。

六、分类

我们把 PCL 胫骨止点撕脱骨折分为平移型和翻转型两大类。平移型骨折表现为骨块和骨床之间平行分离并错位，翻转型骨折表现为骨块后缘的上翘。两种类型骨折的发生机制可能与骨折块上附着的组织结构有关，也可能与骨块、骨床之间组织嵌夹多少有关。骨折愈合的程度首先取决于分离移位的程度，其次与骨折类型有关。翻转型骨折更容易出现骨折不愈。

七、治疗原则

1. 急性期　与 ACL 胫骨止点撕脱骨折不同，PCL 胫骨止点撕脱骨折是一个准关节外骨折。由于后纵隔和膝关节后室滑膜的封闭，在 PCL 胫骨止点撕脱骨折发生后，骨块与骨床之间往往形成一个封闭的血肿区，随着血肿的机化、骨化，会发生骨折的愈合，或者发生骨块与骨床之间的纤维连接。另外，在 PCL 胫骨止点附近，有着来自关节囊和后纵隔的丰富血供，为骨块和骨床的连接创造了有利环境。因此 PCL 胫骨止点撕脱骨折采用保守治疗，有利于骨折愈合或者骨块-骨床连接。另外，我们在陈旧性 PCL 胫骨止点撕脱骨折的手术治疗中发现，当骨折发生后，PCL-骨块-骨床这一应力承受链可能已经松弛或者功能不全。但是从 PCL 到胫骨后陷窝两侧及其附近的后关节囊会产生新的纤维连接，PCL 通过与胫骨后侧新的锚结点连接，产生维持膝关节后向稳定的作用。这一现象可能与急性期创伤反应诱发的瘢痕形成机制有关。

对于急性 PCL 胫骨止点撕脱骨折，如果移位为围 5 mm（3~7 mm），可以试行保守治疗。我们建议在伸膝位用石膏固定 6 周，在胫骨近端后侧用一个垫托，向前支撑胫骨。临床经验表明，如果骨折诊断及时，固定及时，大部分患者膝关节后向稳定性能够恢复正常或者接近正常，尽管影像学检查骨折可能复位或者愈合不满意。如果骨折移位为围 10 mm（8~12 mm），即便骨折与骨床获得纤维性或者骨性连接，如果没有韧带本身的挛缩，膝关节还会有 2 度后向不稳，建议行手术复位固定。

2. 陈旧性损伤　陈旧性 PCL 止点骨折是指外伤 6 周以上的骨折。这时创伤反应已经处于消退期或者基本消退，膝关节的后向松弛度已经基本定型，如果骨折不愈，再行保守治疗往往也难以达到愈合。治疗方案要结合患者的症状和膝关节后向松弛度来决定（图 5-1）。

陈旧性 PCL 胫骨止点骨折首先要实行保守治疗，包括肌力、活动度、本体感觉方面的训练。如果保守治疗无效，则需要分析患者的主要症状。陈旧性 PCL 止点骨折主要造成四个方面的症状：首先为静息痛；其次为患肢无力，主要在下蹲起立、上下楼、上下坡或者运动时产生；第三为活动或者运动时的疼痛；第四为屈膝受限，同时合并屈膝时膝关节后侧的疼痛。

静息痛因为创伤反应引起，对以此为主诉的患者不建议采取任何手术治疗，否则极有可能加剧疼痛。需要在保守治疗的同时待创伤反应消退并提高对疼痛的耐受。屈膝受限的患者，排除膝关节前室的

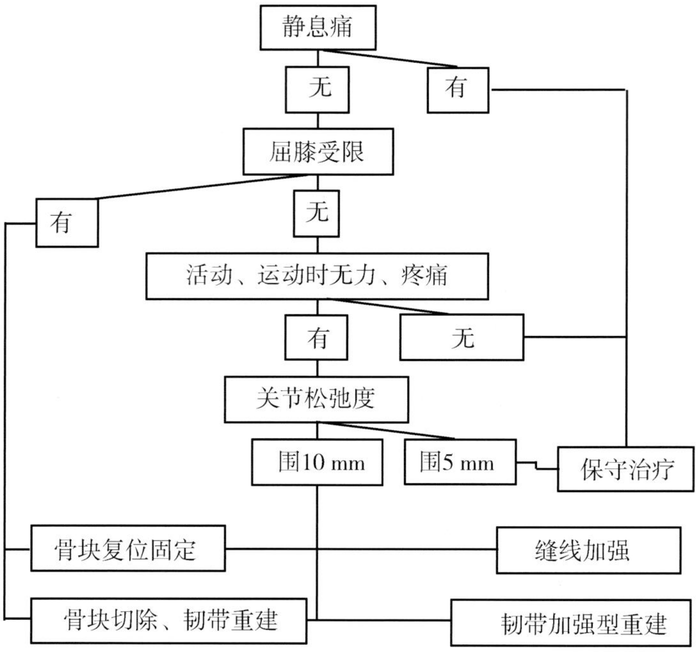

图 5-1 陈旧性 PCL 胫骨止点撕脱骨折的治疗原则

粘连，一般因为骨块较大、膝关节后室积血纤维化、后室内容物相对增多引起。如果屈膝受限对日常生活影响明显，也建议手术治疗。表现为无力或者活动及运动中疼痛的患者，要根据膝关节的松弛度确定治疗方案。如果膝关节的松弛度为围 5 mm，建议继续保守治疗。如果膝关节的松弛度为围 10 mm，则建议手术治疗。PCL 胫骨止点撕脱骨折的治疗较 PCL 损伤的治疗要积极，主要是因为尽早治疗能将骨折复位固定，其愈合机制为骨折愈合，不需要等待新的腱-骨连接形成，其手术效果较可靠，康复进度更快。

陈旧性 PCL 止点骨折的手术方法包括骨块复位固定、保留骨块的韧带加强型重建、切除骨块的韧带重建，以及缝线加强。从理论上，为了改善膝关节稳定性，可以选择任一种方法；为了提高膝关节活动度，只能选择骨块复位固定或者切除骨块的韧带重建。另外，还要参考骨块和骨床的硬化程度。如果骨块和骨床没有明显硬化，骨块的复位固定可以操作。如果骨块和骨床已经硬化，特别是硬化层较厚者，去除硬化层后骨块与骨床的间距更大，更难对合，建议行韧带重建手术。临床经验表明，手术复位内固定的效果要优于 PCL 重建。

八、骨折移位程度的判断

无论是新鲜骨折还是陈旧性骨折，治疗方案的选择与骨折移位程度有关，因此如何准确判断骨折移位程度成为关键。一般情况下，PCL 胫骨止点撕脱骨折通过普通的膝关节侧位 X 线片可以发现，但是容易出现误差。因为 PCL 胫骨止点在关节线 10 mm 以远，准确地说在胫骨内、外侧平台中间后部形成的陷窝底部，在骨折移位小于 10 mm 时，从侧位片难以发现骨折块（图 5-2），特别是翻转型骨折。通过 MRI 检查能够直接反映骨折移位情况，在有条件的情况下主张采用该检查方法（图 5-3）。

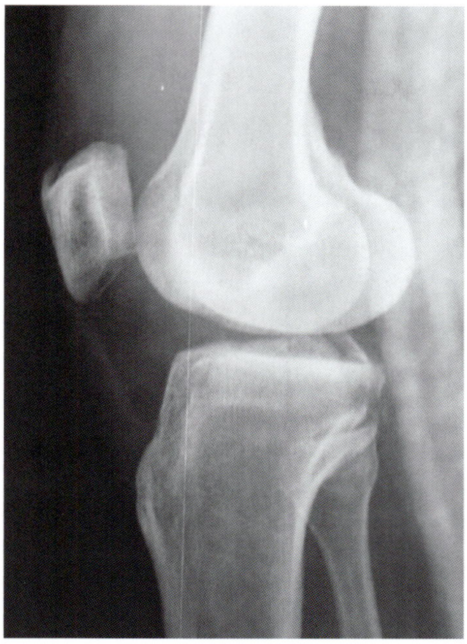

图 5-2　X 线片显示胫骨髁遮挡 PCL 胫骨止点撕脱骨折

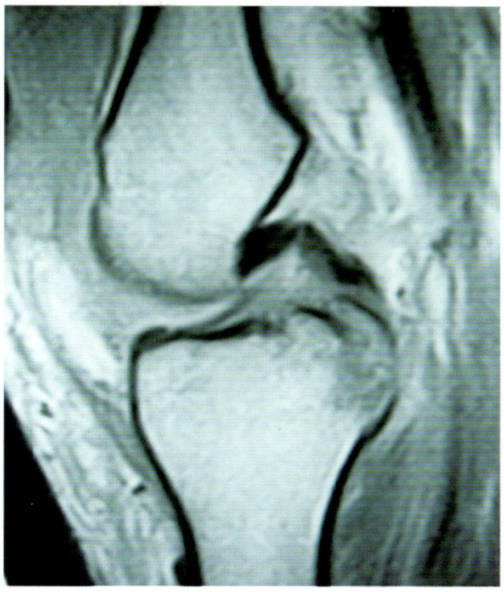

图 5-3　MRI 显示 PCL 胫骨止点撕脱骨折的移位程度

九、手术方法选择

对 PCL 胫骨止点撕脱骨折的预后大多持乐观态度，因为即使骨折需要手术治疗，通过复位固定一般能够恢复膝关节的稳定性。传统手术方法是通过膝关节后侧入路或者后内侧入路进行切开复位内固定。该方法较为安全，但是存在创伤大、显露和操作困难等缺陷。

随着关节镜技术的发展，PCL 胫骨止点撕脱骨折的微创治疗得到关注。1995 年 Littlejohn 等[1]、1997 年 Choi 等[2]分别有 1 例关节镜监控下进行相关骨折复位的报道，其固定方法均为螺钉固定。2001 年，Kim 等首先报告了在关节镜下采用缝线固定的方法治疗 PCL 胫骨止点撕脱骨折，手术主要通过后内侧和后外侧关节镜入路进行，固定方法为用缝线横穿 PCL 后从骨洞拉出[3,4]。赵金忠等设计了经双后内侧入路进行关节镜下监控和复位操作，采用了“Y”形骨隧道和纽扣旋转技术进行复位固定的方法，保证了固定效果[5]。但是，掌握关节镜下 PCL 胫骨止点撕脱骨折的复位固定技术需要较长的学习期。在早期，关节镜下复位固定的手术风险较切开手术要大。

参考文献

[1] LITTLEJOHN S G, GEISSLER W B. Arthroscopic repair of a posterior cruciate ligament avulsion. Arthroscopy, 1995, 11: 235-238.

[2] CHOI N H, KIM S J. Arthroscopic reduction and fixation of bony avulsion of the posterior cruciate ligament of the tibia. Arthroscopy, 1997, 13: 759-762.

[3] KIM S J, SHIN S J, CHO S K, et al. Arthroscopic suture fixation for bony avulsion of the posterior cruciate ligament. Arthroscopy, 2001, 17: 776-780.

[4] KIM S J, SHIN S J, CHOI N H, et al. Arthroscopically assisted treatment of avulsion fractures of the posterior cruciate ligament from the tibia. J Bone Joint Surg Am, 2001, 83: 698-708.

[5] ZHAO J, HE Y, WANG J. Arthroscopic treatment of acute tibial avulsion fracture of the posterior cruciate ligament with suture fixation technique through Y-shaped bone tunnels. Arthroscopy, 2006, 22

(2)：172-181.

第二节　后交叉韧带胫骨止点撕脱骨折的关节镜下缝线绑扎固定

一、手术指征

急性PCL胫骨止点撕脱骨折，移位达到围10 mm（8~12 mm）；陈旧性PCL胫骨止点撕脱骨折，引起屈膝受限；陈旧性PCL胫骨止点撕脱骨折，在活动或者运动时有明显疼痛，且后向松弛度达到围10 mm。

本节介绍的PCL胫骨止点骨折固定为绑扎固定，总体来讲适合骨块较大的病例。如果骨块较小，甚至是部分撕脱骨折、部分韧带实质部断裂的病例，绑扎固定并不可靠，需要在PCL中、远段纤维中穿线固定[1,2]。

二、手术步骤

患者仰卧位，在大腿近段外侧安装阻挡板，大腿根部上止血带。麻醉生效后常规消毒、铺巾，巾单包裹肢体远端，驱血后止血带充气。屈膝90°，将大腿略外旋靠于外侧的阻挡板上，将足部固定在手术床面以利于操作。

1. 建立手术入路　通过高位前外侧（平髌骨尖水平，紧贴髌腱外侧缘）入路进关节镜镜头，高位前内侧入路进操作器械。按次序检查整个关节，治疗合并伤病。将关节镜镜头自高位前外侧入路经PCL和股骨内髁间隙插入后内侧室，监控下建立高位后内侧入路和低位后内侧入路（参见第四章第四节“内侧加强型PCL单束重建”）。高位后内侧入路位于关节线近侧4 cm，低位后内侧入路位于关节线水平。陈旧性骨折一般还需要建立后外侧入路。

2. 关节清理　自高位前内侧入路（平髌骨尖水平，紧贴髌腱内侧缘）将镜头经PCL和股骨内髁间隙插入后内侧室，监控下自高位后内侧入路插入刮匙、刨刀，清理骨床。

对于陈旧性骨折，需要用汽化电刀清除骨块和骨床之间的纤维组织，用打磨头去除骨床和骨块底面的硬化层，紧贴骨块外侧缘切断板股韧带，充分松解骨块。

自高位后内侧入路插入关节镜镜头，在监控下自低位后内侧入路插入器械，清理对骨折显露有影响的部分后纵隔（图5-4、图5-5）。暴露后侧板股韧带。

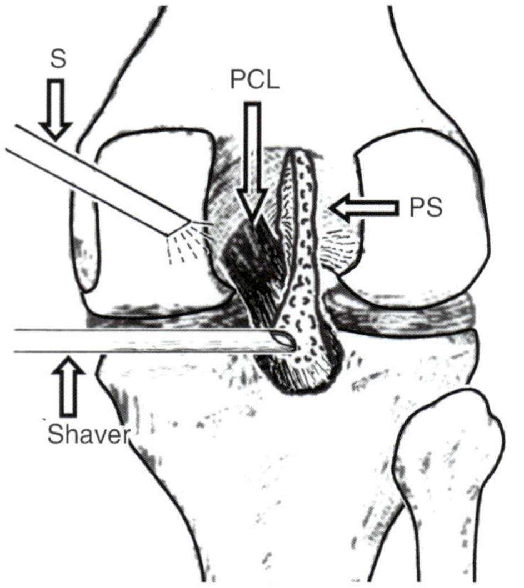

图5-4　从高位后内侧入路进镜（S），从低位后内侧入路插入刨刀（Shaver），清理部分后纵隔（PS）

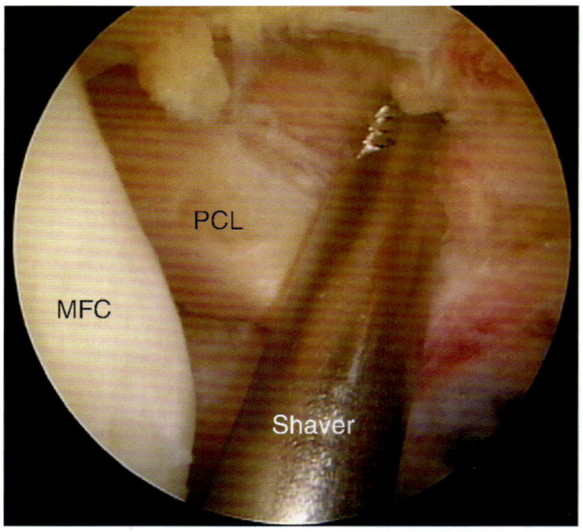

图5-5　从低位后内侧入路插入刨刀（Shaver），清理部分后纵隔（PS）（高位后内侧入路镜下观）
MFC：股骨内髁

3. 建立Y形骨隧道 在胫骨结节内侧做一个长约2 cm的切口。自前内侧入路插入PCL胫骨隧道定位器，从胫骨结节内侧向胫骨后侧、撕脱骨折骨床下部的腓侧缘钻一根直径2.5 mm克氏针，用直径10 mm钻头，沿克氏针钻深约2 cm骨洞。再利用定位器，从该骨洞向骨床下部的胫侧缘钻直径2.5 mm克氏针。骨隧道内口位于骨床远腓侧和远胫侧，即4：30和7：30的位置。沿两根克氏针用4.5 mm钻头钻通，做出一个“Y”形骨隧道（图5-6）。

4. 固定骨块 先于低位后内侧入路置一次性鞘管。从前内侧入路进镜，从前外侧入路进器械，于PCL的中段，紧贴PCL外侧缘分离板股韧带和PCL。从前外侧入路，经板股韧带和PCL之间，将一根导线送入膝关节后室，自低位后内侧入路将该导线拉出。再从前外侧入路，经PCL内侧和股骨髁间凹内侧壁之间，送一根导线入膝关节后室，从低位后内侧入路拉出（图5-7）。

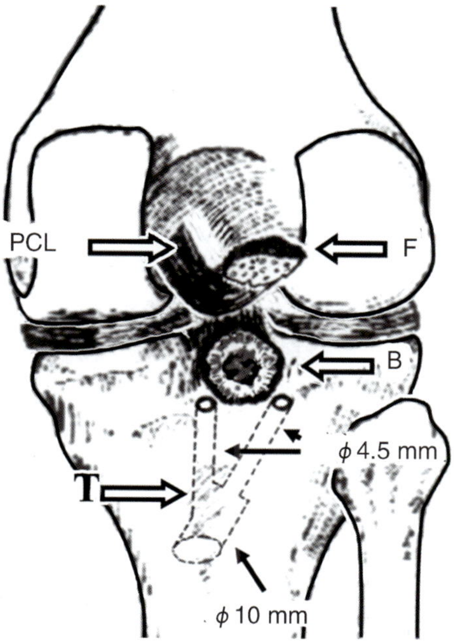

图5-6 建立“Y”形骨隧道

F：撕脱骨块；B：骨床；T：骨随道

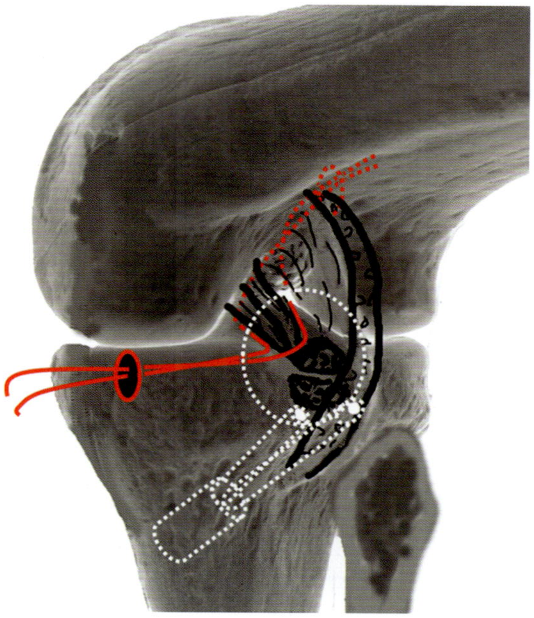

图5-7 将两根导线从前外侧置入关节，分别径PCL的内外侧至膝关节后室，从低位后内侧入路拉出

调整经前外侧入路的两根导线头，然后从一个软组织通道拉出。用每根导线绑扎两根5号聚乙烯线的一端，将聚乙烯线端拉近关节，从低位后内侧入路拉出。牵拉两线端，使聚乙烯线从前向后围拢PCL（图5-8、图5-9）。

双根6号聚乙烯线在韧带后侧、骨块上方打半结系扎，绑扎PCL和止点撕脱骨块。可将两根线一起打结或者分开打结（图5-10、图5-11）。

顺骨隧道插入缝线夹持器，将固定线两端分别经胫、腓侧骨洞拉出，将固定线穿入直径14 mm钛质纽扣中（图5-12）。如果无缝线夹持器，可以将两个细钢丝绊或导引缝线套（2号聚乙烯线）经骨隧道送入关节腔。通过钢丝绊或导引缝线套将固定缝线从骨洞拉出。

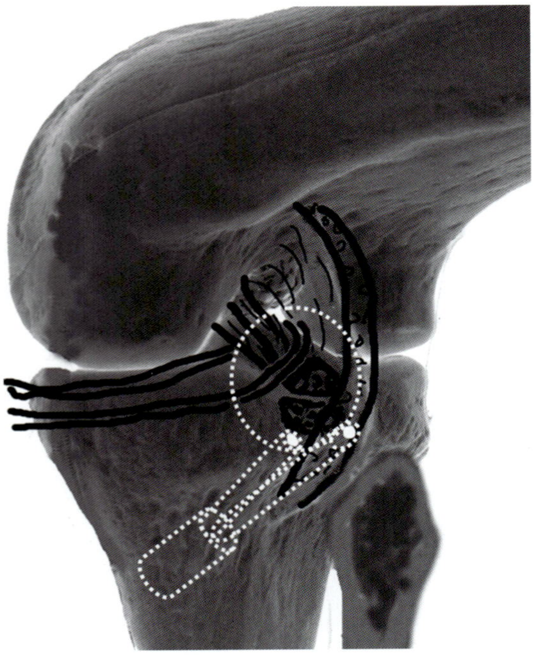

图 5-8　固定线从前向后围拢 PCL

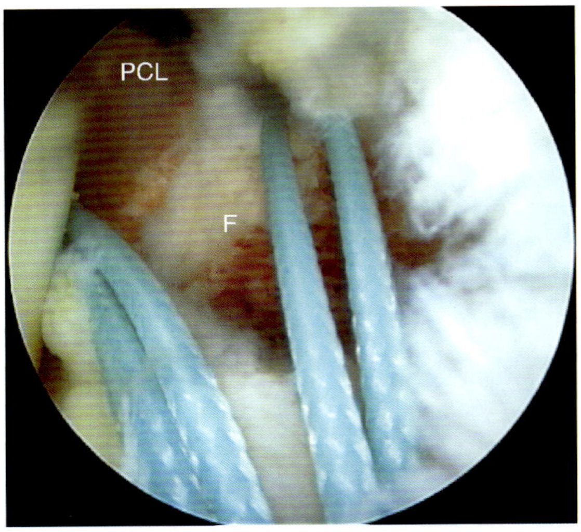

图 5-9　高位后内侧入路镜下观：固定线从前向后围拢 PCL
F：撕脱骨块

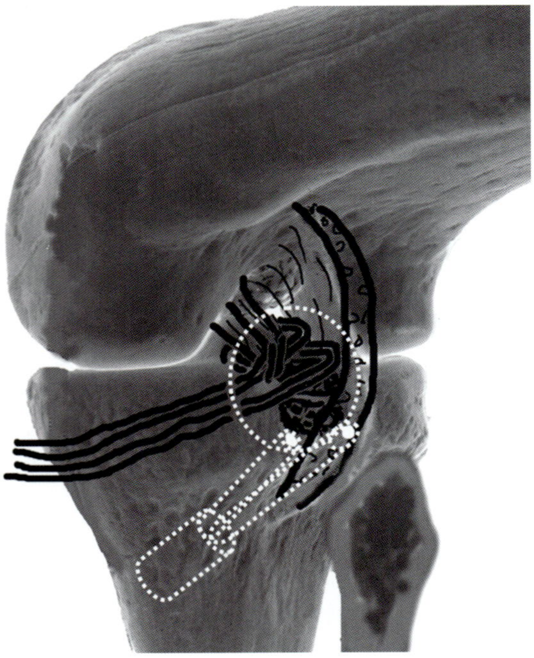

图 5-10　固定线在 PCL 后侧、撕脱骨块上方系扎

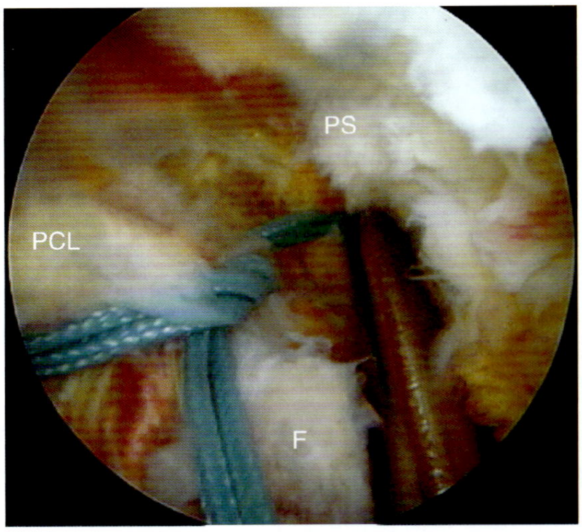

图 5-11　高位后内侧入路镜下观：固定线在 PCL 后侧、撕脱骨块（F）上方系扎
PS：后纵隔

做前抽屉试验，同时拉紧固定线，复位骨块。将固定线在纽扣上打结，完成初步固定。反复屈伸膝关节，检查膝关节后向稳定性，旋转纽扣，绞紧固定线，加强固定效果（图 5-13、图 5-14、图 5-15）。因钛质纽扣旋紧后缝线产生的回旋力远小于增加的摩擦力，不会产生回旋（图 5-16）。

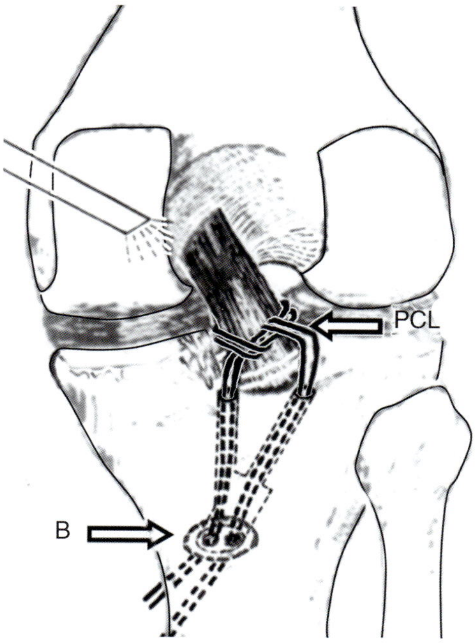

图 5-12　将固定线两端从股骨隧道拉出，穿于固定纽扣（B）上

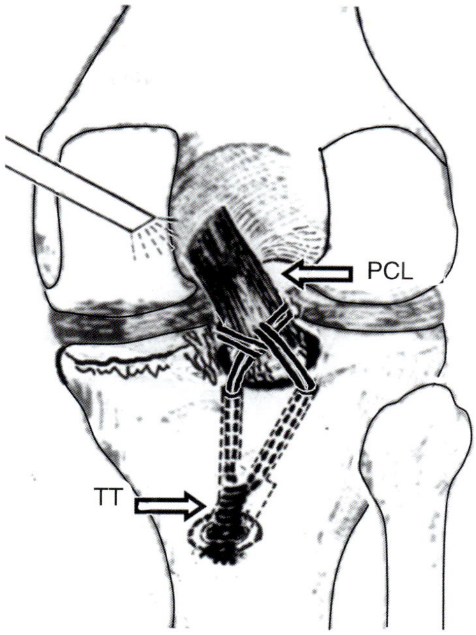

图 5-13　将固定线在纽扣上打结固定，旋转纽扣，完善复位固定
TT：“Y”形骨隧道合拢部分

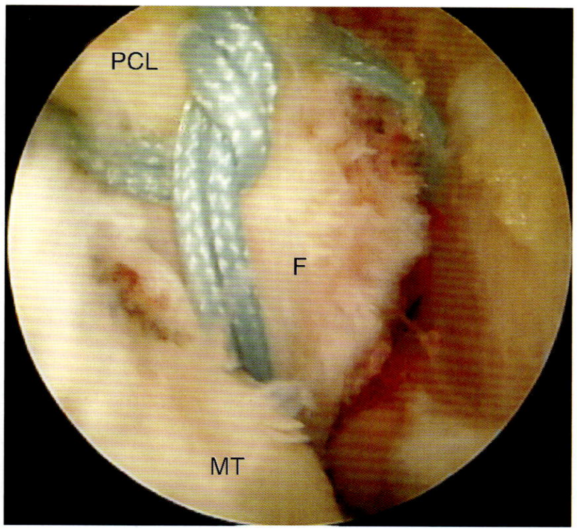

图 5-14　高位后内侧入路镜下观：旋转纽扣前，骨块初步复位
F：撕脱骨块；MT：胫骨内髁后缘

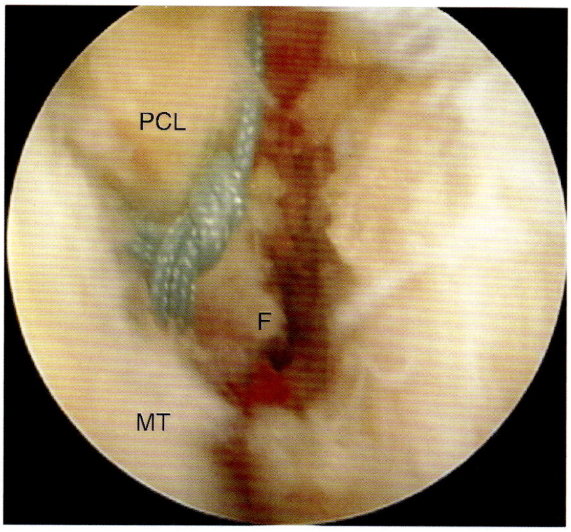

图 5-15　高位后内侧入路镜下观：纽扣旋转后，骨折进一步复位
F：撕脱骨块；MT：胫骨内髁后缘

术后第 1~2 周用支具固定在完全伸膝位，进行股四头肌和腘绳肌等长收缩训练和髌骨内推活动。第 3~6 周开始渐进的膝关节活动度训练，术后 6 周屈膝达到或者超过 120°。第 3 周开始本体感受功能训练。术后即刻，用可调节支具将患膝锁定在完全伸直位可以下地负重，行直腿抬高以维持股四头肌的肌力。在休息时强调用支具在伸膝位固定。4 周后去除支具，参照交叉韧带重建后的康复方法，开始各种灵活性训练。

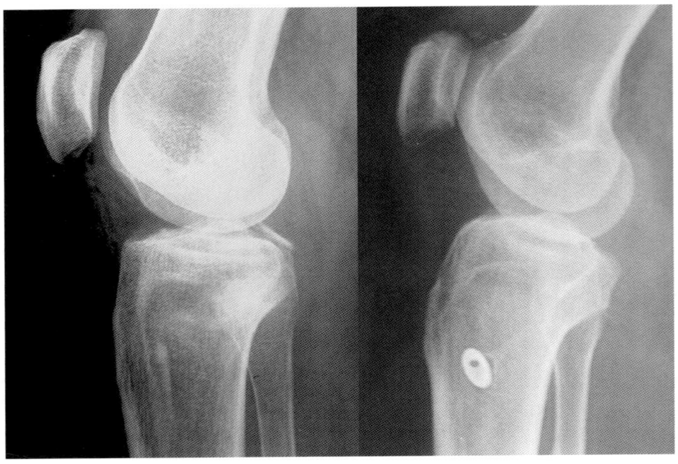

图 5-16 手术前后 X 线片

五、手术要点

1. 双后内侧入路的应用 双后内侧入路，特别是高位后内侧入路的应用有利于操作。手术早期，通过高位后内侧入路较易到达较深的骨床部位，进行骨床清理。手术后期，通过该入路便于进行操作监控，且不影响通过低位后内侧入路的操作。

2. 绑扎固定 较固定线横穿韧带固定的方法可靠，撕脱骨块很难松脱，尤其适用于粉碎性骨折。

在绑扎固定时注意只绑扎 PCL，不要将板股韧带，即 Humphry 韧带或 Wrisberg 韧带一齐绑扎。因为这两根连接外侧半月板后角和股骨内髁的韧带没有断裂，否则会产生悬吊作用，阻止固定线向远侧的牵拉，从而影响固定线对骨块的复位固定效果。

3. “Y”形骨隧道和纽扣的使用 在早期进行后交叉韧带胫骨止点撕脱骨折的治疗时，我们采用两个平行隧道，将固定缝线打结在隧道当中的骨桥上，但是一旦打结完成，无法进一步拉紧缝线。所以采用“Y”形隧道，可以通过纽扣的旋转，使固定线进一步绞紧。

4. 骨隧道内口的位置 隧道位置不能太靠近侧，否则会直接影响骨块复位。两隧道内口不能太靠近，否则不容易控制骨块旋转。

5. 双根 6 号聚乙烯固定线的使用 6 号聚乙烯线的强度远远超过普通钢丝，采用双根固定，避免了固定材料断裂的可能，有利于早期功能锻炼。当然，如果能得到其他更高强度的缝线更好。

参考文献

[1] 赵金忠，蒋垚．关节镜下缝线固定治疗后交叉韧带胫骨止点撕脱骨折．中华创伤杂志，2003，19（9）：569-570.

[2] 赵金忠，何耀华，王建华．关节镜下经双后内侧入路治疗急性 PCL 胫骨止点撕脱骨折．中华骨科杂志，2005，25（1）：16-20.

（附视频：后交叉韧带胫骨止点撕脱骨折的关节镜下缝线绑扎固定）

第三节　后交叉韧带胫骨止点断裂合并撕脱骨折的关节镜治疗

大部分情况下，PCL 胫骨止点撕脱骨折的骨块比较大，适合螺钉硬性固定或者软性的缝线绑扎固定。有时候，撕脱骨块较小或者较薄，不适合前述绑扎固定及硬性固定。当骨折块小于 PCL 的足印区时，实际上是有一部分韧带纤维在胫骨止点部位断裂。对于这种骨折，能够将骨块复位固定获得骨愈合，并使撕裂的韧带再形成瘢痕连接，仍然是最佳选择。这时需要采用 PCL 加强术和骨折固定术：首先通过 PCL 加强技术纠正胫骨后移，用加强线承担矫正应力，随后用韧带纤维中的穿扎线维持骨块与骨床的对合，穿扎线上承受有限的应力。

一、手术指征

有手术指征的 PCL 胫骨止点撕脱骨折，骨块过小（PCL 胫骨止点断裂合并撕脱骨折）或者过薄者。

二、手术操作步骤

本手术方式综合了 PCL 损伤的缝线加强术（参见第四章第二节）和 PCL 止点骨折的缝线固定。

1. 患者的体位　患者仰卧位，下肢伸直。在大腿近段上止血带，在止血带位置大腿外侧上挡板。

2. 建立入路　入路的建立参见本章第二节“后交叉韧带胫骨止点撕脱骨折的关节镜下缝线绑扎固定”。分别建立高位前外侧、高位前内侧、高位和低位后内侧入路，以及后外侧入路。

3. 显露胫骨止点区域　从后内侧入路进镜，从后外侧入路插入刨刀，刨除 PCL 胫骨附着部后上方的部分后纵隔，显露 PCL 胫骨附着区域。如果是陈旧性骨折，从高位后内侧入路进镜，从低位后内侧入路进射频头和打磨头，进行骨床的新鲜化。

4. 建立胫骨隧道　在胫骨结节内侧 1.5 cm 处做一个长约 1 cm 的纵行切口，皮下稍做分离，以便从胫骨结节内侧，向骨床后侧做两个平行的隧道。先将撕脱骨块向上撬起，将 PCL 重建胫骨隧道定位器从前内侧入路插入，经 PCL 撕脱骨块下方插到膝关节后室，定位于骨床后外侧角的后侧 5 mm，钻入导向克氏针。随后同法向骨床后内侧角的后侧 5 mm 处，平行前一根导针钻入第二根导针。沿克氏针用 4.5 mm 钻头扩通，建立两个平行骨隧道（5-17）。

5. 缝扎 PCL　从高位后内侧入路进镜，从低位后内侧和后外侧入路进穿线器，于 PCL 远段横穿两根 5 号聚乙烯线（或者 2 号 Orthocord 线），交错绑扎 PCL 的内侧和外侧 2/3（图 5-18）。

6. 置入导引线　从高位后内侧入路进镜，从每个胫骨隧道置入不同颜色导引线两根，从后外侧入路拉出（图 5-19）。

7. 拉出 PCL 缝扎线　利用来自每个胫骨隧道的一根导引线，将两根 PCL 缝扎线的一头从胫骨隧道拉出（图 5-20）。

8. 建立股骨隧道　从前内侧入路插入镜头监控，从前外侧入路进器械。在股骨内髁 PCL 前外侧束和后内侧束的中心点，自内向外各钻一个直径 4.5 mm 隧道（图 5-21）。

9. 穿导引线　在两个股骨隧道外口表面做一长约 1 mm 纵行切口，向下分离至骨面。从后内侧入路进行监控，将外侧胫骨隧道剩余的 1 根导线从 PCL 和股骨内髁之间拉至膝关节前室，将内侧胫骨隧道剩余的一根导线从 PCL 和 ACL 之间拉至膝关节前室。从前内侧入路进行监控，确定两导引线分别从 PCL 的内外侧拉出。随后将来自外侧胫骨隧道、从 PCL 内侧绕过的一根导引线从后内侧束股骨隧道拉出；将来自内侧胫骨隧道、从 PCL 外侧绕过的一根导引线从前外侧束股骨隧道拉出（图 5-22）。

10. 加强线置入　采用 2 根 6 号聚乙烯线或者 3 根 2 号聚乙烯线进行 PCL 加强。将加强线的两端穿入导引缝线套，随后经股骨隧道拉入关节腔，再经胫骨隧道，从胫骨结节内侧切口拉出（图 5-23）。

11. 韧带或骨块固定 屈膝 90°，自后内侧入路监控。拉紧韧带缝扎线和加强线，确认韧带或骨块复位满意。完全伸膝位，分别将加强线和 PCL 缝扎线于两个胫骨隧道外口之间的皮质上打结（图 5-24）。

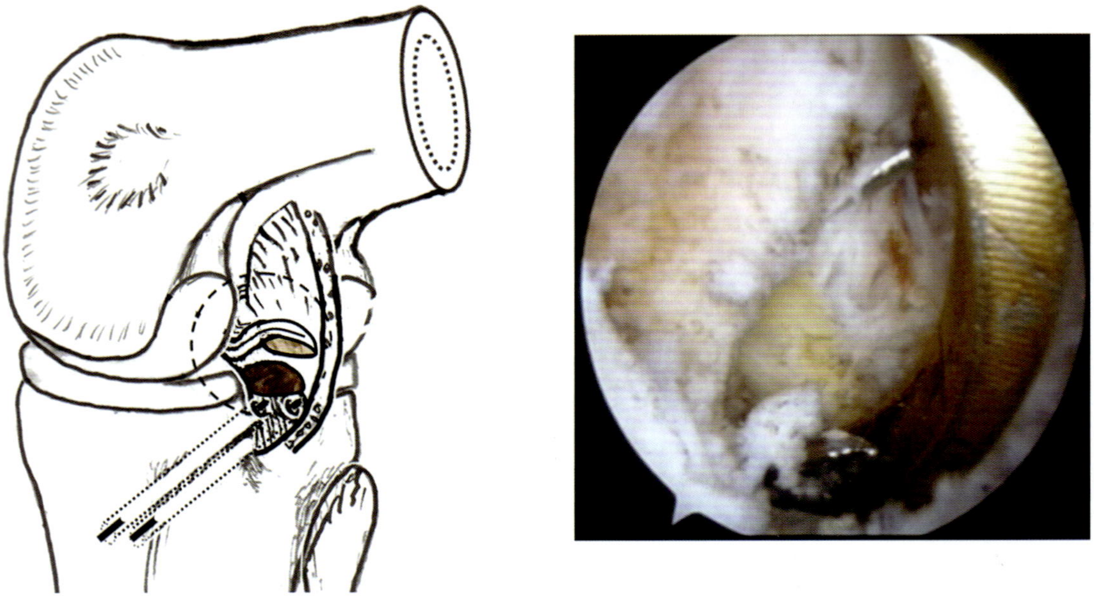

图 5-17　建立胫骨隧道

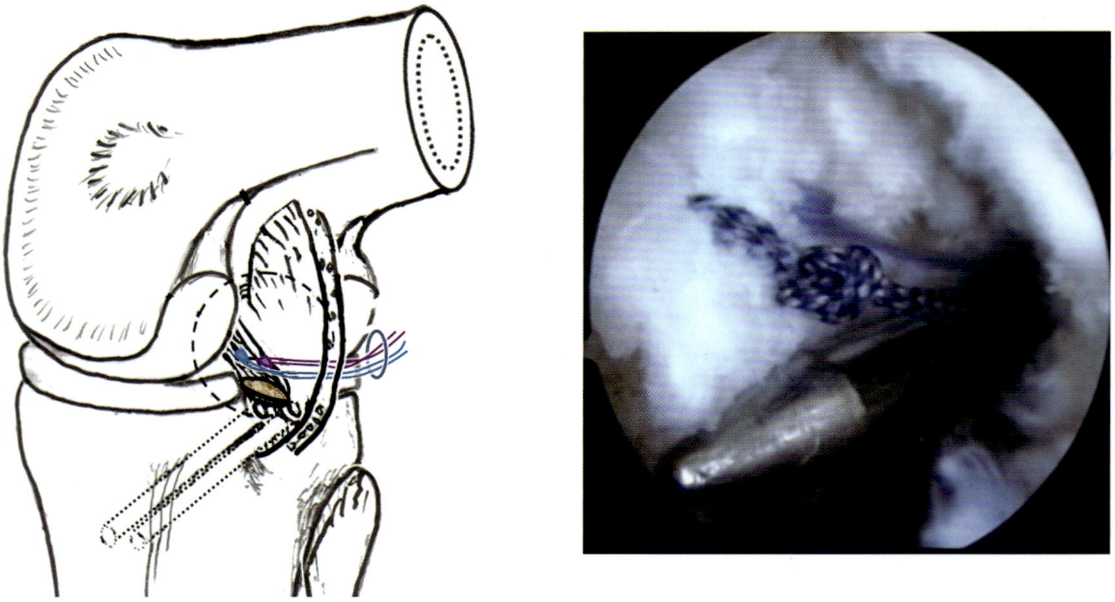

图 5-18　缝扎 PCL

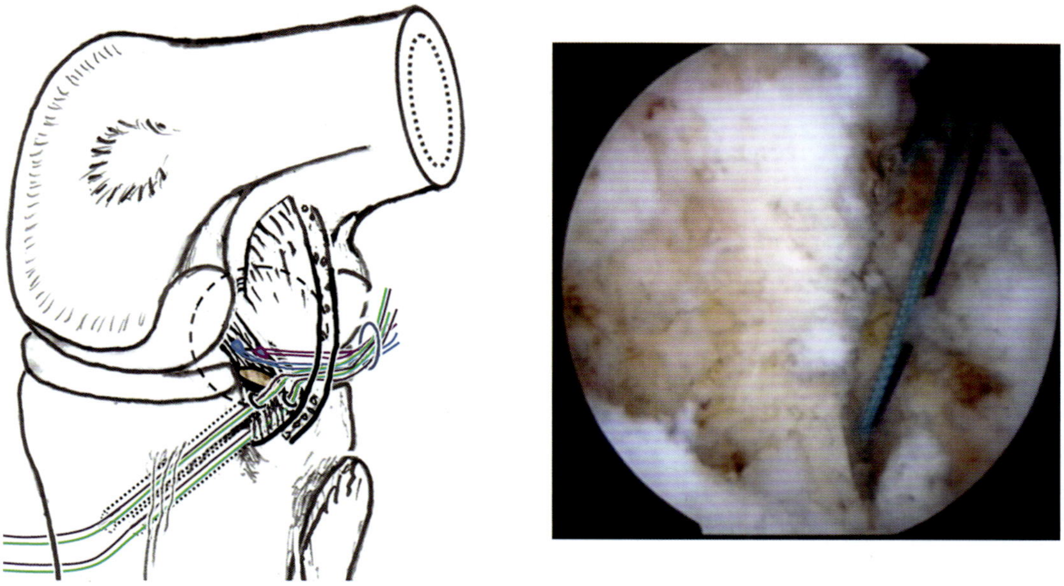

图 5-19　从胫骨隧道置入导引线

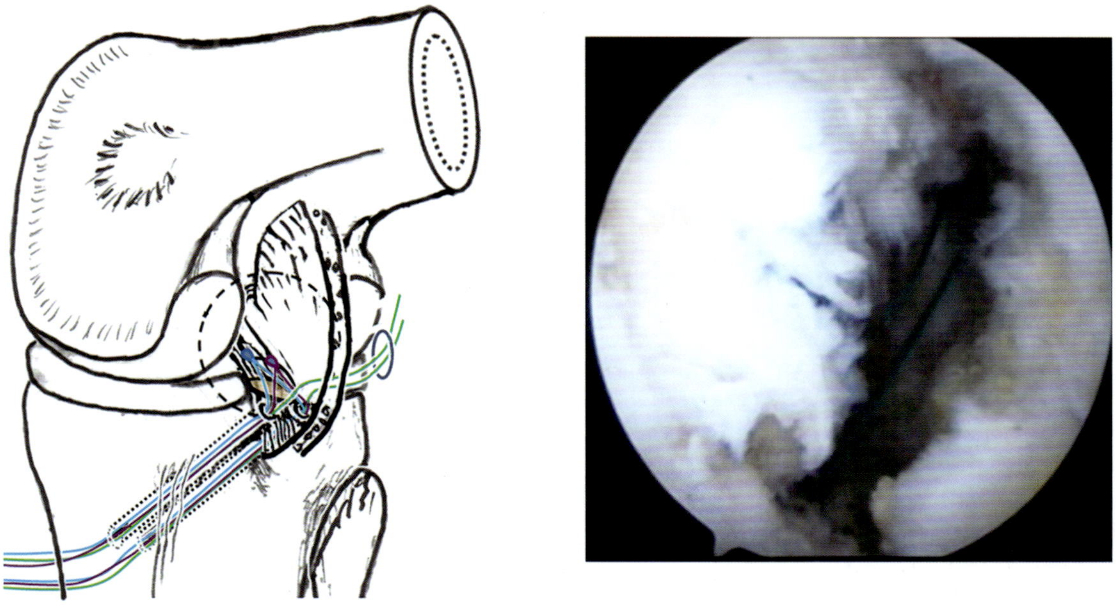

图 5-20　从胫骨隧道拉出缝扎线

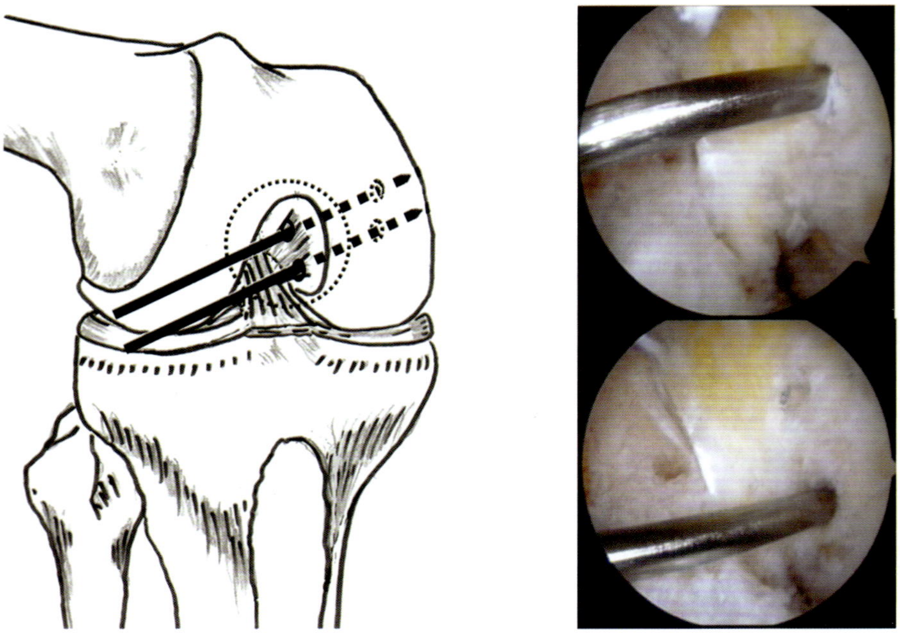

图 5-21　建立股骨隧道

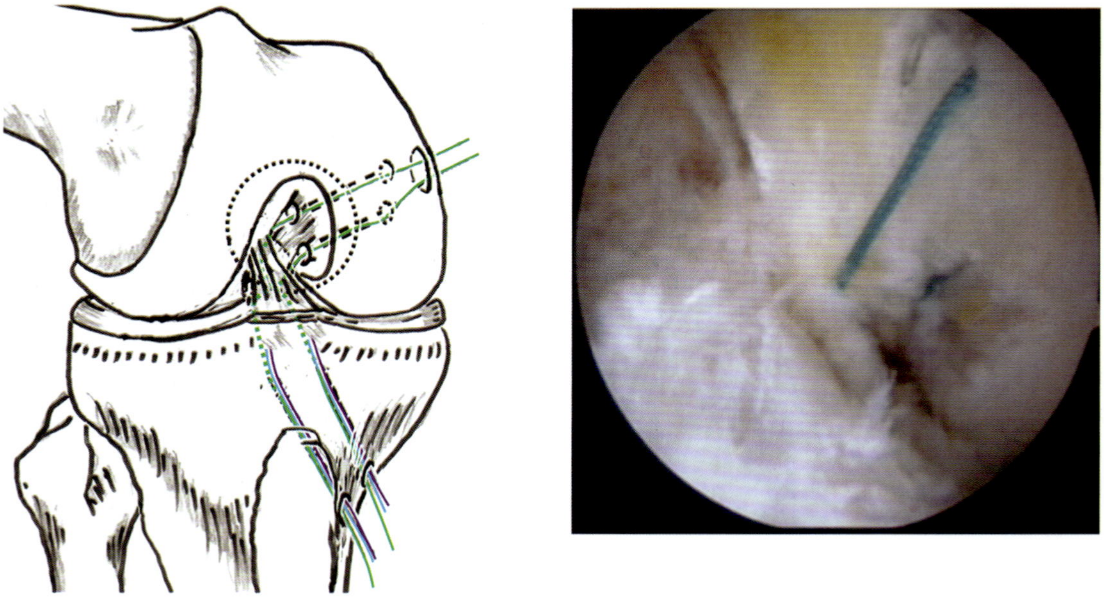

图 5-22　将导引线拉入股骨隧道

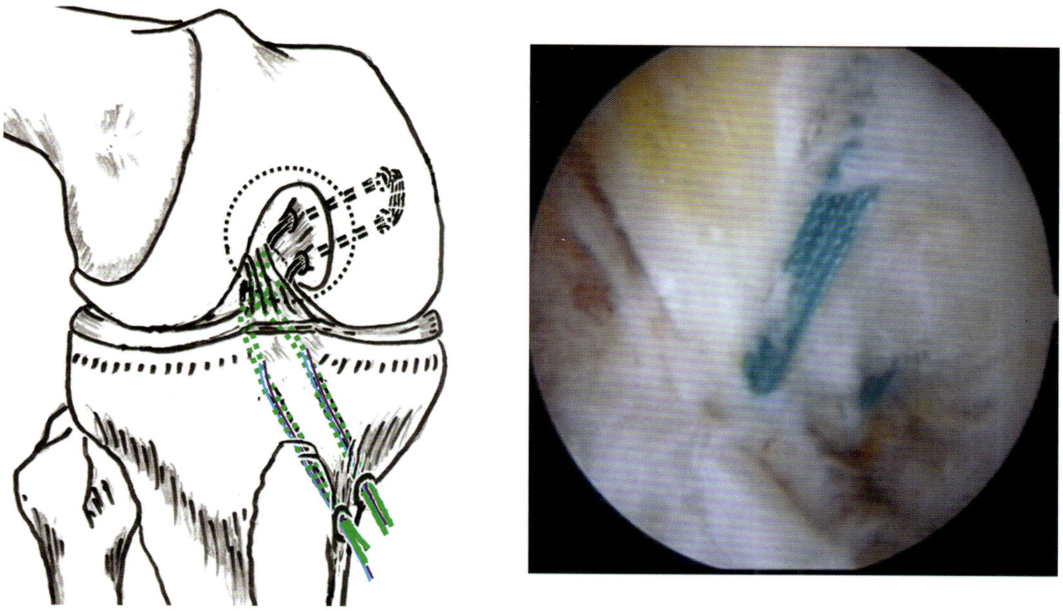

图 5-23 置入加强线

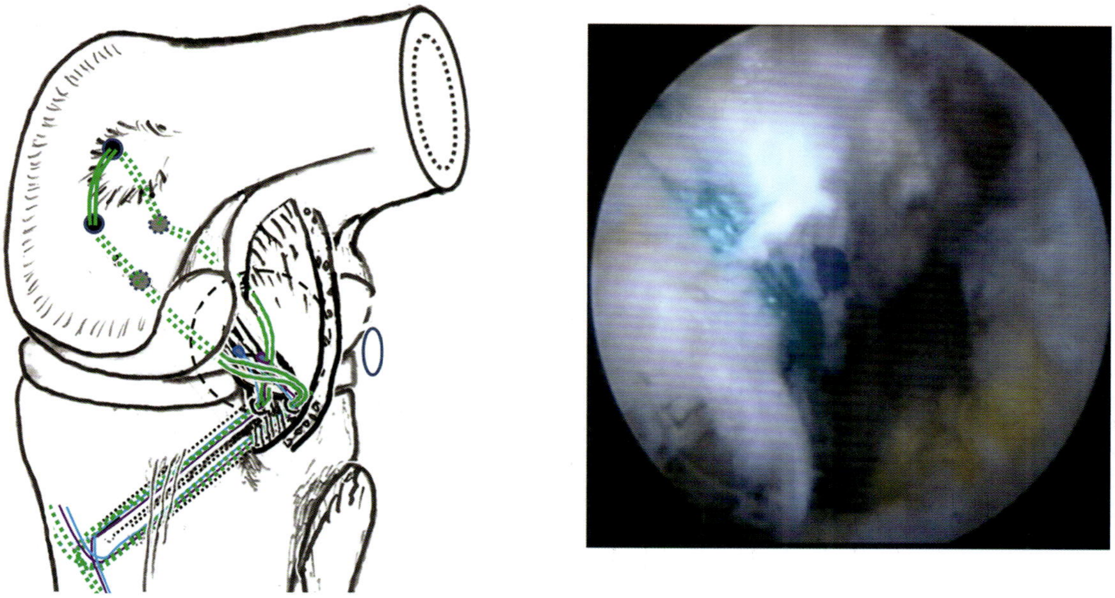

图 5-24 加强线和缝扎线的固定

第六章　膝关节内侧结构损伤的手术治疗

第一节　概　述

一、相关解剖

膝关节后内侧的稳定结构包括静力性稳定结构和动力性稳定结构。静力性稳定结构主要包括内侧副韧带（medial collateral ligament，MCL）、后斜韧带（posterior oblique ligament，POL）、腘斜韧带和后内侧的关节囊。动力性稳定结构包括鹅足三肌、腓肠肌内侧头和半膜肌[1~3]。

在静力性稳定结构中，MCL 是最重要的组成部分。在股骨内髁内侧面有三个结节：前侧的股骨内上髁、近后侧的内收肌结节和远后侧的腓肠肌结节。以股骨内上髁为顶、以另两个结节为底，三个结节呈现朝向前远侧的“品”字形，在品字形中央有个凹陷。MCL 起自股骨内上髁近后侧 3~5 mm 的凹陷内，止于胫骨后内侧嵴的前缘、胫骨近端内侧面的后半部，在鹅足肌腱深面、关节线以远 4~6 cm 处。MCL 长 10~12 cm，宽 2~4 cm。MCL 胫骨附着部较股骨附着部稍宽，分为浅束和深束。浅束位于膝关节内侧纤维结构的第二层（第一层为浅筋膜层），深束可以说是关节囊的增厚部分，位于第三层。在伸屈活动中 MCL 表层相对于第三层结构和胫骨平台缘有一个 1~2 cm 的前后摆动。MCL 的主要功能是阻止膝关节外翻。有研究表明，在屈膝 25°位，MCL 对膝关节外翻提供 78%的阻滞力；在屈膝 5°位，MCL 对膝关节外翻提供 57%的阻滞力。在完全伸膝位 MCL 对阻滞膝关节外翻作用的定量大小还有待进一步研究[4,5]。MCL 前侧部分纤维在屈膝位紧张，后侧部分纤维在伸膝位紧张（图 6-1）。

后内侧结构（posteromedial complex，posteromedial corner，PMC）的概念分为排除和包含 MCL 两种[6,7]。前一种将 PMC 定义为 MCL 浅层后缘以后，后交叉韧带（posterior cruciate ligament，PCL）外侧缘以外，以膝关节后内侧转角为中心的结构，包括 POL、半膜肌的扩张部、腘斜韧带和内侧半月板后角，其中腘斜韧带仅有一部分位于后内侧，并非一个完整的 PMC。这种定义排除了 MCL 对膝关节完全伸直时内翻的稳定作用，是否适当还值得商榷。另外，从韧带损伤的角度来讲，单纯后内侧三结构（POL、半膜肌的扩张部和腘斜韧带）损伤而 MCL 无损伤在临床上是否存在尚需探讨。我们主张后一种概念，将 PMC 定义为以 MCL 为主的包括后内侧角三结构（POL、腘斜韧带和后内侧的关节囊）的复合体，以对应于包括外侧副韧带的后外侧结构（posterolateral complex，posterolateral corner，PLC）。而 PMC 损伤指的是必须包括 MCL 在内的一种损伤。

POL 是关节囊在后内侧的增厚部分，位于膝关节后内侧层状纤维结构的第三层。Hughston[8]将 POL 描述为内侧关节囊韧带的增厚部分，但有学者认为 POL 是独立的。该韧带近端附着于股骨内收肌结节或股骨内上髁与内收肌结节之间，向远后侧呈扇形展开，远端附着于胫骨和关节囊后方。远侧止点由三束组成：①中央束或胫骨束，附于胫骨近端后内侧近关节面部位、半膜肌腱上缘；②上束或关节囊束，与后关节囊和腘斜韧带的近侧部分相延续；③下束或远束，边界不清，远端附着于半膜肌腱鞘直头的胫骨止点上。一般认为以走向胫骨平台后内侧角的中央束作用为主，在接近伸膝位防止膝关节外翻，并限制胫骨内侧平台的前后移位。在屈膝位 POL 的作用还有争议。Hughston 认为在屈膝 60°时，POL 松弛无静力性稳定作用，但由于半膜肌的主动收缩，对 POL 造成牵拉，能产生动力性稳定效果。

膝关节后内侧的关节囊因为与 POL、半膜肌附着部的连接，组成了一个较为复杂的结构，对阻止伸膝位膝关节外翻，以及胫骨内侧平台的前后移位发挥作用，但是对于其作用的量化评价还缺乏研究。

在动力性结构中，鹅足三肌（缝匠肌、半腱肌、股薄肌）和腓肠肌内侧头主要功能为屈曲膝关节，该功能与膝关节的稳定性关系不大。但是，在完全伸膝位，这两组结构作为紧贴膝关节后内侧走行的组织，对膝关节后内侧的稳定性有一定帮助。半膜肌是主要附着于胫骨近端后内侧的动力结构。其主动收缩时造成的后内侧关节囊紧张，以及在伸膝位的被动牵伸都有助于维持膝关节后内侧的稳定性。

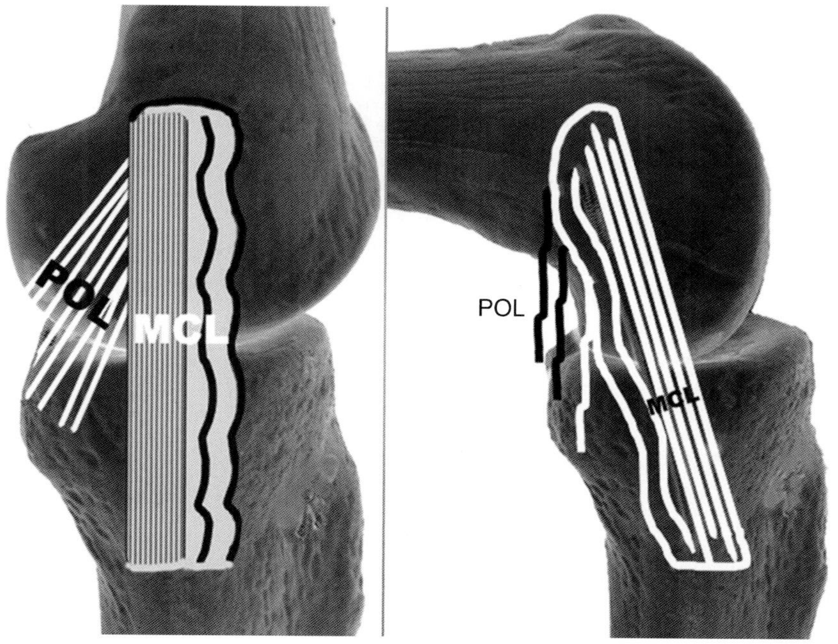

图 6-1　膝关节伸屈时后内侧结构的张力变化示意

二、损伤机制

膝关节内侧结构损伤常合并其他韧带损伤。单纯的 MCL 损伤常合并于前交叉韧带（anterior cruciate ligament，ACL）损伤；PMC 损伤同时合并 ACL、PCL 损伤最多见，其次为合并单纯 PCL 损伤，再次为同时合并 ACL、PCL 和 PLC 损伤。

膝关节内侧结构损伤可分为六类：①单纯的 MCL 损伤；②MCL 和 ACL 损伤；③单纯的 PMC 损伤；④PMC 合并 PCL 损伤；⑤PMC 合并 ACL、PCL 损伤；⑥PMC 合并 ACL、PCL 和 PLC 损伤。不同的损伤类型有着不同的机制。MCL 损伤可以由屈膝位直接的外翻应力或者较小的扭转引起；接近伸膝位膝关节外侧直接外翻应力或者强力扭转会造成 PMC 损伤。但是，PMC 损伤更多的情况下发生在车祸、坠落伤、严重运动伤造成膝关节脱位时。相对于单纯的 MCL 损伤，PMC 损伤常常意味着复杂的膝关节韧带损伤。

三、诊断

1. 症状和体征　膝关节内侧结构损伤的患者都有明确的外伤史，包括剧烈运动伤、车祸伤等。单纯 MCL 损伤症状相对较轻，但是膝关节 PMC 损伤因为合并有膝关节其他韧带结构损伤，在急性期疼痛剧烈。主要症状为膝关节积血、膝关节内侧肿胀、皮下淤血、广泛性压痛、膝关节功能受限。膝关节脱位的患者要注意检查神经血管症状。陈旧性损伤的患者会有膝关节后内侧的疼痛，感觉膝关节不稳定，不能参加体育活动，甚至影响日常生活。

单纯 MCL 损伤的检查依靠屈膝 20°~30°位的外翻稳定性检查，而膝关节 PMC 损伤的检查主要依靠完全伸膝位外翻稳定性检查。膝关节外翻不稳可分为三度：Ⅰ度指相比健侧，完全伸膝位外翻活动度没有增加，但是外翻检查动作可以诱发膝关节内侧或者后内侧疼痛；Ⅱ度指相比健侧，外翻角度有增加，但是在 5°以内或者伴有硬性终止点；Ⅲ度指相比健侧，伸膝外翻角度增加超过 5°，或者伴有软性终止点。该分度是一个主观分度，大致反映内侧损伤的程度。Ⅰ度代表韧带结构的挫伤，Ⅱ度代表韧带结构的部分损伤或者松弛，Ⅲ度表示韧带结构的完全断裂。

对于 PMC 损伤，有一个特殊的检查方法——Slocum 试验。Slocum 试验是中立和外旋位对比的前抽屉试验。当膝关节 PMC 正常时，外旋位较中立位 PMC 紧张，胫骨前移幅度减小。当 PMC 损伤时，在外旋位胫骨前移幅度反而加大，有胫骨内侧平台向前脱位的感觉，此即为 Slocum 试验阳性。Slocum 试验适用于陈旧性损伤的检查；对于急性损伤，因为屈膝动作会加剧患者的疼痛而难以进行，可以在麻醉状态下检查。

2. 辅助检查 常规的膝关节正侧位 X 线片能够了解股骨内上髁有无撕脱骨折。MRI 检查对诊断膝关节 PMC 损伤很有价值，能够了解到 PMC 断裂的程度、部位，是否有合并损伤。关节镜检查有助于 PMC 损伤的诊断，特别是 PMC 在关节线近侧的断裂。此时 PMC 结构常常连同关节囊一同撕裂，从关节腔内能够检查到。但是不主张为了诊断而进行关节镜检查，因为急性期关节镜检查时关节液的外渗有可能造成小腿骨筋膜室综合征，并且关节镜检查的诊断价值不及临床体检和 MRI 检查。

四、治疗原则

相对于膝关节其他韧带来说，膝关节后内侧韧带损伤后更容易愈合。这是由其解剖和生物学特性决定的。临床上多采用非手术治疗。治疗前需要全面了解受伤时间、膝关节客观不稳的程度、合并韧带损伤的类型、下肢力线，因为这些都是影响治疗方案的因素。另外，还要考虑到患者的年龄、膝关节疼痛和主观不稳的程度，以及对以后运动状态的要求。

1. 单纯 MCL 损伤 急性（外伤后 6 周内）单纯 MCL 损伤的治疗依据损伤程度和部位来定。Ⅰ度和Ⅱ度 MCL 损伤原则上可采取保守治疗。对于Ⅲ度 MCL 损伤，如果发生于近段（包括股骨内上髁撕脱骨折）和中段，建议先行保守治疗，在陈旧性阶段结合愈合程度和下肢力线确定进一步治疗措施；如果发生于远段，但韧带无撕脱翻转，同样建议先行保守治疗；如果从鹅足下撕脱的 MCL 端翻转于鹅足近侧不能自行复位，需要急诊手术治疗。临床研究显示，对于Ⅲ度单纯 MCL 损伤采取保守治疗，尽管大部分患者仍然遗留外翻不稳，但是绝大多数患者无不适主诉。对于陈旧性 MCL 损伤，Ⅱ度不稳仍然建议保守治疗；如果有Ⅲ度不稳，需要结合下肢力线考虑。如果为内翻膝或者正常力线，建议保守治疗；如果为外翻膝，则建议手术治疗。外翻膝且单纯 MCLⅢ度陈旧性损伤的患者，如果不及时治疗可能会造成后内侧角三结构的松弛，发展为 PMC 损伤。

2. 合并 ACL 损伤的 MCL 损伤 除非 MCL 于远侧撕脱翻转，急性期 ACL 损伤合并 MCL 损伤不建议手术治疗（包括 ACL 重建）。如果创伤反应不重，建议先行活动度训练，在屈膝活动度超过 120°以后进行手术治疗。陈旧性 ACL 损伤合并Ⅱ度内侧松弛，MCL 可保守治疗。如果陈旧性 ACL 损伤合并Ⅲ度内侧松弛，需要结合下肢力线和运动水平。如果患者为内翻膝，MCL 损伤可保守治疗。如果患者下肢力线正常，运动水平不高，MCL 损伤同样可保守治疗；如果患者下肢力线正常，原有运动水平较高或者期望以后有较高的运动水平，MCL 损伤建议手术治疗。如果患者为外翻膝，建议在 ACL 治疗的同时进行 MCL 的手术治疗。

3. PMC 损伤 急性期的 PMC 损伤原则上采取保守治疗。如果合并的韧带损伤需要早期手术治疗，则同时进行 PMC 损伤的修复重建。

陈旧性 PMC 损伤的治疗需要结合下肢力线考虑。Ⅱ度损伤建议保守治疗。Ⅲ度损伤，如果是内翻膝，则可以保守治疗；如果下肢力线正常，则建议行 PMC 的修复重建；如果患者为外翻膝，则需要结合截骨矫形和 PMC 的修复重建。

五、手术治疗方法

膝关节 MCL 和 PMC 损伤为间接拉断伤，组织结构的断裂发生在不同的层次，不同的部位。除了股骨内上髁的撕脱（骨折）或者 MCL 于胫骨的撕脱能够找到明确的修复部位外，在大多数情况下损伤结构解剖不清，给修复带来困难。根据手术目的和治疗原则，MCL 或者 PMC 损伤的手术治疗主要包括：重建关节囊结构，尤其是后关节囊；恢复半膜肌复合体与半月板和胫骨连接；重建 POL；重建半膜肌肌腱对 POL、内侧半月板和后关节囊的作用；重建 MCL 等。但是由于直接修补比较复杂、结果不可预测，且膝关节后内侧原有结构的过度紧缩会造成伸膝受限，我们主张进行 PMC 加强手术，手术目的是控制膝关节外翻不稳。经验表明，该方法较为简单，在恢复膝关节内侧稳定性的同时不易造成伸膝受限。

参考文献

[1] WARREN L A, MARSHALL J L, GIRGIS F. The prime static stabilizer of the medical side of the knee [J]. J Bone Joint Surg Am. 1974, 56 (4): 665-674.

[2] WARREN LF, MARSHALl J L. The supporting structures and layers on the medial side of the knee: an anatomical analysis [J]. J Bone Joint Surg Am. 1979, 61 (1): 56-62.

[3] ROBINSON J R, SANCHEZ - BALLESTER J, BULL A M, et al. The posteromedial corner revisited. An anatomical description of the passive restraining structures of the medial aspect of the human knee [J]. J Bone Joint Surg Br. 2004, 86 (5): 674-681.

[4] GRIFFITH C J, LAPRADE R F, JOHANSEN S, et al. Medial knee injury: Part 1, static function of the individual components of the main medial knee structures [J]. Am J Sports Med. 2009, 37: 1762-1770.

[5] HAIMES J L, WROBLE R R, GROOD E S, et al. Role of the medial structures in the intact and anterior cruciate ligament-deficient knee [J]. Am J Sports Med. 1994, 22: 402-409.

[6] SIMS W F, JACOBSON K E. The posteromedial corner of the knee: medial-sided injury patterns revisited [J]. Am J Sports Med. 2004, 32 (2): 337-345.

[7] TIBOR L M, MARCHANT M H Jr, TAYLOR D C, et al. Management of medial-sided knee injuries, part 2: posteromedial corner [J]. Am J Sports Med. 2011, 39 (6): 1332-1340.

[8] HUGHSTON J C, EILERS A F. The role of the posterior oblique ligament in repairs of acute medial (collateral) ligament tears of the knee [J]. J Bone Joint Surg Am. 1973, 55 (5): 923-940.

第二节　膝关节后内侧韧带结构加强术

单纯 MCL 损伤的发生率较高，而膝关节 PMC 损伤的发生率较低。从概念上，膝关节 PMC 损伤与 PLC 损伤相对应，指的是包括 MCL、POL、腘斜韧带和后内侧关节囊韧带等静力性稳定结构在内的损伤。临床体检会发现完全伸膝位外翻不稳。由于静力性稳定结构多呈较宽的膜状结构，接触面广，损伤以后愈合能力较强，因此在急性期可以进行保守治疗。但是，PMC 损伤往往合并较为严重的 ACL、PCL 损伤，如果未顾及外翻不稳只做 ACL、PCL 重建，外翻的不稳同样可能使交叉韧带移植物承受过度张力，导致重建失败。因此合并交叉韧带损伤的急性期 MCL 或者 PMC 损伤也应考虑积极治疗，以保证交叉韧带重建的效果。陈旧性 MCL 或者 PMC 损伤如果愈合效果不佳，会造成不稳定，在一定程度上有手术治疗的指征。膝关节内侧结构无论是急性期损伤还是陈旧性损伤，进行直接修补时会发现损伤结构无明确的损伤界面，增加手术难度，勉强进行的修补只是在损伤的结构部位增加了几个线结，修补结果难以预料。因此我们主张通过加强术来治疗有指征的 MCL 或者 PMC 损伤。同样，当 MCL 和 PMC 损伤、特别是 PMC 合并交叉韧带损伤时，需要同时做交叉韧带重建，在股骨髁和胫骨钻多个隧道，交叉韧带重建隧道对膝关节后内侧的重建或者加强手术会造成干扰。因此 PMC 修复或者加强的具体术式与已经进行的交叉韧带重建手术相关。将 PMC 修复重建与交叉韧带重建分期进行可能会避免这一问题的发生，但这是特殊情况下的选择。比如 ACL、PCL、PMC、PLC 同时受损，ACL、PCL 的双束重建需要在股骨和胫骨侧各建立 4 个隧道，对 PMC、PLC 重建会造成干扰，建议先进行 PLC 和 PMC 的重建，在重建韧带愈合之后，再进行 ACL 和 PCL 的重建。在其他情况下，我们主张同期重建，因为所有损伤结构同期重建才能取得最好的效果。

一、手术指征

急性Ⅲ度 PMC 损伤，如果合并 PLC 损伤，需要在亚急性期进行修复重建，此时建议同时加强膝关节后内侧。如果不涉及 PLC 损伤建议采取非手术治疗。急性Ⅰ度和Ⅱ度 PMC 损伤建议采取保守治疗。

陈旧性损伤患者，如果在日常活动或者运动中有外翻不稳的症状，有指征进行后内侧加强术，但是要详细分析膝关节不稳的症状起因是交叉韧带损伤还是 PMC 损伤。如果患者有完全伸膝位外翻不稳的体征，但是没有外翻不稳的症状，可以先进行其他韧带损伤的治疗，对 PMC 损伤做技术性忽略，在膝关节其他方向稳定性恢复后综合判定后内侧不稳对膝关节功能的影响，以及进一步治疗的意义和方法。在临床上，对于有膝关节 PMC 损伤的陈旧性复合韧带损伤的患者，常常无法判定膝关节不稳的症状是否由 PMC 损伤引起，所以在进行 ACL、PCL 重建时，建议根据下肢力线和外翻不稳的程度决定是否进行 PMC 加强：如果有Ⅲ度完全伸膝位外翻不稳，膝关节有外翻或者力线正常，则进行后内侧加强；Ⅱ度以下外翻不稳、膝关节内翻异常者，采用技术性忽略。

二、膝关节 PMC 加强术

与膝关节 PLC 不同，膝关节 PMC 为较宽的薄膜样结构，通过替代组织模仿原有的结构较为困难，因此解剖重建只是一种概念，把除修补以外、能改善 PMC 功能的手术称为加强手术可能更为合理。总的来说，膝关节 PMC 加强术的目的是消除患者的外翻不稳。膝关节 PMC 损伤后是否会有明显的内旋不稳，如果有，是否会产生相应的临床症状，还不得而知。临床上，通过 PMC 加强消除完全伸膝位的外翻不稳，常常会明显缓解患者的不适。

膝关节 PMC 加强术的方法有多种，大致可分为解剖型加强、“人”字形加强、跨距加强等，各有不同的适应证。

（一）膝关节 PMC 解剖型加强术

所谓解剖型加强主要为了在股骨侧重现 MCL 和 POL 的附着，并重现两结构的走行[1,2]。如果是膝关节四组韧带损伤，可以第一期先行膝关节后内侧的解剖性加强和膝关节 PLC 的解剖性重建，二期再行 ACL 和 PCL 的重建。如果 PMC 损伤合并 ACL 损伤，PMC 加强手术对 ACL 的双束重建干扰不大，也可以做解剖型加强。但是，如果 PMC 损伤合并 PCL 损伤，需要同时进行 PCL 重建，一般来说无法行 PMC 解剖型加强。因为 PMC 解剖型加强时需要在股骨内髁建立两个骨隧道，在此情况下，即便 PCL 的单束重建也无法进行，何况 PCL 双束重建。

1. 移植物准备 建议采用异体肌腱进行重建，如果条件不允许，则采用自体肌腱。我们多采用异体半腱肌肌腱（semitendinosus tendon，ST）或胫前肌肌腱，自体材料多采用 ST 或者腓骨长肌腱前半部。要求肌腱直径 5~6 mm，长度 24 cm 以上，分别切成 10 cm 和 14 cm 长 2 段，短肌腱段用以加强 POL，长肌腱段用以加强 MCL。肌腱两端采用 2 号聚乙烯线常规编织，不进行预牵张。

2. 建立骨隧道 在股骨内上髁表面皮肤做一个长约 2 cm 切口，向深层分离显露股骨内上髁和内收肌结节。MCL 股骨隧道定位于股骨内上髁顶点的近、后侧 5 mm，POL 股骨隧道中心点定位于 MCL 股骨隧道中心点近、后侧 8 mm。根据肌腱直径建立两股骨隧道。隧道方向取决于固定方式，采用挤压螺钉固定者隧道方向指向股骨外髁，采用悬吊式固定者则偏向近侧，指向远端股骨骨干。两隧道均为两段式隧道，粗隧道部分长度为 25～30 mm。

在胫骨平台后内侧角附近做一个长约 1 cm 纵行切口，经该切口建立 POL 胫骨隧道。POL 胫骨隧道定位于胫骨近端后内侧平台面下约 10 mm，方向指向胫骨前外侧、Gerdy 结节以远。MCL 胫骨隧道的建立利用韧带重建时小腿近端内侧切口。MCL 胫骨隧道定位于胫骨后内嵴缩窄点前侧约 1 cm，隧道方向指向胫骨外侧面（图 6-2）。

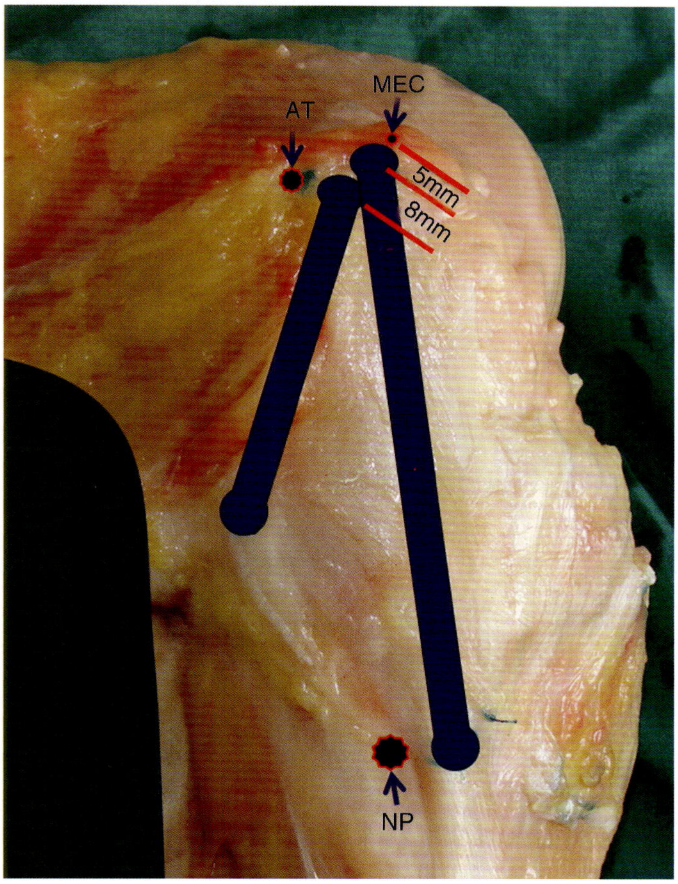

图 6-2　膝关节后内侧解剖型加强术

MEC：股骨内上髁；AT：内收肌结节；NP：胫骨内侧嵴缩窄点

3. 肌腱的植入和固定　在屈膝 30°位，植入肌腱并进行固定。因为股骨髁和胫骨髁密度较高，挤压固定容易造成肌腱切割，如果采用该方法建议隧道适当扩大；一般建议采用悬吊式固定。

（二）膝关节 PMC“人”字形加强术

因为 MCL 和 POL 的股骨附着部均在股骨内上髁、内收肌结节和腓肠肌结节组成的“品”字形区域内，两结构中心点相距并不远，严格按解剖附着部建立的两个隧道也会非常靠近。因此在股骨侧建立两隧道是否有意义还需要进一步研究。我们的临床研究发现，股骨双隧道的 PMC 解剖加强和单隧道的“人”字形加强无明显区别。因此，我们目前临床上更多采用的是 PMC“人”字形加强，解剖型加强仅在极个别情况下采用。

膝关节 PMC“人”字形加强术，亦即在股骨端建立一个隧道、在胫骨侧建立两个隧道进行 PMC 加强，有一些特殊的适应证。比如，如果想进行 PCL 单束重建，在股骨内髁只需为 PCL 重建建立一个骨隧道，存在为 PMC 重建建立另一个骨隧道的可能，就采用膝关节 PMC“人”字形加强技术。在此情况下，我们一般先建立 PCL 股骨隧道，检查其外口于股骨内髁的位置。如果 PCL 股骨隧道外口与 PMC 加强术股骨端定位点无冲突，则采用“人”字形方法加强；如果有冲突，则PMC加强术的股骨隧道需要另找定位点，建议采用PMC跨距加强术。

1. 肌腱准备 要求肌腱直径5~6 mm，长度24 cm以上。肌腱不分切，采用2号聚乙烯线编织后，略偏一侧折叠，测量折叠端和两游离端直径。

2. 建立骨隧道 股骨隧道定位于股骨内上髁顶点近后侧9 mm，隧道方向指向股骨外髁近侧。隧道分为粗细两部分，粗隧道深度25~30 mm。两胫骨隧道定位和建立方法同解剖型加强术（图6-3）。

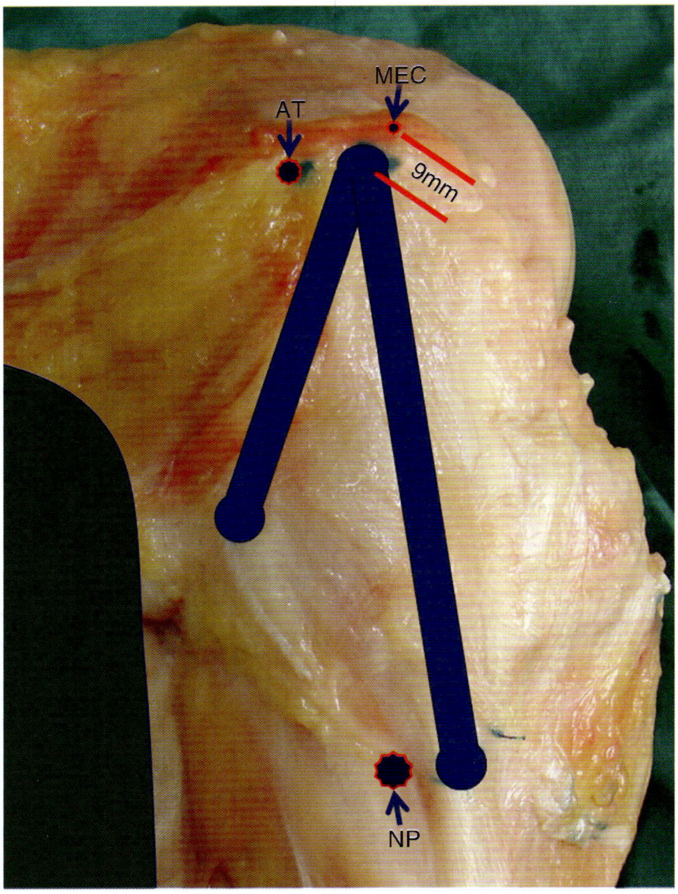

图6-3 膝关节后内侧“人”字形加强术

MEC：股骨内上髁；AT：内收肌结节；NP：胫骨内侧嵴缩窄点

3. 肌腱的植入和固定 将对折部拉入股骨骨洞内，采用挤压螺钉固定或者悬吊式固定，一般建议采用悬吊式固定，有利于避免对重建PCL的影响。将较短的折回端拉入后侧胫骨隧道，较长的游离端拉入前侧胫骨隧道，建议采用悬吊式固定。肌腱胫骨端固定时屈膝30°。

（三）膝关节PMC跨距加强术

在股骨内髁有多个骨隧道，骨隧道不能再添加，但又必须加强膝关节后内侧的稳定性时，建议采取跨距加强法。操作中将加强肌腱在股骨的固定点定位在内收结节近侧，也就是在PMC结构股骨附着部的近侧，跨距加强法由此得名。理论上，该加强肌腱仅能够在伸膝位起稳定性作用，略微屈膝时则无作用。但是临床应用表明，该方法也能够增加屈膝时的内侧稳定性，可能与加强肌腱于股骨内上髁部位的粘连有关。

1. 移植物准备 建议采用异体或者自体ST，或者自体腓骨长肌腱前半部，长度大于24 cm。肌腱两端常规编织后对折。

2. 建立骨隧道 参考在股骨内髁已建立的PCL隧道外口的位置，在内收结节近侧、股骨内侧中央建立近侧骨隧道；在胫骨后内嵴上、缩窄点部位建立远侧隧道。

3. 移植物植入和固定 移植物两端的固定建议采用悬吊式固定。固定时膝关节处于完全伸直位（图6-4）。

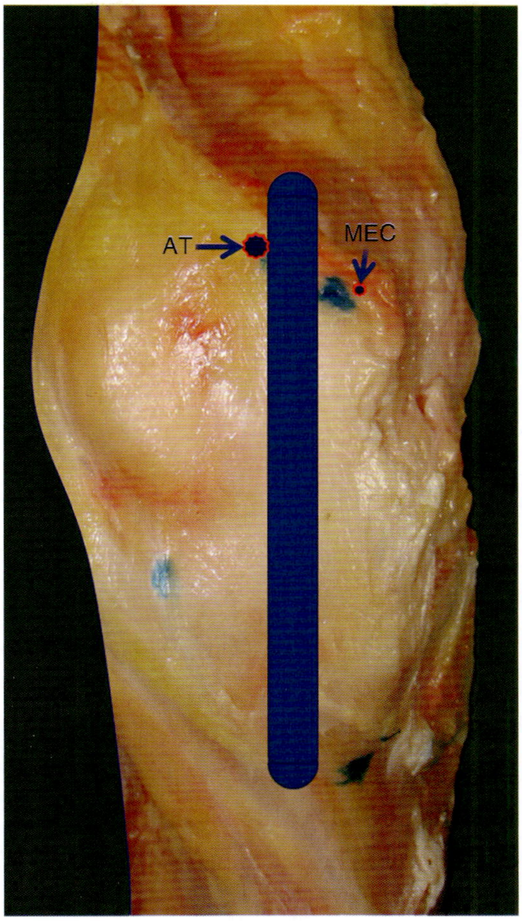

图 6-4 膝关节后内侧跨距加强术

MEC：股骨内上髁；AT：内收肌结节

三、术后康复

如果单纯 PMC 损伤，建议患者戴铰链支具在内外翻控制的条件下进行渐进的伸屈活动训练。但是做加强手术的患者大多合并交叉韧带损伤，康复训练主要依据交叉韧带重建后的康复方案而定。

参考文献

[1] COOBS B R, WIJDICKS C A, ARMITAGE B M, et al. An in vitro analysis of an anatomical medial knee reconstruction [J] . Am J Sports Med. 2010, 38 (2): 339-347.

[2] LIND M, JAKOBSEN B W, LUND B, et al. Anatomical reconstruction of the medial collateral ligament and posteromedial corner of the knee in patients with chronic medial collateral ligament instability [J] . Am J Sports Med. 2009, 37 (6): 1116-1122.

第七章　膝关节后外侧韧带结构损伤的手术治疗

第一节　概　述

一、膝关节后外侧韧带结构的应用解剖

膝关节后外侧韧带结构（posterolateral complex，PLC）或者膝关节后外侧角（posterolateral corner，PLC）由一组动力性稳定结构和静力性稳定结构组成，这些结构共同发挥作用，来维持膝关节后外侧的稳定性。静力性稳定结构包括外侧副韧带（lateral collateral ligament，LCL）、腘腓韧带（popliteofibular ligament，PFL）、豆腓韧带、膝关节后外侧的关节囊[1-4]。“弓状韧带”作为“膝关节后外侧的弓状纤维结构”，可能指 PFL、豆腓韧带或膝关节后外侧关节囊增厚纤维。“弓状韧带”因为对应结构不明确，而现在膝关节后外侧几乎所有结构都有具体命名，因此“弓状韧带”只是作为一种称谓存在。动力性稳定结构包括股二头肌肌腱、髂胫束、腘肌肌肉-肌腱复合体。其中股二头肌肌腱是膝关节后外侧的动力性稳定结构，其收缩产生的是屈膝动力，于防止胫骨外侧平台向后脱位无补，只有在完全伸膝时作为一种静力性稳定结构有阻挡胫骨前移的作用。髂胫束在屈膝超过 40°时从股骨外上髁后侧走行，在伸膝时走行于膝关节的前外侧，一般不将其包括在后外侧结构中。在严重外侧结构损伤时，髂胫束也可能损伤，一般表现为 Gerdy 结节撕脱骨折，需要注意修复。在这些复杂的结构当中，具有解剖学稳定性，并对膝关节后外侧稳定性起着关键作用的是 LCL、腘肌肌腱（popliteus tendon，PT）和 PFL（图 7-1）。

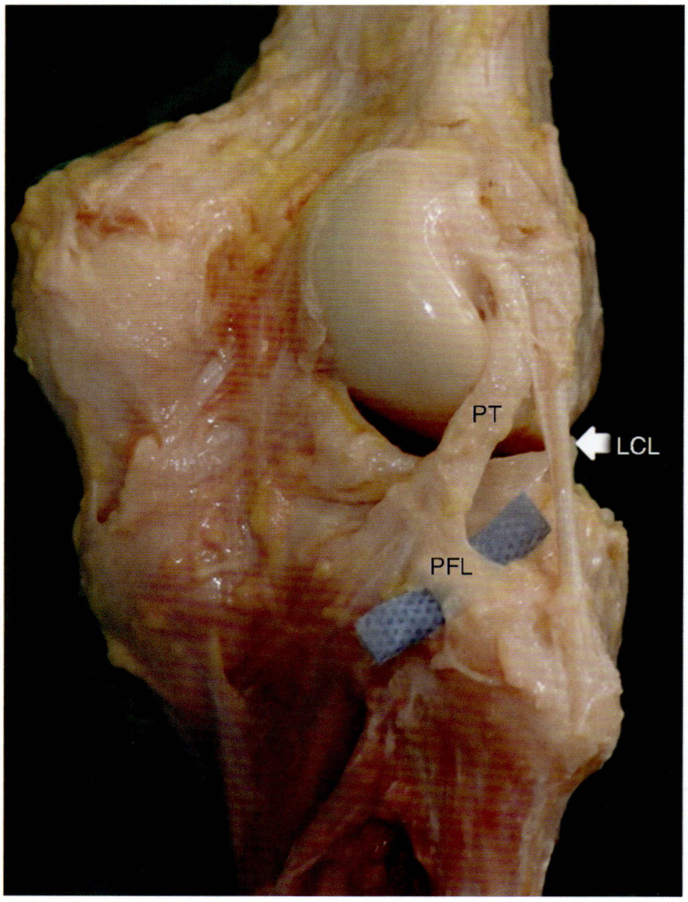

图 7-1　膝关节后外侧稳定结构

LCL 附着于股骨外上髁的后侧、略偏近侧，其足印区呈从前、远侧向后、近侧走行的椭圆，长度平均 1 cm，宽度平均 8 mm，是一个较为粗大的结构，中心点位于外上髁顶点正后方平均 6 mm 处（图 7-2）。LCL 向

远侧走行，部分纤维直接附着于腓骨头的前外侧茎突，部分纤维附着于上胫腓关节的前缘和胫骨外侧面。LCL 重建时在股骨的解剖定位点为股骨外上髁顶点正后方 6 mm，在腓骨侧定位点为腓骨的前外侧茎突，而非腓骨的前侧茎突（图 7-3）。部分人存在后外侧韧带，与 LCL 几乎平行，连接股骨外上髁后部和腓骨头后侧茎突。

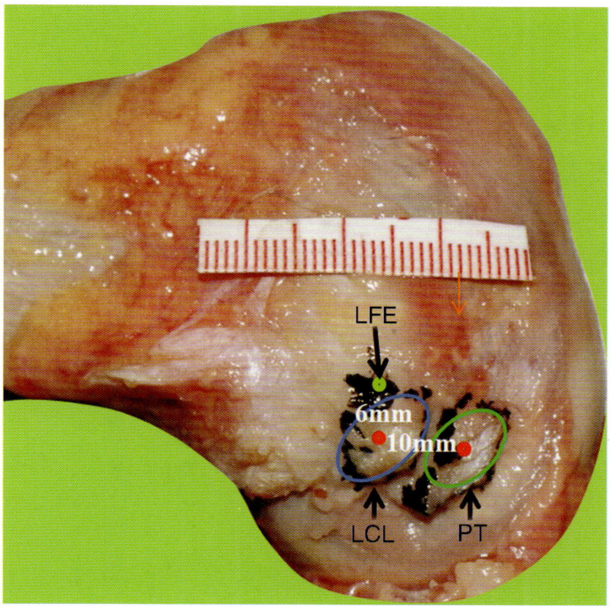

图 7-2　外侧副韧带和腘肌肌腱与股骨外上髁顶点的位置关系

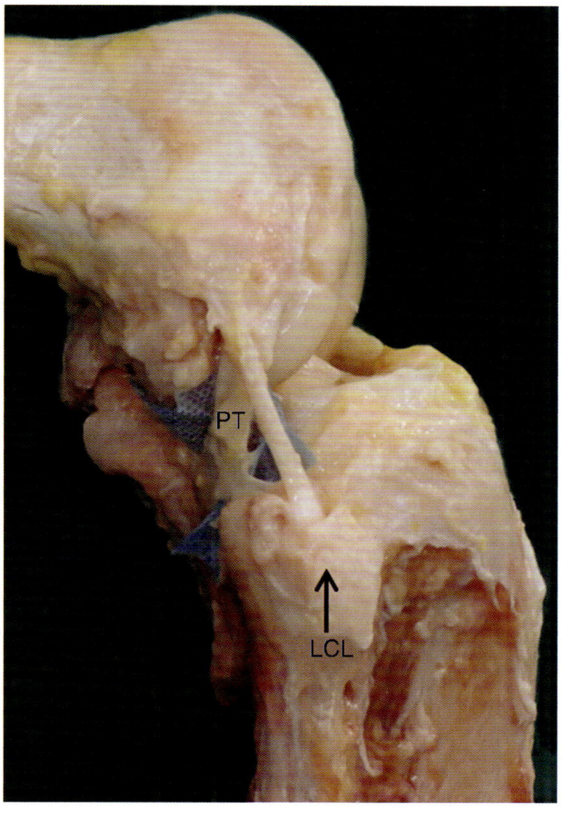

图 7-3　外侧副韧带附着于腓骨头前外侧茎突

PFL起自腘肌肌肉和肌腱交界处，附着于腓骨头的后侧（近侧）茎突。PFL直径可能达PT的50%；在某些患者中，PFL与LCL粗细相当。因为PFL并不直接连接于股骨，其作用的发挥依靠腘肌-PT应力链的完整性，该应力链不完整直接导致PFL失去功能。PFL损伤时无法实现解剖重建，首先是因为无法建立PFL-PT-股骨的可靠连接，其次是因为其附着部为腓骨茎突，在该部位建立隧道相当困难。一般的PFL重建在腓骨头的定位点为腓骨头的后侧面，另一端直接连接于股骨，实际上为功能重建。

腘肌发自胫骨近端后侧，经半月板后外侧的PT裂隙进入关节，附着于股骨外髁。腘肌为动力性稳定结构，在收缩时限制胫骨外旋，也使PFL发挥稳定功能。PT如果从股骨附着部撕脱，可同时导致其自身和PFL丧失功能。PT在股骨附着部的修复为一种解剖修复，可同时恢复两结构的功能。如果PT在中间部或者肌肉和肌腱交界处断裂，则不存在解剖修复的可能。一般采取静态重建。PT静态重建的胫骨定位点位于胫骨外侧髁后侧的腘肌切迹内，平台面下1~2 cm。手术时一般不显露该切迹，而是自前向后直接建立骨隧道。在Gerdy结节下方1~2 cm，平行矢状面、垂直胫骨纵轴向后方钻隧道，后方隧道出口恰好就是腘肌切迹，也就是PT静态重建的胫骨定位点。在大部分情况下，PT于股骨的附着部分布很广，其足印区也呈椭圆形，轴线与LCL足印区轴线平行。PT在股骨外髁的足印区中心点位于LCL足印区中心点远侧约10 mm处，略偏后。在进行PT重建时，定位需要参考股骨外上髁，位于股骨外上髁顶点远侧10 mm、后侧约7 mm处（图7-2），而不是如Laprade描述的定位于股骨外上髁的前远侧[4]（图7-4）。

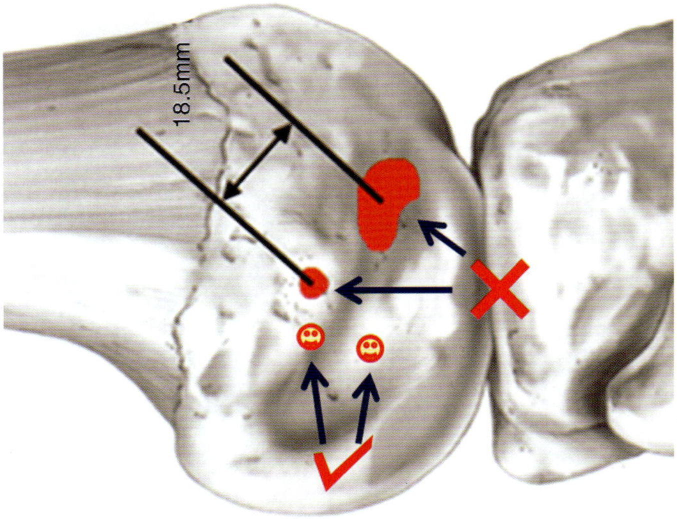

图7-4　外侧副韧带和腘肌肌腱重建时的错误（X）和正确（√）定位

二、膝关节后外侧的生物力学

膝关节外侧和后外侧结构的功能是控制膝关节内翻和小腿外旋。PCL和膝关节后外侧的关节囊是非常重要的辅助稳定结构，特别是在膝关节接近伸直时。膝关节总体稳定性由后外侧韧带结构和PCL提供。由于相关结构和功能的复杂性，涉及膝关节后外侧的活动多为复合性，不存在单纯的旋转或移位。在复杂韧带损伤的治疗中，需要关注膝关节后外侧结构损伤的治疗，因为膝关节后外侧结构功能不全往往造成前后交叉韧带移植物上应力的增加，造成重建失败[5-8]。

单独将PCL切断，不会明显增加胫骨外旋的程度。胫骨外旋由PLC控制。由于膝关节后外侧组成结构的复杂和多变，尚未得到有关各个组成结构的抗拉断特性的资料。单纯施加内翻应力，LCL的抗拉断强度为750N，PFL的抗拉断强度为425N。这两个结构对维持膝关节外侧的稳定性都起着重要作用。

重建膝关节后外侧稳定性的手术包括建立韧带样结构，用来控制内翻和外旋。这些手术均包括从腓骨头或者胫骨平台的后外侧角向股骨外上髁附近建立索带结构。这些索带结构的建立可以利用现存的组织，可以通过自体肌腱移植，也可以采用异体肌腱移植。重要的是在重建时要了解重建韧带在什么位置能够发挥最佳的生物力学效能，来抵抗内翻和后外侧旋转。对陈旧性后外侧不稳，而患者合并内翻位力线异常，常常需要先行外翻截骨矫形，将膝关节转换成外翻力线。

膝关节伸屈活动时没有固定的曲率中心，在股骨上没有等长点，后外侧结构重建时应当考虑解剖重建而非等长重建。但是实际上，我们只能对后外侧结构中的LCL进行解剖重建，对于PFL能做的只是功能重建，而PT的重建是把一个动态结构静态化。

在膝关节横截面上，如果以PCL在胫骨的附着部为旋转中心，胫骨平台后外侧角和腓骨头后缘生物力学效应有明显差别，因为腓骨头部位的旋转力臂要比胫骨平台后外侧角高50%。因此，PFL有更大的抗小腿外旋的功效。PT在接近伸膝时有一定程度的抗小腿外旋功能，在较大屈曲度时功能较弱。因此，在膝关节PLC的重建中，必须强调PFL的重建。但是，重建的PFL要发挥作用，需要稳定的上胫腓关节。如果上胫腓关节不稳，PFL发挥作用时会导致腓骨头向前移位，产生症状。对于上胫腓关节不稳的患者，在韧带重建时加强上胫腓关节的连接是一个不错的选项（如Laprade所描述的后外侧解剖重建技术）。

三、膝关节后外侧不稳的评估

急性PLC损伤的患者会有膝关节后外侧疼痛，腓神经损伤症状，在很多情况下有伴发韧带损伤的表现。陈旧性损伤的患者会有过伸位不稳、后外侧疼痛、腓神经症状、内甩及关节线疼痛。

单纯LCL损伤会表现为内翻不稳，尤其在屈膝30°时，内翻不稳程度最大。单纯PLC损伤会表现为胫骨后移，以及膝关节内翻和小腿外旋幅度的增加，同样在屈膝30°幅度最大。PLC损伤最常合并PCL损伤，表现为大于10 mm的后向不稳，胫骨结节后坠，后抽屉试验阳性，屈膝30°不同程度的内翻不稳，屈膝30°和90°小腿外旋增加10°以上[9]。

四、膝关节后外侧不稳的分型

后外侧旋转不稳定根据病因可分成三种类型：第一种是创伤性，包括外侧结构不稳伴ACL或PCL损伤。手术重建ACL或PCL时，若忽视后外侧旋转不稳定的存在可能导致手术最终失败。第二种是后外侧结构旋转松弛，在这种情况下，只要轻微外伤即可导致后外侧旋转不稳，可不伴随交叉韧带损伤和腓侧侧副韧带损伤，有的甚至无明显外伤史。膝关节在这种情况同样存在打软腿和后外侧旋转不稳的症状，但由于外伤轻微、交叉韧带结构可能完整，在临床上容易漏诊。第三种为混合性，即创伤源性和生理源性。在这种情况外伤导致ACL或PCL损伤，轻微外伤导致本已松弛的后外侧结构出现不稳。ACL损伤伴后外侧旋转不稳定如果只重建ACL而忽视后外侧结构的治疗，结果只能矫正膝关节的前后向不稳，但加重了后外侧的旋转不稳定。有的患者甚至在手术后感觉膝关节比术前还不稳定。单纯重建PCL而忽视后外侧旋转不稳定的治疗，有可能使膝关节持续外旋，导致PCL胫骨止点转向内前方，PCL相对股骨内髁的距离缩短，造成重建的PCL功能不全，导致术后症状不缓解。

Fanelli把膝关节后外侧不稳分为Ⅲ型：A型，B型和C型[10]。该分类主要依靠临床体检：如果屈膝30°小腿外旋增加10°以上，则认为存在外旋不稳，对应于腘肌肌肉-肌腱复合体和PFL损伤或者功能不全。如果屈膝30°施加内翻应力时，外侧关节间隙较对侧增宽，则认为LCL有损伤。伴有硬性终止点则为部分损伤，伴有软性终止点则为完全断裂。有人建议以外侧关节间隙增加的宽度来分度，比如外侧间隙增宽5~10 mm属于轻度，超过10 mm为重度，但是需要应力位X线片，在临床工作中不易实施，并且不比硬性终止点的检查科学。按照数学推算，膝关节内翻每增加5°，膝关节外侧间隙增加约10 mm。因此可以根据内翻不稳的度数来量化关节间隙增加的幅度。A型只有外旋角度的增加，没有内翻不稳，对应于PFL和PT的损伤。这种类型最容易被忽视，是PCL损伤常见的合并伤，也是PCL重建失败的原因之一。B 型包括外旋角度的增加 10°以上，以及屈膝 30°内翻应力下外侧关节间隙增宽，但是伴有硬性终止点。这对应于 PT 和 PFL 的断裂，以及 LCL 的拉长或者部分损伤。C 型包括小腿外旋角度增加 10°以上，屈膝 30°内翻应力下外侧关节间隙增宽伴软性终止点。这对应于 PFL 和 PT 的损伤、LCL 损伤，常常合并外侧关节囊撕裂以及交叉韧带损伤。

我们在临床上发现，还有一种后外侧不稳，就是单纯的 LCL 损伤。这种损伤没有外旋不稳，但是有屈膝 30°和完全伸膝时的内翻不稳，常合并于 ACL 损伤，也是 ACL 损伤重建失败的原因之一。因为腓骨头位于胫骨平台的后外侧，LCL 自股骨髁向远侧走行时，位于膝关节的后外侧。因此 LCL 从概念上就是一个膝关节后外侧结构，不同于内侧副韧带为膝关节正内侧的结构。所以，在临床上，我们把膝关节后外侧结构损伤分为四型，其中 A、B、C 三型与 Fanelli 分类相同，D 型指的是单纯 LCL 损伤。

五、PLC 急性损伤的治疗原则

急性 PLC 损伤分为以下类型：①PT 或者 LCL 从股骨附着部撕脱；②股二头肌腱、PFL 或者 LCL 从腓骨头附着部撕脱；③腓骨头或者腓骨茎突撕脱骨折；④LCL、PFL 或者 PT 于韧带实质部断裂；⑤胫骨平台外侧缘撕脱骨折等。因为 PLC 损伤常为复合伤，需要先在关节镜下采用自体腘绳肌肌腱重建 ACL 或 PCL，或进行 ACL 或 PCL 胫骨止点撕脱骨折的复位固定；在交叉韧带重建后，重建韧带的胫骨端暂不作固定，随后治疗 PLC 损伤[11]。

1. 股骨附着部撕脱 无论是 LCL 还是 PT 撕脱，均根据其直径在原附着部钻洞。用 5 号不吸收缝线进行撕脱端编织后，拉入骨洞，在股骨对侧用微型钢板或者纽扣做悬吊式固定。

2. 腓骨头附着部撕脱 腓骨附着部撕脱一般为股二头肌肌腱、LCL、PFL 一同撕脱。可以先去除腓骨头顶端的骨皮质，从腓骨头向腓骨颈外侧钻两个直径 2. 5 mm 隧道。用 5 号不吸收缝线进行撕脱端编织，将各缝线两端分别穿过两隧道，复位撕脱组织，在腓骨颈部将缝线打结固定。临床发现，采用这一方法，撕脱组织与腓骨头建立腱-骨连接的可靠性欠佳。

3. 腓骨头或者腓骨茎突撕脱骨折 撕脱骨块较小时如上所述按照单纯撕脱处理。如果撕脱骨块较大，先用 5 号不吸收缝线进行组织附着部编织，而后行骨折复位，从腓骨头跨骨折线向腓骨颈部钻 2 个细隧道，将缝线两端穿过两个隧道，于腓骨颈部打结固定。腓骨头撕脱骨折在外伤后 3 周内容易复位，超过 3 周，因为股二头肌的挛缩，复位固定非常困难；在屈膝位强行复位固定，往往在伸膝过程中就造成固定失败。对于超过 3 周的腓骨头撕脱骨折，我们建议先把股二头肌肌腱从撕脱骨块上解离，再行骨折块带 LCL 和 PFL 的复位固定。于股二头肌肌腱中做出一个远侧带蒂的肌腱条，将肌腱条向前远侧翻转，缝合固定于腓骨头或者上胫腓关节，恢复股二头肌肌腱与胫腓骨的连接。肌腱条的长度根据股二头肌肌腱的回缩程度术中确定。

4. 韧带实质部断裂 LCL 和 PT 实质部断裂建议进行韧带或者肌腱的重建。可以采用远侧带蒂的股二头肌长头肌腱条进行重建，或者采用自体或者异体肌腱进行重建。理论上，PT 在 PFL 附着部近侧断裂，行 PT 的动态重建更为合适，可同时恢复 PT 和 PFL 的功能。

5. 胫骨平台外侧缘撕脱骨折 骨折块较大且完整时用螺钉固定，如果骨折块较小或者粉碎，如同腓骨头撕脱骨折一样采用缝线固定。

修复或者重建的组织结构在接近伸膝、胫骨内外旋中立位情况下固定。用可吸收缝线将后外侧的关节囊重叠缝合于重建的 PFL 上，修复撕裂的外侧关节囊韧带。探查腓肠肌外侧头附着是否完整，若有撕脱也进行修补。随后固定交叉韧带胫骨端。

六、PLC 陈旧性损伤的治疗原则

陈旧性 PLC 损伤首先要明确损伤的类型。A 型损伤的患者屈膝 30°外旋增加，但是无内翻不稳，表示 PFL 和 PT 损伤。此类患者常合并于 PCL 损伤。但是因为完全伸膝位内翻稳定，易漏诊，是 PCL 重建失败的原因之一。对于 A 型 PLC 损伤，建议行 PFL 和 PT 重建。

B 型和 C 型 PLC 损伤，完全伸膝位有内翻不稳，表明 LCL 损伤，同时合并外旋不稳，则表示 PFL 和 PT 损伤。对于此类损伤，先行下肢力线检查，拍摄双下肢负重位全长片。如果患者为膝关节外翻畸形，PLC 损伤造成的内翻不稳可不做处理，因为实际行走时缺乏内翻应力。如果患者没有前后交叉韧带的损伤，外旋不稳也可忽略。合并交叉韧带损伤，特别是后交叉韧带损伤的患者，在进行后交叉韧带重建的同时还是建议行 PFL 和 PT 的重建。如果患者膝关节力线正常，除了极少参加运动和重体力劳动者可暂时保守治疗外，原则上需要膝关节后外侧三组结构的同时重建。如果患者为内翻膝，则需要判断为软组织性内翻还是骨性内翻。软组织性内翻指的是尽管在负重位力线片上有下肢内翻，但是股骨和胫骨骨结构无异常，将股骨髁线和胫骨平台线置平行后下肢力线恢复正常。对于膝关节软组织性内翻畸形，需行可靠的后外侧结构重建，术后延迟负重。如果重建效果欠佳需要再行外翻截骨造成膝外翻。膝关节骨性内翻指的是骨结构异常，比如胫骨平台过于内倾（创伤前即存在或者创伤引起）。对于膝关节骨性内翻畸形情况下的 PLC 损伤，首先需要通过外翻截骨进行力线矫正。如果不进行力线矫正而盲目实施 PLC 重建，重建组织将受到过度牵伸而失效。截骨矫形的最佳目标是轻度的矫枉过正，即造成约 5°外翻异常。一般胫骨外翻截骨术后 6 个月重新评估力线和膝关节动态稳定性。矫枉过正的患者大多动态稳定性好，在行走时没有内甩，无须行 LCL 重建手术（如果合并需要手术的后交叉韧带损伤可能还需要 PFL 和 PT 重建）。矫形后力线正常（未矫枉过正）的患者在日常行走时如果还有动态内翻不稳，则还需要行 LCL 重建，或者再次截骨至关节外翻。如果在平地行走时无内翻不稳，但是在不平地面行走、做变向动作或者重体力活动时有动态内翻不稳，要结合患者的工作和运动状态确定是否行 LCL 的加强或者再次截骨（图 7-5）。

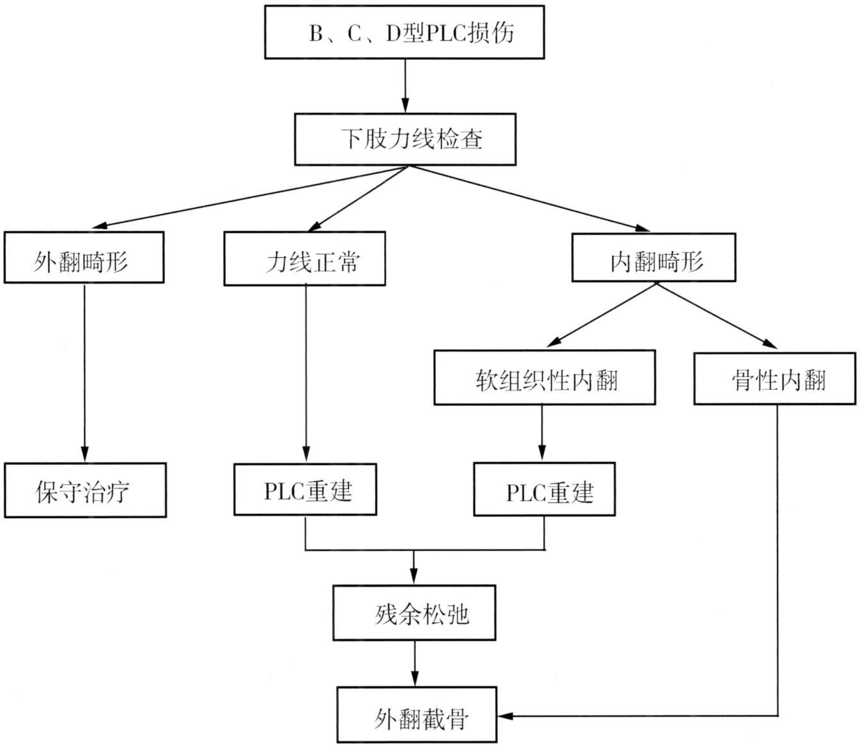

图 7-5　陈旧性 B、C、D 型 PLC 损伤的治疗原则

D 型 PLC 损伤指的是完全伸膝位有内翻不稳，表示 LCL 损伤，但是无外旋不稳，亦即无 PFL 和 PT 损伤。对于此类损伤，同样要先行下肢力线检查。如果膝关节为外翻畸形，LCL 损伤可旷置；如果膝关节力线正常，原则上需要 LCL 重建；如果有膝关节软组织性内翻畸形，需行先行 LCL 重建，根据重建结果考虑是否进行外翻截骨；如果有膝关节骨性内翻畸形，前期必须先进行力线校正，二期决定是否重建 LCL。与 B 型和 C 型损伤不同，LCL 的重建仅需考虑 LCL 本身即可。但是，为了重建的方便，可同时重建 LCL 和 PFL（图 7-5）。

七、陈旧性 PLC 损伤的手术方法

1. 后外侧功能性组织调整 功能性组织调整的意义是为了增加膝关节后外侧角软组织的紧张度。一种方法是将膝关节后外侧组织结构在股骨外上髁附近的附着部凿下，向前远侧移位，增加后外侧软组织的紧张度。显然，这种调整没有考虑具体的损伤结构，如果 LCL、PFL、PT 都已经断裂，这种调整就没有意义。另外，这种调整尽管有可能增加膝关节后外侧软组织的张力，但是改变了这些组织的解剖附着，在增加膝关节后外侧稳定性方面所起的作用还很难判定。另外一种方法就是进行腓骨颈截骨并缩短腓骨颈，希望通过腓骨头向远侧的移位来增加后外侧软组织的紧张度。同样，这种调整没有考虑到具体损伤的结构。腓骨头上有 LCL 和 PFL 附着，如果这些韧带结构已经断裂，腓骨头的移位就没有意义。

2. 后外侧加强法 采用自体或者异体肌腱，从前后方向穿过腓骨头，而后固定在股骨外上髁附近，是膝关节后外侧加强的基本方法[12]。有学者把这一方法看作 LCL 和 PFL 的重建，但是从解剖学的角度来讲，这两束结构既未重现 LCL 走行，也非 PFL 的解剖重建，因此不能称作重建，只能作为后外侧加强的方法。然而这一方法能够取得相当好的效果。

Clancy 股二头肌肌腱转位固定技术是经典的膝关节外侧加强方法。其手术基本内容是保留股二头肌肌腱在腓骨头的附着，将其适当游离后固定于股骨外上髁。这种方法能够明显加强膝关节外侧的稳定性，同时也起着对膝关节外侧结构过度紧缩的作用，会造成不适。另外这种方法会造成屈膝肌力的降低[13]。

3. 后外侧重建 所谓后外侧重建就是再现膝关节后外侧的解剖结构。在这些解剖结构中，具有结构稳定性并且对膝关节后外侧稳定性起重要作用的是 LCL、PFL、PT。因此重建的目的就要重现这三组重要的解剖结构。如前所分析，除了 LCL 能够真正实现重建外，PFL 只能行功能性加强，而 PT 只能做静态重建，而非恢复其动态结构。因此，后外侧结构重建只是个概念。Laprade 等设计了采用自体或者异体腘绳肌肌腱重建 PLC 的方法，称之为解剖学重建[14]。经分析发现，在其重建结构中，重现了 LCL 和 PT 的解剖走行，但重建的 PFL 并非跨股骨-胫骨关节，而是连接上胫腓关节，显然不属于解剖重建，而且对膝关节的稳定性不起作用（图 7-6）。

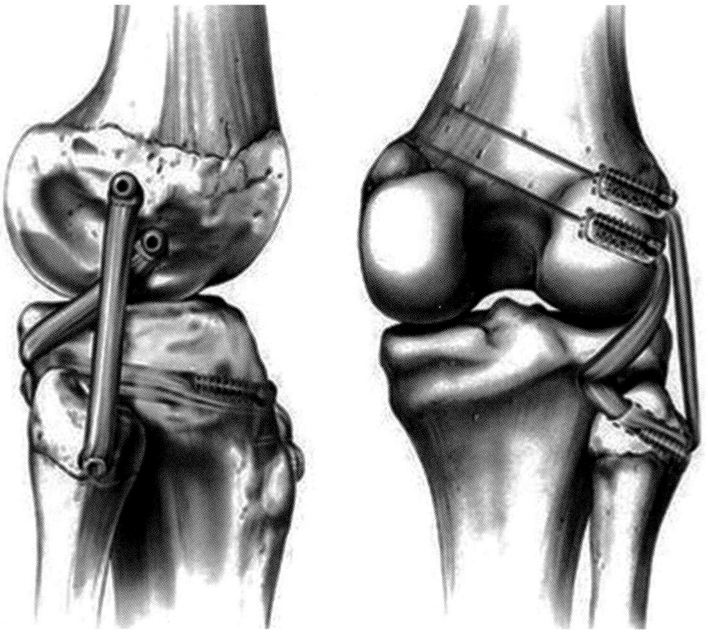

图 7-6　Laprade 膝关节后外侧解剖重建

引自：LAPRADE R F，JOHANSEN S，AGEL J，et al. Outcomes of an anatomic posterolateral knee reconstruction［J］. J Bone Joint Surg Am. 2010，92（1）：16-22.

Zhao 等设计了采用股二头肌长头肌腱解剖重建 PLC 的方法，基本重现了上述三组重要结构的走行[15]。但是采用股二头肌长头肌腱毕竟会导致屈膝肌力的降低。为此，我们更多采用自体或者异体肌腱条进行重建。

参考文献

［1］ SEEBACHER J R，INGLIS A E，MARSHALL J L，et al. The structure of the posterolateral aspect of the knee ［J］. J Bone Joint Surg Am. 1982，64：536-541.

［2］ MAYNARD M J，DENG X，WICKIEWIC T L，et al. The popliteofibular ligament ［J］. Am J Sports Med. 1996，24：311-316.

［3］ TERRY G C，LAPRADE R F. The posterolateral aspect of the knee：anatomy and surgical approach ［J］. Am J Sports Med. 1996，24：732-739.

［4］ LAPRADE R F，LY T V，WENTORF F A，et al. The posterolateral attachments of the knee：a qualitative and quantitative morphologic analysis of the fibular collateral ligament，popliteus tendon，popliteofibular ligament，and lateral gastrocnemius tendon ［J］. Am J Sports Med. 2003，31：854-860.

［5］ LAPRADE R F，MUENCH C，WENTORF F A，et al. The effect of injury to the posterolateral structures of the knee on force in a posterior cruciate ligament graft：a biomechanical study ［J］. Am J Sports Med. 2002，30：233-238.

［6］ LAPRADE R F，RESIG S，WENTORF F A，et al. The effects of grade III posterolateral knee complex injuries on anterior cruciate ligament graft force ［J］. Am J Sports Med. 1999，27：469-475.

［7］ GOLLEHON D L，TORZILLI P A，WARREN R F. The role of the posterolateral and cruciate ligaments in the stability of the human knee：a biomechanical study ［J］. J Bone Joint Surg Am. 1987，69：233-242.

［8］ HARNER C D，VOGRIN T M，HÖHER J，et al. Biomechanical analysis of a posterior cruciate ligament reconstruction：deficiency of the posterolateral structures as a cause of graft failure ［J］. Am J Sports Med. 2000，28：32-39.

［9］ LAPRADE R F，TERRY G C. Injuries to the posterolateral aspect of the knee：association of anatomic injury patterns with clinical instability ［J］. Am J Sports Med. 1997，25：433-438.

［10］ FANELLI G C，FELDMANN D D. Management of combined ACL/PCL/posterolateral complex injuries of the knee ［J］. Oper Tech Sports Med. 1999，7：143-149

［11］ 赵金忠. 急性膝关节后外侧韧带结构损伤的治疗 ［J］. 中华创伤骨科杂志. 2004，6（1）：62-65.

［12］ LARSON R V. Isometry of the lateral collateral and popliteofibular ligaments and techniques for reconstruction using a free semitendinosus tendon graft ［J］. Oper Tech Sports Med. 2001，9：84-90.

［13］ CLANCY W G Jr，SUTHERLAND T B. Combined posterior cruciate ligament injuries ［J］. Clin Sports Med. 1994，13：629-647.

［14］ LAPRADE R F，JOHANSEN S，WENTORF F A，et al. An analysis of an anatomical posterolateral knee reconstruction：an in vitro biomechanical study and development of a surgical technique ［J］. Am J Sports Med. 2004，32（6）：1405-1414.

［15］ ZHAO J，HE Y，WANG J. Anatomical Reconstruction of Knee Posterolateral Complex With the Tendon of the Long Head of Biceps Femoris ［J］. Am J Sports Med. 2006，34（10）：1615-1622.

第二节　采用单根游离肌腱条重建膝关节后外侧韧带结构

膝关节 PLC 重建时，采用单根肌腱条可以同时完成 LCL、PFL 和 PT 的重建。肌腱可以采用自体半腱肌肌腱或者腓骨长肌肌腱前半部，也可以采用异体半腱肌肌腱，一般要求肌腱长度大于 24 cm。如果采用异体胫前肌或者腓骨长肌肌腱，建议采用肌腱的 2/3 粗细。因为韧带重建时需要在腓骨头钻骨洞，移植物过粗可能会造成腓骨头骨折。

一、手术指征

急性 B 型和 C 型 PLC 损伤，且韧带于实质部断裂；力线正常或者有软组织性膝内翻的陈旧性 PLC 损伤。

二、手术步骤

1. 手术入路　屈膝 90°，在膝关节外侧，从股骨外上髁后侧至腓骨头后侧做一纵行切口，长约 4 cm。切开皮肤、浅深筋膜层，从股二头肌肌腱、髂胫束、股骨外髁及腓骨头后缘组成的三角内，向内侧分离，直至隔着腘肌和关节囊能够触及胫骨平台后外侧角。同时从该入路探触腓骨头后内侧，明确在其后内侧无组织结构紧贴（图 7-7）。在该切口内，在股骨外上髁平面沿髂胫束走行将髂胫束切开约 6 cm。

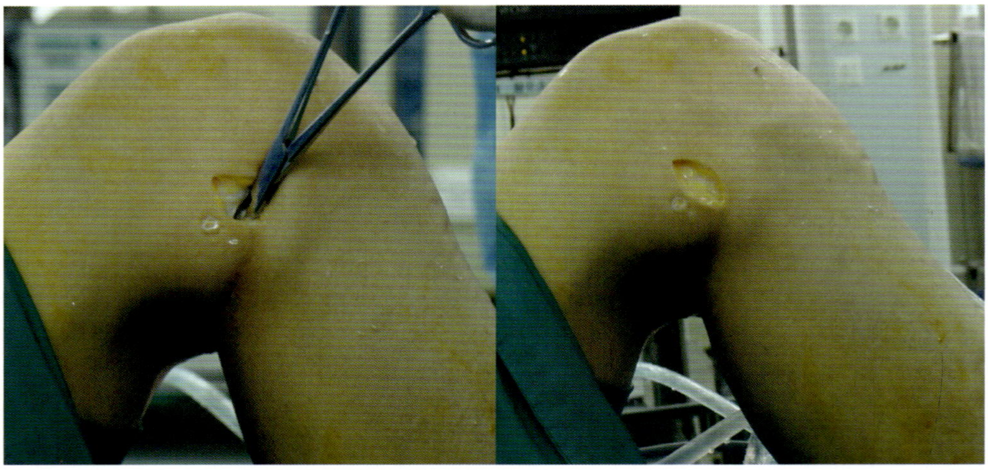

图 7-7　PLC 重建时的手术切口和分离方向

2. 肌腱编织　采用异体 ST 或者胫前肌肌腱，肌腱长度要求 24 cm 以上，直径 4.5~6 mm 都可以满足要求。有时胫前肌肌腱过于粗大，比如直径 8~10 mm，则需要劈除一部分。按照交叉韧带重建时的肌腱编织方法，用一根 5 号聚乙烯线或者 2 根 2 号聚乙烯线进行肌腱两端编织。肌腱编织后测量单股肌腱以及将肌腱做成 3 股移植物的直径。

3. 钻骨隧道　从体表触及腓骨前外侧茎突，做 5 mm 长纵行切口。自该切口，从腓骨头前外侧茎突，与矢状面成角 45°~60°，向腓骨头后内侧钻 4.5~6 mm 骨隧道（图 7-8、图 7-9）。从前侧 Gerdy 结节下方 1 cm，平行矢状面并垂直胫骨纵轴，向胫骨平台后外侧角下方钻一直径 6 mm 隧道（图 7-10）。于股骨外上髁顶点的远、后侧建立股骨隧道。股骨隧道定位于股骨外上髁远后侧 5 mm，隧道方向指向近侧、前侧（图 7-11）。先钻入克氏针，随后根据 3 股移植物直径扩钻，粗隧道深度 2 cm；采用 4.5 mm 钻头扩穿细隧道部分（图 7-11）。

4. 肌腱的植入和固定　先将肌腱穿过腓骨骨洞，将两肌腱端经髂胫束底面，从髂胫束切口拉出

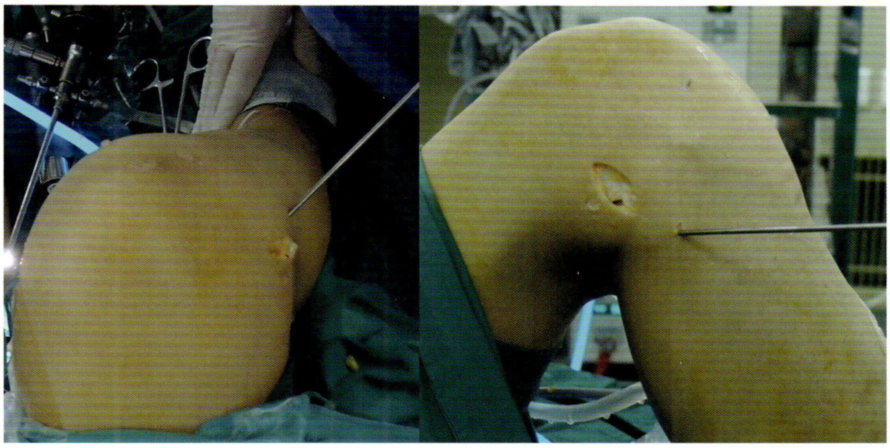

图 7-8　腓骨头隧道建立的位置和方向

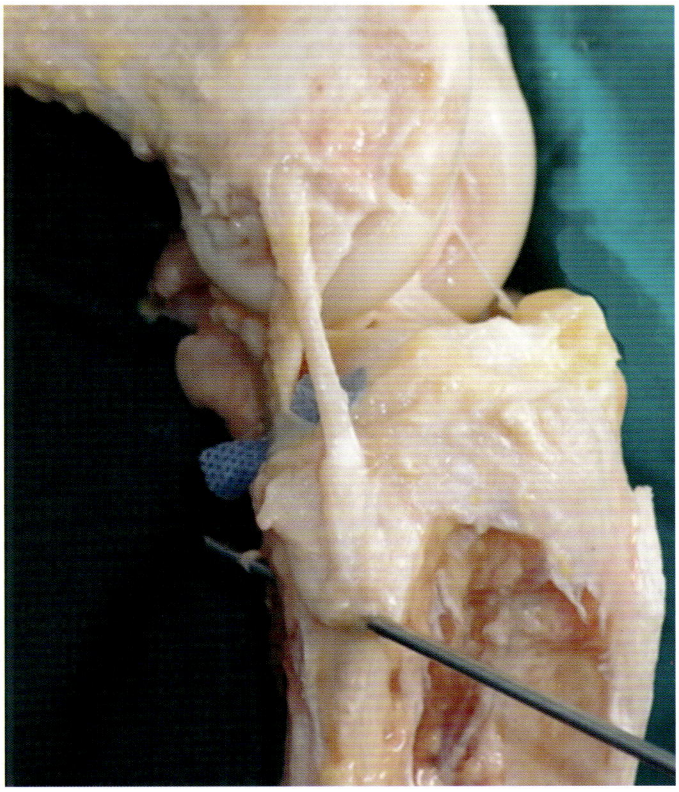

图 7-9　腓骨头隧道建立的位置和方向（解剖示意）

（图 7-12、图 7-13）。将用于固定 PLC 重建结构股骨端的聚乙烯带（或者聚乙烯线）对折穿过股骨隧道。先将较细的肌腱端绑扎于聚乙烯带环上，随后将另一端穿过聚乙烯带环反折，在股骨侧形成 3 股移植物（图 7-14、图 7-15）。随后将移植物股骨端拉入股骨隧道，移植物置入深度为 1 cm 以上（图 7-16），移植物股骨端行悬吊式固定。将肌腱游离反折端经髂胫束底面送至上胫腓关节后侧，拉入胫骨隧道；接近伸直，在内外旋中立位，将肌腱游离端于胫骨隧道前口行悬吊式固定（图 7-17、图 7-18）。

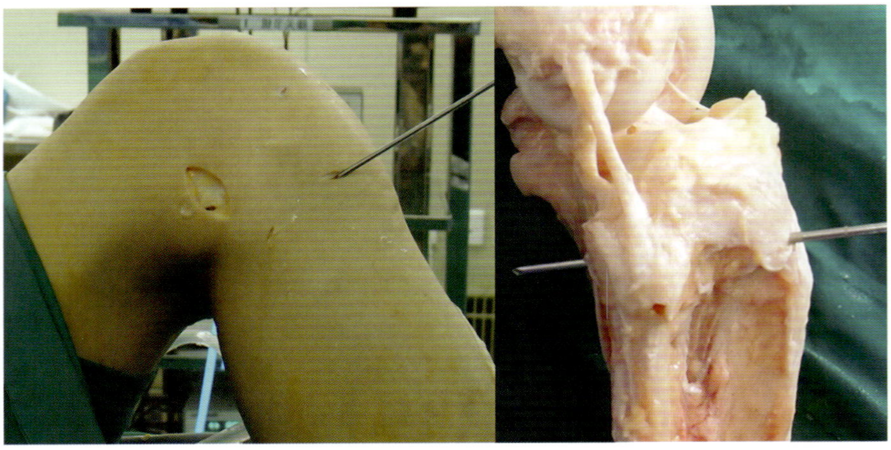

图 7-10　建立胫骨隧道

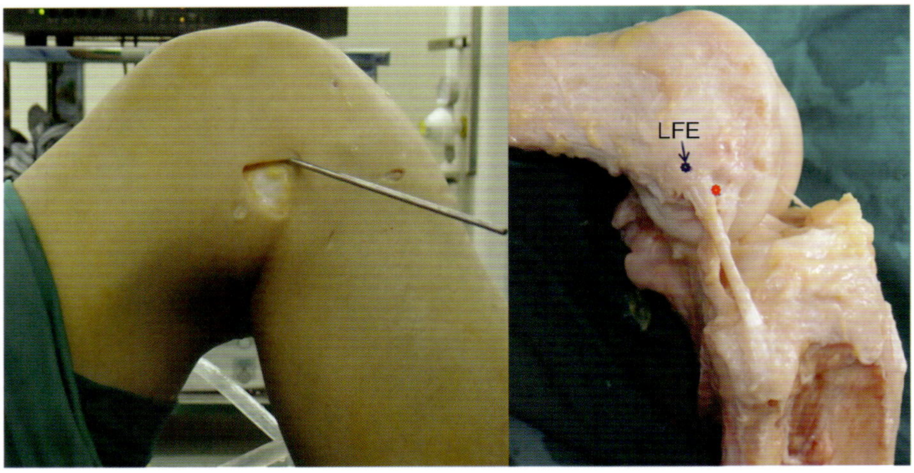

图 7-11　建立股骨隧道

红点示股骨隧道定位；LFE：股骨外上髁顶点

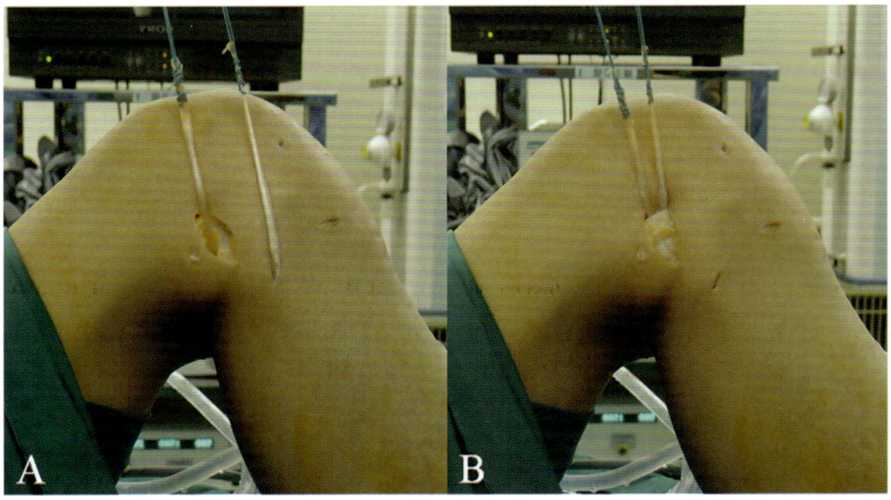

图 7-12　将肌腱穿过腓骨隧道（A）并经髂胫束底面，从髂胫束切口拉出（B）

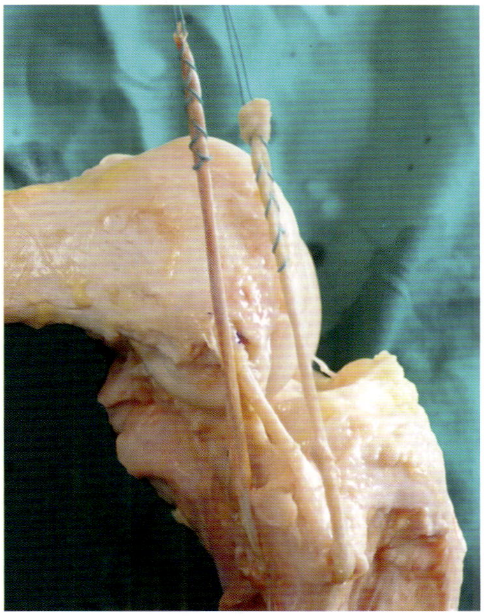

图 7-13 将肌腱穿过腓骨隧道

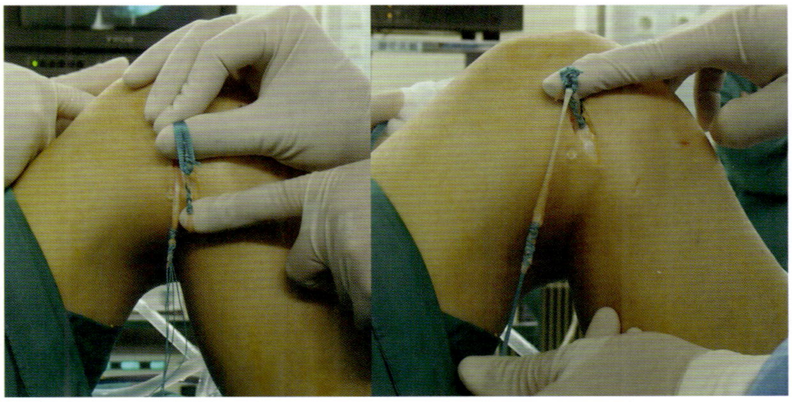

图 7-14 肌腱在股骨侧的绑扎、穿挂和反折

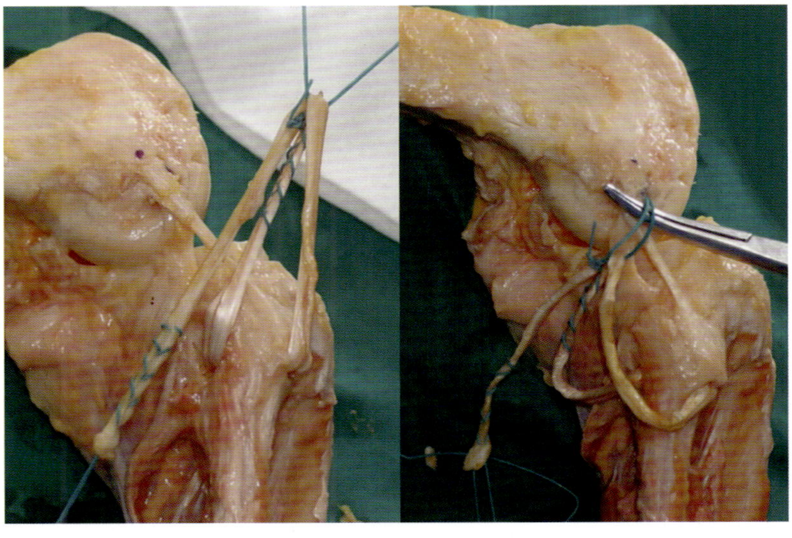

图 7-15 肌腱在股骨侧的绑扎、穿挂和反折（解剖示意）

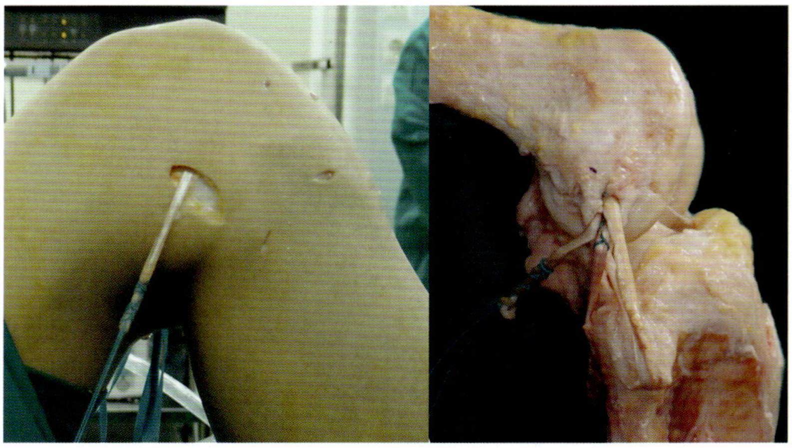

图 7-16　将 3 股移植物拉入股骨隧道

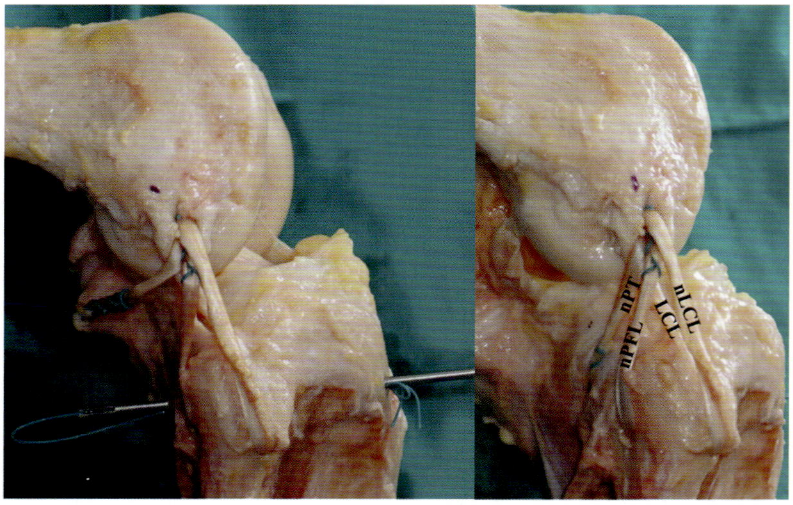

图 7-17　将肌腱游离端拉入胫骨隧道

LCL：原来的外侧副韧带；nLCL：重建的外侧副韧带；nPFL：重建的腘腓韧带；nPT：重建的腘肌肌腱

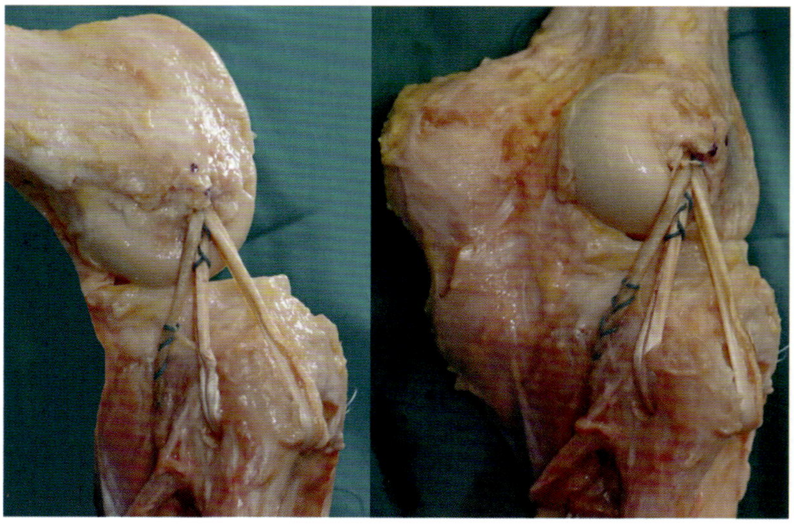

图 7-18　PLC 重建术后效果

三、术中注意事项

主要避免腓总神经损伤。在建立腓骨和胫骨隧道时注意后侧组织的保护。

四、后外侧结构的股骨双隧道加强

采用单根肌腱条进行 PLC 的股骨双隧道加强时，需要在 LCL 和 PT 的解剖附着部各建立一个隧道，从而实现两结构在股骨侧的解剖定位。如果患者同时进行 ACL 重建，则有可能与 ACL 股骨隧道形成干扰。我们的临床研究表明，PLC 股骨双隧道加强和单隧道加强在膝关节后外侧稳定性恢复方面并无明显区别。因此，我们目前常规采用股骨单隧道加强。如果不同时进行 ACL 重建，则在股骨外髁建立双隧道，实施股骨双隧道的 PLC 加强。该手术方式操作步骤与 PLC 股骨单隧道加强类似，下面做简要介绍。

1. 手术入路　同 PLC 股骨单隧道加强。

2. 肌腱编织　同 PLC 股骨单隧道加强。

3. 建立骨隧道　在股骨外上髁顶点后侧 6 mm 建立 LCL 股骨隧道，隧道直径同单股移植物直径；在股骨外上髁顶点后侧 7 mm、远侧 10 mm 建立 PT 股骨隧道，隧道直径同双股移植物直径。

4. 移植物的植入　先将肌腱穿入腓骨骨洞，根据相应腓骨的位置将肌腱分为前侧端和后侧端。将肌腱前侧端植入股骨外上髁近侧的 LCL 股骨隧道，采用悬吊式固定或者界面螺钉固定，再重建 LCL。然后将后侧段反折，将折叠部植入股骨外上髁远侧 PT 股骨隧道，采用钢板悬吊式固定或者界面螺钉固定，重建 PFL。折回端拉入胫骨平台后外侧骨洞，采用悬吊式固定，重建 PT（图 7-19）。

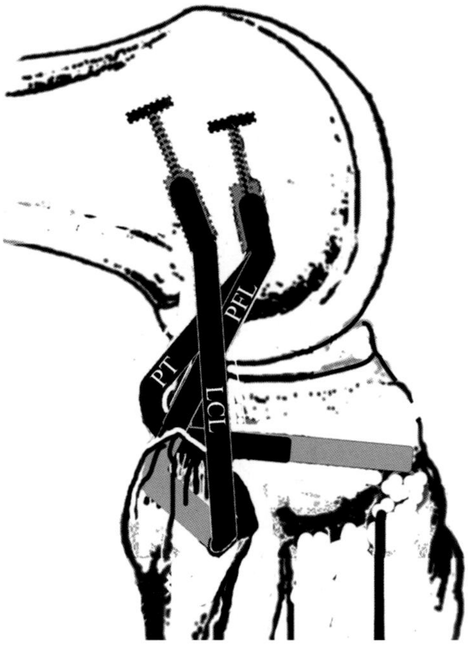

图 7-19　采用单根肌腱条行后外侧结构的股骨双隧道加强

（附视频：采用单根肌腱条行后外侧结构的股骨单隧道加强）

第三节　采用自体股二头肌长头肌腱重建膝关节后外侧韧带结构

一、手术指征

利用股二头肌肌腱来恢复膝关节后外侧的稳定性已经有很长的历史。股二头肌肌腱的转位固定技术是最典型也是最早的方法。该方法能够恢复膝关节外侧的稳定性，然而也存在着非解剖重建和重建后过紧的缺点。如何合理应用股二头肌肌腱，尚值得探讨。

PLC 损伤常合并其他韧带结构损伤，即多发韧带损伤。对于这类损伤，尽量不要采用自体组织进行各韧带结构修复重建，以免供区病损影响肢体功能的恢复。我们把采用股二头肌长头肌腱重建 PLC 的指征局限为：不愿意或者无条件采用异体材料进行膝关节韧带重建的患者。临床经验表明，采用股二头肌长头肌腱重建 PLC 后，膝关节屈膝肌力会有所下降，特别是在同时采用腘绳肌肌腱重建韧带的患者。

利用股二头肌长头腱加强或者重建膝关节后外侧韧带结构时，需要了解股二头肌长头腱与腓骨头附着的完整性[1]。如果股二头肌肌腱附着完整，则可以简单加以利用；如果股二头肌肌腱从腓骨头撕脱，只能把取下的股二头肌肌腱条作为游离肌腱使用。在后一种情况下，股二头肌肌腱应用的便利性和可靠性均打折扣，临床应用很少。因此本节仅描述股二头肌肌腱在腓骨附着完整情况下的利用方法。

二、手术方法

患者仰卧位，常规消毒铺巾后上止血带。首先进行关节镜检查，先处理关节内病变。如半月板撕裂的治疗、PCL 重建等，完成关节内手术后检查关节的稳定性，如存在膝关节后外侧旋转不稳定则考虑手术治疗。

利用股二头肌长头肌腱重建 PLC 有两种方法。一种为简单加强；其次为解剖重建，重建结构模仿 PLC 主要结构的走行。

（一）采用股二头肌长头肌腱加强膝关节后外侧韧带结构

1. 切口与显露　患者仰卧位，屈膝 90°，以股骨外上髁为转折点，做膝关节外侧直角切口，近侧段沿髂胫束后缘走行，长约 10 cm，远侧段走行于 Gerdy 结节与腓骨头之间，至腓骨颈平面（图 7-20）。

向前向后剥离皮瓣，显露髂胫束、股二头肌肌腱和腓骨小头，游离保护腓总神经。在髂胫束上下缘沿其走行切开，在其上缘入路内显露 LCL 和 PT 在股骨外髁的附着部，在其下缘入路内显露受损的 LCL、PFL 和 PT，在髂胫束、股二头肌肌腱和 LCL 的三角内，隔腘肌触及胫骨平台的后外侧角。

2. 肌腱的切取和处理　先分离股二头肌长头和股二头肌短头，再分离股二头肌长头肌腱的前 3/4 和远端相应的股二头肌总腱。保留股二头肌总腱在腓骨头上的附着部，分切出一个远端带蒂、宽 8～10 mm、长 16～18 cm 的肌腱条（图 7-21）。用 5 号不可吸收缝线进行游离端的编织。对通过上述方法做出的肌腱条在中央部略偏远侧对折，分别测量折叠部和游离端的直径。

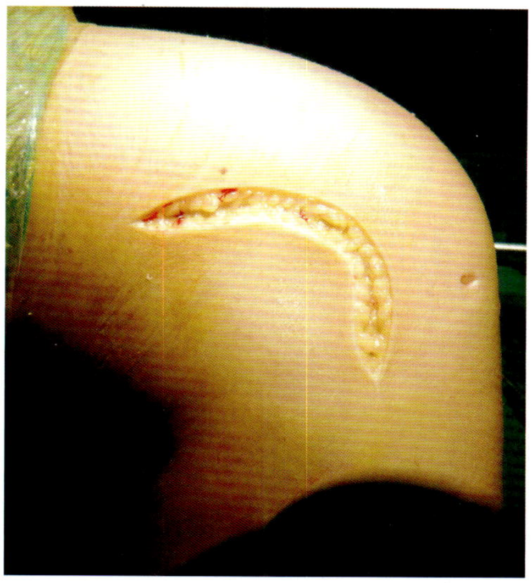

图 7-20　手术切口

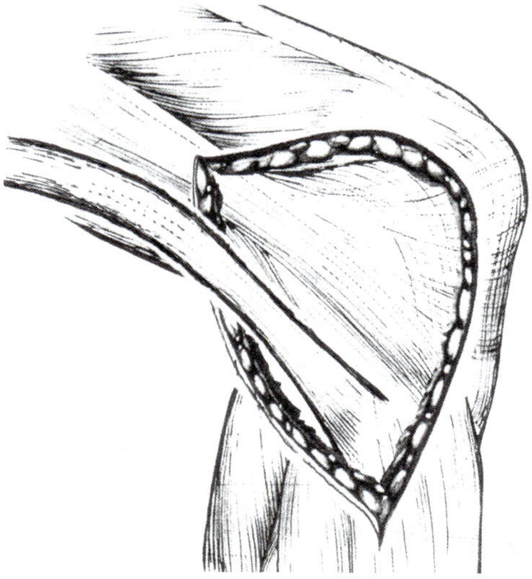

图 7-21　带蒂股二头肌肌腱条的准备

3. 钻骨隧道　用 7/8 mm 钻头，于股骨外上髁后侧 5 mm、远侧 5 mm，钻一深约 2.0 cm 骨洞。从前侧 Gerdy 结节下方 1~2 cm，平行矢状面，向胫骨平台后外侧角下方钻一直径 6 mm 隧道（图 7-22）。

4. 肌腱的植入和固定　将肌腱条对折，将折叠部拉入股骨外上髁的骨洞，采用微型钢板进行悬吊式固定，或者采用可吸收螺钉进行挤压式固定，折回端拉入开口于胫骨平台后外侧角的骨隧道，在隧道前口通过微型纽扣做悬吊式固定，以行后外侧加强，相当于重建 PT（图 7-23）。

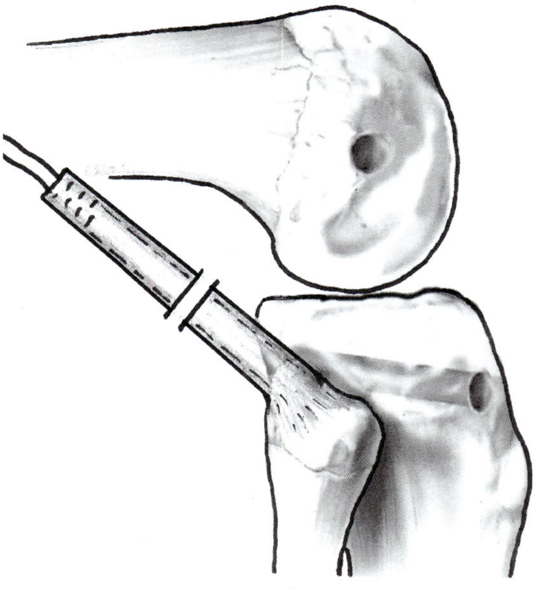

图 7-22　PLC 简单加强时建立股骨和胫骨隧道

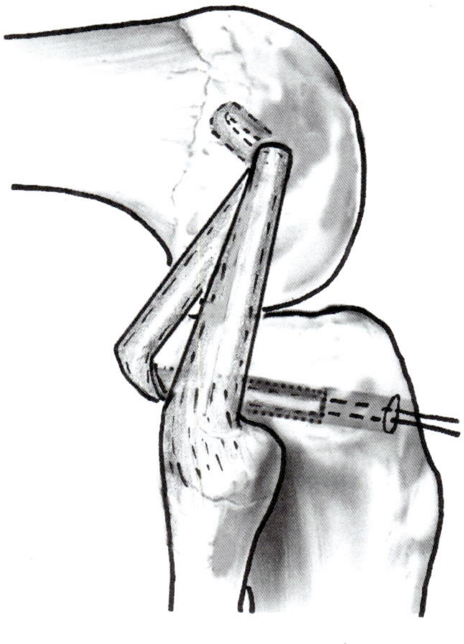

图 7-23　建立股骨和胫骨隧道

（二）采用股二头肌长头肌腱解剖重建膝关节后外侧韧带结构

1. 切口与显露　同简单加强术。

2. 肌腱的切取和处理　同简单重建，保留股二头肌总腱在腓骨头上的附着部，切出一个远端带蒂、宽约 10 mm、长 16~18 cm 的肌腱条。将肌腱条再劈为前后两半，各用 5 号不可吸收缝线进行游离端编织。

3. 钻骨隧道　用 6 mm 钻头，分别于 LCL 和 PT 在股骨外髁的附着部处钻远、近两个洞，洞深均为

2. 0 cm。LCL 定位于股骨外上髁顶点正后侧 6 mm；PFL 定位于股骨外上髁远侧 10 mm、后侧 7 mm。从前侧 Gerdy 结节下方 1~2 cm，平行矢状面，向胫骨平台后外侧角下方钻一直径 4. 5 mm 隧道。从腓骨颈后侧向腓骨头前方斜行钻一直径 4. 5 mm 隧道（图 7-24）。骨隧道的建立根据植入物的直径做相应的调整，需要略大于植入物直径，以利于操作。

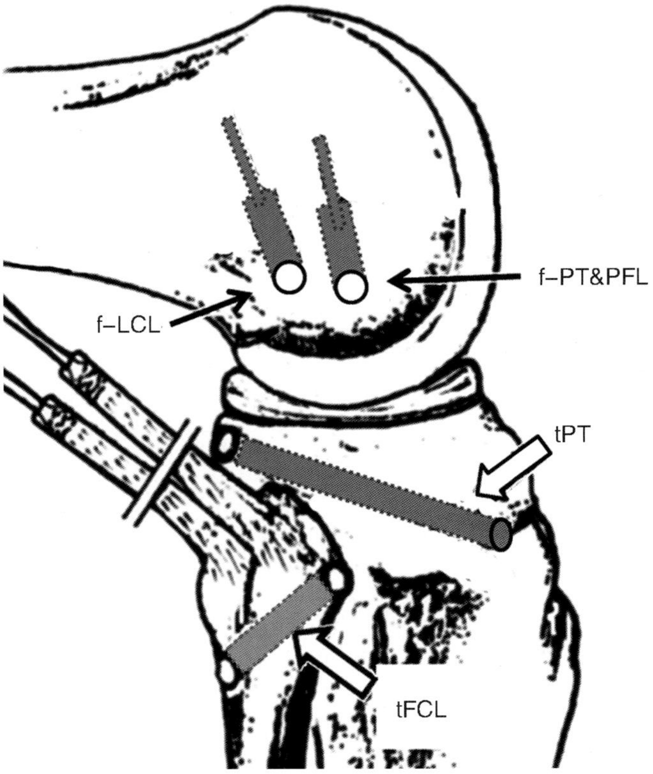

图 7-24　采用股二头肌肌腱解剖重建 PLC 时骨隧道的建立

f-LCL：外侧副韧带股骨隧道；f-PT&PFL：腘腓韧带和腘肌肌腱股骨隧道；
tPT：腘肌肌腱胫骨隧道；tFCL：外侧副韧带腓骨隧道

4. 肌腱的植入和固定　将后侧一半肌腱条对折，将折叠部拉入股骨外髁远侧骨洞，采用微型钢板进行悬吊式固定，或者采用可吸收螺钉进行挤压式固定，重建 PFL；折回端拉入开口于胫骨平台后外侧角的骨隧道，在隧道前口通过微型纽扣做悬吊式固定，以重建 PT（图 7-25）。

将前股肌腱对折，折叠部拉入股骨外上髁后侧的骨洞，采用悬吊式或者挤压式固定，其折回端从腓骨头前侧的隧道开口拉入，在隧道后口采用微型钢板或者纽扣做悬吊式固定，或者从后口拉出，向上翻起，缝合固定在股二头肌肌腱上，重建 LCL（图 7-26）。

两肌腱条折回端的固定最后进行，均采用钛质纽扣行悬吊式固定。重建韧带固定时将肌腱条折回端于接近伸直、小腿内外旋中立位拉紧。用可吸收缝线将后外侧的关节囊重叠缝合于重建的 PFL 上，并将外侧关节囊韧带紧缩缝合。

5. 采用股二头肌肌腱解剖重建 PLC 的特点

采用股二头肌肌腱解剖重建后外侧韧带结构的方法是对 Clancy 技术的改进，临床应用结果表明有以下优点：①同时重建了 LCL、PFL、PT，达到了解剖学重建，保证了膝关节稳定性的恢复，特别是沿着 PT 走行的重建，能更好地恢复其力学特性，减少胫骨后外侧移位；②重建结构强度大，能够满足正常应力需要；③部分保留了股二头肌肌腱的屈膝功能。

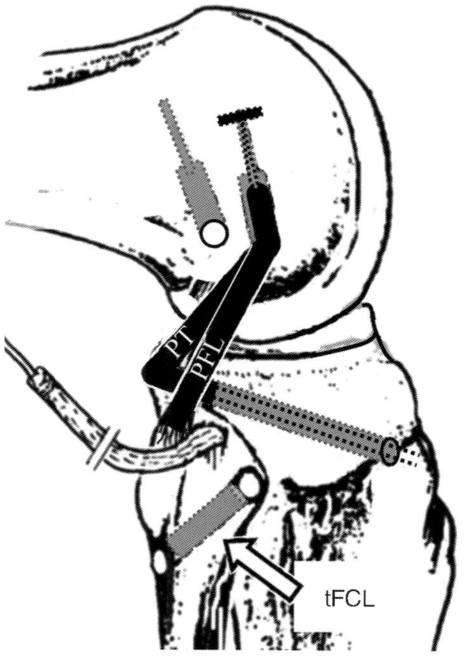

图 7-25　采用股二头肌肌腱解剖重建 PLC 时利用后侧肌腱条重建腘腓韧带（PFL）和腘肌腱（PT）
tFCL：外侧副韧带隧道

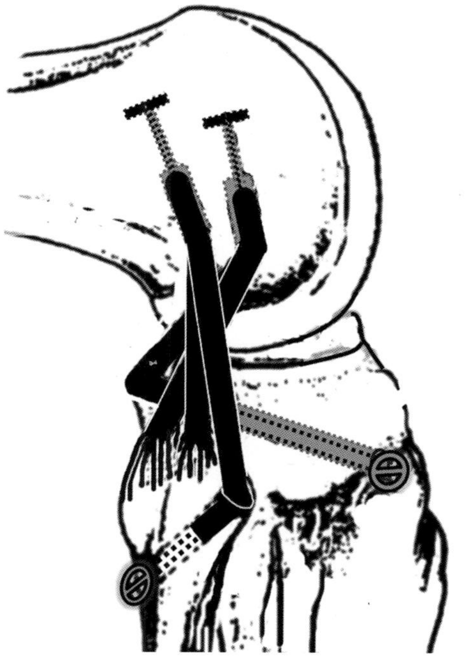

图 7-26　采用股二头肌肌腱解剖重建 PLC 时利用前侧肌腱条重建外侧副韧带

参考文献

［1］赵金忠．股二头肌长头肌腱重建膝关节后外侧韧带结构［J］。中华骨科杂志．2004，24（3）：141-145.

第八章 膝关节脱位或多向不稳的治疗

第一节 概 述

一、膝关节脱位/多发韧带损伤/多向不稳

膝关节脱位指的是胫骨和股骨的对合关系紊乱，是一个空间概念，具有时效性（曾经脱位或者正处于脱位状态）。膝关节脱位造成的解剖结构紊乱远远不止韧带损伤，因此较多发韧带损伤来讲，膝关节脱位的称谓可能更能反映病情的严重性。当膝关节脱位正在发作或者复位失败时，该称谓恰到好处。膝关节多发韧带损伤是相对于单根或者单组韧带损伤而言，是一个病理解剖概念。韧带损伤一旦发生可能会造成永远的（超微）结构性紊乱，没有时效性或者时效性较长。当膝关节脱位复位成功，多发韧带损伤的称谓就更有针对性。膝关节脱位或者可能的膝关节脱位造成多发韧带损伤，必须强调其严重性。但是，从治疗的角度来讲，膝关节多向不稳的称谓可能更有意义。如果膝关节脱位已经复位，尽管曾经造成了多发韧带损伤，最终只存在单向不稳，从治疗的角度来讲其严重程度与单根或者单组韧带损伤造成的单向不稳并无太大区别。

总体来讲，膝关节脱位常引起膝关节多向不稳，其治疗的复杂性高于单向不稳。但是，膝关节脱位治疗的难点并不在于关节不稳定的恢复方面，治疗结果更多取决于膝关节的合并伤，如血管神经损伤、软骨和骨的损伤。以下分别介绍膝关节脱位的相关解剖、病理改变及分类。

二、膝关节脱位的相关解剖和组织学改变

膝关节脱位既不等同于多发韧带损伤，也不等同于多向不稳。膝关节脱位除了造成韧带损伤，还会造成半月板损伤、关节软骨损伤、骨损伤（骨挫伤-移位骨折）、滑膜损伤及反应、关节囊损伤、肌肉肌腱损伤。对膝关节脱位预后影响最大的是腘动脉损伤、下肢深静脉栓塞和腓总神经损伤。

1. 血管损伤 血管神经结构在膝关节脱位时受损的风险很大。腘窝内侧界为鹅足和半膜肌，外侧界为股二头肌，远侧被腓肠肌内外侧头所封闭。在腘窝内穿行有腘动静脉、胫神经和腓神经。腘动脉近侧在内收肌管口被固定，远侧穿行于比目鱼肌肌腱弓下，在膝关节脱位时极易遭到损伤。腘动脉是下肢的终末动脉，损伤后腘周动脉网不能为肢体远端提供足够的血供。腘静脉伴随腘动脉，损伤的机会却较小。解剖上，腘血管在内外侧半月板后角的正后方。因此在该部位进行组织分离时要注意避免血管损伤。理论上，过伸位损伤容易造成腘血管损伤，因为腘血管在膝后被严格固定，无延伸余地。但是实际上任何类型的膝关节脱位，只要脱位的瞬间膝关节错位达到一定程度，都会造成腘血管损伤。

膝关节脱位时血管损伤发生的概率约30%[1-6]。前后向脱位中血管损伤的发生率可以高达50%。最近的研究再次证实血管损伤的高发生率，提示应当详细检查血管状况。腘动脉是下肢的终末动脉，只是在膝周动脉网有少量的侧支循环。另外，腘静脉是下肢的主要回流静脉。如果两个血管都受到损伤，出现长时间的血流阻塞，常常导致肢体缺血坏死和截肢。

腘动脉的损伤机制有两种描述：一个是牵拉损伤机制。在某种程度上归因于腘动脉在内收肌管口和比目鱼肌肌腱弓处的固定。这一损伤机制在膝关节前脱位的时候可能发生。另一个损伤机制，是膝关节后脱位时胫骨平台直接撞击会导致血管内膜损伤。出现血管问题时绝对不能将其归因于血管痉挛，这种情况下经常会有血管内膜损伤，提示血栓形成的可能。Cone[7]指出，早期血管检查时结果可能正常，但是数小时至数天以后仍可能发生栓塞。另外，ACL、PCL 同时断裂可能意味着已经复位的膝关节曾有脱位，如同明显的膝关节脱位一样，也有着很高的腘动脉损伤的发生率。

腘静脉损伤的发生很罕见，但是在操作中必须及时发现和处理腘静脉的阻塞。一直以来，是否要修复损伤的腘静脉仍有争论。直接结扎腘静脉会导致患肢明显的水肿、静脉炎，以及静脉结构的慢性改变。有人认为静脉修补会导致静脉血栓形成，造成肺栓塞。最近观点：如果已确诊存在静脉回流障碍，有指征进行腘静脉修补手术。

2. 神经损伤　腓神经和胫神经损伤都有报道。发生率在 20%~30%之间。相对于腘动脉来讲，胫神经和腓神经损伤的概率比较低，主要因为神经不像血管那样被固定。但是腓神经损伤的概率相对来说还是比较高，主要因为腓神经在绕行于腓骨颈部位时被相对固定，常导致牵拉损伤。在涉及 PLC 的损伤中，如膝关节内翻、后外侧脱位，腓神经损伤还是有一定的发生率。在膝关节承受内翻应力时，腓神经即承受牵拉应力。PLC 损伤时腓总神经损伤的发生率高达 45%。神经损伤多为牵拉伤，自行恢复的可能约为 50%。若不能恢复，需要神经移植或者肌腱转移。极少情况下会发生胫神经损伤。Shields 等报道膝关节后脱位是造成胫神经损伤的主要原因[8]。

3. 深静脉栓塞　膝关节脱位造成深静脉栓塞的可能性很大。脱位时静脉损伤、下肢制动和创伤后凝血机制变化是深静脉栓塞的主要原因。下肢深静脉栓塞可能是致命的。如果曾经的膝关节脱位在就医时已经复位，医生往往会关注多发韧带损伤而忽略曾经发生的膝关节脱位，以及可能造成的下肢深静脉栓塞。在随后的诊疗过程中，深静脉血栓的脱落会造成严重后果。

4. 骨折　膝关节周围骨折（如胫骨平台骨折和股骨髁间骨折）合并的膝关节脱位和膝关节脱位合并的骨折是两个不同的概念。前者韧带结构大部分完整，因为骨折的错位造成关节对合异常，骨折复位后关节自行复位，大部分情况下不需要关注韧带损伤及其治疗。膝关节脱位合并的骨折是一个附带损伤，包括胫骨平台缘的压缩或者撕脱骨折、交叉韧带起止点的撕脱骨折。在膝关节的复位和维持复位的过程中，更多关注的是膝关节稳定结构的损伤和治疗。因为膝关节脱位常由剧烈外伤造成，合并骨折的概率高达 60%。理解这些概念非常重要，因为骨性结构受损可能影响最终的治疗方案。

5. 伸膝装置损伤　膝关节由胫股关节和髌股关节组成。在胫股关节的对合关系出现严重异常时，髌股关节以及髌骨相对于胫骨的空间关系也会出现紊乱，会造成伸膝装置的异常。膝关节脱位造成的伸膝装置损伤主要为髌腱断裂（图 8-1）、髌骨骨折或者股四头肌肌腱断裂，以及内侧髌股韧带损伤（图 8-2）。伸膝装置损伤增加了治疗的复杂性。

6. 韧带损伤　膝关节的稳定性涉及一系列解剖因素。股骨髁和胫骨平台是膝关节的基本解剖组合。半月板增加了股骨和胫骨的接触面积，有稳定关节的作用。膝关节的稳定性主要由 ACL、PCL、PMC 和 PLC 中的静力性稳定部分来维持。一般来说，跨经膝关节的肌肉组织对膝关节的稳定性也发挥作用，成为动力性稳定结构。在检查膝关节损伤时，要评估所有相关结构的完整性和功能。

在对脱位的膝关节进行检查时，需要评估所有残存韧带结构的完整性。比如 ACL 主要阻止胫骨向前移位，对胫骨前向移位提供 86%的阻滞力。在膝关节伸直时，有一定的阻止胫骨内外旋的功能。在 LCL 和 MCL 损伤时，ACL 对内外翻的应力也有抵抗。

PCL 是膝关节主要的静力性稳定结构，位于膝关节中央，具有较高的强度。PCL 对胫骨后向移位提供 95%的阻滞力。PCL 与 PLC 共同发挥作用，损伤这两组结构会造成胫骨后坠幅度明显增加。

LCL 和 MCL 在屈膝 30°时抵抗内、外翻应力，同时对胫骨前后向移位、内外旋活动也提供一定的阻滞力。这两个韧带更大的作用可能在于参与膝关节 PLC 和 PMC 的组成，在完全伸膝位抵抗内外翻不稳。膝关节 PLC 的组成主要为：外侧副韧带、腘腓韧带、腘肌腱。膝关节 PMC 的组成主要为：内侧副韧带、后斜韧带、后内侧关节囊。膝关节脱位常同时发生 3 组以上韧带结构损伤，因此在检查 ACL 和 PCL 完整性的同时，必须检查另外两组韧带结构的完整性。忽略这两组结构的诊治将影响总体治疗结果。

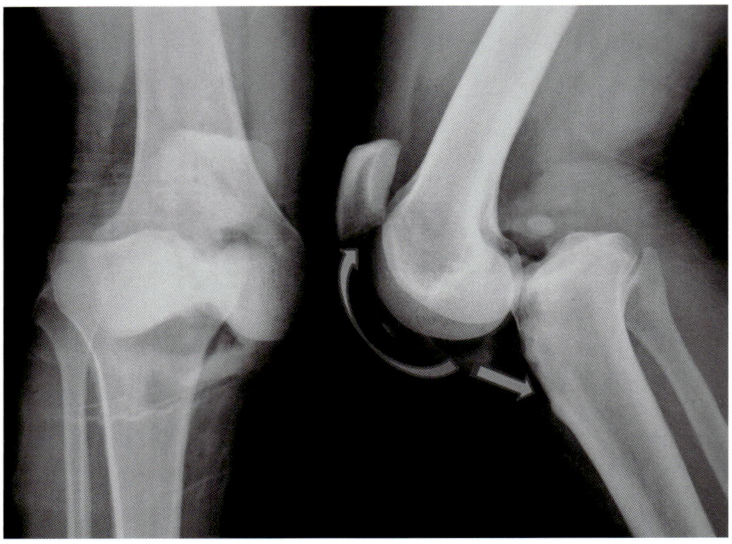

图 8-1　膝关节脱位时造成髌腱断裂

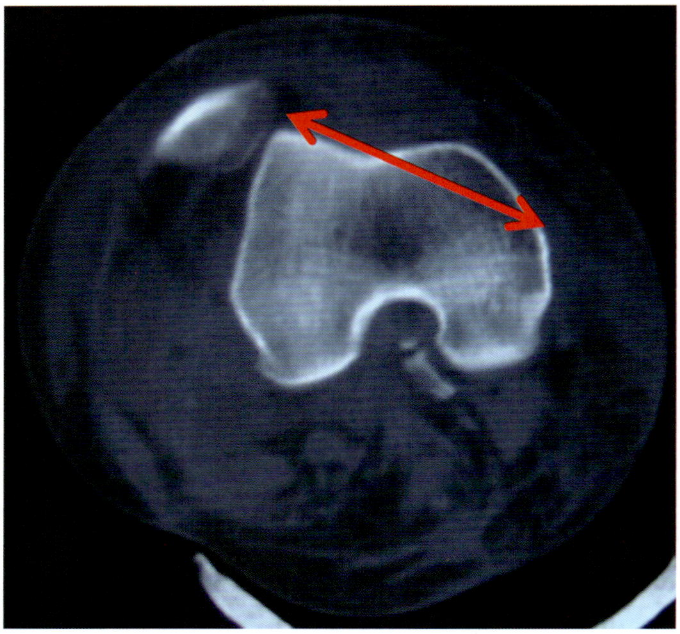

图 8-2　膝关节脱位时造成内侧髌股韧带断裂

有文献报道，一些膝关节脱位时并未损伤到 3 组韧带结构，可能只是 2 组韧带结构甚至 1 组损伤，但这只是个案。有调查研究提示膝关节脱位至少伤及 3 组韧带结构。Sisto 等发现，在他们的临床病例中，所有的膝关节脱位都累及 3 组以上韧带结构[9]。Frassia 等报道的 13 例膝关节脱位均为 ACL、PCL 和内侧副韧带损伤[10]。Fanelli 报告的 20 例膝关节脱位中 19 例在 ACL 和 PCL 损伤之外合并第三组韧带结构损伤（PLC 或者 MCL）[11]。因此，如果有明确的膝关节脱位，应当对各个韧带结构进行全面详细的检查。

7. 内环境紊乱　膝关节脱位时造成的关节软骨损伤、骨挫伤、滑膜损伤、关节囊损伤、肌肉肌腱损伤，可能导致包括硬组织（骨和软骨）和软组织在内的内环境紊乱。内环境紊乱表现在组织微结构的变化，在组织大体愈合后这种变化依然存在。临床上，这种紊乱表现即便通过治疗，关节的稳定性和活动度得到了恢复，患者仍然有关节的疼痛不适。因为部分内环境的紊乱可能是不可逆的，膝关节脱位患者的预后仍有不可预测性。

三、膝关节脱位的分类

膝关节脱位传统的分类方法是根据应力造成的胫骨相对股骨的移位分类。一般分为前向、后向、内侧、外侧、旋转脱位等5类。膝关节脱位的类型中，前向脱位和后向脱位最为常见。前向脱位多由膝关节过伸损伤引起。Kennedy通过对膝关节施加过伸应力能够造成膝关节前脱位：在30°过伸时，后侧关节囊首先撕裂，50°过伸时，ACL、PCL、腘血管断裂[12]。在膝关节过伸时，具体ACL先断裂还是PCL先断裂，尚无定论。我们的临床经验以及其他相关报道提示，ACL和PCL断裂常常同时出现。后向脱位源自膝关节屈曲状态下的后向应力，如“挡泥板损伤”。内、外向脱位分别由内、外翻应力引起，但是临床上单纯的内外向脱位很少见。前内侧、前外侧、后内侧、后外侧脱位归类于“旋转脱位”。过伸应力、屈膝后向应力，结合内外翻应力，会造成各种旋转脱位。

有关不同类型膝关节脱位的发生率的报道较少。一般来说前后向脱位的发生率较高，旋转脱位的发生率较低。Frassica等报道后脱位占70%，前脱位占25%，旋转脱位占5%。Green等报道前脱位占31%，后脱位占25%，旋转脱位占3%[1]。在发生率较低的旋转脱位中，后外侧脱位最为常见。后外侧脱位往往不能自动复位，主要是因为股骨内髁突破前内侧关节囊形成嵌顿所致。当然也有内侧副韧带于关节间隙内嵌夹，桶柄样损伤的内侧半月板在髁间凹交锁等因素存在。这种脱位有一种特殊体征——酒窝征，就是股骨内髁部位皮肤组织凹陷，由于皮下组织嵌顿牵拉所致[13]。关注各种脱位的发生率并无太大意义，能明确诊断出损伤的韧带结构，以及其他合并损伤对治疗更有价值。应当注意到的是，完全性脱位可以自行复位。任何涉及3组以上韧带损伤的膝关节外伤，不管就诊时膝关节是否在位，都可以诊断为膝关节脱位。

其他一些有关脱位的分类因素包括开放性还是闭合性损伤。膝关节开放性脱位占所有膝关节脱位的19%~35%。因为膝周软组织常有严重损伤，开放性脱位一般来说预后较差。开放性脱位时损伤的韧带结构有一期重建和后期重建两种选择。如采用关节镜技术，需要在后期重建韧带。

膝关节脱位时，区分高能量和低能量损伤非常重要。低能量损伤常为运动伤，血管损伤的发生率较低。高能量损伤常为车祸伤或者高处坠落伤，血管损伤的发生率较高。因此，对于高能量损伤，需要密切观察足背动脉搏动，发现异常及时进行进一步检查和处理。

因为50%的患者膝关节脱位后能自行复位，不能按照方向分类，按照损伤韧带组合分类更有意义。目前常用的是Schenk分类方法[14]。KD-Ⅰ型：只累及单根交叉韧带（ACL或者PCL）；KD-Ⅱ型：同时累及但只限于ACL和PCL；KD-Ⅲ型：同时累及ACL和PCL，以及PMC或PLC中的一组（KD-ⅢM和KD-ⅢL）；KD-Ⅳ型：同时累及ACL、PCL、PMC、PLC；KD-Ⅴ型：脱位合并骨折。Schenk分类更有利于治疗方案的选择。

参考文献

[1] GREEN A, ALLEN B L. Vascular injuries associated with dislocation of the knee [J]. J Bone Joint Surg Am. 1977, 59: 236-239.

[2] O' DONNELL T F, BREWSTER D C, DARLING R C, et al. Arterial injuries associated with fractures and/or dislocations of the knee [J]. J Trauma. 1977, 17: 775-784.

[3] SAVAGE R. Popliteal artery injury associated with knee dislocation: Improved outlook? [J]. Am J Surg. 1980, 46: 627-632.

[4] WELLING R E, KAKKASSERIL J, CRANLEY J J. Complete dislocations of the knee with popliteal

vascular injury [J]. J Trauma. 1981, 21: 450-453.
[5] MCCOY G F, HANNON D G, BARR R J, et al. Vascular injury associated with low-velocity dislocations of the knee [J]. J Bone Joint Surg Br. 1987, 69: 285-287.
[6] ASHWORTH E M, DALSING M C, GLOVER J L, et al. Lower extremity vascular trauma: A comprehensive, aggressive approach [J]. J Trauma. 1988, 28: 329.
[7] CONE J C. Vascular injury associated with fracture-dislocations of the lower extremity [J]. Clin Orthop. 1989, 243: 30-35.
[8] SHIELDS L, MITAL M, CAVE E F. Complete dislocation of the knee: Experience at the Massachusetts General Hospital [J]. J Trauma. 1969, 9: 192-215.
[9] SISTO D J, WARREN R F. Complete knee dislocation: A follow-up study of operative treatment [J]. Clin Orthop. 1985, 198: 94-101.
[10] FRASSICA F J, SIM F H, STAEHELI J W, et al. Dislocation of the knee [J]. Clin Orthop. 1991, 263: 200-205.
[11] FANELLI G C, EDSON C J. Arthroscopically assisted combined anterior and posterior cruciate ligament reconstruction in the multiple ligament injured knee: 2- to 10-year follow-up [J]. Arthroscopy, 2002, 18 (7): 703-714.
[12] KENNEDY J C. Complete dislocation of the knee joint [J]. J Bone Joint Surg Am. 1963, 45: 889-904.
[13] WAND J S. A physical sign denoting irreducibility of a dislocated knee [J]. J Bone Joint Surg Br. 1989, 71: 862.
[14] BOISGARD S, VERSIER G, DESCAMPS S, et al. Bicruciate ligament lesions and dislocation of the knee: mechanisms and classification [J]. Rev Chir Orthop Traumatol. 2009, 9: 627-631.

第二节　急性膝关节脱位的检查和治疗

一、一般状况分析

1. 整体评估，首先治疗威胁生命的损伤　高能量损伤造成的往往是复合伤，相对于下肢损伤，颅脑损伤、胸腹部脏器损伤往往是更致命的。所以对高能量损伤造成的膝关节脱位患者，首先要诊治可能危及生命的损伤。

2. 评估及监测肢体血液供应　有膝关节脱位的可疑时，诊治的关键点是尽早发现血管损伤造成的供血障碍，并及时处理，其次是确认膝关节是否有脱位。监测方法主要包括临床体检和踝/肱动脉压比值监控。外伤后的24~48h内，密切监控足背动脉、胫后动脉搏动情况，趾端毛细血管充盈情况，肢体感觉。监控踝/肱动脉压比值最有价值。若该比值小于0.9，动脉损伤的发生率为100%[1]。

对于复合伤的患者，除了神经功能的检查外，血管检查尤为迫切。因为肢体缺血超过8h，截肢率高达86%。膝关节脱位时，如果体检发现肢体苍白冰冷，意味着动脉损伤，需要立刻进行动脉造影。但是动脉搏动正常、有Doppler信号，或者有毛细血管充盈并不能排除血管损伤。动脉血管栓塞可能在数小时或者数天内出现，因此需要反复检查明确诊断。如果对肢体充盈有任何怀疑，都有指征进行血管造影。

下肢高能量损伤及制动可能导致深静脉栓塞。深静脉血栓的脱落是致命的。需要反复行深静脉超声检查以明确血栓的有无、部位及状态。

3. 膝关节脱位及下肢神经功能检查 损伤急性期检查时可能会发现明显的肢体畸形。但是，如果患者是多发伤，已经气管插管并进行了镇静，初期检查时完全有可能遗漏膝关节损伤。遇到膝关节周围的擦挫伤、明显的捻发音、关节松弛，尽管关节外表似乎正常，都要联想到关节损伤的可能，需要同期检查神经功能，以确认原发性损伤和继发性神经功能异常。肢体缺血时会出现神经功能异常的改变。

二、影像学检查

患者就诊后，首先拍摄膝关节正侧位片。这有助于明确膝关节脱位的方向、是否合并骨折，为手法复位提供依据。如果复位后出现紫绀、苍白、毛细血管充盈减弱、肢体温度下降，应当考虑动脉造影。如果肢体充盈良好，但是回流受阻，可能需要做静脉造影。在对膝关节脱位的急性期处理完成后，应当在亚急性期做 MRI 检查，为受损韧带的重建做准备。

三、试复位

未复位的膝关节脱位属于骨科急症，需要尽早进行复位，最好在急诊室就能够进行。对于单纯的膝关节脱位，常需要静脉注射吗啡或者诱导麻醉。在踝部对下肢进行纵向牵引，对膝部施加相应的应力进行复位。一旦复位，再次拍 X 片确认胫骨-股骨已经获得正常对合，并再次进行神经血管检查。用长腿石膏或者伸膝位固定支具固定。固定后必须立即进行影像学检查，因为胫骨的后向半脱位非常常见。在腓肠肌-比目鱼肌复合体部加一个衬垫有助于维持复位。

膝关节的酒窝征常表示后外侧脱位，闭合复位不一定能够成功。这种情况表明股骨内髁突破前内侧关节囊，造成软组织在关节内的嵌夹（图 8-3）。对于不能手法复位的后外侧脱位，在急性期可以通过有限切开的方法手术复位，或在关节镜下切断嵌顿环辅助复位。

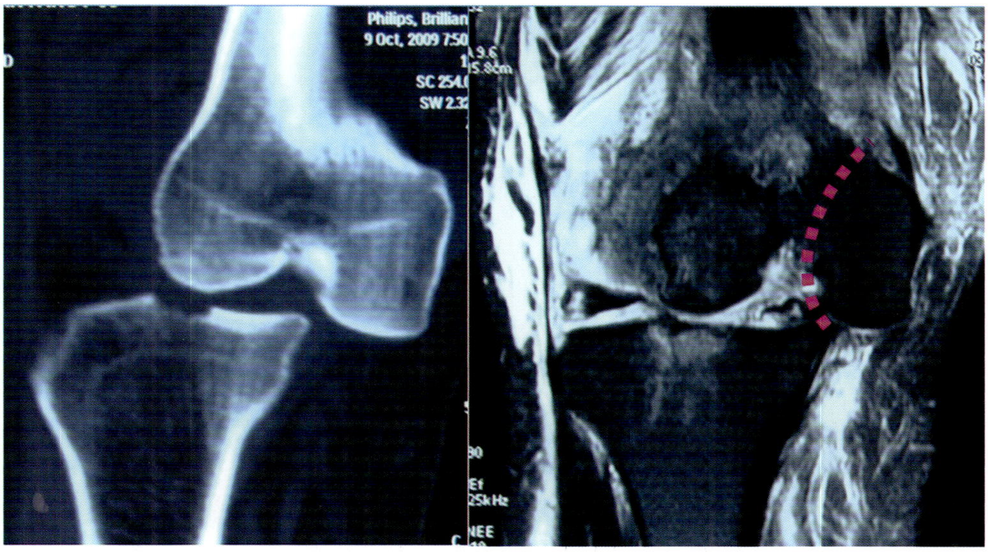

图 8-3 软组织环嵌顿造成膝关节后外侧脱位不能自行或手法复位

四、膝关节稳定性检查

临床上，对于每组韧带都有特异性的检查方法。在急诊时，因膝关节的肿胀疼痛、屈曲受限，膝关节的稳定性检查常难以实施。可以通过轻柔的操作进行内外翻检查，屈膝 30°可以了解膝关节前后向稳定性。需要注意的是，在膝关节脱位的情况下，稳定性的检查并不准确。急性期主要通过 MRI 了解韧带损伤的程度。

五、急性膝关节脱位的治疗原则

1. 急诊手术指征 对于开放性膝关节脱位，需要急诊行清创术。如果能够闭合膝关节的软组织套，则在放置引流的情况下封闭膝关节以避免关节软骨的外露，但是皮肤不宜过早缝合。对于脱位本身，宜行支架外固定维持复位。如伴软组织缺损，则需要二期行组织转移覆盖。如果发现小腿有骨筋膜室综合征，需要急诊行骨筋膜室切开减压术。临床体检明确有血管损伤，需要急诊行血管探查修复术。如果血管手术时关节未复位，同时进行关节的切开复位手术。

2. 已复位的急性闭合性膝关节脱位治疗 如果患者就诊时为急性膝关节脱位，已复位，或者经过手法操作可以复位，则建议在膝关节完全伸直位，管型（或者前后托）石膏固定1.5个月。随后拆石膏进行活动度训练，在屈膝活动度达到120°后检查膝关节稳定性，根据残余不稳状况决定进一步治疗措施。除非发现迟发型动脉栓塞，脱位近期不建议任何手术操作。

3. 未（能）复位的急性闭合性脱位的治疗 绝大部分未能复位的膝关节脱位都是后外侧旋转脱位。尽管有学者称后外侧脱位不及时复位可能会造成股骨内髁突出部位皮肤坏死，但在我们的临床病例中并未发现。对于闭合性膝关节脱位，治疗的重点不在于急诊复位，而在于排除深静脉栓塞。临床上发生过急诊复位过程中静脉栓子脱落造成死亡的病案。所以，要根据血管情况确定治疗方案。

如果无深静脉血栓存在，也排除潜在动脉损伤，可急诊手术复位。手术方法包括小切口切开复位和关节镜下复位。复位后可以一期进行韧带重建，也可以暂时行支架外固定，或者交叉施氏针固定。

如果髂外静脉段及其以近部位深静脉血栓形成，建议尽快置静脉滤网（可同时取栓），择期行脱位治疗。在置滤网之前要严格限制下肢的活动，以免血栓脱落造成严重后果。如果血栓在腘静脉、股静脉段形成，必须严格制动下肢至凝血状态及血栓稳定，择期行切开复位手术（一般外伤6周后）；更建议尽快置静脉滤网，随后限期行手术复位。如果小腿深静脉血栓形成，则可早期手术，但是需要考虑到潜在风险。微小静脉栓子脱落虽然并不致命，但是也可能引起较严重的反应，如肺动脉痉挛。

六、急性期手术复位方法

1. 关节镜下松解复位

（1）适应证和禁忌证：任何急性固定型膝关节脱位，如果有指征行急诊复位手术，即可行关节镜下松解复位。关节镜下复位创伤小、操作容易，为急性期手术复位的首选方式。

（2）手术方法：采用前外和前内侧入路。在镜下观察，股骨内髁的前外侧和股骨滑车部位有软组织（关节囊）包裹，这就是嵌顿环。用电刀横行切开该软组织套，确保股骨内髁前外侧无软组织包裹，向前内轻拉小腿近端，膝关节即可复位。如果不能复位，常常还有内侧半月板的翻转交锁。在髁间凹探及内侧半月板，将其向内侧推剥，翻转复位。个别患者髁间凹区域有撕脱骨块嵌夹，需要同时行骨块的松解复位或者切除。亚急性期的患者，因为在脱位状态下组织间有一定粘连，在上述措施采用后，需要充分伸屈膝关节数次，解除粘连后才能复位。

2. 有限切开（小切口）手术复位

（1）适应证和禁忌证：如果患者有指征进行急诊复位手术，而术者又不是关节镜专科医生，可施行有限切开手术复位。该方法只限于关节囊嵌顿的情况。如果有半月板交锁或者撕脱骨块嵌夹，需要行广泛切开复位。

（2）手术方法：一般利用静脉诱导麻醉加局部麻醉。在股骨内髁突出部位（酒窝部位）做一个2~3 cm纵行切口（图8-4）。用一个手指探入切口，把股骨内髁与周围粘连嵌顿的组织分开，再把嵌顿环向前内侧提拉，在嵌顿解除的同时膝关节即自行复位。

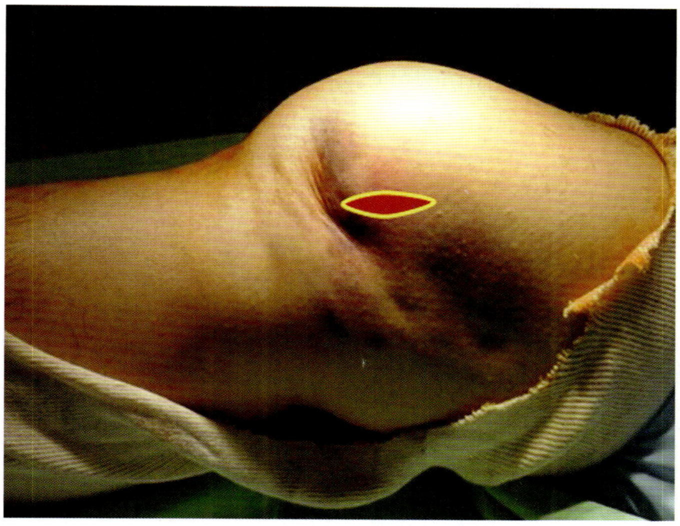

图 8-4　软组织嵌顿通过股骨内髁表面小切口即可解除

3. 广泛切开手术复位

（1）适应证和禁忌证：如果患者有指征进行急诊复位手术，而术者又不是关节镜专科医生，预期有限切开手术不能复位，可实行广泛切开复位。在关节镜技术广泛普及的情况下，已很少需要采用该术式。

（2）手术方法：采用前正中切口，自髌骨上极至胫骨结节水平，依层切开皮肤、浅深筋膜，即可显露股骨髁部位（髌骨常脱位至股骨髁外侧、髌骨内侧结构撕裂）。如为关节镜下操作，可切开嵌顿环，复位内侧半月板，清理髁间凹和胫骨结节间区。复位胫股关节和髌骨。行髌骨内侧支持结构的修补。依层缝合切口。

参考文献

[1] MILLS W J, BAREI D P, MCNAIR P. The value of the ankle-brachial index for diagnosing arterial injury after knee dislocation: a prospective study [J] . J Trauma. 2004, 5: 1261-1265.

第三节　陈旧性固定型膝关节脱位的治疗

对于陈旧性膝关节脱位，如果关节已经复位，膝关节活动度已经恢复，仅需要根据各方向不稳的程度进行相应的韧带重建手术。如果在治疗前期未能复位，随后的治疗则非常棘手。陈旧性固定型膝关节脱位绝大部分为后外侧旋转脱位，少数患者为单纯后向脱位，个别患者为单纯前向脱位。我们临床中也遇到单纯外向脱位的患者，均为医源性原因造成。后外侧旋转脱位或者单纯外向脱位因为存在侧向软组织不平衡，其治疗比单纯前后向脱位要复杂得多。陈旧性固定型膝关节脱位因为胫骨-股骨的对合面变小或者无对合，主要症状为负重不能、严重的关节不稳和疼痛。

一、陈旧性固定型膝关节脱位的原因

陈旧性固定型膝关节脱位的主要原因是急性期未能复位。部分患者因为全身合并症不能在急性期手术复位；部分有下肢深静脉血栓而又不愿意置静脉滤网，只能维持在脱位状态；部分患者因为损伤的复

杂性辗转就医耽误了急性期复位的时间。

另有一部分患者复位后固定不当导致复发。如后脱位复位后未在完全伸膝位石膏固定，而是在屈膝位固定，因为后侧软组织的挛缩导致后脱位复发。动脉血管修复手术的患者，为降低吻合口的张力，常于屈曲位行关节固定，也会因为膝后组织的挛缩导致后脱位复发。

固定型膝关节脱位的另外一个原因为前期手术治疗不当或者失效（医源性）。如前、后交叉韧带同时损伤，单行前交叉韧带重建时移植物牵拉过紧或者术后固定不当造成膝关节后脱位（图 8-5）；行后交叉韧带重建时胫骨隧道过于偏内侧造成膝关节外侧脱位。KD-III L 型膝关节脱位，后交叉韧带和 PLC 修复后失效，会造成脱位复发。

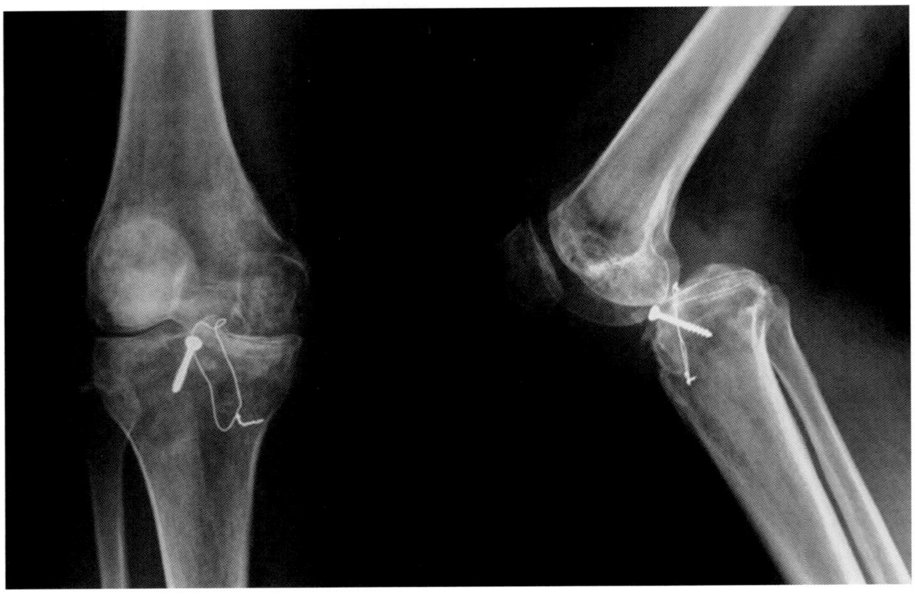

图 8-5　多发韧带损伤行 ACL 修复术后的陈旧性固定型膝关节后脱位

二、陈旧性固定型膝关节脱位的病理改变

1. 股骨内髁嵌顿　对于后外向脱位，如果在急性期未能采取手术复位措施，股骨内髁依然被嵌顿。该嵌顿环从股骨内上髁的近侧，经股骨内髁后侧、髁间凹（股骨内髁外侧）、股骨滑车绕行。因为嵌顿环组织的挛缩，已无法将股骨髁从嵌顿组织中解套。

2. 股骨髁异位粘连　在膝关节向后外脱位的状态下，整个股骨髁与周围组织粘连。

3. 关节周围软组织间的异位粘连和不平衡性挛缩　同样在膝关节脱位的状态下，关节周围的软组织层之间形成粘连，从而固化膝关节脱位的状态。脱位后软组织无正常牵张而发生挛缩，为非对称性、不平衡性，会逐渐加剧固定型脱位，造成复位及维持复位困难。

4. 关节内软组织异位粘连　在关节内，胫骨和股骨之间的粘连固化了关节脱位。

5. 伸屈膝装置挛缩　大部分膝关节脱位的患者膝关节伸屈活动度基本正常。但是仍有少部分患者存在伸屈膝装置挛缩，特别是屈膝装置挛缩。

6. 胫骨内侧平台前内侧部分塌陷/缺失　在膝关节后外向脱位发生时，可造成胫骨内侧平台前内侧部分的压缩骨折。随着患者开始负重，该部位会发生骨吸收，从而加剧胫骨内侧平台的骨缺损。该骨缺损会严重影响胫骨的支撑能力，不利于维持关节的复位。

三、陈旧性固定型膝关节脱位治疗原则

陈旧性固定型膝关节脱位的基本治疗目标包括：①恢复下肢负重功能。②恢复膝关节的活动度。③

恢复膝关节的行走稳定性。④恢复膝关节的运动稳定性。恢复膝关节外伤前的运动功能是最高目标。但是，因为病症的复杂性，该目标往往并不能够实现。

恢复下肢负重功能有 2 种方法。一种是通过松解、复位、韧带重建恢复胫骨和股骨的全部或者大部分对合；一种是进行膝关节融合手术。如果患者软组织条件较好，关节软骨没有严重破坏或者退变，应当采取松解复位的方法，以期更大程度上恢复膝关节的功能。如果膝关节软组织条件很差，预期不能达到满意的松解复位（胫骨股骨对合 50%以上），建议行关节融合以恢复下肢的基本功能——负重。

要恢复膝关节的活动度，需要在治疗的每一阶段关注膝周组织挛缩和膝关节粘连的解除情况。挛缩组织适当的松解延长、及时的活动度训练为关键措施。

膝关节的行走稳定性主要通过膝关节 PMC 和 PLC 的修复来实现。前后交叉韧带损伤造成的前后向稳定性缺陷一般不会对行走稳定性造成影响。膝关节融合是恢复膝关节行走稳定性的简捷措施。

在侧向韧带结构得到修复的前提下，修复前后交叉韧带是恢复膝关节运动稳定性的主要措施。

总之，陈旧性固定型膝关节脱位，除了个别情况下需要行关节融合外，应当进行松解复位、韧带重建、骨缺损修补、粘连松解、功能锻炼，以期最大程度恢复肢体的功能。

四、陈旧性固定型膝关节脱位的手术治疗

陈旧性固定型膝关节脱位的手术方法包括两大类。一类即关节融合。关节脱位状态下的关节融合虽然有一定难度，但对松解复位和软组织平衡要求不高，不在此赘述。另一类即为修复手术，目标为恢复患者的运动功能。下面以合并胫骨前内侧压缩骨折的后外侧旋转脱位为例，讨论陈旧性固定型膝关节脱位的修复手术。

（一）手术方法

1. 松解复位　需要联合应用关节镜下操作和切开手术。通过前内和前外侧关节镜入路，从前侧切开嵌顿环，暴露股骨内髁和股骨滑车。清除髁间凹内的所有组织，清除胫骨髁间嵴区域的所有组织。松解并切除嵌顿的内侧半月板。从关节内解除股骨和胫骨之间所有的连接。

行后外侧纵行切口，自腓骨颈水平向近侧延伸，长 10~15 cm。伸膝位，将切口向前牵拉，于髂胫束与股外侧肌间隙切开，至大腿中远段交界处。行髌骨外侧支持带常规松解或者“Y”形松解，直至髌骨能够被推至股骨滑车内。于股骨远端前外侧松解股四头肌与股骨，松解髂胫束与股骨。屈膝位，将切口向后拉，做环髂胫束和环股二头肌肌腱的松解，向近侧至大腿中远段交界处。紧贴外侧副韧带后缘行后外侧关节囊切开，于股骨附着部解离后外侧关节囊和腓肠肌外侧头底面筋膜。

行后内侧纵行切口，自鹅足水平向近侧延伸，长 15~20 cm。伸膝位，将切口向前牵拉，沿股内侧肌内侧缘切开。于股骨远端内侧松解股四头肌与股骨。屈膝位，将切口向后拉，行环半膜肌和鹅足三肌的松解。向近侧至各肌肉的肌腱-肌腹交界部。行环股骨内髁的松解，清除任何嵌顿不能复位的组织。屈膝位，于股骨内髁近后侧进入关节后侧。于股骨附着部解离后内侧关节囊。于关节中线部位，解离后纵隔与股骨的连接。贯通后内和后外入路。于关节后侧清理股骨和胫骨之间残留的连接组织。

屈膝位，向前内提拉胫骨施行复位。用手指于关节周，特别是关节后侧感受影响屈膝复位的结构，予以松解。复位髌骨，充分屈膝以延伸伸膝装置。向前提拉胫骨维持关节复位，逐渐伸直膝关节，于膝关节周围感受影响伸膝复位的结构，予以松解或者延长（如半膜肌）。确保伸膝位膝关节完全复位。

2. 韧带重建　膝关节后外侧旋转脱位常累及 ACL、PCL、PMC，为 KD-Ⅲ M 型，少数情况下同时累及 ACL、PCL、PMC 和 PLC，为 KD-Ⅳ 型。如果松解满意，没有软组织不平衡残留，膝关节在屈伸状态下能维持中立位，则行所有损伤韧带的重建。大多数情况下仍有后向软组织不平衡，则不需要行 ACL 重建，只要重建其余受损结构即可。各韧带重建后先行移植物近端固定，远端固定待手术结束前实施。

3. 骨缺损修复　于髌腱内侧缘行长 6 cm 纵行切口，注意与后内侧切口保持足够宽度，防止皮肤坏死。显露胫骨平台前内侧。将塌陷胫骨平台整块撬起复位，空缺部位取自体髂骨填充移植。

4. 最后固定　于完全伸膝位确认膝关节完全复位。自股骨远端向胫骨近端交叉打 2 枚施氏针，维持

膝关节复位。随后完成各重建韧带远端的固定。

（二）术后处理

术后予以石膏托固定。可下地部分负重。术后6周拆除交叉施氏针行活动度训练。

第四节 膝关节四组韧带损伤的同时重建

一、膝关节四组韧带同时损伤的特点

膝关节四组韧带同时损伤均发生于膝关节脱位，常由剧烈的外力因素造成，容易造成合并损伤，处理棘手，治疗结果报道不一。

有关膝关节脱位时的韧带损伤组合，一般采用Schenk分类。其中KD-Ⅰ型指的是只累及单根交叉韧带（ACL或者PCL），KD-Ⅱ型指的是同时累及但只限于ACL和PCL，KD-Ⅲ型指的是同时累及ACL和PCL，以及PMC或PLC中的一组（KD-Ⅲ M和KD-Ⅲ L），KD-Ⅳ型指的是同时累及ACL、PCL、PMC、PLC，KD-Ⅴ型指的是在KD-Ⅳ型的基础上又合并骨折。显然，膝关节四组韧带同时损伤指的是KD-Ⅳ型和KD-Ⅴ型损伤。

kD-IV、KD-V型膝关节脱位的诊断需要依靠病史、临床体检和影像学检查。急性期前、后抽屉试验常不能实施，可以检查屈膝30°的前后向松弛度（Lachman试验和反向Lachman试验）。MRI能显示内侧结构的损伤，但是明确具体是单纯内侧副韧带损伤还是PMC损伤常需要依靠临床体检。PLC损伤常需要通过临床体检甄别具体损伤类型。

二、手术指征

膝关节四组韧带损伤，如果急性期已经自行复位，行4~6周石膏固定即可。如果在急性期不能闭合复位，经过手术复位后，可以一期行韧带重建术。

四组韧带损伤进入陈旧性阶段，一般有部分韧带愈合，主要是内侧韧带结构和PCL，则对未愈合的几组韧带进行重建。少数情况下需要四组韧带同时重建。

三、移植物选择

膝关节四组韧带重建需要大量的移植物，从理论上可选择全自体材料、自体材料加异体材料和全异体材料，实际情况中需要根据患者的意愿、经济能力等综合考虑。

如果全部选用自体材料，我们一般进行ACL和PCL的单束重建：采用同侧半腱肌肌腱（semitendinosus tendon，ST）做成4股移植物单束重建ACL，同侧股薄肌肌腱（gracilis tendon，GT）和腓骨长肌肌腱前半部（the anterior half of the peroneus longus tendon，AHPLT）做成6股移植物单束重建PCL。同时利用对侧GT或AHPLT重建PMC，利用对侧ST重建PLC重建。当然，还可以利用同侧股四头肌肌腱、髌韧带或者股二头肌肌腱，以避免从健侧肢体取肌腱。但是，在同侧ST和GT都切取后，我们不建议使用股二头肌肌腱（尽管是部分利用），以免造成屈膝无力。

如果患者有一定经济能力，则建议联合应用同侧自体材料和异体材料。一般利用同侧ST单束重建ACL，同侧GT和AHPLT单束重建PCL，PMC和PLC的重建采用异体材料。如果全部采用异体材料，可选择ACL和PCL的双束重建。

四、手术入路

ACL和PCL的重建在关节镜下进行，采用常规关节镜入路。PLC重建时手术入路根据重建方式的不同选择，采用自体股二头肌肌腱重建者需要做外侧纵行切口，采用游离肌腱移植者需要在股骨外上髁处做一个长 2 cm 纵行切口，在腓骨头后缘做一个长 3~4 cm 的纵行切口。PMC 的加强需要借用 PCL 重建时股骨内上髁部位和胫骨内侧面的切口进行。

膝关节多发韧带损伤的重建是各个韧带单项重建的综合。但是因为涉及众多隧道的建立，在隧道之间会有一定的干扰。比如 PLC 重建所需的股骨隧道与 ACL 重建所需的股骨隧道之间，PMC 加强所需的股骨隧道与 PCL 重建所需的股骨隧道之间，甚至 PMC 加强所需的胫骨隧道与 PCL 重建所需的胫骨隧道之间可能会有干扰，因此 PLC 和 PMC 重建或者加强时股骨和胫骨隧道的建立应当在 ACL 和 PCL 移植物植入之前进行。

在移植物的固定次序方面，基于侧向韧带结构的紧张有利于膝关节恢复中立位这一考虑，我们先固定侧向结构，再固定交叉韧带，其科学性有待验证（图 8-6、图 8-7）。

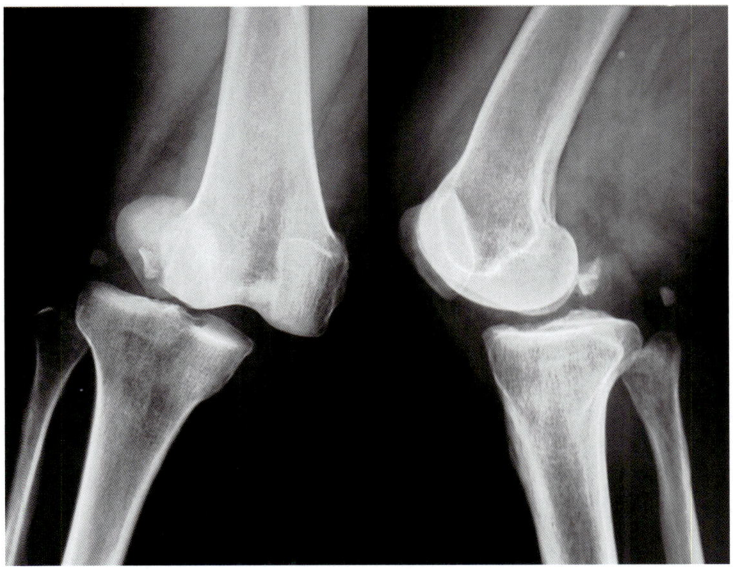

图 8-6　膝关节四组韧带损伤术前 X 线片

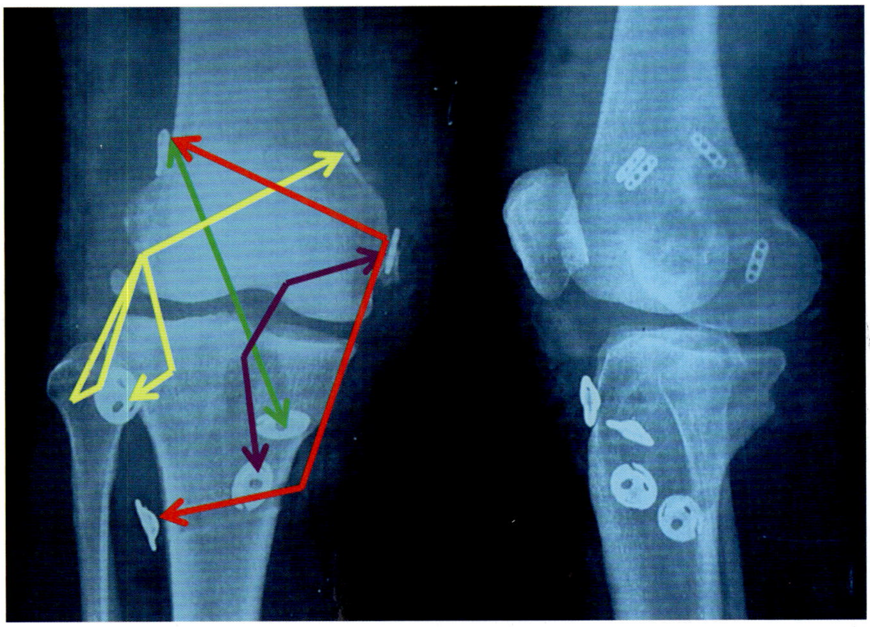

图 8-7　膝关节四组韧带重建术后 X 线片：所有结构均采用悬吊式固定

红线：重建的 MCL；黄线：重建的 PLC；紫线：重建的 PCL；绿线：重建的 ACL

五、重建程序

每组韧带结构的重建都包括隧道的建立和移植物的植入及固定。多组韧带修复重建时，为了避免骨隧道的干扰，使移植物承受合理的张力，需要遵循一定的次序。

1. 骨隧道的建立次序 骨隧道的建立次序为：①建立 PCL 重建的股骨和胫骨隧道（关节镜手术）；②建立 ACL 重建的股骨和胫骨隧道（关节镜手术）；③建立 PLC 重建的股骨隧道（切开手术）；④建立 PLC 重建或者加强的胫骨、腓骨隧道（切开手术）；⑤建立 PMC 加强的股骨隧道（切开手术）；⑥建立 PMC 加强的胫骨隧道（切开手术，或者利用交叉韧带重建时建立胫骨隧道的切口）。

2. 移植物的植入次序 移植物的植入次序为：①植入 PCL 移植物（关节镜手术）；②植入 ACL 移植物（关节镜手术）；③植入 PLC 移植物（开放手术）；④植入 PMC 移植物（开放手术）。

3. 移植物的固定次序 移植物的固定次序为：①屈膝 30 °，旋转中立位，固定 PMC；②接近伸膝位，旋转中立位，固定 PLC；③0°位，固定 PCL（PCL 前外侧束移植物不行预牵张，后内侧束移植物行预牵张）；④0°位，固定 ACL（前外侧束移植物行预牵张，后内侧束移植物不行预牵张）。

六、关节镜下 ACL、PCL 同时重建技术

关节镜下 ACL 和 PCL 同时重建是单独重建技术的综合，需要有单独重建技术的积累。至于重建方式，根据韧带残留纤维的量和关节不稳定的程度，可选择 ACL 单束或双束和 PCL 单束或双束的不同组合[1,2]。在临床上，我们最常采用的组合是 ACL 解剖单束重建和 PCL 双束重建。尽可能保留残留纤维。

1. 膝关节清理 一般需要行髁间凹成形。对于 ACL 和 PCL 残留纤维，如果存在股骨-胫骨之间的连接，尽管松弛也予以保留。板股韧带很少发生断裂，切勿清除。

2. 钻 PCL 胫骨隧道定位导针 从后内侧入路监控，分别由 PCL 残留纤维外侧和内侧置入 PCL 胫骨隧道定位器，钻 PCL 双束重建胫骨隧道定位导针。后内侧束定位于 PCL 足印区内侧部分，前外侧束胫骨隧道定位于 PCL 足印区外侧缘，均位于后关节囊胫骨附着线前侧 7 mm。先定位后内侧束，再定位前外侧束，两隧道中心点间距为两移植物半径加 2 mm。比如，两移植物直径分别为 7 mm 和 9 mm，其半径和为 8 mm，隧道中心点间距为 10 mm。

3. 建立 PCL 股骨隧道 从前内侧入路进镜监控，从前外侧入路进定位器，自内向外建立 PCL 双束重建股骨隧道。前外侧束中心点距前参考点 12 mm，距离远侧软骨缘 6~8 mm，后内侧束隧道在足印区内的最后侧部分，必须包含于足印区内。

4. 建立 PCL 胫骨隧道 从前内侧入路进镜入膝关节后室，监控下钻 PCL 双束重建胫骨隧道。

5. 植入 PCL 移植物 先将双根导引线分别从两个 PCL 胫骨隧道送入关节腔，再从相应股骨隧道引出。随后依次植入移植物。建议先植入 PCL 后内侧束移植物，再植入 PCL 前外侧束移植物。如果先植入前外侧束移植物会影响 PCL 后内侧束移植物的植入操作。

6. 建立 ACL 隧道 从前外侧入路进镜，从前内侧入路进 ACL 胫骨隧道定位器，按照常规操作定位，钻 ACL 胫骨隧道，隧道与胫骨轴成 45°角。隧道内口中心点位于内侧髁间嵴前外侧坡面、外侧半月板游离缘水平线部位。随后经 ACL 胫骨隧道钻 ACL 股骨隧道，股骨隧道定位于髁间凹外侧壁最低点前侧、近侧 5 mm。

7. 植入 ACL 移植物 在关节镜监控下将 ACL 移植物从胫骨隧道经关节腔拉入股骨隧道，移植物近端可通过微型钢板翻转固定，也可以行隧道外口微型钢板直接贴附固定。采用自体肌腱，移植物在股骨隧道内的长度为 2. 0~2. 5 cm。采用异体肌腱，移植物在股骨隧道内的长度可以更长。将韧带胫骨端编织缝线穿入钛质纽扣中，暂不打结固定。

8. 移植物最后的固定 在前述 PCL 和 ACL 移植物植入后，随即完成移植物近端的固定，移植物远端的固定在所有移植物都植入后进行。我们在有选择地对移植物进行预牵张后，在完全伸直位同时固定所有移植物。

在完全伸直位，PCL 前外侧束隧道内口距离最短，因此采用伸膝位固定时对 PCL 前外侧束不做预牵张，以免屈膝时承受过度张力而造成移植物复合体（包括两端的固定线和固定带）断裂。如果对该束移植物做了预牵张，则必须在屈膝约 70°时固定，这时隧道内口距离最远。但是因为膝关节复合韧带损伤时，屈膝位不容易确定和维持胫骨相对于股骨的中立位，仍然建议对 PCL 前外侧束移植物不做预牵张并在伸膝位固定。

在完全伸直位，PCL 后内侧束隧道内口距离最远，所以我们对 PCL 后内侧束移植物做预牵张后，在该体位固定。

在完全伸膝位，进行解剖单束重建的 ACL 两隧道内口距离最远。对 ACL 移植物需要进行预牵张，随后在该体位固定。

七、ACL、PCL 同时重建中保证胫骨中立位和韧带正确张力的方法

ACL、PCL 同时重建时如何保证胫骨相对于股骨处于中立位有不同的方法。最普通的方法是在屈膝 70°时通过目测确定胫骨结节相对于股骨髁的位置，即保持胫骨结节在股骨髁前方 1 cm，但是胫骨结节异常增生、手术时膝关节的肿胀会增加目测法的不可靠性，另外，膝关节有内外旋异常时也会影响判断。有人主张在屈膝 20°位同时拉紧两重建韧带。Marriani 等则在屈膝 30°～45°位同时拉紧 ACL 和 PCL，并以股骨髁和外侧半月板前角的关系作为参考，认为股骨髁应当遮挡外侧半月板前角的游离缘[3]。但该方法受股骨髁和外侧半月板发育形态的影响较大。

我们认为，在完全伸膝位，如果 PLC 和 PMC 完整，即使前、后交叉韧带断裂，胫骨相对于股骨也相对保持在中立位。因此我们在完全伸膝位进行移植物最后的固定。在 ACL 和 PCL 同时重建时，ACL 移植物固定过紧会对 PCL 移植物造成过度应力，或者胫骨后移，反之亦然。因此移植物固定的张力适度即可。如在采用纽扣固定时，只要纽扣不能被拉离骨面即可。

参考文献

［1］ZHAO J，HE Y，WANG J. Simultaneous arthroscopic reconstruction of the anterior and posterior cruciate ligaments with autogenous hamstring tendons. Arthroscopy［J］. 2006，22（5）：497-504.

［2］ZHAO J，HUANGFU X，HE Y，et al. Simultaneous double-bundle anterior cruciate ligament and posterior cruciate ligament reconstruction with autogenous hamstring tendons. Arthroscopy［J］. 2008，24（11）：1205-1213.

［3］MARIANI P P，MARGHERITINI F，CAMILLIERI G. One-stage arthroscopically assisted anterior and posterior cruciate ligament reconstruction［J］. Arthroscopy. 2001，17：700-707.

第九章 半月板损伤的手术治疗

第一节 半月板损伤的治疗策略

一、半月板的解剖

半月板是介于股骨髁和胫骨平台之间的半月状软骨，其外侧缘较厚，内侧缘较薄，内侧半月板呈“C”形，外侧半月板近似呈“O”形。内侧半月板前角附着于ACL胫骨止点之前，后角附着于外侧半月板后角止点之后和PCL胫骨止点之前。内侧缘与内侧副韧带相连，后侧部分与半膜肌相连。外侧半月板前角附着于ACL“L”形或者“C”形足印区的转折部，其后角附着于内侧半月板后角附着部之前，侧方不与外侧副韧带相连，并在侧后方有腘肌肌腱相隔，后方与腘肌相连。半月板相对于胫骨平台有相对的稳定性。其稳定性主要取决于半月板前后角附着的完整性。对于内侧半月板来讲，其与半膜肌和内侧副韧带深层的连接，以及与胫骨平台的连接（冠状韧带）对其稳定性有辅助作用。对于外侧半月板来讲，板股韧带和腘肌-半月板连接对半月板的稳定性也起到重要作用（图9-1）。

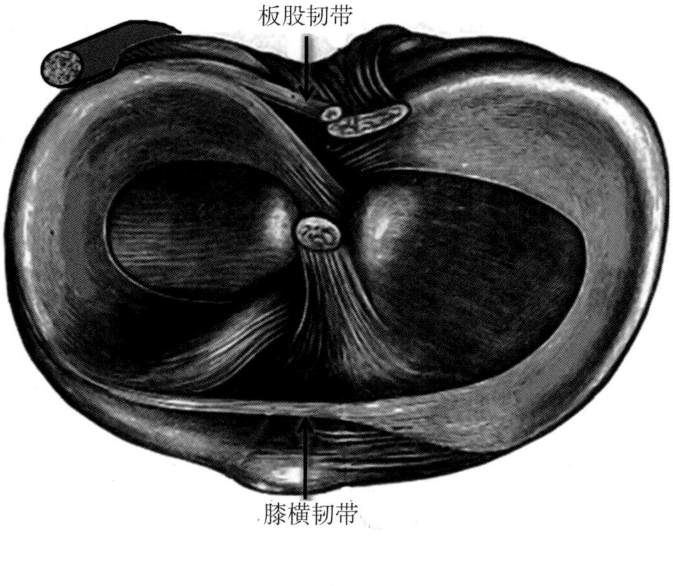

图9-1 半月板的解剖

二、半月板损伤的症状和疼痛源

半月板损伤主要造成两类后果：一类是现时的症状，主要表现在与半月板损伤一侧对应的膝关节局部疼痛，可以伴有关节交锁和一过性卡别感等机械症状。半月板损伤引起的滑膜反应也可能引起全关节的不适，或者与半月板损伤一侧相反的局部疼痛（比如外侧半月板损伤诱发内侧滑膜皱襞综合征的症状），一般为急性损伤期发作。另一类是远期症状，主要表现在关节软骨缺乏正常半月板的保护而造成的骨关节炎症状。从治疗目的来讲，一个是缓解现在的症状，一个是防止远期关节的退变。有时候并不能同时实现这两个目的。

半月板损伤治疗时需要了解疼痛源和产生机制（图 9-2）。半月板外侧缘，以及半月板周围的关节囊、韧带和滑膜有神经支配，而半月板中部和内侧缘共 2/3 的宽度内无神经支配。半月板损伤在局部产生的炎症反应会诱发疼痛，半月板的运动学异常对半月板周围组织的异常牵扯也会产生疼痛。胫骨平台软骨下骨也有神经支配，严重半月板损伤导致软骨下骨承受应力的突然增加也会产生疼痛。如果半月板损伤诱发骨关节炎的发生，则会因为骨关节炎的机制而诱发疼痛，但疼痛源可能还是软骨下骨、滑膜和关节囊韧带。产生疼痛的半月板并不一定就是对软骨没有保护功能的半月板。所以需要根据患者年龄、损伤类型、时机和患者合并的软骨退变状态来确定半月板损伤的治疗方案。

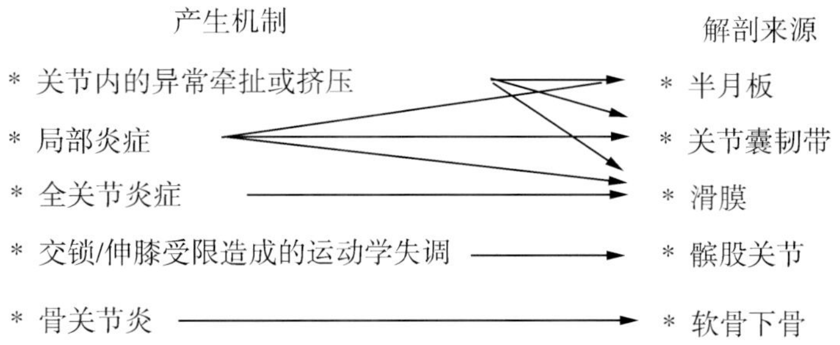

图 9-2　半月板损伤的疼痛产生机制和解剖来源

三、半月板损伤的类型、功能影响与治疗策略

半月板的功能包括转移承重、稳定关节、吸收冲击、营养软骨以及润滑作用。不同形态的半月板损伤对半月板功能的影响不一。总体来讲，半月板损伤的治疗包括保守治疗、保留环箍功能的半月板部分切除、不保留环箍功能的半月板部分切除、半月板全切、半月板移植或者置换。半月板的损伤类型包括垂直纵行裂伤、半月板与关节囊交接部的损伤、水平裂伤、放射状损伤、根部撕裂、瓣状和混合型撕裂、盘状半月板损伤等

1. 半月板垂直纵行裂伤　内侧、外侧半月板后角的垂直纵行裂伤主要因为创伤引起，这类半月板的环箍结构完整，对半月板的功能影响不大。当然，如果后角的垂直纵行裂伤向前延伸，最后变成桶柄样损伤则会让半月板失去功能。

对于半月板的垂直纵行裂伤，治疗的目的是为了防止其发展为桶柄样损伤。因为这类损伤常常与关节不稳相关联，关键措施是治疗关节不稳（ACL 重建）。当然，半月板修补是阻止其进一步发展的直接步骤。这类损伤现时症状往往并不严重，治疗目的是为了防止远期不良后果。

对于半月板桶柄样损伤，首先要关注膝关节的稳定性及其重建，因为大部分桶柄样损伤合并前交叉韧带损伤。对于单发的半月板桶柄样损伤，如果有现时交锁是手术的绝对指征。如果损伤在白-白区，则需要做半月板部分切除，如果在红-白区或者红-红区，则建议行半月板修补。当然，如果损伤时间过长，半月板长期交锁于髁间凹，已经变形、变性，不能复位，则需要行切除手术。如果患者有一过性交锁，但是已经解锁，则可以暂行保守治疗；但还是建议尽早行修复手术。

2. 半月板 Ramp 部损伤　半月板与关节囊交界部的损伤（Ramp 损伤）主要发生在内侧半月板后角，半月板本身结构和功能未遭到破坏。治疗方案选择主要取决于半月板的稳定性。对于内侧半月板的 Ramp 损伤，如果仅局限于内侧半月板后角，一般对半月板稳定性不造成影响，可以采用保守治疗；如

果损伤向前延伸超过半月板体部和后角交界部，则会造成半月板桶柄样不稳，则需要手术治疗恢复半月板的稳定性。

3. 半月板水平裂伤 半月板水平裂伤多因为退变引起，从理论上半月板的环箍结构存在，对关节软骨仍有保护功能。

半月板的水平裂伤是一种常见的损伤，在 MRI 上半月板撕裂的线性信号较少正好穿透游离缘，大部分情况下损伤线与上表面平行，穿透半月板的底边，称为斜行裂伤。单纯的半月板水平裂伤常发生于内侧半月板后角，外侧半月板水平裂伤常为混合型损伤的组成部分。水平裂伤的内侧半月板其环箍结构存在，有保留的价值。但是，对于内侧半月板水平裂伤，进行修补是否有愈合的可能还缺乏研究资料，目前采取的手术方式仍然为半月板部分切除。因此，内侧半月板水平裂伤是否要进行手术治疗（半月板切除），需要根据患者的症状综合判断。如果患者仅仅有轻微疼痛，日常生活和运动不受影响，可以保守治疗，让一个有损伤的半月板发挥关节保护的功能。如果患者疼痛严重，影响日常生活和运动，解除现时的症状是目前手术治疗的主要目的。中老年人的半月板损伤常常合并关节退变，在行半月板手术切除之前需要结合患者的症状、体征和影像学检查结果，分析疼痛的产生原因。如果疼痛主要由软骨退变产生，行半月板切除无效，甚至会加剧症状。

4. 半月板放射状损伤 半月板放射状损伤也多为创伤引起，直接造成环箍纤维的断裂，对半月板功能的影响最严重。半月板放射状损伤常从游离缘开始发生，因为该部位缺乏血供和愈合的基础。一般采取部分切除术。

5. 半月板根部撕裂 内侧半月板后根部撕裂会直接造成半月板功能的丧失。而外侧半月板后根部撕裂时，如果板股韧带结构和功能完整，则不影响半月板整体功能的发挥，但板股韧带要承受更大的应力；如果板股韧带断裂或者无板股韧带结构，同样会导致半月板功能的丧失。

内侧半月板后角根部撕裂在急性期会产生较为严重的临床症状，急性期过后症状也随之减轻。因为根部撕裂的半月板往往质地非常好，但根部撕裂却造成半月板功能的完全丧失，因此需要进行半月板的修补。对于内侧半月板根部撕裂，手术治疗的目的是为了达到远期效果，更长远地保护关节。

外侧半月板根部撕裂常合并前交叉韧带损伤，在损伤急性期过后很少有症状。并且，在板股韧带完整的情况下，外侧半月板根部损伤并不影响半月板的功能。因此，外侧半月板根部损伤是否需要修复还需要进一步研究。在临床上，主张在前交叉韧带重建的同时修补外侧半月板根部损伤，主要基于几方面原因：首先修复操作非常容易；其次修复后愈合率很高；最后，外侧半月板后角根部愈合后会缓解板股韧带上承受的应力。因此，对于外侧半月板根部撕裂，手术治疗的目的也不是为了缓解现时症状，而是为了更长远地保护关节。

6. 半月板瓣状撕裂和混合型撕裂 半月板的瓣状撕裂和混合型撕裂原因可能同时有外伤和退变，同样涉及环箍纤维的断裂，会在不同程度上影响半月板的功能。

半月板的瓣状撕裂实际上是一种特殊的混合型撕裂。瓣状撕裂的特点是机械症状较重，尽管不会像桶柄样损伤形成真正关节交锁，但是会有卡别感，并且在卡别感发作时有较剧的疼痛。瓣状撕裂的半月板常需要手术治疗，行半月板部分切除术的目的是为了缓解现时的机械症状。

半月板的混合型损伤产生的症状轻重不一。如果无明显机械症状，疼痛不剧，可以考虑保守治疗；如果有机械症状，或者疼痛严重，建议手术治疗。因为半月板的混合型撕裂是一种退变性损伤，常合并骨性关节炎，需要区别患者的疼痛症状是源于半月板损伤还是软骨退变，只有明确疼痛源于半月板损伤的病例，才能够行半月板手术治疗。

7. 盘状半月板及损伤 盘状半月板是一种发育异常，在此基础上会有损伤。移位的盘状半月板失去了对关节的保护功能，在位的盘状半月板因发育形态和稳定性的不同功能各异：在冠状面 MRI 上显示内侧厚而周缘薄（倒三角）或者呈平板型的盘状半月板不具有关节保护功能，而内侧薄外缘厚（正三角）的半月板如果稳定，对关节仍然有一定的保护功能。

盘状半月板最常出现在外侧，偶尔会有内侧盘状半月板。盘状半月板的治疗首先是看半月板是否有移位或者不稳。任何有移位或者不稳的半月板都需要手术治疗，手术目的为了缓解现时的症状。半月板的后方移位会造成屈膝受限，前方或者髁间凹移位会造成伸膝受限。半月板不稳主要表现为膝关节活动时的弹响或者错动：半月板后移位合并不稳会造成屈膝末的弹响（半月板向前错动）；半月板前移位合并不稳会造成伸膝末弹响（半月板向后错动）。半月板静态（微屈膝）无移位但是不稳，发生弹响的角度不一。有些患者在非负重状态下无弹响，只有在负重活动（强力挤压）时才有弹响。如果患者无半月板移位或者不稳，则需要根据半月板的发育形态确定治疗方案：在冠状面 MRI 上，倒三角或者平板型的盘状半月板建议尽早手术治疗，正三角的盘状半月板症状不严重可以考虑保守治疗。

第二节　半月板损伤的手术方法

半月板损伤的手术主要包括半月板切除、修补和盘状半月板成形等方式。

一、内侧半月板后角切除术

内侧半月板后角切除不属于膝关节解剖重建的范畴，对于有手术指征的患者，该手术能够缓解症状，改善功能，故可将之归于膝关节功能重建的范畴。之所以探讨内侧半月板后角的切除技术，主要是因为该手术技术难度较大。如果内侧半月板未能有效切除，或者粗暴切除时造成软骨副损伤，不但不能缓解症状，反而会造成症状加剧。

1. 手术指征　症状严重，经保守治疗无效的内侧半月板后角水平撕裂、瓣状撕裂以及混合型撕裂。

2. 手术技术　患者仰卧位，膝关节外侧靠近关节线放置阻挡板，以利于术中施加外翻应力。建立高位前外侧和高位前内侧入路（分别平髌骨尖，紧贴髌韧带内、外侧缘），从前外侧入路进镜，由前内侧入路进操作器械。在接近伸膝位施加外翻应力张开内侧关节间隙，利用蓝钳、刨刀和射频头进行半月板切除。

如果内侧间隙无法张开，可施行内侧韧带针刺松解术。用硬膜外穿刺针，在内侧副韧带的关节线平面反复戳创，直至内侧间隙张开。

另一种方法就是采用后内侧入路。先从前内侧入路进器械，经股骨内侧髁内侧到达内侧半月板体部和后角交界处进行切除，直至所需深度（保留环箍带时需要控制深度，不保留环箍带则直接切至关节囊）。再经股骨内髁和后交叉韧带之间的间隙，到达内侧半月板后角根部，切除半月板至所需深度。中老年患者股骨内髁骨赘增生常封闭内髁与后交叉韧带之间的通道，需要先用髓核钳去除内髁骨赘，打开通道才能完成操作。随后将镜头经股骨内髁和后交叉韧带之间的间隙进入后内侧室。在关节镜监控下建立后内侧入路。经过前述体部-后角交界部和后角根部的切除，半月板后角残留部分常常能向上翻转，可利用蓝钳、半月板剪刀、刨刀或者射频头进行修整。

3. 要点和误区

（1）掌握手术指征最为关键，否则半月板切除再到位也难以取得理想治疗效果。

（2）在内侧关节间隙狭窄的情况下不能强行插入器械，以免损伤关节软骨。

（3）尽可能行保留环箍带的半月板切除，否则会造成半月板功能的完全丧失。

（4）内侧副韧带的针刺松解技术和后内侧入路操作技术是治疗内侧半月板后角损伤的基本技术，需要掌握。

二、内侧半月板桶柄样撕裂和 Ramp 撕裂的修补术

1. 手术指征　位于红-红区或者红-白区的内侧半月板桶柄样损伤，无明显变形、变性。

2. 手术方法　患者仰卧位，膝关节外侧靠近关节线放置阻挡板，以利于术中施加外翻应力。建立

高位前外侧和高位前内侧入路（分别平髌骨尖，紧贴髌韧带内、外侧缘），从前外侧入路进镜，由前内侧入路进操作器械。接近伸膝位施加外翻应力张开内侧关节间隙，用微型磨头行半月板周缘部分的新鲜化。

在膝关节后内侧内侧副韧带关节线水平做一长 1 cm 纵行切口，用尖头刀的刀尖在半月板平面横行戳刺内侧副韧带，直至内侧间隙能够充分张开。随后复位半月板。

采用 Inside-out 技术进行半月板体部的修补：一般先在内侧半月板体部和后角交界处用垂直褥式缝合法穿入一根 Orthocord 缝线（或者 2 根 2 号 Eithibond 缝线），向内牵拉缝线使半月板充分复位。再于半月板体部用垂直褥式缝合法穿入另一根 Orthocord 缝线。从膝后内侧内侧副韧带松解切口拉出缝线头，打结固定。

如果桶柄样损伤涉及半月板前角，采用 Outside-in 的方法进行修补。

接近伸膝，外翻膝关节，张开内侧间隙。从前外侧入路进镜，前内侧入路进器械。采用 2~3 枚 Fast-Fix 缝合器，以垂直褥式缝合法行半月板后角的修补。

3. 要点和误区

（1）内侧半月板桶柄样损伤，要尽早修复。一般来讲，桶柄样损伤的半月板在移位状态超过 6 周，就会出现变形、变性，造成复位和再塑形困难，以致不能修补。

（2）垂直褥式缝合能增加半月板内外侧部分的接触。但是，因为关节间隙狭窄，后角的垂直褥式缝合很难实施。通过内侧副韧带松解打开内侧关节间隙是关键措施。

（3）应当先修复固定体部和后角交界部的缝线使半月板复位，再行半月板后角修补。否则因为半月板后角游离部到周缘部距离太远，Fast-Fix 缝合器挂不住周缘组织，容易发生修补失效。

（4）Ramp 撕裂因为周缘部为关节囊，对 Fast-Fix 缝合器的把持力没有半月板组织高，容易松脱。术中需要确认修复的可靠性。必要时需要经后内侧入路，用缝合钩穿线，对合半月板后角和其后方的关节囊。

三、内侧半月板后角根部撕裂修补术

1. 手术指征 任何半月板质量尚好的内侧半月板后角根部撕裂。

2. 手术方法 患者仰卧位，膝关节外侧靠近关节线放置阻挡板，以利于术中施加外翻应力。在大腿中上部外侧放置阻挡板以利于屈膝时侧靠。建立高位前外侧和高位前内侧入路（分别平髌骨尖，紧贴髌韧带内、外侧缘），从前外侧入路进镜，由前内侧入路进操作器械。接近伸膝位施加外翻应力张开内侧关节间隙，探查内侧半月板的质量。

确定内侧半月板有修补价值后，将镜头经后交叉韧带和股骨内髁间隙插入后内侧室。随后屈曲膝关节，在监控下建立后内侧入路。从后内侧入路插入打磨头，进行内侧半月板后角附着部区域的新鲜化，直至露出有渗血骨质。

从后内侧入路进镜，从前内侧入路后交叉韧带和股骨内髁间隙插入 Point-to-point 交叉韧带重建胫骨隧道定位器，在内侧半月板后角附着部的前后缘各钻入 1 枚克氏针。

从前外侧入路进镜，从后内侧入路进缝合钩，在半月板后角穿入两根 Orthocord 或者 PE 缝线。

沿克氏针用 4.5 钻头扩孔，通过钻头将导线置入后内侧室，将 2 根半月板后角缝线经 2 隧道拉出。

拉紧缝线，复位半月板。将缝线于隧道外口骨桥上打结固定。

3. 要点和误区

（1）内侧半月板后角根部撕裂的修复是为了避免半月板功能丧失而造成的远期退变。因为手术时患者原有损伤症状常常已经消除，术后会出现疼痛，需要术前告知。

（2）修复后的半月板是否能与骨床形成可靠的连接还缺乏直接的组织学研究证据。

四、外侧半月板成形加修补术

1. 手术指征 儿童外侧盘状半月板损伤；成人正三角或者平板状盘状半月板损伤。

2. 手术方法　患者仰卧位。建立高位前外侧和高位前内侧入路（分别平髌骨尖，紧贴髌韧带内、外侧缘），从前外侧入路进镜，从前内侧入路进操作器械，常规清除髌下滑膜系带和内侧滑膜皱襞。“4”形盘腿，更换从前内侧入路进镜，从前外侧入路进器械。

先利用半月板剪刀、蓝钳和射频头进行盘状半月板成形，使其成为月牙状。对于成人，半月板体部宽度不超过 15 mm，儿童半月板对胫骨外侧平台自内外向内侧覆盖不超过 1/2。探查半月板周缘的裂伤区域以及半月板的稳定性，对相应区域的损伤或者不稳进行修补。

采用 Inside-out 的方法进行半月板体部的修补，采用 Outside-in 的方法进行半月板前角的修补，采用 Fast-Fix 进行半月板后角的修补。修补方法与内侧半月板桶柄样损伤类似。

3. 要点和误区

（1）半月板成形后要判断半月板的质量。对于儿童，如果半月板质量稍差，可以进行修补并保留组织，以期在发育过程中有进一步塑形和质量改善。对于成人，要在半月板质量完全可靠的情况下进行修补。

（2）术前通过半月板的移位方向判断半月板最需要牵拉的部位。如果半月板向后侧移位。前外侧是最主要的复位施力部位，可以多用几根缝线；如果半月板向中央髁间凹移位，正外侧，特别是腘肌肌腱裂隙前缘是最主要的施力部位；如果半月板向前移位，要关注半月板后角的固定。尽可能使用垂直褥式缝合。

五、外侧半月板后角根部撕裂修补术

1. 手术指征　任何类型的外侧半月板后角根部撕裂或者撕脱。

2. 手术技术　对于外侧半月板后角根部撕裂，如果根部残留半月板组织块较大，能够把持住缝线，则可直接行半月板缝合（一般要采用缝合钩）。如果半月板根部残留组织块很小，不能把持住缝线，或者为外侧半月板后角的撕脱，则类似于内侧半月板后角根部撕裂，在半月板后角穿入 2 根缝线，将缝线通过交叉韧带重建的胫骨隧道拉出固定。

（附视频：内侧半月板桶柄样损伤的修补）

第十章　髌股关节紊乱的手术治疗

第一节　膝前痛的产生机制

髌股关节紊乱在疾病的诊断方面有髌骨脱位或者髌骨不稳、髌股关节高压综合征和髌股关节炎。这些诊断将病理生理和临床症状进行了关联，为相应的治疗指出了方向。在这些疾病中，膝前痛是一个共同的症状。但是，当把膝前痛作为一种疾病诊断提出时，有人建议将其局限于无明确病因的膝前不适。因此有学者将髌股关节紊乱分为4类：无法确定病因的膝前痛、髌骨不稳（髌骨脱位）、髌股关节高压、髌股关节炎。但是我们还是主张将膝前痛作为一种广义的症状，不管能不能找到关联病因。

一、膝前痛的探源途径

在讨论膝前痛时，我们需要了解症状的感知部位、可能的解剖来源、可能的病理生理和病理解剖改变，最后关联到可能的疾病。这样才能从治疗疾病的角度来缓解症状。但是，因为在每一步关联中的多变性和复杂性，使膝前痛的诊断和治疗成为骨科学中的“黑洞”，治疗的结果存在很大的不确定性。

膝前痛的感知部位不同，可以局限于髌骨区，以及髌骨的上、下、内、外侧。局限性疼痛容易找到相关病因。比如，前内侧疼痛可能与内侧滑膜皱襞综合征相关，前外侧疼痛可能与髌骨外侧支持带过度紧张（髌股关节高压）相关。但是，大部分情况下，膝前痛并不局限，或者无确切的部位，为病因的寻找带来困难。

在探讨膝前痛的解剖来源时，需要从广义的髌股关节的角度来分析。狭义的髌股关节指的是髌骨、股骨滑车和内外侧支持带。广义的髌股关节指的是整个伸膝装置与股骨的解剖或者力学耦合。从解剖部位和层次上，膝前痛可能来源于髌骨和股骨滑车的软骨下骨、滑膜、关节囊、内外侧支持带、股四头肌肌腱和髌腱，也可能来自膝关节外，如股四头肌、髋关节等。能确定解剖来源即能寻找病因。通过症状感知部位的判断和局部体检，特别是压痛点的检查，可以大致确定疼痛的解剖来源。如膝关节前外侧疼痛合并外侧支持带压痛，可以推测其疼痛来源为外侧支持带。遗憾的是，膝前痛常无法进行局部的解剖定位，难以明确来源。

膝前痛的患者常常合并一系列解剖、生物力学和运动学异常。解剖异常包括软骨、骨和软组织异常，如软骨的退变、髌股关节不匹配、内侧髌股韧带（medial patellofemoral ligament，MPFL）撕裂等；生物力学异常如髌骨不稳等；而运动学异常包括整个下肢步态异常、膝关节的活动和运动状态异常，特别是伸膝装置在下肢活动时的异常。解剖异常需要依靠影像学检查来确定，生物力学异常需要依靠临床体检和特殊器械来确定，而运动学异常最可靠的检查方法是膝关节的三维动态分析。但是，在临床上首先难以界定异常和正常的界限，比如胫骨结节-股骨滑车间距（TT-TG 间距）在不同的人群、人种均不同。另外，常常难以将这些异常改变与膝前痛相关联。

在面对膝前痛的患者时，临床医生最常规的做法就是寻找结构和功能学异常，推测这些异常与膝前痛的关联，并期望通过异常的纠正来缓解患者的疼痛。因此就出现了有关膝前痛的假说：髌骨软化学说、髌股力线异常学说、组织内环境紊乱学说、神经源性假说，以及神经痛模型。

二、膝前痛的产生机制假说

在20世纪60年代以前，常将膝前痛归因于髌骨软骨软化（chondromalacia patellae）。有研究表明，膝前痛与髌骨软骨软化并无明确相关性[1]，倒可能与造成髌骨软骨软化的过度负载有关。因为髌骨软化无诊断、治疗和预后方面的意义，现在主张放弃髌骨软化症的称呼。

20世纪70年代，经常将膝前痛归因于髌股关节对线异常（patellofemoral malalignment，PFM）[2,3]。PFM指伸膝位较重而屈膝位较轻的髌骨的外偏、外倾，称为轨迹异常（maltracking）和位置异常（malposition）可能更确切。PFM引起髌股关节外侧面高压综合征（excessive lateral pressure syndrome，ELPS）。因为对线异常（PFM）理论具有生物力学角度的合理性，曾导致了矫形手术的过热，但是手术效果总体却不甚理想并不可预测。该假说未能解释为何部分人群有PFM而无膝前痛，也未能解释为何膝前痛在静息状态下会发生。研究表明，对线异常程度与软骨退变程度及部位无相关性。因为矫形手术结果的不可预测，甚至可能会造成医源性PFM。目前该假说遭到了怀疑，也影响到了相应的临床实践。

20世纪90年代，Scott F. Dye提出正常组织内环境稳定（tissue homeostasis，THS）的理论[4]。正常组织可以承受一定频度和程度的负荷，并维持内环境的稳定。每个人有不同的负荷承受度。在此基础上提出了膝前痛的内环境失衡（tissue homeostasis disturbance，THSD）学说，认为过度使用或者过度负载导致内环境紊乱，从而产生疼痛。该学说实际上为过度负载学说，可以与PFM学说有机结合。PFM降低了整体负荷承受能力。有PFM的人可能更容易出现症状，但是如果在限度内承载，可以毫无症状。THSD学说的主要结论是没有症状不用矫正PFM。THSD学说的缺陷首先在于未能解决膝前痛的预防问题：为何每个人负载能力不同？如何知道每个人的负载潜能？通过何种方法避免PFM导致THSD？其次该学说未能解释为何THSD一旦发生，即便降低负荷，也不能恢复THS。关键的是，该学说未能从更深层次解释疼痛为何产生，未能对THSD的治疗提出指导。临床上，骨组织THSD能够通过PET-CT或者MRI来探查，但是对软组织THSD缺乏可靠的探查方法。

Sanchis-Alfonso通过组织的病理学检查提出了膝前痛的神经源性学说[5]。研究发现膝前痛患者髌骨外侧支持带中血管内皮生长因子（VEGF）表达增加，血管外膜神经支配增加，神经生长因子（NGF）表达增加，并且有神经脱髓鞘改变、神经瘤形成和P物质含量增加。因此推测PFM发生时，局部组织压力增加，因为血管扭曲而出现局部缺血，诱发NGF和VEGF释放，造成过度神经支配和过度血管化。游离神经末梢释放P物质，吸引肥大细胞。P物质诱发前列腺素E2释放，肥大细胞释放组胺。前列腺素E2刺激痛觉感受器产生疼痛，组织胺诱发疼痛。Sanchis-Alfonso神经源性学说对临床治疗有一定指导，比如可以通过外侧支持带松解缓解支持带张力，通过髌股关节去神经化减轻系列神经反应，通过药物治疗缓解P物质释放，从而缓解疼痛。但是，Sanchis-Alfonso只对髌骨外侧支持带进行了研究，对内侧支持带未行研究，也未对骨组织进行研究，可视为对THSD学说软组织变化的解释。

Woolf对膝前痛进行过临床分析[6]。把膝前痛从病因、病理和可能机制上分为如下几类：①损伤感受性疼痛，指的是对有害刺激的一过性反应；②内环境恢复稳定性疼痛，指的是组织愈合过程中恢复内环境稳定的疼痛；③神经病理性疼痛，指的是自发性疼痛或者过敏性疼痛；④功能性疼痛，指的是对正常神经传导的异常中枢反应。该分析有助于对膝前痛的全面理解，但是未指出确定具体机制的方法，以及针对各种机制的对策。

参考文献

[1] ROYLE S G，NOBLE J，DAVIES D R，et al. The significance of chondromalacic changes on the patella［J］. Arthroscopy. 1991，7：158-160.

[2] HUGHSTON J C. Subluxation of the patella［J］. J Bone Joint Surg. 1968，50A：1003-1026.

[3] MERCHANT A C，MERCER R L. Lateral release of the patella：a preliminary report［J］. Clin Or-

thop Relat Res. 1974, 103-140.
[4] DYE S F, STAUBLI H U, BIEDERT R M, et al. The mosaic of pathophysiology causing patellofemoral pain: therapeutic implications [J]. Operat Tech Sports Med. 1999, 7: 46-54.
[5] SANCHIS-ALFONSO V, ROSELLó-SASTRE E, REVERT F, et al. Histologic retinacular changes associated with ischemia in painful patellofemoral malalignment [J]. Orthopedics. 2005, 28 (6): 593-599.
[6] WOOLF C J. Pain: moving from symptom control toward mechanism-specific pharmacologic management [J]. Ann Intern Med. 2004, 140: 441-451.

第二节　髌骨脱位或髌骨不稳诊治概述

髌骨脱位可发生于髌骨对线完全正常的患者，由于直接暴力造成；也可能发生于原来髌骨对线存在异常的患者，特别是原来就存在髌骨半脱位的患者。在髌骨半脱位的患者中，不管是否有髌骨倾斜，都易出现髌骨脱位。全膝置换术后也可能发生髌骨脱位。不管是直接暴力还是股四头肌强力收缩造成的髌骨脱位，都常伴发急性软骨损伤。

一、髌骨脱位的病因

在正常情况下，髌骨存在向外移位的趋势。在静态方面，当伸膝时，这种趋势被 MPFL 的牵拉和股骨外髁的阻挡被动地抵消。在动态方面，髌骨外向脱位的趋势受到股内侧肌收缩的限制。当急性或者复发性髌骨脱位发生时，这种平衡就被打破。在少数病例中，伸膝装置应力的不平衡可能是髌骨脱位的主要因素。但是，在大多数情况下，髌骨脱位与骨形态异常有关。

（一）骨骼异常

1. 股骨滑车异常　股骨滑车异常存在两种可能：一是股骨外髁发育不良，就是股骨外髁过低，失去对股骨外侧移位的阻挡；其次是股骨滑车底部抬升，就是股骨滑车过浅而无法容纳髌骨。在大多数情况下，这两种异常同时存在。有研究表明，复发性髌骨脱位的患者比“正常人”股骨滑车角大。有人认为股骨滑车角异常的原因不是股骨外髁异常性变低，而是股骨滑车底部异常性变高。现在，通过 MRI 或者 CT 的膝关节横截面图像，能够很细致地了解髌股关节骨性结构的形态、发育，以及对合关系。但是还缺乏正常人群和髌骨脱位患者股骨滑车骨性结构的对比资料。

2. 髌骨异常　在髌骨脱位的发生和发展中，髌骨形态异常可能更多的是原因而非结果。如果髌骨长期处于偏移状态，很可能出现继发性的形态异常。在许多情况下，髌骨脱位是陈旧性对线异常的结果。当然，在解剖和对线完全异常的情况下也可能发生创伤性的髌骨脱位。有研究表明，在髌骨脱位的患者中，大部分存在髌骨偏薄的现象，并且绝大部分髌骨形态为 Wiberg Ⅲ型。

（二）骨对合关系异常

骨对合关系异常包括髌骨和股骨滑车的对合关系异常、下肢内外旋异常和内外翻异常。

1. 髌骨和股骨滑车对合异常　髌骨脱位的患者，髌骨相对于股骨滑车会有外倾和外移。高位髌骨和低位髌骨实际上是矢状面上的对合关系异常。

2. 下肢扭转异常

（1）股骨远端内旋。髌骨脱位的患者，如果把股骨近端旋转位置放正，即维持正常的股骨颈前倾，股骨远端常有过度内旋。这时，如果髌骨与股骨滑车一起内旋，就会出现髌骨的对视征；大部分情况下，髌骨内旋的幅度小于股骨滑车，就会出现髌骨的外偏和外倾，甚至脱位。

（2）胫骨结节外偏。许多作者凭临床印象觉得胫骨结节外偏可能是髌骨脱位的一个主要发病因素，但是缺乏精确的测量数据支持。因为在不同的屈膝位置，髌骨会有相应不同的移位和旋转，所以要测量髌骨相对于胫骨结节的正确位置较为困难。测量胫骨结节相对于股骨滑车的距离较为可靠。

（3）胫骨外旋异常。人在行走时足部有一个前行角，即足部的轴线略朝外，与前行方向大约呈 15°夹角。髌骨脱位的患者无论股骨远端内旋幅度多大，其前行角均正常，这需要胫骨的外旋来代偿，因此就存在胫骨的外旋异常。需要注意的是，股骨内旋异常和胫骨外旋异常是对应存在的。如果想矫正股骨内旋异常，必须同时矫正胫骨外旋异常，才能维持足部的前行角。

3. 内外翻异常

（1）膝外翻。在髌骨脱位的患者中，膝关节外翻的比例并不是特别高。Heywood 报道 106 例患者中有 7 例存在膝关节外翻[1]。一般认为膝关节外翻不是髌骨脱位的主要原因，因为大量有严重膝关节外翻的儿童并无髌骨问题。

（2）膝内翻。严重髌股关节紊乱的患者可能会有膝内翻或者小腿内翻，但是膝内翻是否为髌骨外向脱位的原因尚需探讨。

（三）软组织异常

1. 高位髌骨　髌骨相对于股骨滑车的这种异常关系在大多数情况下可归因于髌韧带过长。有关高位髌骨与髌骨脱位的关系有不同的看法。有研究报道半数以上髌骨脱位的患者存在高位髌骨。Insall 等也认为高位髌骨是一个重要的致病因素[2]。同其他方面的异常一样，髌骨脱位并非都与高位髌骨相关联，有相当一部分髌骨脱位的患者髌骨位置正常。尽管有髌骨脱位或者对线异常时能够发现高位髌骨，比起其他对线异常或者结构性异常，一般认为高位髌骨不是一个严重的问题。

2. 髌骨内侧稳定结构异常　MPFL 得到股内侧肌的加强，在防止髌骨脱位方面似乎有重要作用。MPFL 可能被撕裂，也可能强度变低。Koskinen 等[3]发现在髌骨脱位的患者，MPFL 的止点更加靠内侧。不管是因为创伤还是结构性异常，髌骨脱位初次发生时总是先削弱内侧稳定结构，而后发生脱位。有一些作者报道髌骨脱位发生于有广泛性韧带松弛综合征的患者，包括骨软骨营养不良、Ehlers-Danlos 综合征和 Marfan 综合征。在这些情况下，内侧稳定结构不足以抵抗 Q 角决定的髌骨正常外移趋势。

继发于多肌炎的股内侧肌麻痹后也会出现复发性髌骨脱位。有一些患者会有股内侧肌萎缩或者发育不良。在后者，肌纤维只是附着于髌骨表面，而不是髌骨的上缘和内侧缘。

3. 外侧支持带异常　股外侧肌纤维附着异常、股外侧肌中出现异常纤维束、髌骨外侧支持带异常挛缩在髌骨脱位中起着重要的作用。Jeffries 报道 3 例从髂胫束到髌骨外上缘有异常筋膜连接[4]。外侧支持带的紧张无疑会加重髌骨外侧移位和髌骨外倾，从而增加髌骨脱位的风险。但是，Heywood 对 76 例患者进行回顾并无这种发现。这些研究说明了在伸膝装置的功能性平衡中，有许多因素在发挥着重要作用。

4. 遗传因素　许多作者指出髌骨脱位有家族遗传的趋势。Bowker 等报道在其研究的 48 例中 25%有家族史[5]。Crosby 等发现 28%有家族史[6]。Down 综合征的患者易发生髌骨脱位，Turner 综合征和复发性髌骨脱位之间也可能有一定的联系。复发性髌骨脱位也发生于 Kabuki make-up 综合征。

二、髌骨脱位的诊断

（一）急性髌骨脱位

髌骨对线异常，特别是髌骨半脱位，会增加髌骨完全脱位的概率。髌骨脱位指的是髌骨从股骨滑车完全移位，从而失去关节面的对合。不管是以直接创伤为原因，还是以在原有对线异常基础上伸膝装置产生扭转应力为原因，髌骨脱位总是突然发生。

1. 临床表现　急性髌骨脱位的患者都能够意识到膝盖骨的脱出。有些情况下患者自己或者在别人的帮助下能够将髌骨复位。有时患者会主诉“膝关节脱位”，实际上仅仅是髌骨脱位。检查者需要注意这些“自我诊断”。不管怎么样，髌骨脱位的经历会使患者留下鲜明的印象，就是膝关节发生了严重的问题。髌骨脱位既可能发生在剧烈运动和直接暴力时，也可能发生在一些小的活动中。典型的髌骨脱位患者是身材较矮小的年轻女性，具有髌骨对线异常和韧带松弛，然而髌骨脱位也经常发生于从事剧烈活动的运动员，不管男性还是女性。一些患者可能原来就有膝前痛，但是并不严重。有时患者会感觉到髌骨向内侧脱位，实际上感觉到的是相对突起的股骨内髁。

患者最初的临床表现主要为膝关节肿胀，常使相关体检难以进行。结合病史，进一步明确在髌骨脱位之外是否存在交叉韧带断裂和半月板损伤。因为疼痛、肿胀以及脱落的骨软骨块的嵌夹等原因，常使患肢活动受限。

应当在伸膝位仔细检查髌骨支持带的完整性，以及韧带是否有异常。同时检查交叉韧带是否有松弛，关节线是否有压痛。在髌骨内侧支持带的部位会有明显的压痛，外推髌骨患者会有明显的恐惧感。应当检查 MPFL 的完整性。股内侧肌部位会有肿胀。膝关节伸屈活动会因为疼痛而受到限制，但是如果患者能够在一定程度上屈曲膝关节，能够发现或者感觉到髌骨向外侧的偏移（与对侧比较）。外侧支持带部位压痛可有可无。应当检查整个伸膝装置，一些老年患者髌骨脱位时会发生股四头肌肌腱从髌骨上极的撕脱，在髌骨近侧会有空虚区，但是在整个膝关节肿胀时从外观上不一定能够发现。如果可能的话让患者做直腿抬高动作，如果不能应当怀疑伸膝装置是否完整。在这种情况下，Mcmurray 试验无法进行，但是一定要检查局限性压痛点和膝关节不稳。如果可能，让患者下地站立，以检查下肢力线，判断是否有外翻和旋转异常。通过检查进一步排除患者整体关节囊和韧带是否存在过度松弛。

2. 影像学表现 理论上，当怀疑髌骨脱位时，应当拍摄负重状态下的膝关节正、侧位片和屈膝30°~45°髌骨轴线位片。在 X 线片上，能够发现髌骨外侧偏移的征象，可能是原来就有的髌骨对线异常，也可能是脱位后内侧支持带撕裂造成的后果。髌骨切线位片能够提示对线异常（原发或者继发性）。可能会发现附着于髌骨内侧缘的骨片，髌骨内侧缘或者股骨外髁骨缺损。如果骨软骨骨折块游离，可以在关节腔的任何部位发现骨片，最常发现于外侧沟和髁间凹。

侧位片对判断髌骨倾斜度以及了解股骨滑车发育程度非常有用。无论膝关节完全伸直还是屈曲 30°，需要在两股骨髁后部轮廓线完全重叠的情况下摄片（一般先透视监控再摄片）。根据股骨滑车底线与股骨前侧皮质线的相对关系能了解股骨滑车抬升的程度，根据股骨髁前轮廓线与股骨滑车沟底线和股骨前侧皮质线的相对关系能够了解股骨髁发育不良的程度（图 10-1）。但是，除非先采用透视确定股骨髁后部重叠状态，否则很难得到理想的侧位片；临床上能够得到的膝关节侧位片两股骨髁后轮廓线极少完全重叠。目前，因为三维 CT 的应用，已经很少需要通过标准侧位 X 线片了解股骨滑车发育不良程度。

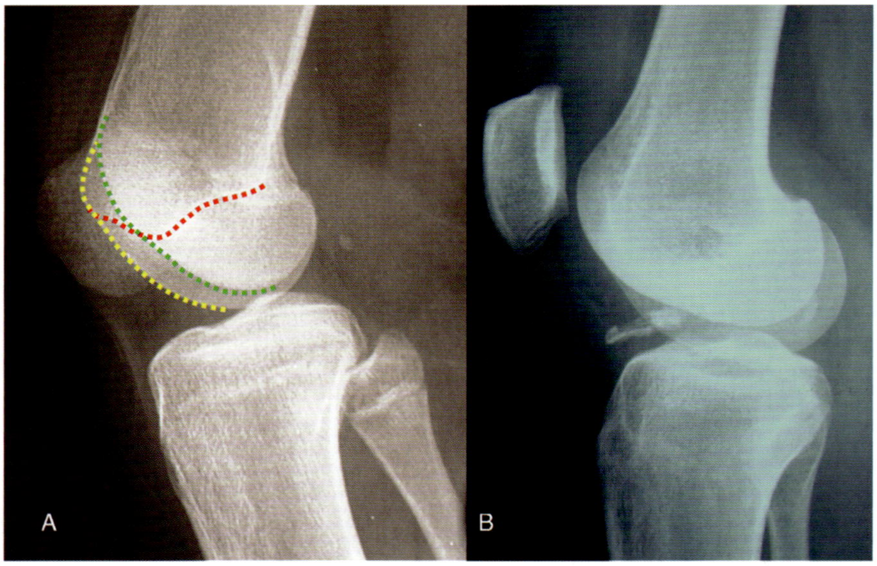

图 10-1 膝关节标准侧位片和非标准侧位片

在标准的膝关节侧位片上（A），能够了解到股骨内髁（绿线）发育不良的程度；通过滑车线（红线）与股骨髁线（黄线）的交会点，能够了解到滑车底部的抬升程度。但是临床上能得到的一般为非标准侧位片（B）

初次脱位的患者建议进行 CT 检查。理论上，屈膝 20°~30°位置的 CT 影像有助于了解髌骨和股骨滑车的功能性对位。但是，放射科医生常难以精确调控膝关节屈曲角度。因此，我们常规在完全伸膝位行 CT 检查。检查 CT 时要求患者维持膝关节过伸，足尖朝上。在维持过伸的时候股四头肌收缩将髌骨向上提拉，能了解髌骨相对于股骨滑车的上下位置，以判断是否有高位髌骨。足尖朝上位（足前行角正常）的膝关节 CT 影像可以了解股骨髁内旋的幅度（图 10-2）。如果关节积血较多，建议先穿刺抽液。关节有积液时髌骨会表现出过度的外偏和外倾。在 CT 影像上可以了解髌骨的静态位置，根据外侧髌股关节的匹配程度预测脱位复发的概率。如果髌骨在静态情况下大部分在股骨滑车外，发力时脱出的机会很大，需要积极治疗。

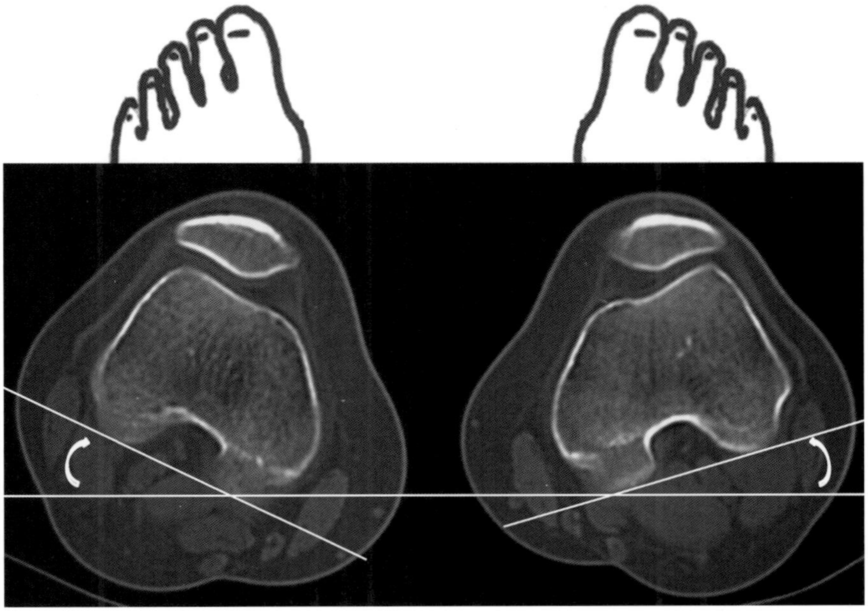

图 10-2　足尖朝上的膝关节 CT 影像能够大致了解股骨远端内旋的程度

初次脱位的患者还建议行 MRI 检查。MRI 检查除了要了解软骨损伤外，更主要的是要了解 MPFL 撕裂的程度和部位。在髌骨内侧，MPFL 与股内侧肌腱膜融合为一层，一同附着于髌骨内侧缘的中上部。MPFL 靠近髌骨附着部的撕脱常意味着股内侧肌与髌骨的失连接，这种情况下股内侧肌功能丧失，髌骨脱位复发的概率要高得多，需要积极治疗。如果 MPFL 在中部或者内侧部撕裂，说明股内侧肌的连接完整，治疗上可以偏向保守（图 10-3）。

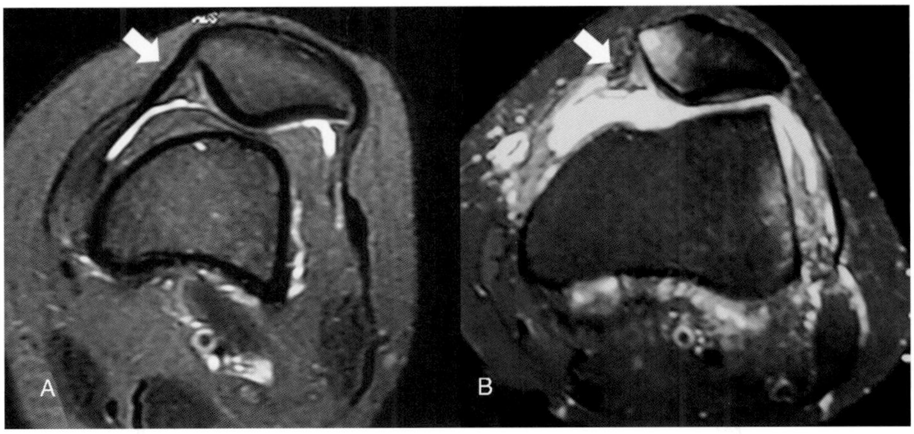

图 10-3　髌骨脱位患者 MPFL 于髌骨附着完整（A）及损伤（B）的 MRI 影像

3. 病理解剖 急性髌骨脱位时常造成关节软骨损伤。在大多数患者中，造成膝关节脱位的应力都非常大，因为要将髌骨拉出股骨滑车，需要先将髌骨内侧支持带拉长、撕裂。我们发现大多数急性髌骨脱位的患者关节内都有游离的骨软骨骨折块，骨折常发生于髌骨内侧面和股骨滑车外侧面。如果单单是软骨的剥脱，在X线片上不一定有阳性发现。有时X线片上骨折片很小，实际上常带着较大的软骨块。对于髌骨脱位的患者，软骨的脱落不能忽视，因为内侧支持带的撕裂、髌骨内侧面和股骨滑车外侧面软骨的缺损常常加重髌骨对线异常。总之，髌骨脱位并不仅仅是髌骨半脱位病情的延伸，而是一种合并其他结构损坏的严重创伤。

（二）复发性髌骨脱位

复发性髌骨脱位的病程演变复杂多样，有许多治疗选择。髌骨脱位的患者一辈子只发生一次的情况少见，Heywood 估计占大约15%。部分患者可能在数年间只有两三次脱位，在脱位发生的间隙髌股关节稳定，因此避免了手术干预。还有些患者表现为经常性的脱位，甚至常发生于幅度不大的活动或者运动中，如行走、爬楼梯、跳舞等。在脱位发作间歇，也有膝关节的不稳定感和不适主诉。Crosby 等对26例随访报道，随着年龄增长，脱位发作的频率降低。不管如何，必须记住髌骨脱位时会发生严重的软骨损伤。避免脱位复发，一个关键点是要对脱落的骨软骨块进行复位。由此可知，关节镜检查在决定治疗方案时显得尤为重要。

有学者研究发现，髌骨脱位的严重程度与远期预后相关。那些在每次脱位发作时都有明显疼痛、肿胀和功能障碍的患者，即便发作频率不高，比那些发作频率高但是每次发作时功能障碍不严重的患者预后差。因此，对于复发性髌骨脱位，特别是发作时有严重症状的患者，采用积极的治疗手段有可能改善远期效果。

1. 临床表现

（1）病史。复发性髌骨脱位常发生于十几岁的青少年。该年龄阶段肢体长度、对线以及运动水平处于变化中。男性和女性发病率比值大约1:5。

初次脱位的发生常常无任何预兆。可能发生于一个简单的扭转动作。研究表明，约40%的患者脱位发生于外翻、外旋的体育活动。当脱位急性发作时，常造成摔跤，膝关节内侧会有严重不适。患者常无法自行站立，但是这种完全的功能障碍时间很短，因为患者只要伸直膝关节就能够复位髌骨。因此很少有患者因为完全性的髌骨脱位而来看急诊。

髌骨脱位时患者可能注意到的是内侧突起的股骨髁，而不是向外脱位的髌骨。特别是在脱位时间比较短的情况下，患者不一定主诉髌骨外侧脱位。髌骨脱位一旦复位，患者不需搀扶就能自行行走。但是，患膝会有严重压痛，每次屈膝时都会有不适，惧怕疼痛再发。因此会出现特征性的步态，把膝关节固定在伸直位走路。大多数患者会尽快就医，有些患者自认为一般扭伤，会自己用绷带包扎，直到第二次、第三次发作时才就诊。

（2）体检。急性髌骨脱位极少不能复位，但出现该状况时，因为畸形有明显特征性，容易得出诊断。由于疼痛性肌肉痉挛，膝关节于屈曲位固定。膝关节前侧无覆盖的髌骨，股骨髁的形态清晰可见。在股骨外髁外侧可以看到突起的髌骨。被动伸直膝关节能够使髌骨自行复位。

大多数患者在脱位发作后数小时即来就医。单根据病史有可能发生误判，特别是脱位发生在运动中时。临床体检有显著特异性。膝关节血肿明显，但是张力不高。因为内侧滑膜随着内侧支持带一起被撕裂，关节积血外渗。髌骨向外的活动度过大，外推时很容易将髌骨重新脱位。髌骨内侧缘有压痛，表示内侧髌周结构的撕裂，包括MPFL。

一些情况下，患者就诊时脱位已经发生了一段时间，膝关节症状虽然没有完全消失但是也大部分缓解。患者来就医的原因是感到膝关节不稳定。与急性脱位的表现不同，这时膝关节一般并不疼痛。最重要的体检发现是恐惧症阳性。患者仰卧、膝关节伸直、股四头肌放松，检查者从髌骨内侧缘向外持续施加外推压力并逐渐屈曲膝关节，能够使髌骨半脱位。患者会突然有髌骨要脱位的恐惧，收缩股四头肌以使髌骨回复、阻止屈膝。这种恐惧不一定伴有急性不适感，主要的表现是害怕脱位。尽管该体征经常出现，是髌骨脱位的特异性体征，但并不总是出现。

如果不能明确诊断，需要借助于 MRI 检查。髌骨脱位的患者会合并有症状不明显的半月板损伤；半月板损伤的患者也会合并症状不明显的髌骨半脱位和脱位。因此要避免向两个方向的错误诊断，明确造成患者功能障碍的主要原因。

在体检时要注意检查是否存在游离体。这些游离体常常是软骨性质，在普通 X 线片上没有发现。有时在髌上囊或者内外侧沟能够摸到游离体。

2. 影像学表现　影像学检查能够确定软骨损伤的程度、是否有游离体，以及是否有潜在的对线异常。

对于大多数病例，依靠标准的正位、侧位及髌骨轴线位 X 线片就能明确诊断。对于复发性髌骨脱位，如果准备行手术治疗，CT 检查能够全面了解髌股关节的异常状态，包括股骨滑车的形态，髌骨对线异常以及外倾的程度，胫骨结节外偏外旋的程度等。这有助于医生制订正确的手术方案，确定是否要行股骨滑车成形或者胫骨结节移位调整。

复发性髌骨脱位的患者髌骨内侧支持带部位会有钙化。有时髌骨内侧会有缺损，一般是骨软骨骨折所致。有时 MPFL 会撕下一个小的骨片，在清晰度较高的 X 线片上能够发现。髌骨脱位常造成骨软骨骨折，形成游离体。骨软骨骨折的发生率大约为 25%。如果游离体对膝关节的力学功能没有干扰，临床上不一定有发现。在非正常部位出现的高密度影可能就意味着膝关节游离体存在。游离体有四种来源：髌骨的软骨面，一般较小，在平片上不显影；髌骨内侧的骨软骨骨折，是由于髌骨复位时与股骨外髁撞击造成；MPFL 牵拉造成，一般来说不真正游离；股骨滑车的外侧面，髌骨复位时的剪切应力造成。

复发性髌骨脱位同样需要 MRI 检查，以了解软骨损伤以及 MPFL 撕裂的程度和部位。但是在大部分情况下，复发性髌骨脱位的患者 MPFL 撕裂为陈旧性，已经有新的瘢痕连接，具体撕裂部位难以判断。

（三）固定型髌骨脱位

固定型髌骨脱位指的是在膝关节整个伸屈过程中，髌骨与股骨远端的软骨始终无接触。在伸膝位，髌骨可能接近中线，但是当屈膝时髌骨始终位于股骨外髁的外侧。

1. 类型　固定型髌骨脱位分两种类型：先天性和后天性。Green 等认为在胚胎期或者出生时就会有先天性髌骨脱位，并且可能有家族遗传倾向[7]。后天性固定型髌骨脱位指的是后天出现的、屈膝时髌骨自动滚动到股骨外髁外侧的髌骨脱位。

2. 病因学　先天性髌骨脱位的可能原因包括肌肉或纤维组织的止点异常，异常纤维增生。其结果是一样的，屈膝时髌骨被拉向膝关节外侧。后天性髌骨脱位的原因可能与进行性股四头肌纤维化疾病有关。股四头肌纤维化病因不明，只发生于股外侧肌、股中间肌，在极少数情况下股直肌会受到影响，因此不可避免地会造成髌骨外向牵拉力过大。如果膝内侧稳定组织有作用，结果是屈膝受限，一旦内侧稳定组织失去作用，则发生固定型脱位。

3. 临床表现　随着儿童年龄增长，继发性畸形越发严重，其中包括膝外翻、胫骨外旋、股骨外髁发育不良，以及股骨短缩。另外，髌骨小、关节面平坦，也是继发表现。因此在这些畸形变得不可逆转之前，做出早期的诊断和手术矫正非常关键。

尽管股四头肌挛缩与后天固定型髌骨脱位可能为同一病因——股四头肌进行性纤维化，但两种现象并不一定同时发生。继发性畸形发生很快。

成人固定型髌骨脱位主要表现为伸膝无力、下蹲起立困难。因为髌骨与股骨滑车不接触，很少表现为髌股关节炎的症状。一般来说症状比影像学和体检发现要轻。临床上很少有迅速恶化的病例。

先天性髌骨脱位在临床上很难诊断。首先是因为患儿没有疼痛，其次是因为髌骨在四五岁时才有骨化影，早期即使有异常也容易漏诊。外观上患者会有膝外翻，屈膝时能够发现并触及髌骨外脱。在髌骨外上侧能够触及异常的纤维条索。患者伸膝肌力减退，但是能够负重。一部分患者表现为屈膝挛缩，大部分关节被动活动正常。

后天性固定型髌骨脱位常出现在 5～7 岁。患者无不适症状，主诉屈膝髌骨外脱。一般无屈膝挛缩和伸膝障碍。完全伸膝时髌骨更接近中线。

4. 影像学表现 在髌骨骨化核出现以后，固定型髌骨脱位在X线片上有典型的表现，也容易诊断。正位片上髌骨外偏，侧位片上髌骨与股骨髁重叠、股骨外髁发育偏低（图10-1A），轴线位片上髌骨外移、股骨滑车平坦，非常明显（图10-4）。在有的患者，完全伸膝时髌骨接近中线，可能影响诊断。CT和MRI检查能够了解髌骨和股骨滑车形态的异常，髌骨脱位程度。先天性髌骨脱位骨性异常的程度更严重。

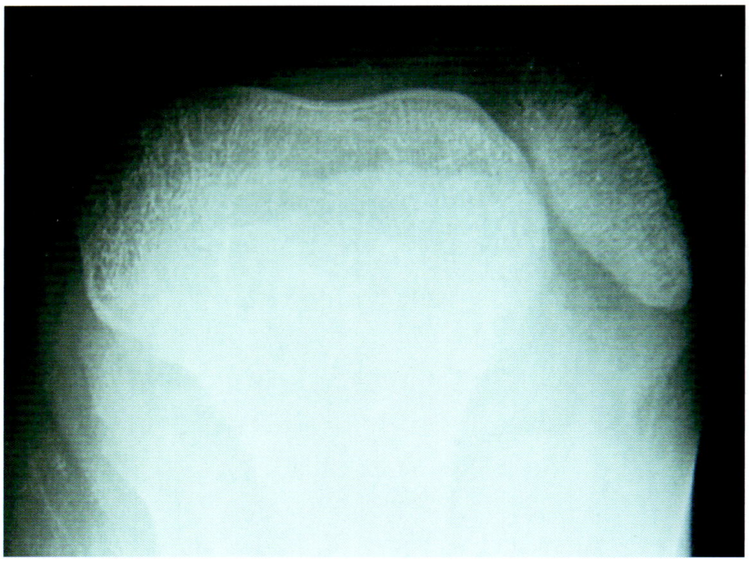

图10-4 固定型髌骨脱位，屈膝时髌骨位于膝关节外侧

三、成人髌骨脱位的治疗原则

成人髌骨脱位可分为初发性髌骨脱位、复发性髌骨脱位/不稳和固定型髌骨脱位。

（一）初发性髌骨脱位

1. 急性期的初发性髌骨脱位 急性期初发性髌骨脱位原则上采取保守治疗。一般伸膝位石膏或者支具固定3周以上。可采用内推髌骨支具。

急性期手术治疗的指征为：①关节内骨软骨骨折形成关节交锁。髌骨脱位造成的骨折块一般位于外侧沟部位，与股骨外髁或者关节囊黏合在一起，并不引起交锁。如果骨折块位于髁间凹或膝关节前室引起伸膝障碍，或者游离于关节内经常引起交锁，则需要手术处理，进行骨块的摘除或者复位固定。②较大、带有骨质层的骨软骨骨折块需要复位固定。髌骨脱位的骨折块多来自髌骨内侧面或股骨外髁，会造成髌骨形态的改变，并进一步削弱股骨滑车对髌骨脱位的阻挡。髌股关节软骨的大块缺损也会明显增加髌股关节炎的发生率。因此，对于较大的骨软骨骨折块，有必要进行复位固定。髌骨脱位造成的骨折块多不规则，我们建议对宽度大于1 cm的骨折块采取复位固定。如果骨折块仅为软骨层，不带骨质，一般建议进行摘除。也可尝试软骨下骨微骨折或者钻孔成形加软骨层的复位固定，成功与否取决于剥脱的软骨与软骨下骨能否黏合在一起。③MPFL从一侧端撕脱。如果MPFL从一侧撕脱，特别是从髌骨侧撕脱，常常意味着股内侧肌的撕脱，建议急性期进行修补。MPFL在股骨侧被肌肉覆盖，自行愈合概率较高，另外其撕脱多为单纯撕脱，股内侧肌附着完整，可试行保守治疗。如果MPFL的损伤表现为撕脱骨折，并且骨折移位大于5 mm，也建议行骨折的复位固定。急性期手术治疗可以结合其他结构性矫正或者修复手术，如外侧支持带松解、内侧阻滞结构的修复重建和胫骨结节移位。

2. 陈旧性初发性髌骨脱位 对于陈旧性初发性髌骨脱位，如果关节内骨软骨骨折形成关节交锁，或者较大、带有骨质层的骨软骨骨折块需要复位固定，建议进行手术治疗。陈旧性撕脱骨折一般已形成纤维连接，建议行整体内侧阻滞结构的修复重建而非切开复位固定。如果没有关节交锁或者大的骨软骨骨折块，则要结合患者的症状、体征和影像学检查，充分了解其预后，从而决定进一步治疗措施。

3. 初发性髌骨脱位的预后和治疗措施　初发性髌骨脱位的患者，在急性创伤反应消退后，可能无任何不适，也可能表现为静息痛、发力痛和髌骨不稳，有相应的处理原则。

（1）无症状。初发性髌骨脱位后，部分患者日常活动或者运动时没有不适症状，建议采取保守治疗。其机制可能为 MPFL 损伤自行愈合，或者髌骨原有稳定机制佳，初次脱位为极度外伤应力引起，或者稳定机制未受到明显破坏，复位后承受应力在可承受范围内。

（2）静息痛。部分患者表现为静息痛，是由于髌骨脱位造成内环境紊乱引起的。这种内环境紊乱可能表现为软骨损伤、骨挫伤、MPFL 撕裂。建议理疗，并避免承受过度的负荷。

（3）发力痛。部分患者表现为发力痛。这可能与髌骨脱位造成内环境紊乱，在发力时因负荷导致的疼痛超过阈值有关。对于发力痛，可先行保守治疗。避免下肢发力活动，以期内环境紊乱和疼痛阈值恢复。如果保守治疗无效，则行手术治疗，需要了解结构紊乱特点后再进行针对性手术。

如果发力痛同时合并髌骨静态偏移和髌骨动态不稳，则需要综合判断以确定治疗方案。如果有严重的静态偏移或者动态不稳，髌骨脱位的概率明显增加，为了避免髌骨脱位复发造成新的软骨损伤，即便尚无脱位或不稳复发也建议进行手术治疗。另外，在严重髌骨脱位或静态不稳的情况下，即便无脱位发作，髌股关节的不匹配也会造成过早的退变，也建议进行手术干预。

髌骨静态偏移需要通过屈膝 30°位的髌骨轴线位 X 线片或者 CT 影像判断。如果无法获得严格屈膝 30°位的影像，可采用完全伸膝位的 CT 影像作为参考。在相关影像上，把股骨滑车外侧面分为三等份，随后确认髌骨内外侧关节面交界点。如果该交界点位于滑车中心，则髌骨无偏移。如果该交界点对应于滑车外侧面的内 1/3，外侧髌股关节匹配度大于等于 2/3，则为Ⅰ度外偏；如果该交界点对应于滑车外侧面中 1/3，为Ⅱ度外偏，外 1/3 则为Ⅲ度外偏（图 10-5）。髌骨动态不稳需要通过屈膝 30°外推髌骨时髌骨外向活动度来判断，以髌骨 1/4 宽度的移位作为Ⅰ度。如果髌骨外侧软骨面占髌骨宽度的 3/4，髌骨Ⅲ度外移，说明髌股关节基本上完全失去对合。

初发性髌骨脱位表现为发力痛时，结合髌骨静态偏移和动态不稳程度，其手术指征为：①髌股关节外侧面匹配程度<1/3，即Ⅲ度髌骨静态偏移；②髌股关节外侧面匹配程度为 1/3～2/3，即Ⅱ度静态偏移，同时髌骨外向动态不稳Ⅲ度以上（图 10-6）；③髌股关节外侧面匹配程度>2/3，即Ⅰ度静态偏移，同时髌骨外向动态不稳Ⅳ度以上。发力痛的手术治疗目的为恢复髌骨稳定性，纠正髌骨轨迹，调整负荷分布。具体手术方法需要结合结构性异常及其程度来决定。

（4）髌骨不稳。部分患者初发髌骨脱位后，没有复发脱位，但是发力时有髌骨错动感，称为髌骨不稳。其过程可能为发力时出现髌骨脱位的复发趋势，患者采取经验性规避，比如改变或者终止动作和发力，从而避免了脱位的真正发生；或者因为承受的应力未达到造成脱位的程度。也有学者称复发性髌骨脱位为髌骨不稳，但我们一般指髌骨不稳为半脱位。髌骨不稳同样会造成髌骨软骨异常。在临床上，对于初发性髌骨脱位后 1 次髌骨不稳发作的患者，建议暂保守治疗。对于 2 次髌骨不稳发作，看作 1 次实发性脱位发作，建议手术治疗。

（二）复发性髌骨脱位/不稳

复发性髌骨脱位常意味着严重的结构性异常。该异常本身就可能造成髌股关节应力和运动学异常，造成过早退变。髌骨不稳或者脱位复发会造成严重的软骨损伤。复发性髌骨脱位的间歇期可表现为静息痛、发力痛或者髌骨不稳。据文献报道，髌骨第二次脱位发生后，约 50%的患者 5 年之内会发生第三次脱位[8]。部分复发性髌骨脱位的患者会演变为固定型髌骨脱位（又称习惯性髌骨脱位）。因此，髌骨脱位一旦复发，就有指征进行手术治疗。复发性髌骨脱位首先需要进行内侧阻滞结构的修复重建，是否需要外侧支持带松解、胫骨结节移位、股骨滑车成形需要结合临床体检和影像学检查考虑。

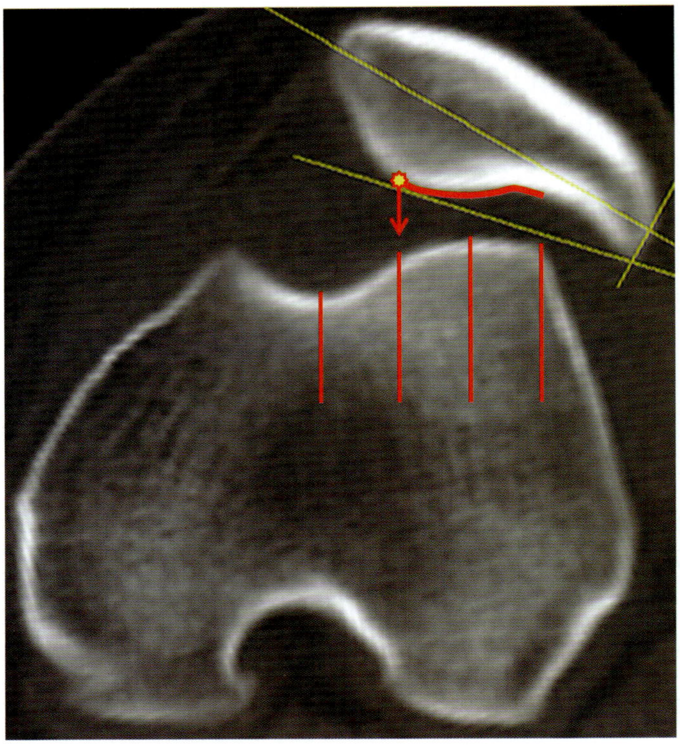

图 10-5　髌骨外偏和髌股关节匹配的分度方法

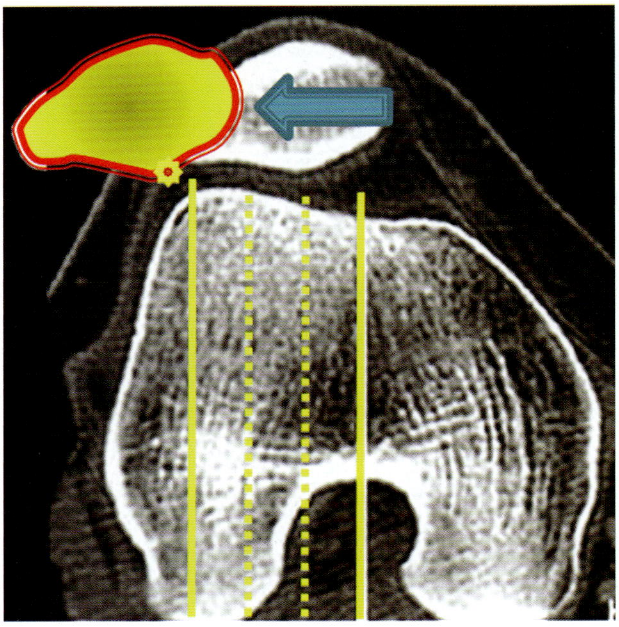

图 10-6　髌骨Ⅱ度外偏和Ⅲ度动态不稳示意

（三）固定型髌骨脱位

固定型髌骨脱位指的是屈膝时髌骨处于股骨滑车以外、股骨外髁的外侧。在成人中，小部分固定型髌骨脱位由复发性髌骨脱位演变而来，大部分为先天性髌骨脱位或者儿童期发育性髌骨脱位未得到治疗的后遗状态。固定型髌骨脱位的主要症状是伸膝无力，坐位起立困难，行走时打软腿。主要是因为髌骨未处于股骨滑车内，无支点效应，造成伸膝装置功能障碍。在完全伸膝时髌骨更接近中线，因此患者站立起来后，一般行走无太大困难。固定型髌骨脱位的患者很少有疼痛和活动度受限的主诉。

手术治疗是唯一缓解固定型髌骨脱位症状的措施，但是是否采取手术治疗要结合患者对功能恢复的要求。如果患者对功能改善欲望强烈，可试行手术治疗。但是，需要同患者充分说明，固定型髌骨脱位术后很容易出现疼痛和活动度受限。术前因为髌股关节无匹配、无应力，因而无疼痛。术后髌股关节开始承受应力，即可能出现疼痛。此外，固定型髌骨脱位的患者手术复杂、创伤大，疼痛也可能较剧。另一方面，因为在术前整个伸膝装置位于股骨髁的外侧而不是股骨髁前方，相对于正常伸膝装置来讲处于短缩状态，将髌骨调整到膝关节前侧亦即滑车内后，可能会引起屈膝受限。这种情况尤其容易出现于从复发性髌骨脱位转化而来的固定型髌骨脱位，因为这类患者股骨髁向前膨隆正常，滑车底部高企，伸膝装置调整后其短缩效应会非常明显。先天性或者儿童期发育性固定型髌骨脱位股骨髁往往无前向膨隆，无滑车底部抬高，髌骨复位后无伸膝装置相对短缩，反而无此类屈膝受限的原因。当然，复杂的手术本身也会造成关节粘连引起屈膝受限。总之，需要患者对主要手术并发症有充分了解，权衡利弊后决定手术与否。

在手术方法上，固定型髌骨脱位需要综合各种技术，包括 MPFL 重建、股内侧肌成形、髌骨外侧结构长枝 Y 形松解、胫骨结节移位、髌骨成形等。

参考文献

[1] HEYWOOD A. Recurrent dislocation of the patella [J] . J Bone Joint Surg. 1961, 43B: 508-517.

[2] INSALl J, FALVO K A, WISE D W. Chodromalacia patellea [J] . J Bone Joint Surg. 1976, 58A: 1-8.

[3] KOSKINEN S K, KUJALA U M. Patellofemoral relationships and distal insertion of the vastus medialis muscle: a magnetic resonance imaging study in nonsymptomatic subjects and in patients with patellar dislocation [J] . Arthroscopy. 1992, 8 (4): 465-468.

[4] JEFFRIES T E. Recurrent dislocation of the patell due to abnormal attachment of the iliotibial tract [J] . J bone Joint Surg. 1963, 45B: 740-743.

[5] BOWKER J H L, THOMPSON E B. Surgical treatment of recurrent dislocation of the patella [J] . J Bone Joint Surg. 1964, 46A: 1451-1461.

[6] CROSBY E B, INSALL J. Recurrent dislocation of the patella [J] . J Bone Joint Surg. 1976, 58A: 9-13.

[7] GREEN J P, WAUGH W. Congenital lateral dislocation of the patella [J] . J bone Joint Surg. 1968, 50B: 285-298.

[8] ARNBJORNSSON A, EGUND N, RYDLING O, et al. The natural history of recurrent dislocation of the patella: Long-term results of conservative and operative treatment [J] . J Bone Joint Surg (Br) . 1992, 74: 140-142.

第三节　成人髌骨脱位的常用手术方法

成人髌骨脱位常用的手术方法包括髌骨外侧支持带/外侧结构松解术、髌骨内侧支持结构紧缩术、MPFL 重建术、胫骨结节移位术、股内侧肌成形术和股骨滑车成形术。对于股骨滑车成形术，我们的手术指征是髌股关节不匹配的股骨滑车发育不良。我们在临床研究中发现，绝大部分情况下发育不良的髌骨和股骨滑车处于匹配状态，因此我们很少行股骨滑车成形术。本节主要讨论其他几种术式。

一、髌骨外侧支持带/外侧结构松解术

（一）手术适应证和禁忌证

髌骨外侧支持带松解的目的是增加髌骨内移活动度，减轻髌骨外倾。通过这类手术，能够减少外侧支持带，以及在某种程度上减少股外侧肌对髌骨向外侧的过度牵拉。所以髌骨外侧支持带松解的适应证为各种具有髌骨内移活动度过小或者有外侧支持带挛缩特征的髌股关节病症。髌骨内移活动度过小可能与下列一系列病症有关：膝前痛、外侧髌股关节高压综合征、髌骨不稳、髌骨脱位（初发性、复发性或者固定型）、膝关节粘连等。通过外侧支持带的松解，有助于缓解相应症状。但是，如果上述病症出现时，髌骨内移活动度正常，甚至过大，这些病症（尤其是膝前痛、髌骨不稳或者髌骨脱位）与外侧支持带的挛缩无关，通过外侧支持带松解也就难以取得预想的效果。

髌骨外侧支持带松解的禁忌证：尽管患者有髌股关节症状，但是髌骨内移活动度正常甚至过大。另外，对于严重髌股关节炎的患者，外侧支持带松解虽然能够缓解髌股关节之间的压力，但是难以改变软骨缺损的病理状态，单行外侧支持带松解能否缓解症状很难肯定，建议结合其他手术方式，如髌股关节去神经化、髌骨成形等。一些患者尽管髌骨处于外偏状态，但髌骨与股骨滑车及股骨外髁形成了较好的磨合面，处于面-面接触的状态，患者已经逐步适应，外侧支持带突然松解，会使磨合关系丧失，变成点-面接触的状态，可能会加剧症状。复发性髌骨脱位的患者只有少部分有外侧支持带挛缩，但是我们常常对大部分患者都进行不同形式的髌骨外侧支持带松解，其目的有三：一是在有指征的患者通过特殊的松解方式（Y 形松解）能够减少股外侧肌对髌骨向外侧的牵拉，在不改变解剖性 Q 角的情况下改善生理性 Q 角；二是在同时进行内侧支持带紧缩或者 MPFL 重建时，外向牵扯力的降低有助于保证内侧支持带挛缩的效果，或者有利于 MPFL 的愈合；三是外侧支持带的松解有利于预防外侧支持带的继发性挛缩。

（二）术前计划与准备

术前准备的目的是明确诊断，根据外侧支持带挛缩的程度决定是否具有手术适应证，预测手术效果，并确定是否需要其他治疗方法。

首先，通过病史和体检，对于髌骨外侧支持带挛缩的几种常见病种作出诊断。外侧支持带挛缩是许多病种中主要的病理改变，但是并不是说单行外侧支持带松解后就能解决问题。比如复发性髌骨脱位，单行外侧支持带松解效果有限，需要结合 MPFL 重建或者胫骨结节内移才能够最大程度上防止脱位复发，缓解症状。

其次，通过髌骨内移度的检查，了解患者是否具有髌骨外侧支持带松解的指征，并预测疗效。正常情况下，髌骨内移度在Ⅰ、Ⅱ度之间（这是一种粗略分度方法，在髌骨表面把髌骨纵行分为 4 等份，而后内推髌骨，每内移 1 等份为 1 度）。如髌骨内移度超过Ⅱ度，为髌骨内移度过大；如髌骨内移度小于Ⅰ度，为髌骨内移度过小。对髌骨内移度过小的患者，如果有相应的外侧髌股关节病征，则具备髌骨外侧支持带松解的手术指征。

术前常规摄膝关节正侧位 X 线片，以及屈膝 30°～45°髌骨轴线位片。正侧位片可以了解髌骨的高低、大小等一般情况。在轴线位片上可以发现髌骨外偏、外倾及外侧髌股关节骨关节炎的表现。但是，屈膝 30°～45°髌骨轴线位片的拍摄不一定能够得到充分的实施，主要是因为放射科医师的技术或者配合不到位。CT 检查能够准确了解髌骨偏移、倾斜及髌股关节退变状态，是目前了解髌骨静态位置的主要措施。理想的 CT 检查建议在屈膝 30°进行，同样受限于放射科医师的配合，能得到的标准 CT 影像还是完全伸膝位。在 CT 上，除了膝关节粘连的患者，几乎所有外侧支持带挛缩的患者都有髌骨外倾。但是，髌骨外倾的患者不一定有外侧支持带挛缩。大部分髌骨不稳或者脱位的患者并没有外侧支持带挛缩，其髌骨外倾仅仅是髌骨内侧阻滞结构相对于外侧更弱的结果。因此，外侧支持带松解与否不能凭影像学表现来确定，否则可能产生负面效果。MRI 检查能够反映出髌股关节软骨的病损程度，也能够了解髌骨偏移及外倾状态外，有助于做出治疗决策。

（三）手术步骤

外侧支持带松解根据其松解走向、范围有不同的适应证，应用不当可能适得其反。

1. 外侧支持带松解的走向

（1）标准松解。松解方向：自胫骨结节外侧缘，沿髌腱外侧缘至髌骨下极水平，随后转向，沿髂胫束前缘向近侧走行，直至股外侧肌腱膜-肌肉转换处水平（图10-7）。标准松解适用于外侧支持带有挛缩但是股外侧肌没有明显纤维化及挛缩的情况下。大部分的髌股关节炎、膝前痛、髌骨不稳、初发及复发性髌骨脱位患者髌骨外侧支持带和股外侧肌为此状态。标准松解可在关节镜监控下进行，也可直视下进行。一般利用前外侧关节镜入路直视下完成。松解时可单松解支持带层而保持滑膜层的连续，也可将支持带及滑膜层同时松开（全层松解）。临床经验表明，单松解支持带层而保留滑膜层，在早期膝关节活动训练时，膝关节外侧的不适感要轻。

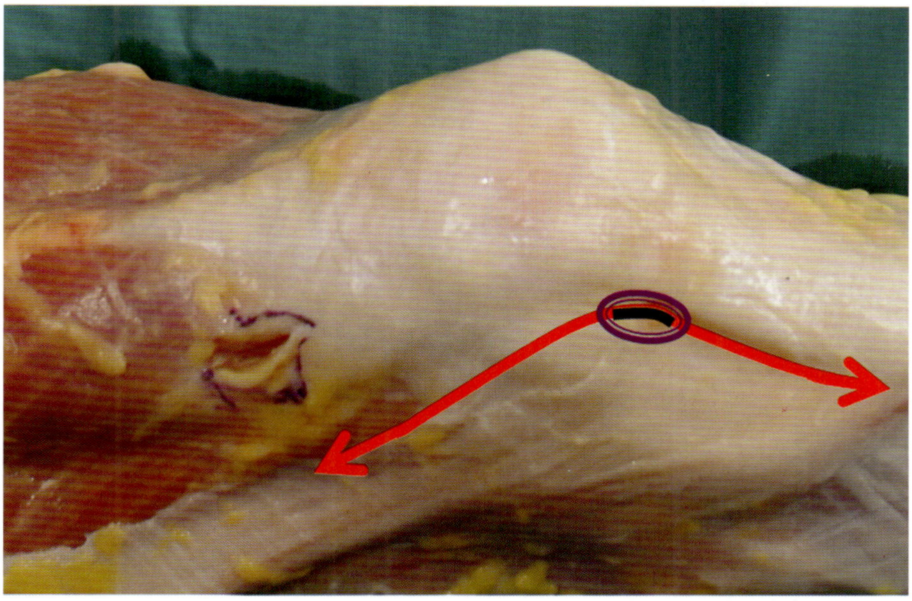

图10-7　髌骨外侧支持带标准松解走向

（2）内侧短枝Y形松解。先进行标准松解。随后自髌骨下极，紧贴髌骨外侧缘，向近侧解离股外侧肌于髌骨的附着，松解线向髌骨上极水平延伸（图10-8）。屈膝90°，在解离的股外侧肌自然回缩状态下，将解离部分的股外侧肌与其内侧部分并行缝合。内侧短枝Y形松解适用于外侧支持带挛缩合并股外侧肌有轻度纤维化挛缩的患者。严重的复发性髌骨脱位，在向固定型髌骨脱位的转换期，一般需要此手术。手术时，先行外侧支持带标准松解，随后屈膝30°检查髌骨内移活动度及髌骨内倾。如果内移活动度仍然小于Ⅰ度，或者髌骨不能自外倾平转，则需要采用此方法。术中需反复进行髌骨内移活动度及髌骨转平检查，以确定短枝恰当的延伸度。该松解需要将滑膜层和支持带层同时切开。可在关节镜下进行，也可直视下进行。

（3）内侧长枝Y形松解。先进行内侧短枝Y形松解。随后沿股外侧肌和股直肌交界处向近侧松解至股外侧肌肌腹水平（图10-9）。极度屈膝，在股外侧肌自然回缩状态下，将股外侧肌与股直肌和股中间肌并行缝合在一起。该手术适用于外侧支持带挛缩合并严重股外侧肌纤维化挛缩的患者。多见于固定型髌骨脱位。内侧长枝Y形松解理论上可以在关节镜下进行。但是此类患者的合并手术，如股内侧肌成形等常需关节切开进行，因此没必要过度追求镜下操作。如果合并手术不需要切开关节，则争取关节镜下操作，达到微创。

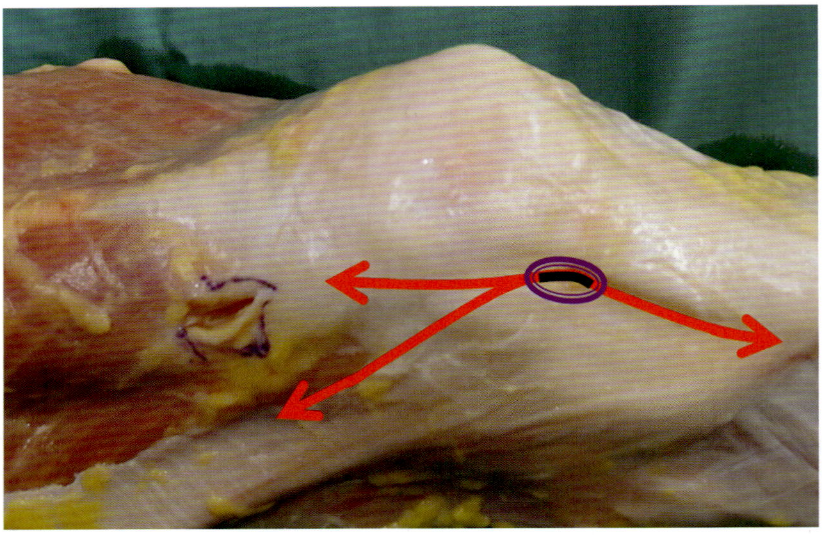

图 10-8　髌骨外侧支持带内侧短枝 Y 形松解走向

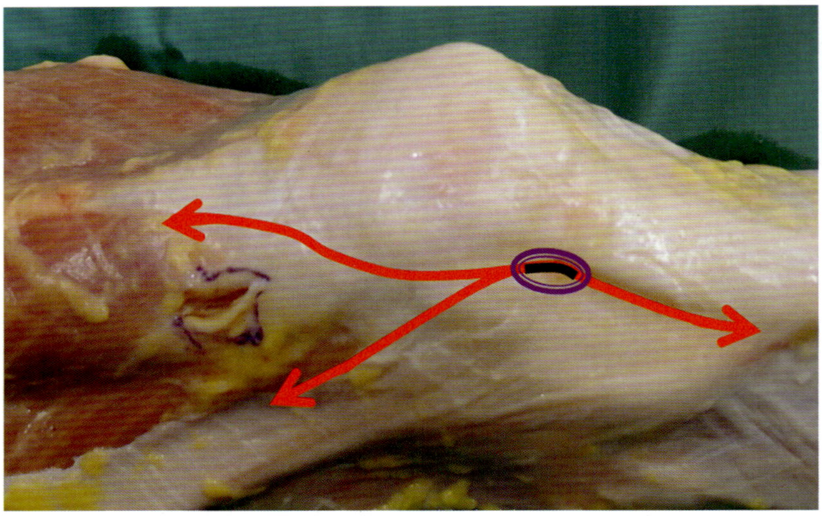

图 10-9　髌骨外侧支持带内侧长枝 Y 形松解走向

2. 髌骨外侧支持带松解方法

（1）关节镜监控下髌骨外侧支持带标准松解。

1）常规关节镜检查：了解髌骨内移活动度、髌骨偏移状态、髌骨滑动状态和髌股关节软骨病损程度，并了解是否存在咬合型半脱位。

2）松解：从前内侧入路进镜监控，由前外侧入路进操作器械。先用刨刀将前外侧入路附近滑膜以及髌下脂肪垫做部分切除。屈膝约 45°，自前外侧入路达胫骨结节外侧缘，沿髌腱外侧缘进行松解。随后完全伸膝位，采用汽化电刀，自前外侧入路髌骨近侧 2 cm 水平，在髂胫束前缘，将滑膜、滑膜下脂肪、外侧支持带一并松解开。术中在体外触压髂胫束前缘，以便及时调整松解方向。

如果要保留滑膜层，则于髌骨近侧 2 cm 水平，髂胫束前缘建立髌上外侧入路。只切开皮肤，不穿透关节囊。从前内侧入路监控，自前外侧入路插入脑膜剪，转向髌上外侧入路方向，在支持带与滑膜层之间稍作分离。随后直视下，在前外侧入路和髌上外侧入路之间，外侧支持带外层做一个皮下通道。利用这两个入路交换进镜和器械，完成外侧支持带松解。该方法能够在松解外侧支持带的同时保留滑膜层，但是因为皮下通道建立在浅层筋膜内，通道建立及松解操作对皮下神经有一定的干扰，术后膝关节外侧皮肤麻木的概率较自内向外的全层松解要高。

（2）非关节镜监控的髌骨外侧支持带松解术。

1）常规关节镜检查：同关节镜监控下松解。

2）松解：利用前外侧关节镜入路切口。用一把脑膜剪，通过该切口，在髌骨外侧部的浅筋膜和支持带之间稍作分离，自髌骨下极水平至髌骨上极水平。随后从该入路开始，将脑膜剪一个齿插入支持带浅层，另一齿插入深层，自下向上逐步剪开外侧支持带。如果保留滑膜层，则先在滑膜层与支持带层之间做分离，而后如上法松解。

（3）关节镜监控下髌骨外侧支持带的内侧短枝 Y 形松解。

1）先行常规关节镜检查，而后在关节镜监控下行标准松解。在体外及镜下检查髌骨内移活动度的改善情况及髌骨转平效果，如果不满意，进行后续手术。

2）前内侧入路进镜监控，前外侧入路进电刀，在髌骨的中远部，紧贴髌骨外侧缘，向近侧逐步将外侧支持带残部、股外侧肌肌腱于髌骨的附着部解离。在髌骨近侧 1/3 处，松解线离开髌骨而向股骨纵轴方向走行。向近侧边解离边检查髌骨内移活动度直至满意。极度屈曲膝关节，使解离部分外侧肌腱自然回缩。用 2 根 1 号可吸收线，经皮穿过分开的两部分股外侧肌肌腱，在皮肤上做 1 cm 纵行切口，将线端经皮下从切口内拉出。屈膝 90°，打结对合两部分股外侧肌肌腱。

（四）术后处理与康复

单行髌骨外侧支持带松解建议在关节腔内放置引流，以防腔内大量积血。

术后尽早开始活动度训练以防松解开的支持带再愈合。做髌骨内推活动，行股四头肌功能锻炼，早期可做股内侧肌电刺激。外侧支持带松解后，与其他膝关节重建手术后一样，近期会有股四头肌的萎缩。需要采取综合措施防止萎缩并促进其恢复。

（五）要点和误区

外侧支持带松解的最大误区就是指征掌握不当。单纯外侧支持带松解术的指征，只有外侧髌股关节高压综合征。对于没有外侧支持带挛缩的患者，原则上禁忌行外侧支持带松解，除非其他合并手术需要进一步降低外侧组织紧张度，如髌骨内侧支持带紧缩术。另外，因为髌股关节紊乱涉及一系列结构异常，外侧支持带松解常为措施之一，需要结合其他手术治疗才能提高疗效。比如对于髌骨脱位，单行外侧支持带松解疗效根本得不到保证。

外侧支持带松解的另一个误区就是松解方法不当。大部分情况下，采用标准松解，不解离股外侧肌于髌骨的附着就能够解决问题。外侧支持带松解不当，特别是股外侧肌的过度解离会造成髌骨内向不稳或者脱位。所以对于 Y 行松解，要严格掌握适应证。需要采用这类手术方法时，要术中反复检测，确保松解适度。

二、髌骨内侧支持结构紧缩术

（一）手术适应证和禁忌证

内侧支持带紧缩术主要适应于髌骨脱位的患者，特别是复发性髌骨脱位的患者。这些患者在初次脱位后，内侧支持带没有进行可靠的修补，会在松弛位愈合；另外，髌骨脱位时外向牵拉因素的反复作用也可导致内侧支持带松弛。因此髌骨脱位的患者大都存在内侧支持带的松弛。内侧支持带紧缩的目的是增加内侧结构的紧张度，从而增加髌骨的内向稳定性。

内侧支持带紧缩靠缝线来实现，但是如果内侧支持带在被缝线拉紧以后不出现挛缩效应，髌骨复位的效果只能是暂时的。要实现内侧支持带由紧缩向挛缩的转变，需要在紧缩时在内侧支持带周围适当增加创伤程度，术后行适当时间的固定以保证瘢痕形成的效果。但是尽管如此，仍有相当部分的患者紧缩的内侧支持结构未出现挛缩，导致术后即刻得到矫正的髌骨位置随时间推移逐渐变差，甚至脱位复发。Zhao 等的研究表明，对于成人复发性髌骨脱位，内侧支持结构紧缩的效果远不如 MPFL 重建。所以对于成人复发性髌骨脱位，建议以 MPFL 重建代替内侧支持结构紧缩[1]。对于儿童，因为股骨侧钻隧道的

MPFL 重建无法实施，内侧支持结构紧缩是一种另外的选择。Zhao 等的研究表明，对于儿童的复发性髌骨脱位，内侧支持结构紧缩的效果不如股内侧肌成形[2]。但是，因为股内侧肌成形切口以及随后形成的瘢痕较大，而髌骨内侧支持结构紧缩切口很小，操作简便，近期效果满意，所以在儿童髌骨脱位的综合治疗中，内侧支持结构紧缩仍然是可采用的方法之一。

髌股关节炎的患者内侧支持带紧缩可能会增加髌股关节的压力而加剧症状，因此尽管这些患者可能有髌骨外侧偏移，也以外侧支持带松解为主，不进行内侧紧缩。

固定型髌骨脱位的患者，无论成年人还是儿童，都不主张采用内侧支持结构紧缩手术。这类患者往往有严重的内外侧肌肉失衡和骨性结构异常，在综合治疗中，需要采取较为可靠的股内侧肌成形和 MPFL 重建（常需要同时进行）。内侧紧缩形成的牵拉强度不够，在术后早期就可能出现失败。

（二）术前计划与准备

术前了解髌骨内移度。如果髌骨内移活动度过小，需要先进行外侧支持带松解，才能进行内侧紧缩；如果髌骨内移活动度过大，需要在屈膝 45°关节镜监控下紧缩，以防止髌骨内侧偏移或者紧缩过度。初次脱位时如果有 MRI 等影像资料将有一定的参考价值。CT 或者 MRI 检查可以了解髌骨和股骨滑车的发育和适配情况，从而评估在具体病例中内侧支持带紧缩的价值。

（三）手术步骤

采用全麻、腰麻或者硬膜外麻醉，先通过常规前内侧和前外侧入路检查膝关节，进行关节清理，随后从前外侧入路进关节镜，进行髌骨内侧支持带紧缩监控。以髌骨内侧缘作为外侧边，以内侧支持带的最内侧缘即内收肌结节部位作为内侧边，以髌骨上缘水平线作为上边，以髌骨尖水平线作为下边做一个不规则四边形，再横行将该四边形等分为三份。利用一根折弯的硬膜外穿刺针，分别在四边形上边、两等分线和底边水平，将一根 2 号聚乙烯线于内侧边从关节外穿入关节内，再于外侧边从关节内穿出关节。在四边形中心部位，做一个长约 1 cm 的纵行切口，经该切口进行内侧支持带区域浅筋膜下完全分离。将各缝线端经浅筋膜下自该切口拉出。维持屈膝 45°，利用滑动拉结法，将四根缝线依次收紧、打结，完成髌骨内侧支持带紧缩。注意分离层次要保证在浅筋膜和支持带层之间，并在浅筋膜下层打结；如果分离层次在皮肤和浅筋膜层，打结时容易扎入脂肪组织，一旦脂肪组织吸收，就会造成紧缩线圈松弛（图 10-10、图 10-11）。

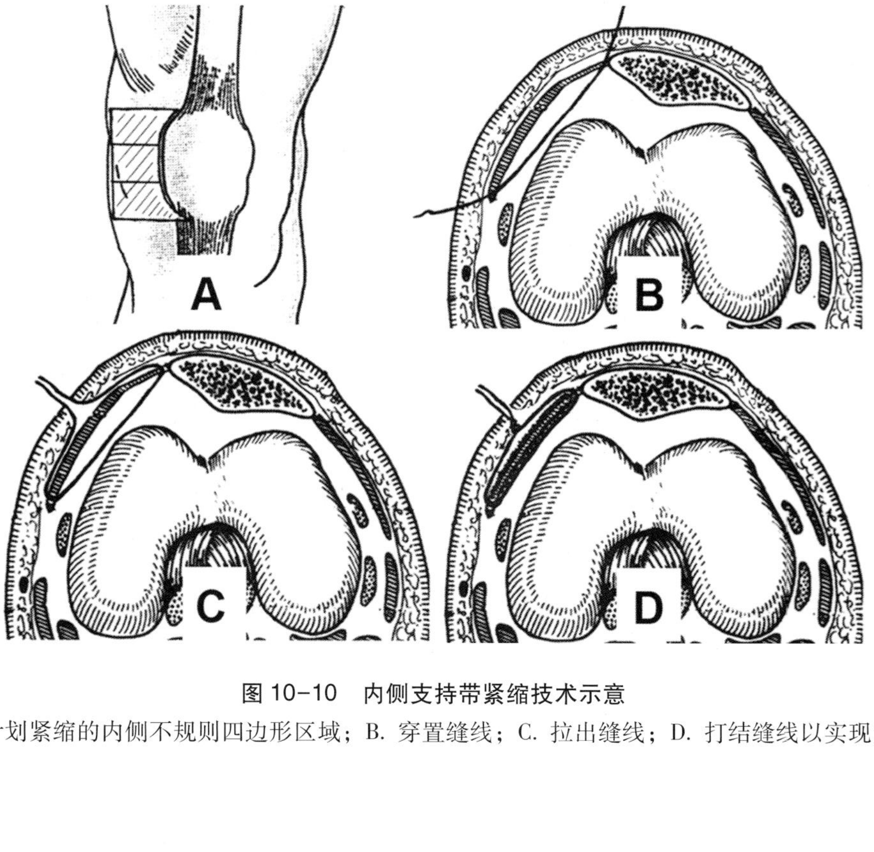

图 10-10　内侧支持带紧缩技术示意

A. 计划紧缩的内侧不规则四边形区域；B. 穿置缝线；C. 拉出缝线；D. 打结缝线以实现紧缩

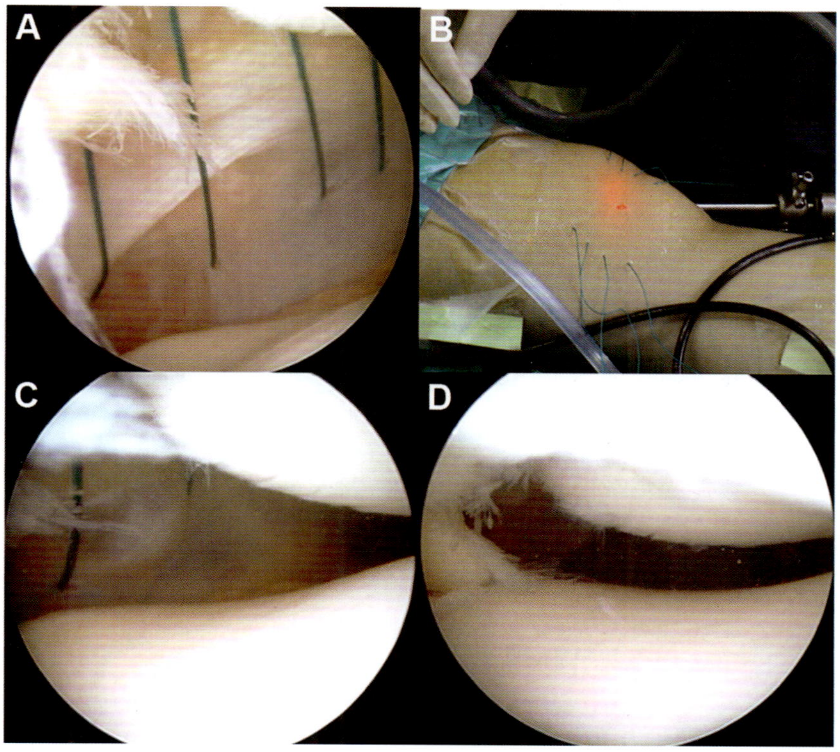

图 10-11　内侧支持带紧缩手术

A. 缝线置入后镜下观；B. 缝线置入后体外观；C. 内侧支持带紧缩之前的髌骨外倾；
D. 内侧支持带紧缩后髌骨回归中立位

（四）要点和误区

内侧支持结构紧缩适应于 MPFL 整体松弛，或者 MPFL 中间部撕裂。术前需要通过 MRI 大致了解内侧支持结构的厚度。如果内侧支持结构过于菲薄，紧缩缝线易从组织中切割而导致紧缩失败，需要采用 MPFL 重建等其他方法。另外，如果 MPFL 从髌骨或者股骨内上髁撕裂或者撕脱，也不适宜这种紧缩术，此时的紧缩在收紧中间部的同时可能会加重两侧部撕裂。这种情况下适宜在髌骨或者股骨侧置入带线锚钉，而后在修补 MPFL 的同时进行紧缩。

在实施紧缩时，针的跨距要尽可能大，否则可能没有紧缩效果。另外，对于股内侧肌萎缩的患者，紧缩区基本是腱性部分，按上述设计置紧缩线即可。如果股内侧肌没有明显萎缩，最近侧一根缝线会将肌性组织扎入，既起不到紧缩作用又会对肌肉造成影响，建议放弃该平面的紧缩操作。

三、MPFL 重建术

MPFL 是内侧支持带内增厚部分结构，发自髌骨内侧缘，止于股骨内上髁和内收肌结节部位，宽度平均 13 mm（8~25 mm），位于关节囊的外层，股内侧肌髌骨附着部的内层，与内侧副韧带处于同一个层次。MPFL 是维持髌骨内侧稳定性的重要结构，可提供 53%的防止髌骨外移的阻滞力，与内侧髌骨-半月板韧带一起提供 75%的阻滞力。髌骨脱位时可造成 MPFL 的断裂或者松弛，使髌骨的内侧稳定性进一步降低，理论上应当进行修补或者重建。考虑到髌骨脱位的患者合并有其他许多病理因素，这些因素造成的外向牵扯力能够使正常的髌骨内侧稳定结构撕裂，MPFL 重建时重建韧带强度越高，越有利于防止脱位复发。

（一）手术适应证和禁忌证

典型的 MPFL 重建术需要在股骨侧建立隧道，适用于各种类型的成人髌骨不稳或者髌骨脱位的治疗。对于儿童髌骨脱位，需要采用特殊的 MPFL 重建方法，以避免股骨远端骺板的损伤。固定型髌骨脱位的患者往往髌骨过小，在髌骨上建立隧道可能会导致髌骨骨折，需要采用特殊的 MPFL 重建方法。

髌股关节炎的患者如果没有脱位史或者严重髌骨外偏，一般不需要进行 MPFL 重建。但是，如果有髌骨脱位史，或者髌股关节外侧面匹配程度小于 1/3，则需要进行 MPFL 重建以防止髌骨不稳，或者增加外侧髌股关节面的匹配程度。

（二）术前计划与准备

常规了解病史、体检；影像学检查包括膝关节正侧位、髌骨轴线位 X 线片，CT 和 MRI 检查。

（三）手术步骤

1. MPFL 的髌骨单隧道重建

（1）切取和准备肌腱。MPFL 重建可采用半腱肌肌腱、股薄肌肌腱或者腓骨长肌肌腱前半部（anterior half of the peroneous longus tendon，AHPLT）。相比于切取腘绳肌肌腱，切取 AHPLT 的切口小且隐蔽，切取极其方便，是我们目前进行 MPFL 重建最常用的移植物[3]。用可吸收线行肌腱端的编织。

（2）建立髌骨和股骨隧道。在体外触摸髌骨上下极和髌骨最宽部（一般位于髌骨中上 1/3 交界处，为 MPFL 附着部的中点）。于髌骨最宽部内侧缘做长 1 cm 纵行切口。经此切口从髌骨内缘与髌骨垂直关节面的交界部向髌骨表面中线钻隧道（图 10-12）。隧道直径略大于单股肌腱直径。

在体表触及股骨内上髁和内收肌结节，于表面做长约 2 cm 纵行切口，直至显露内收肌结节、股骨内上髁和腓肠肌结节。于股骨内上髁与内收肌结节和腓肠肌结节之间的凹陷部定点，斜向近、前、外侧钻隧道（图 10-13）。隧道直径略大于双股肌腱直径。

（3）肌腱植入固定。将肌腱一端从髌骨内侧缘通道口拉入，从髌骨前侧通道口拉出，而后反折肌腱，沿着髌骨前面将肌腱拉回。向内侧牵拉肌腱，逐渐屈膝至 90°，检查髌骨内移活动度、髌骨复位和髌骨外侧组织紧张度。如果髌骨内移活动度过小、复位不佳，或者髌外侧组织紧张度过高，行外侧支持带松解。内移活动度过大的患者禁行外侧支持带松解。把两肌腱端经浅深筋膜之间，从内收肌结节部切口拉出。对齐两肌腱端。随后将肌腱端转拉入股骨隧道。先在完全伸膝位极度牵拉肌腱端缝线使肌腱过度进入股骨隧道，造成髌骨内向半脱位。随后放松肌腱端缝线，充分屈曲膝关节数次，使肌腱端从隧道内适度回出。屈膝 30°，轻拉肌腱端缝线，向外推移髌骨，确认无髌骨外向不稳，用挤压螺钉行股骨侧肌腱固定。从大腿外侧露出的可吸收缝线予以剪除。

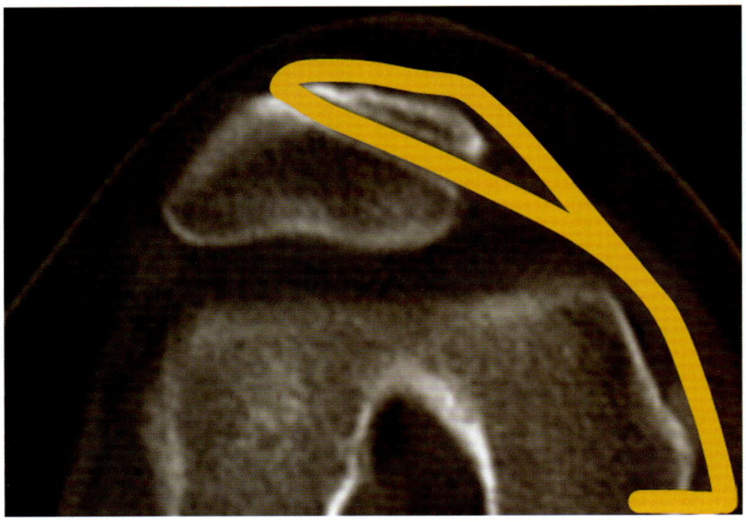

图 10-12　MPFL 的髌骨单隧道重建

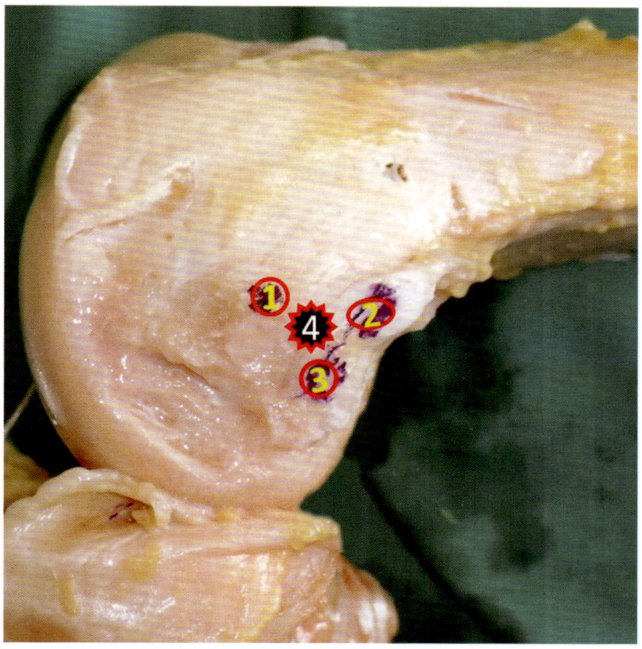

图 10-13　MPFL 重建时股骨隧道的定位

1. 股骨内上髁顶点；2. 内收肌结节；3. 腓肠肌结节；4. 隧道定位点

2. MPFL 的髌骨双隧道重建

（1）切取和准备 AHPLT。同 MPFL 的髌骨单隧道重建。

（2）建立髌骨和股骨隧道。在体表触摸髌骨最宽部，于髌骨最宽部内侧缘做长 1.5 cm 的纵行切口。经此切口从髌骨内缘与髌骨垂直关节面的交接部向髌骨表面中线钻近、远 2 个隧道。两隧道分别位于髌骨最宽点近、远侧 5 mm。隧道直径略大于单股肌腱直径。股骨隧道的建立与 MPFL 的髌骨单隧道重建相同。

（3）肌腱的植入固定。先在两髌骨隧道内置入导线。利用导线将肌腱两游离端分别从髌骨表面隧道口拉入，从髌骨内侧隧道口拉出。完成肌腱在髌骨的植入。随后肌腱的固定操作同 MPFL 的髌骨单隧道重建（图 10-14）。

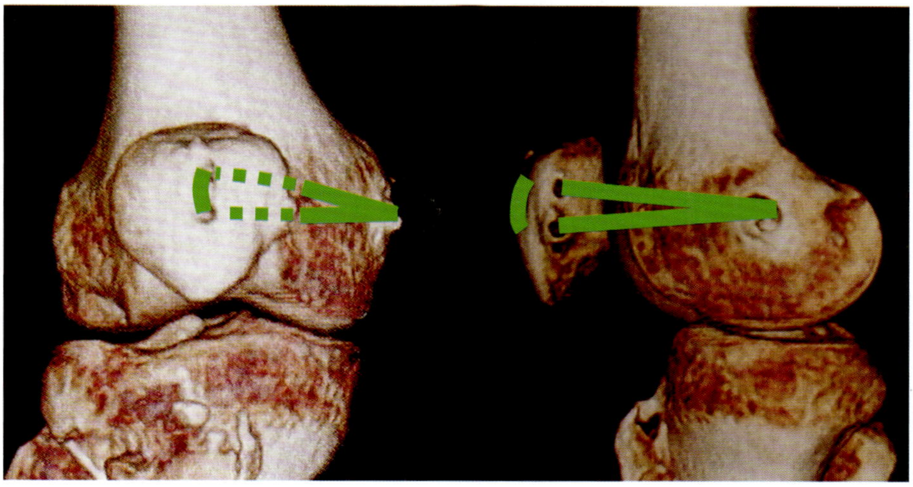

图 10-14　MPFL 的髌骨双隧道重建

3. MPFL 的加强型重建　经临床研究发现，采用自体或者异体肌腱进行 MPFL 重建，尽管效果明显优于髌骨内侧支持结构紧缩，但是仍有少部分患者术后即刻的完美矫正效果会随着时间推移逐步消失。

其原因可能为术后移植肌腱在坏死血管化的过程中张力下降导致。因此，赵金忠设计了 MPFL 的加强型重建，亦即在重建时用 1 根 5 号或者 6 号聚乙烯线伴随肌腱做加强。生物力学方面，1 根 5 号聚乙烯线环的抗拉断能力接近 500N，已经超过正常 MPFL 的抗拉断能力。临床研究表明，加强型 MPFL 重建的远期效果要明显优于非加强型重建[4]。

在手术操作方面，MPFL 加强型重建与普通的 MPFL 髌骨单、双隧道重建操作步骤类似，区别在于始终用一根 5 号或者 6 号聚乙烯线与肌腱一起在骨隧道及组织中穿行。最后，在将肌腱游离端拉入股骨隧道之前，先将肌腱游离端的可吸收缝线在距离肌腱端 1 cm 处打结，而后将聚乙烯线悬挂在可吸收线形成的结凹内，将聚乙烯线两端打结。剪除多余的聚乙烯线，按常规利用可吸收线将肌腱和聚乙烯线拉入股骨隧道，用挤压螺钉固定。这样，在大腿外侧穿过组织的可吸收缝线，即便保留也不会造成影响（图 10-15）。

因为聚乙烯线不可吸收并且具有高强度，加强型重建不适合正在生长发育的儿童和青少年患者。否则，随着髌骨和股骨髁的发育，内侧支持结构变得相对短缩，可能会造成其他问题。

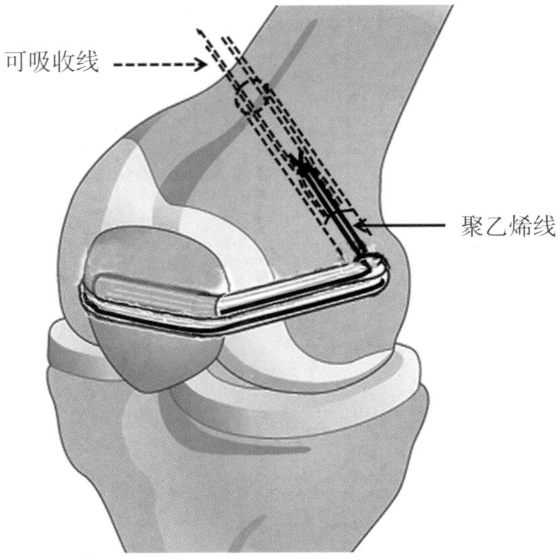

图 10-15　MPFL 的加强型重建

4. 整合股内侧肌的 MPFL 重建　如果髌骨脱位造成 MPFL 髌骨附着部撕裂，也就意味着股内侧肌于髌骨附着部的撕脱。对于这种损伤，单行 MPFL 重建常难以恢复股内侧肌的功能，即维持髌骨的动态稳定性。建议行整合股内侧肌的 MPFL 重建。

韧带重建方法基本同 MPFL 的髌骨双隧道重建。常规建立骨隧道，随后在伸膝位，在髌骨和股骨隧道内侧口连线中点近侧 2 cm，做一个长约 1 cm 的纵行皮肤切口。在切口下潜行分离后，用穿线器自股内侧肌腱膜表面向底面穿 2 根导引线，导线表面一端经皮下从股骨内上髁切口拉出，底面一端从髌骨内侧缘切口拉出。腱膜穿线部位分别位于髌骨隧道内口近侧 2 cm、内侧 2 cm 和近侧 2 cm、内侧 4 cm。将肌腱穿过髌骨隧道并从髌骨表面反折后，用 2 根导线将 2 肌腱端从底面向表面穿股内侧肌腱膜，拉至股骨内髁切口，再拉入股骨隧道（图 10-16、图 10-17）。最后才屈膝 30°位，在股骨隧道内置入挤压螺钉固定移植物。

整合股内侧肌的 MPFL 重建同样可以采用加强法。我们一般采用大部分成分可吸收的 Orthocord 缝线，以减少缝线最后对软组织可能的刺激。

5. MPFL 的髌两极悬吊重建　无论儿童还是成人，如果髌骨脱位需要 MPFL 重建，而髌骨又太小、太薄，无法在髌骨建立隧道，或者建立隧道会增加髌骨骨折的风险，应当放弃在髌骨钻隧道。这种情况多发生于儿童固定型髌骨脱位，当然儿童固定型髌骨脱位进入成年也是此状态。这类患者除了髌骨过小，往往同时还伴有股骨髁发育不良（股骨髁向前没有膨大，股骨滑车底部与正常人相比并无明显抬升）、胫骨结节发育不良或者无正常胫骨结节的膨大及隆起。同时股四头肌肌腱和髌腱过细。

在这种情况下，可以将加强结构分别悬挂在髌骨远近侧的股四头肌肌腱和髌腱上。对于儿童，因为在股骨侧无法建立骨隧道，建议将加强结构的股骨侧悬挂在大收肌肌腱上。一般采用异体肌腱，并且该手术需要结合股内侧肌成形。对于成人，可在股骨建立隧道；一般采用 AHPLT 或者半腱肌肌腱；同样需要结合股内侧肌成形，外侧结构 Y 形松解，胫骨止点内移。

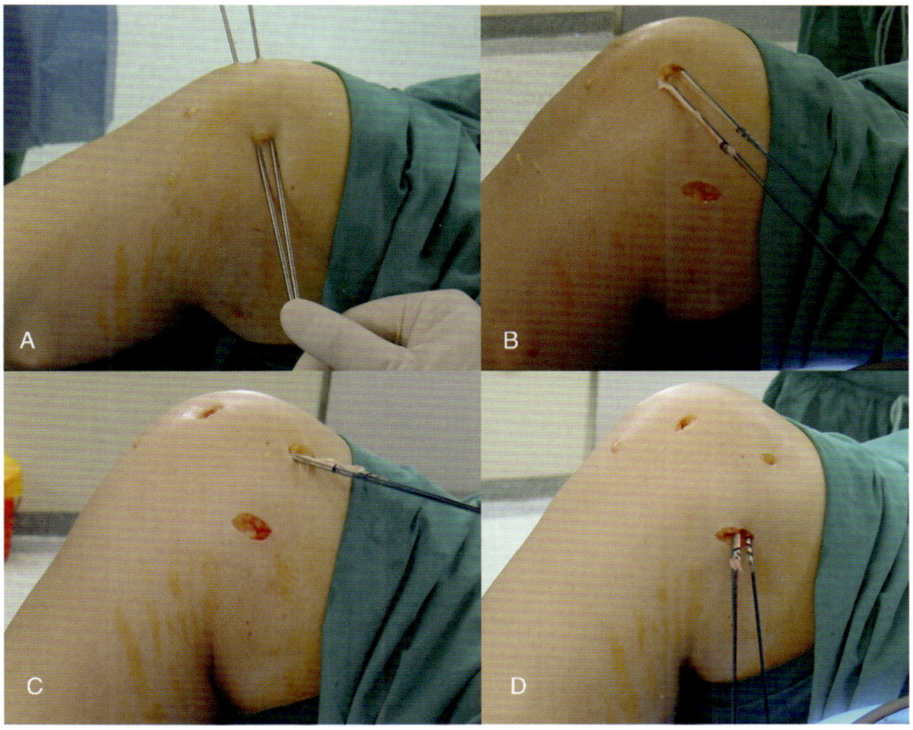

图 10-16　整合股内侧肌的 MPFL 重建

A. 建立髌骨隧道；B. 在髌骨置入肌腱；C. 向近侧，从底面向表面穿过股内侧肌腱膜；D. 向远侧拉向股骨隧道

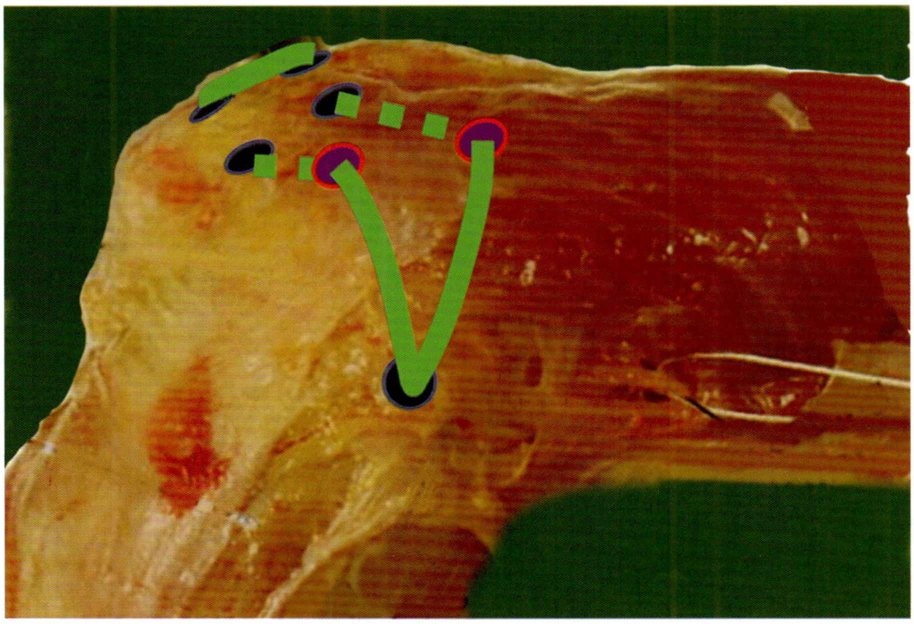

图 10-17　整合股内侧肌的 MPFL 重建（解剖示意）

（四）要点和误区

MPFL 重建的目的是防止髌骨脱位或者不稳复发，并改善髌股关节的匹配程度，因此无严重静态偏移和动态不稳的患者禁忌行 MPFL 重建手术。

MPFL 重建的方法很多，应当合理选择。在髌骨侧，如果髌骨过小过薄，不适宜建立髌骨隧道，建议采用髌骨两极悬吊重建。在股骨侧，如果骺板未闭、生长高峰未过，建议采用大收肌悬吊式重建。

如果有指征建立髌骨隧道，建议采用斜行髌骨隧道（从髌骨内缘与髌骨垂直关节面的交界部向髌骨表面中线钻隧道），该方法髌骨骨量丢失少，术后出现髌骨骨折的概率比横行隧道明显低。钻横行隧道时如果过浅，髌骨前侧皮质遭到太多干扰、破坏，髌骨骨折的概率更高。另外，无论采用单隧道还是双隧道，要使重建韧带的发力中心点位于髌骨中上 1/3 交界平面，太高或者太低有可能造成髌骨运动学方面异常。

在建立股骨隧道时，要先明确定位股骨内上髁和内收肌结节这两个解剖结构，利用这两个突起之间的凹陷做隧道定位参考。这样一般不至于出现太大定位异常。如果局部解剖不清，需要延伸切口扩大显露，或者采用 X 线透视辅助定位。股骨隧道定位时最常见的错误是隧道太偏前、偏近侧。这时 MPFL 收紧时形成的旋转臂过短，使髌骨无法向远侧滑动，造成髌股关节高压或者屈膝受限。

MPFL 重建时张力的调节非常重要，既要恢复或者改善髌骨内侧结构的张力和强度，又不能过紧造成内侧髌股关节高压，或者影响屈膝活动度。一般建议张力调整程序是先矫枉过正使髌骨内偏，而后充分屈膝使髌骨自然归位，随后在屈膝 30°位确认重建结构的可靠性，而后固定重建结构。这样既能保证髌股关节的稳定性，也能保证屈膝不受影响。不建议在屈膝 45°以上检测并固定重建结构，因为这时髌骨已经入滑车，即使没有内侧支持结构，髌骨也处于稳定状态。这时即便韧带重建失败也检查不出，会造成遗漏。

四、胫骨结节移位术

理论上，胫骨结节移位可以有内、外、上、下、前、后六个方向，但是胫骨后向移位没有应用价值，临床上主要涉及其他五个方向的移位。胫骨结节内移主要为了矫正异常外偏的胫骨结节，即缩小胫骨结节-股骨滑车沟间距（tibial tubercle-trochlear groove distance，TT-TG distance，TT-TG 间距）；胫骨结节外移主要是为了矫正医源性的胫骨结节过度内移；胫骨结节远侧移位主要是为了矫正高位髌骨；胫骨结节近侧移位主要是为了矫正低位髌骨；胫骨结节前向移位，即胫骨结节抬高主要为了缓解髌股关节压力，适用于髌股关节软骨退变或者损伤。初发性或者复发性髌骨脱位的患者，常常有 TT-TG 间距异常和髌股关节软骨损伤或者退变，适合同时进行胫骨结节的内移抬高。另外，此类患者会存在高位髌骨，在进行内移抬高时需要将胫骨结节向远侧移位进行矫正。固定型髌骨脱位的患者，常常同时有 TT-TG 间距异常、髌股关节软骨损伤以及低位髌骨，在胫骨结节内移抬高时需要将胫骨结节向近侧移位。

1. 胫骨结节内移术的指征 研究表明，欧洲正常人群 TT-TG 间距平均为 12 mm（10～15 mm），实发脱位人群中 56%的患者 TT-TG 间距>20 mm[5]。TT-TG 间距的测量可以利用 CT 或者 MRI 图像进行。中国正常人群的 TT-TG 间距值还缺乏研究结果，但是我们的临床研究发现，中国髌股关节脱位的患者 TT-TG 间距的平均值较小。TT-TG 间距到多少需要进行胫骨结节内移，应当把 TT-TG 间距矫正到多少还缺乏定论。欧洲学者认为，当 TT-TG 间距>20 mm 有指征进行胫骨结节内移，并且内移目标为 TT-TG 间距矫正为 10～15 mm。根据中国患者的解剖特点，我们将胫骨结节内移的指征设定为 TT-TG 间距>15 mm，并且内移目标为：将 TT-TG 矫正为 5～10 mm。该胫骨结节内移目标有矫枉过正、造成内侧髌股关节高压之嫌。但是，因为髌骨脱位的患者常有股骨滑车发育不良，滑车外侧面对髌骨的骨性阻挡效应降低，胫骨结节有限的矫枉过正有助于在减少外向牵扯力方面进行弥补。从力学角度来讲，即便把 TT-TG 间距矫正为零，Q 角的存在仍然会导致股四头肌合力的外向矢量。另外，髌骨脱位的患者往往没有股骨滑车的内侧面，而且髌骨常常为 Wiberg Ⅱ型或者Ⅲ型，在解剖上往往不存在内侧髌股关节，因此即便因为胫骨结节的矫枉过正导致髌骨过度内移，也不至于产生内侧髌股关节炎的症状（图 10-18）。当然，如果患者股骨滑车和髌骨发育正常，需要严格控制胫骨结节的调整幅度，否则可能出现内侧髌股关节炎。

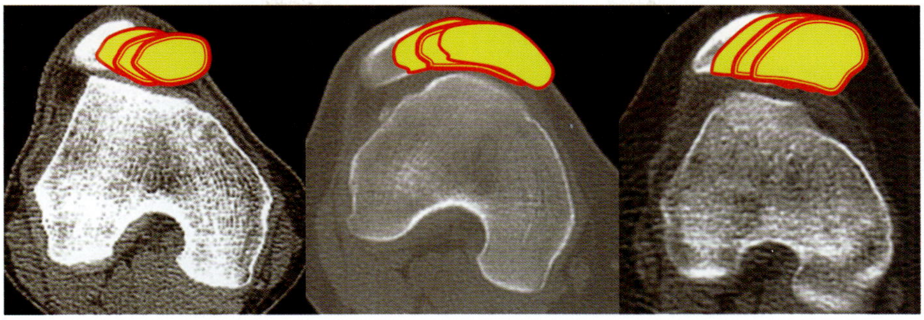

图 10-18　对于 B、C、D 型股骨滑车发育不良，由于不存在内侧髌股关节，髌骨的矫枉过正可能并不会导致内侧髌股关节炎

2. 胫骨结节外移术的指征　胫骨结节外移是为了矫正医源性的胫骨结节过度内移。施行该手术的前提是，需要严格判断上次手术失败的原因是否为胫骨结节过度内移。患者的主诉多为膝关节疼痛和髌骨内向不稳。对于关节疼痛，如果患者股骨滑车发育相对正常，胫骨结节过度内移确实可能为其原因。但是如果髌股关节发育不良，胫骨结节过度内移并不会造成内侧髌股关节的高压，因为内侧髌股关节在解剖上并不存在。此类患者关节疼痛并不一定由于胫骨结节过度内移引起。另外，也需要结合原来胫骨结节内移的方式进行分析。如果原来进行的是髌腱止点内移，产生疼痛的原因可能是髌腱止点内移的同时造成了后移，从而增加了髌股关节的压力，这时候髌腱止点应当后移而非内移。我们认为，对于髌股关节发育相对正常的患者，如果 TT-TG 间距小于 0 mm，需要通过胫骨结节外移进行矫正，外移目标为将 TT-TG 间距矫正为 5～10 mm。

3. 胫骨结节远侧移位的手术指征　胫骨结节远侧移位针对的是高位髌骨。高位髌骨的患者，因为膝关节发力时髌骨不在滑车内，缺乏应有的骨性阻挡，会造成髌骨不稳。因此胫骨结节远侧移位的首要目的是让髌骨适时获得骨性阻挡。矫正高位髌骨的另外一个目的是使髌骨适时发挥支点作用。如果股骨滑车近侧有骨突，而同时存在高位髌骨，在髌骨进入滑车时会因为骨突的阻挡形成弹跳。通过胫骨结节远侧移位使髌骨预先进入滑车，则可避免这种阻挡和弹跳。

但是，髌骨高位如何界定尚需斟酌；髌骨高位到何种程度需要进行胫骨结节远侧移位尚无统一意见。文献上有很多判断髌骨高位的指数，如 Insall 指数、CD 指数等，一般是代表髌骨高度的结构长度（如髌腱）或者距离（如软骨缘-平台距离）与髌骨本身解剖结构（如髌骨纵轴、软骨面）长度的比值。但是，髌骨脱位的患者大部分有小髌骨畸形，髌骨本身解剖结构长度值偏小，利用这种指数会得出假性高位髌骨的判断。也就是患者髌骨位置并不高，但因为髌骨小而得出高位髌骨的指数，根据这种指数去降低髌骨位置显然会造成新的解剖和功能紊乱。临床上，判断髌骨是否高位，我们参考的是髌骨-股骨滑车（patella-trochlea，P-T）间距，即髌骨远侧软骨缘（P）距离股骨滑车近侧软骨缘（T）的距离。如果在完全伸直位或者起始屈曲位髌骨一部分在股骨滑车内，髌骨高低位置即为适当，而不管计算出来的指数如何。但是，因为股骨滑车近侧软骨缘在 X 线片上难以确定，我们一般以股骨外髁轮廓线的最近侧缘作为参考（图 10-19）。正常情况下 P-T 间距为负值，因为远侧髌骨软骨缘在股骨滑车内。当 P-T 间距为正值时说明髌骨未进入滑车。

理想条件下，可利用完全伸膝位膝关节侧位 X 线片、完全伸膝位 CT 或者 MRI 检查来判定，也可以利用接近伸直位的 X 线片或者 MRI，采用 Zhao 的方法进行测定。具体方法是，在接近伸直位的膝关节侧位片上，先确定股骨外髁最近侧轮廓线与股骨干后侧皮质线的交界点-后参考点（相当于 over-the-top 点），再确定髌骨最远侧软骨缘点-前参考点。经过该两点平行胫骨平台做平行线，两平行线之间距离即代表 P-T 间距（图 10-20）。

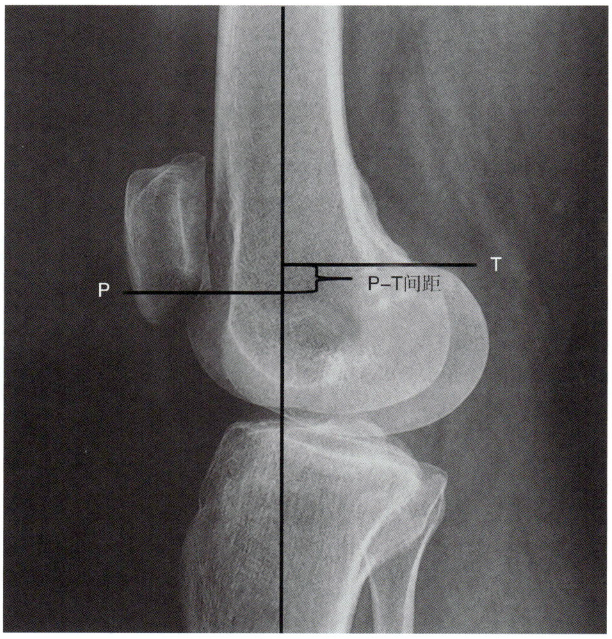

图 10-19　髌骨-股骨滑车间距测量方法：以股骨外髁轮廓线最近侧缘对应股骨滑车

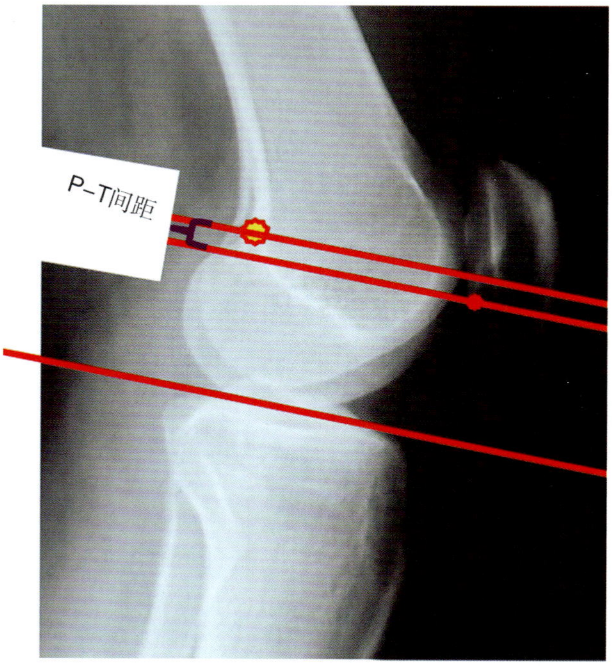

图 10-20　Zhao 髌骨-股骨滑车间距测量方法：通过前后参考点与胫骨平台线的距离差别来确定 P-T 间距

临床上，当 P-T 间距大于 5 mm 时，确认为高位髌骨，具有胫骨结节远侧移位的指征。当 P-T 间距在 1~5 mm 之间时，确认为临界高位髌骨。临界高位髌骨的患者膝关节开始屈曲时髌骨开始进入滑车，是否有胫骨结节远侧移位的指征，需要结合股骨滑车发育不良的程度来判断胫骨结节远侧移位的价值，从而再确定。如果股骨滑车发育正常，尽管髌骨进入滑车略晚，但在屈膝 30°位滑车能够为髌骨提供有效阻挡，则不需要降低髌骨。如果是 A 型股骨滑车发育不良，股骨滑车有相应形态但是较浅，亦即能够提供一定阻挡但是阻挡力弱，需要降低髌骨以便及早充分利用滑车阻挡，即有指征行胫骨结节远侧移位。B、C、D 型股骨滑车发育不良，因为根本没有滑车凹陷，也不可能有骨性阻挡，髌骨进入滑车早晚并无生物力学区别，则无指征进行胫骨结节远侧移位。C 型和 D 型股骨滑车发育不良，如果滑车近侧骨突对髌骨进入滑车造成影响，有指征行胫骨结节远侧移位，使髌骨越过骨突进入滑车，从而规避骨突的影响。

4. 胫骨结节近侧移位术的指征 胫骨结节近侧移位针对的是低位髌骨。低位髌骨的患者因为缺乏髌骨支点功能，会造成伸膝无力及主动伸膝受限。但是如何界定低位髌骨尚无统一意见。我们认为，屈膝90°时，如果超过50%的髌骨软骨面在股骨滑车以远，则可界定为低位髌骨。首先需要在屈膝90°侧位X线片上确定髁间凹和股骨滑车交界点（trochlea-notch junction point，T-NJ点），随后确定髌骨软骨面中点。如果髌骨软骨面中点低于T-NJ点，说明为低位髌骨（图10-21）。

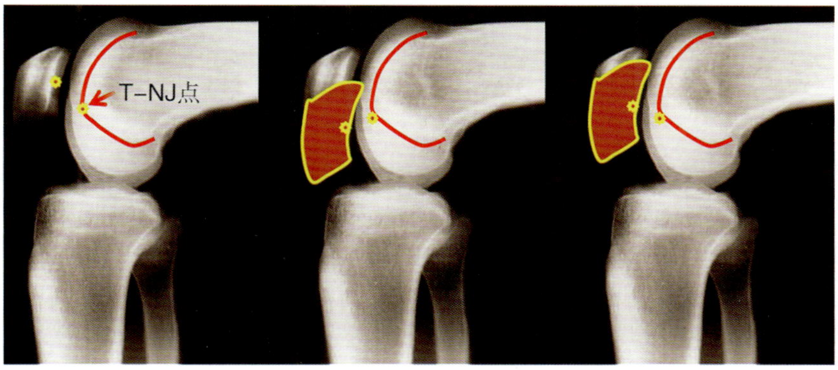

图 10-21 低位髌骨的定义诊断方法

但是临床上很难得到标准的屈膝90°位X线片，需要比较矫正髌骨高度和T-NJ点的高度。矫正髌骨高度为髌骨软骨面中点距离关节面的距离，T-NJ点高度为屈膝90°位T-NJ点距离关节面的距离。当屈膝不到90°的情况时，在侧位片上，经股骨髁后缘平行股骨干做一条切线，T-NJ点至该切线的距离就相当于屈膝90°时T-NJ点距离关节面的距离。如果矫正髌骨高度小于T-NJ点高度，则说明是低位髌骨，需要进行胫骨结节近侧移位（图10-22）。低位髌骨常出现在固定型髌骨脱位的患者。其他原因，如炎症、创伤、手术造成的低位髌骨，需要判断髌腱有无实质性挛缩。如果髌腱有实质性挛缩，则需要胫骨结节近侧移位；如果髌腱无实质性挛缩，在MRI上髌腱处于迂曲状态，则仅仅需要进行髌腱松解使髌腱恢复拉直状态即可。

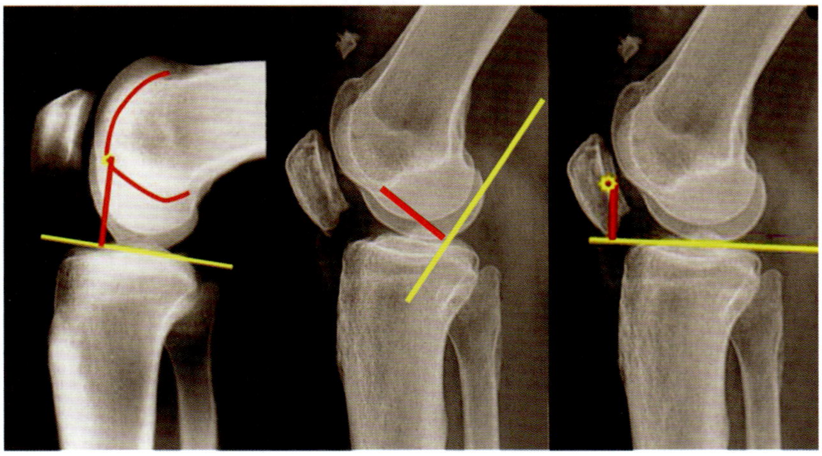

图 10-22 非标准膝关节侧位片上矫正髌骨高度和T-NJ点高度的测量方法

5. 改良Fulkerson截骨术

（1）手术适应证和禁忌证。

1）适应证：在髌骨脱位的治疗中，理论上只要能够将胫骨结节内移就能够减少Q角，减轻股四头肌收缩时对髌骨向外侧的牵扯，也就达到了胫骨结节位置调整的目的。胫骨结节抬高主要是为了缓解髌股关节之间的压力，于防治髌骨脱位无助。但是髌骨脱位的患者，特别是复发性髌骨脱位的患者，大部分有髌股关节软骨的病损，也就有胫骨结节抬高的必要。个别患者，尽管没有髌股关节软骨的退变，但存在髌骨关节面和股骨滑车的不匹配。如果无法通过股骨滑车成形来改善髌股关节的匹配，通过胫骨结节的抬高来缓解髌骨关节压力也有其长远的意义。

实验研究表明，胫骨结节内移会造成髌股关节应力从髌骨外侧面向内侧面的转移。而髌股关节脱位的患者髌骨软骨的损伤往往发生在内侧面，似乎并不适合胫骨结节内移。但是这是在正常关节模型下胫骨过度内移的研究结果。而髌骨脱位时胫骨结节内移的目的仅仅是纠正过度外偏的胫骨结节，理论上无胫骨结节过度内移就不会造成内侧髌股关节的高压。

Fulkerson 截骨即胫骨结节内移抬高术。胫骨结节内移抬高的手术指征为：TT-TG 间距大于 15 mm，合并髌股关节Ⅱ-Ⅳ度软骨退变的髌股关节紊乱患者，其中包括初发性髌骨脱位、复发性髌骨脱位、髌骨不稳、固定型髌骨脱位、髌股关节炎。改良 Fulkerson 截骨主要体现在两方面，一是手术切口的改良，大大缩小了 Fulkerson 原来设计的手术切口，一般通过一个 3~4 cm 的切口完成所有手术操作（图 10-23）；另外一个改良为截骨线的改良，胫骨外侧截骨线靠近胫骨外侧嵴，胫骨结节内移幅度可更大。

2）禁忌证：TT-TG 间距正常的患者。髌骨近内侧软骨严重损伤或者缺损而股骨滑车发育正常的患者，胫骨结节内移后，将应力从髌骨的远外侧面转移到近内侧面不一定有益处。如果髌股关节软骨无明显退变，则可尝试单纯的胫骨结节内移（Elmsle-Trilet 技术），无须行胫骨结节抬高。

（2）术前计划与准备。术前通过病史和体检排除其他引起膝前疼痛的疾病，明确有髌股关节退变病症（如髌股关节的摩擦感加疼痛），存在有膝前痛、髌骨脱位/不稳或髌股关节炎。

术前除常规摄膝关节正侧位和髌骨轴线位 X 线片外，建议做 MRI 和 CT 检查，检查范围应当包括髌股关节和胫骨结节。通过股骨滑车的横断面显像可以确定股骨滑车的中心线（通过股骨内外髁的后缘作连线，通过股骨滑车中心点向该连线作垂线），通过胫骨结节的横断面显像可以确定胫骨结节的中心线，两中心线之间的距离就是胫骨结节可内移的距离。该距离的确定非常重要，内移过多可能造成髌骨内偏而引起新的问题，过少可能达不到治疗目的。同时通过胫骨结节横断面显像，可以了解到胫骨结节外旋的角度，在胫骨结节内移抬高的同时，应当进行胫骨结节外旋异常的校正。复发性髌骨脱位的患者，关节内常有游离的骨软骨块，CT 和 MRI 检查有利于了解骨软骨块的位置。

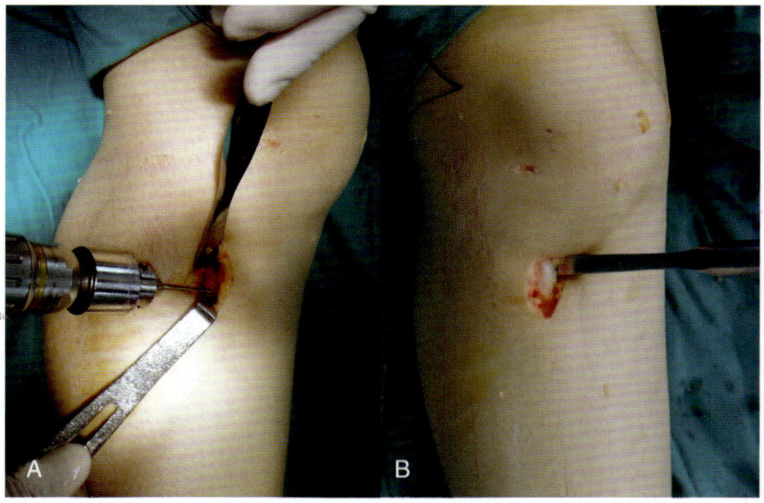

图 10-23　改良 Fulkerson 截骨术利用手术切口的可移动性充分缩小了手术切口

A. 钻胫骨结节外侧孔线；B. 截骨操作

（3）手术步骤。

1）沿胫骨结节外侧缘做一个长约 3~4 cm 纵行切口（图 10-23），皮下分离显露整个胫骨结节及其远侧 3 cm 长胫骨嵴。从 Gerdy 结节部到胫骨结节外侧缘最远侧，将肌肉附着切开，剥离肌肉以显露胫骨结节外侧面。

2）在胫骨结节附近的胫骨近端外侧面，用克氏针间隔 5~10 mm 钻 3 段孔线（图 10-23A），使其连接成勺形形态。即先从髌腱在胫骨结节附着处近侧水平钻前-后向一排孔线，随后沿骨间膜或者胫骨外嵴钻水平一段孔线，该段孔线长度 3~4 cm，随后以 30°角将远侧孔线转向胫骨前嵴，该段孔线长度 3~4 cm（图 10-24）。用宽约 1 cm 的薄骨刀截骨连通胫骨外侧勺形截骨线。随后沿髌腱止点内侧缘钻孔，在孔线的远端，斜向胫骨嵴中央钻一两个孔（图 10-25）。用宽约 1 cm 的薄骨刀分别将内、外侧的孔线各自连通，暂时保留胫骨结节远侧与胫骨主体的连接。从内侧截骨线插入较宽的（2 cm）薄骨刀，向胫骨外侧截骨线截入，沿着两截骨线形成的面摆动骨刀，可以在松质骨区域形成一个较为平整的截骨面（图 10-23B）。随后将内外侧截骨线的远侧端连通，将胫骨结节用骨膜剥离器撬起。一般来说，截骨块长度 6~8 cm 。骨块近端的内侧缘往往会形成一个骨突，要用髓核钳或者咬骨钳予以去除。否则在骨块内移抬高后，该骨突会对皮肤形成刺激。

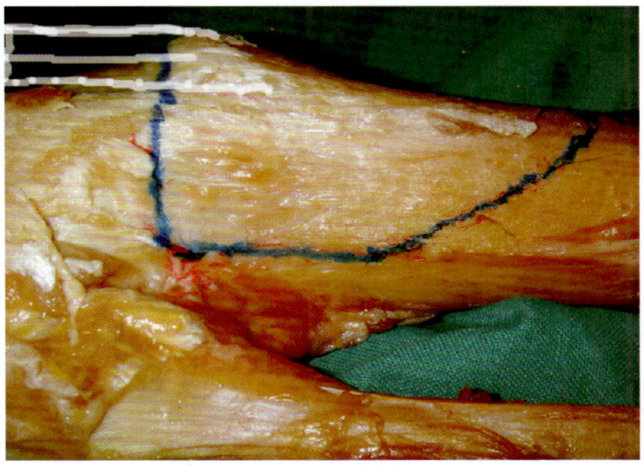

图 10-24　改良式 Fulkerson 截骨术胫骨外侧面截骨线位置

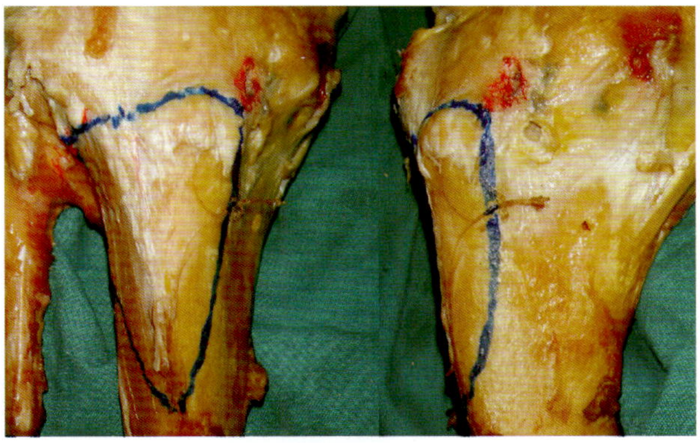

图 10-25　改良式 Fulkerson 截骨术胫骨内侧面截骨线位置

3）沿着截骨面，将胫骨结节的近端向内侧、前侧旋转推移，远端可维持在原位。在内移初步到位后，用一根克氏针垂直截骨面先行固定。根据胫骨结节骨块外缘与骨床外缘的距离，判断胫骨结节内移的幅度，如有偏差，拔除克氏针，调整骨块位置再行固定。一般用两枚克氏针垂直截骨面固定。克氏针尾部折弯、剪断，将克氏针击入至尾部贴骨面，同时嵌压骨块和骨床。在矢状面胫骨结节近端中央部钻入 1 枚克氏针，完成固定（图 10-26、图 10-27）。

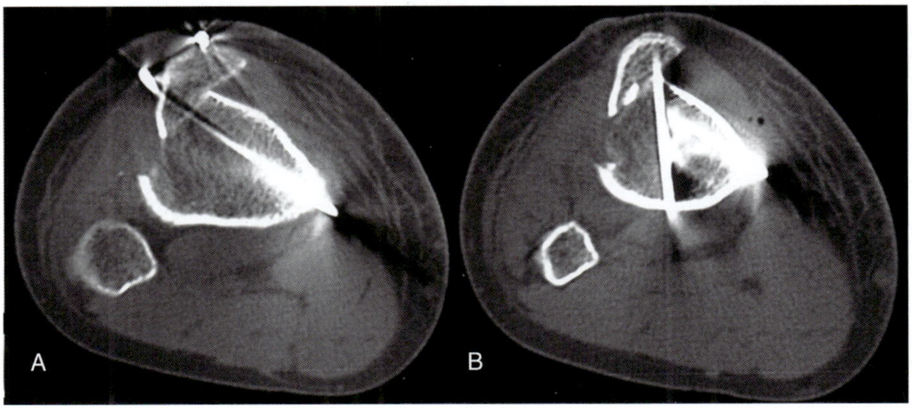

图 10-26　改良 Fulkerson 截骨术克氏针的置入方向

A. 垂直截骨面；B. 平行矢状面

4）如果需要进行胫骨结节内旋，可以调整钻入胫骨结节的方向，先水平钻入，随后将克氏针尾端

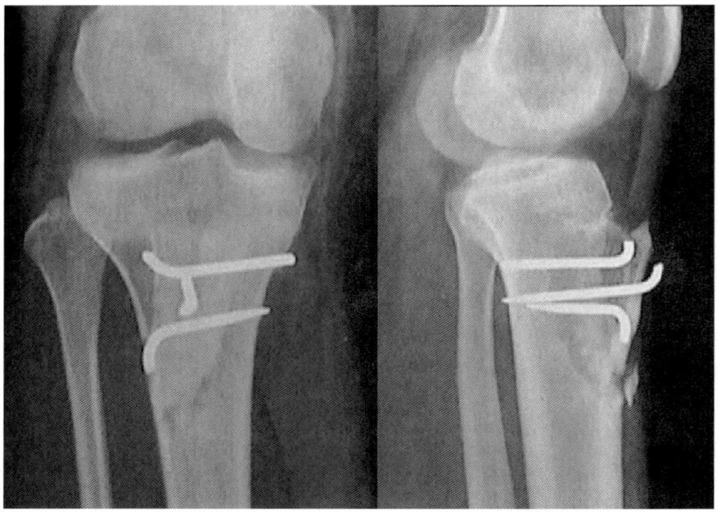

图 10-27　改良 Fulkerson 截骨术骨块近端的旋转和固定

撬起，骨块随之将进行内旋，再进行固定（图 10-28）。固定后敲击克氏针完成嵌压。胫骨结节内旋后嵌压会减少抬高的幅度，如果不想减小抬高的幅度，可以在外侧骨块骨床间隙植骨。

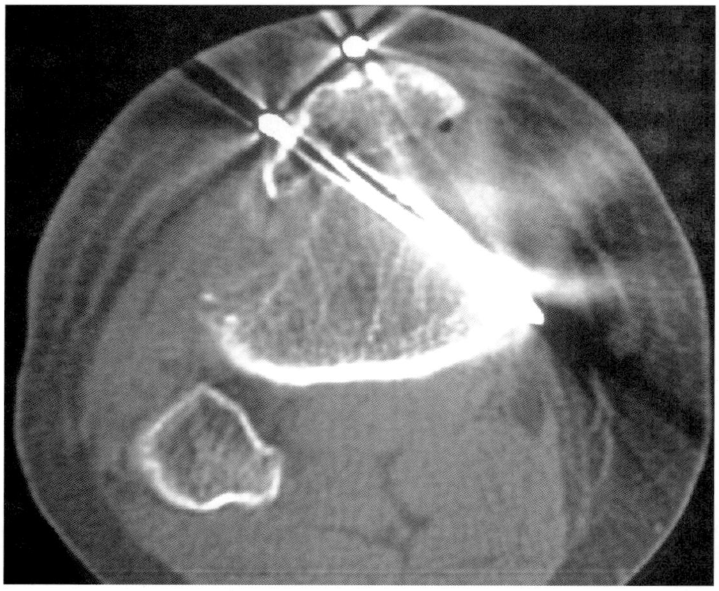

图 10-28　改良 Fulkerson 截骨术胫骨结节内旋

5）骨块内移抬高后，骨块内缘锐利的骨缘会对皮肤产生刺激，建议在移位骨块内后侧形成的空缺处植骨，使胫骨近端内侧骨质结构形成连续的斜坡（图 10-29）。

6）胫骨结节内移抬高的同时，可实施胫骨结节近侧移位（针对低位髌骨）或者远侧移位（针对高位髌骨）。近侧移位只需进一步调整骨块位置即可，远侧移位的话需要将胫骨前嵴去除相应长度的骨段，以容纳远侧移位的胫骨结节骨块。

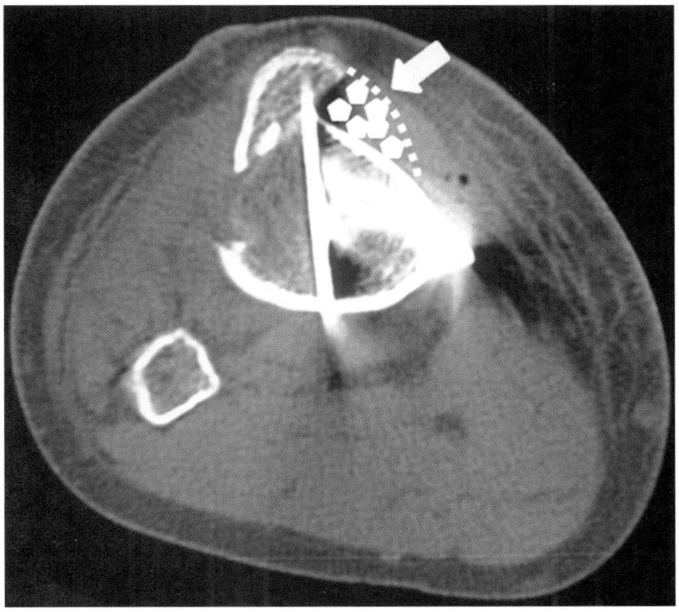

图 10-29　改良 Fulkerson 截骨术移位骨块内侧植骨示意

五、股内侧肌成形术

对于初发性和复发性髌骨脱位，已经很少有人采用股内侧肌成形术，因为其创伤大，而且并未修复内侧的主要阻滞结构——MPFL。但是对于固定型髌骨脱位，伸膝装置的内侧结构，包括股内侧肌、髌骨内侧关节囊、MPFL、内侧髌胫韧带、内侧髌半月板韧带都处于严重雍余和松弛状态，需要通过伸膝装置内侧成形（包括股内侧肌成形）来恢复内侧结构的紧张度。该手术常和外侧支持带松解、MPFL 重建一同实施。对于幼儿的初发性和复发性髌骨脱位，如果无条件行 MPFL 的大收肌悬吊式重建，也可单采用股内侧肌成形术。

1. 手术适应证　股内侧肌成形术主要应用于固定型髌骨脱位和幼儿的初发性或者复发性髌骨脱位。

2. 术前计划与准备　常规了解病史、体检，影像学检查包括膝关节正侧位、髌骨轴线位 X 线片，CT 和 MRI 检查。

3. 手术步骤　在膝关节前正中，自髌骨上极至髌腱中点做一长约 6 cm 纵行切口。依层切开皮肤和浅筋膜。在浅深筋膜之间进行分离，从而增加切口的移动性。在此切口内，先进行外侧支持带的常规松解。如果存在股外侧肌挛缩则将股外侧肌于髌骨附着部解离（外侧支持带的内侧短枝或者长枝 Y 形松解）。外侧支持带松解时松解线距离髌腱和髌骨外侧缘 5 mm，以便在髌骨和髌腱外侧缘留有软组织，穿线固定随后转移过来的股内侧肌。将股内侧肌连同膝关节前内侧关节囊从髌腱和髌骨内侧缘解离。作为内侧松解线向近侧的延伸，于股内侧肌与股直肌间隙纵行切开，长度约 3 cm。去除股内侧肌和内侧关节囊附带的滑膜层和滑膜下脂肪层。将解离的股内侧肌肉-关节囊结构向外牵拉，从髌骨表面跨过，缝合于髌骨和髌腱外侧的软组织缘（图 10-30）。

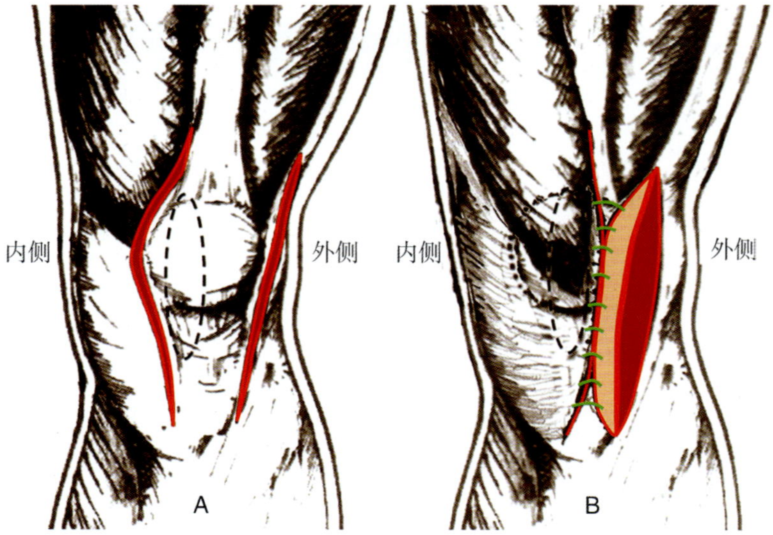

图 10-30 股内侧肌成形术

A. 髌骨外侧和内侧松解；B. 将股内侧肌关节囊结构跨过髌骨表面缝合于髌骨髌腱外侧组织缘

参考文献

[1] ZHAO J，HUANGFU X，HE Y. The role of medial retinaculum plication versus medial patellofemoral ligament reconstruction in combined procedures for recurrent patellar instability in adults [J] . Am J Sports Med. 2012，40（6）：1355-1364.

[2] ZHAO J，HUANGFU X，HE Y，et al. Recurrent patellar dislocation in adolescents：medial retinaculum plication versus vastus medialis plasty [J] . Am J Sports Med. 2012，40（1）：123-132.

[3] ZHAO J，HUANGFU X. The biomechanical and clinical application of using the anterior half of the peroneus longus tendon as an autograft source [J] . Am J Sports Med. 2012，40（3）：662-671.

[4] XIE G，ZHAO J，HUANGFU X，et al. Medial patellofemoral ligament reconstruction using semitendinosus tendons：polyester suture augmentation versus nonaugmentation [J] . Am J Sports Med. 2012，40（6）：1365-1374.

[5] DEJOUR H，WALCH G，NOVE' JOSSERAND I，et al. Factors of patella instability：An anatomic radiographic study [J] . Knee Surg Sports Traumatol Arthrosc. 1994，2：19-26.

（附视频：髌骨脱位的三联手术）

第四节 规避骺板的髌骨脱位手术治疗

一、骺板未闭患者髌骨脱位的治疗原则

研究表明，初发性髌骨脱位的患儿，有 1/6 发展为复发性髌骨脱位，2/6 无髌骨脱位再发，但有残余症状（复发性髌骨不稳），3/6 无症状。年龄越小，复发脱位概率越大（11～14 岁复发率 60%）。儿童

髌骨脱位一旦复发，则注定会反复发作。对于骺板未闭患者的初发性和复发性髌骨脱位，其治疗原则与成人相同，只是在涉及手术治疗时，要结合患者的发育阶段，采用相应的治疗方法。

如果患者处于青春前期（prepubescent stage），生长高峰未到（第二性征未出现，胫骨、股骨骺板较宽），但生长潜力巨大，这时主张积极手术，因为等到发育高峰结束为时过晚，延误最佳治疗时机；同时，恢复髌股关节匹配有利于生长中髌股关节的磨合和正常发育。但是手术时慎行任何骺板刺激操作。如果患者处于前青春期（early pubescent stage）（出现第二性征，生长高峰出现，胫骨、股骨骺板较宽），需要根据患者运动状态和依从性确定治疗方案。如果能够严格制动，可待生长高峰过后手术；如果依从性差，争取尽早手术。在这个阶段，同样慎行任何骺板刺激操作。如果患者处于后青春期（late pubescent stage）（第二性征已出现，生长高峰已过，胫骨骺板已闭或者接近闭合，股骨骺板未闭），患者生长潜力不大，治疗方法同成人。

对于同时合并的高位髌骨，在手术时一般做技术性忽略，主要依靠 MPFL 重建恢复髌骨稳定性，也可以行跨结节髌腱重建术或者髌腱远侧移位术。髌腱远侧移位术存在的问题是新的腱骨止点强度减弱，跨结节髌腱重建术存在的问题是在移植物坏死血管化过程中，髌骨高度的回升。

对于骺板未闭患者固定型髌骨脱位，应当积极行手术治疗。尽早手术矫正有利于髌股关节甚至整个下肢的正常发育。否则髌股关节没有正常对合，畸形只会渐重。另外，儿童由于在发育过程中组织结构的可塑性较强，很少出现成人固定型髌骨脱位术后常见的疼痛和屈膝受限。青春前期和前青春期的患者，一般联合应用髌骨外侧支持带 Y 形松解、MPFL 悬挂式重建和股内侧肌成形；后青春期的患者，如成人一样联合应用髌骨外侧支持带 Y 形松解、MPFL 标准重建（建立股骨隧道）、股内侧肌成形、胫骨结节内移。

规避骺板的髌骨脱位手术治疗方式包括与成人相同的髌骨外侧支持带/外侧结构松解术、髌骨内侧支持结构紧缩术和股内侧肌成形术，以及专门针对儿童的 MPFL 重建术。

二、儿童 MPFL 重建术

（一）规避骺板的股骨双隧道 MPFL 重建

对于股骨骺板未闭的患者，在股骨侧建立隧道时应当注意规避骺板。在髌骨侧，除非患者髌骨过小，一般可以建立单个或者两个隧道，并且对髌骨的生长无干扰。而在股骨侧，因为 MPFL 的解剖附着部刚好位于骺板平面，解剖重建肯定会伤及骺板。可在 X 线透视监控下分别于骺板远近平面横穿股骨髁建立两个隧道。将肌腱两端分别拉入两股骨隧道，一般将髌骨隧道内侧口端拉入骺板远侧隧道，将髌骨隧道外侧口或者前侧口端拉入骺板近侧隧道，随后用挤压螺钉固定。如果无挤压螺钉，可以将肌腱两端的编织线在两个股骨隧道外侧口之间的骨桥上打结固定（图 10-31）。

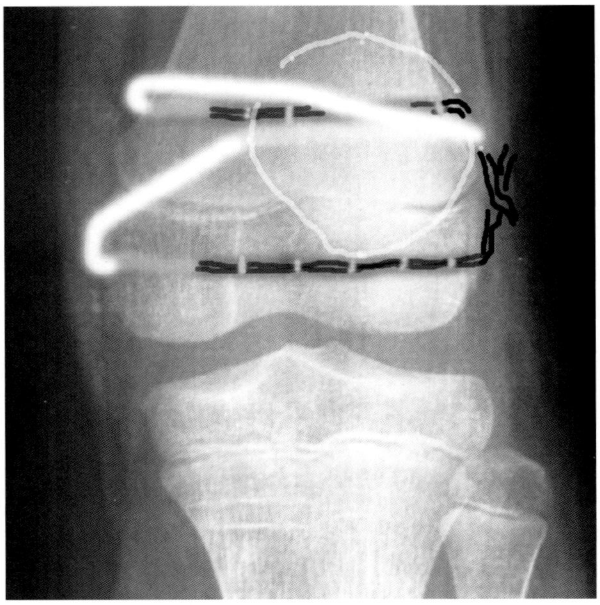

图 10-31　规避骺板的股骨双隧道 MPFL 重建术

相比于 MPFL 的大收肌悬吊式重建，该方法操作略显复杂，并且即便采用透视监控，离骺板太近仍有损伤骺板的可能，应当谨慎采用。

（二）MPFL 的大收肌悬吊重建

对于生长高峰未过的患者，有指征进行 MPFL 重建时可采用大收肌悬吊式重建。

1. 切取 AHPLT　同 MPFL 的单隧道重建。肌腱一端（一般远侧端）用 2 号聚乙烯线行常规编织，另一端用可吸收线临时编织。

2. 建立髌骨双隧道 在髌骨内外侧缘、髌骨最宽部，各做一个长 1.5 cm 纵行切口。从髌骨内缘与髌骨垂直关节面的交界部向髌骨外侧缘横穿髌骨钻近、远 2 个隧道。近侧隧道位于最宽点近侧 5 mm，远侧隧道位于最宽点远侧 5 mm。隧道直径略大于单股肌腱直径。

3. 股骨侧准备 在膝关节后内侧、收肌结节的近侧做约 3 cm 纵行切口，依层切开显露大收肌肌腱，充分分离肌腱两侧纤维组织直至内收肌结节。分离大收肌肌腱底面的组织。

4. 移植物的植入固定 于膝后内侧切口内，将移植肌腱从大收肌肌腱底面绕过，悬挂于其上。随后将两肌腱端经皮下从髌骨内侧切口拉出。内推髌骨至其复位，调整肌腱使采用聚乙烯线编织一端位于髌骨外缘内侧 5 mm，修剪肌腱另一端也使其具有同样长度，随后用 2 号聚乙烯线编织。将两肌腱端从髌骨隧道内口拉入，聚乙烯线从外口拉出（图 10-32）。调整肌腱张力使髌骨复位，充分屈曲膝关节确保无屈膝受限。在屈膝 45°位，将聚乙烯线于隧道口间骨桥上打结。

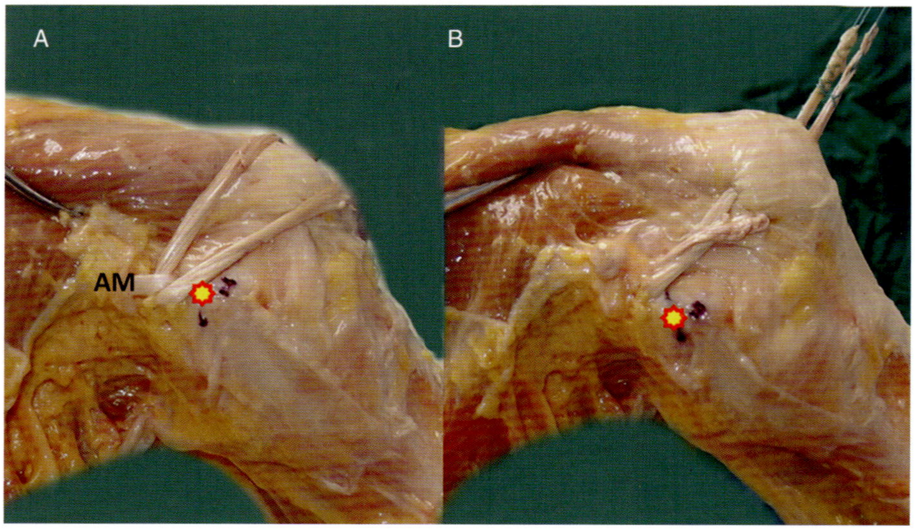

图 10-32　MPFL 的大收肌悬吊重建术

A. 将游离肌腱绕过大收肌（AM）肌腱；B. 将肌腱端传入两髌骨隧道；星点：MPFL 解剖重建股骨隧道定位点

MPFL 的大收肌悬吊式重建并非解剖重建。因为股骨点偏近侧和后侧，重建韧带形成的旋转臂稍长。如果以保证屈膝不受限为前提，在膝关节完全伸直至屈膝 30°之间，髌骨的位置比解剖重建略显外偏。临床体检时髌骨外向活动度比解剖重建略大，且因为股骨侧悬挂在软性结构上，所以在髌骨外推时往往体会不到解剖重建后的硬性终止点。

第五节　单发性髌股关节骨关节炎的治疗策略

髌股关节炎可能单发，也可能表现为全膝骨关节炎。从病因学分析，髌股关节炎软骨的磨损和破坏与胫股关节炎可能有着类似的生物学或者力学原因。生物学原因包括炎症或者感染（这些原因更常引起全膝关节炎），而力学原因包括所有那些能够产生软骨承受范围之外应力的病症，比如肥胖、反复蹲起活动、力线异常、发育不良、钝性外伤。髌股关节炎可分为：原发性关节炎，亦即没有能诱发该病的骨科学事件可追溯，约占一半比例；另外约 30% 存在髌骨不稳，约 10% 有过髌骨骨折，约 10% 有软骨钙化症。

一、症状及体征

单发性髌股关节炎的主要症状是膝前痛，在上下楼梯、上下坡、坐位起立或者做半蹲活动时发作。如果患者为全膝关节疼痛、平地行走的疼痛，要考虑其他致痛原因。静息痛的患者要考虑是否为神经源性疼痛，比如神经瘤、复杂性局部疼痛综合征、神经根性病变，髌骨肿瘤、感染或者应力骨折。髌股关节炎需要与过度使用、髌骨外倾、滑膜皱襞综合征、神经瘤、肌腱炎、局限性滑膜炎，以及髌骨的局限性病变相鉴别。膝关节前侧的疼痛可能从膝关节其他部位，甚至髋关节或者脊椎放射而来，也需要加以甄别。

确定疼痛的来源最为重要。髌骨和股骨滑车发育不良、髌股关节不匹配、髌骨对线异常、髌骨不稳或者脱位的患者更容易发生髌股关节炎。但是，髌股关节紊乱时患者的疼痛最终是由于内环境紊乱（如骨内压增高、生化介质水平异常）而非影像学检查所能发现的结构性异常所引起。

髌股关节炎特异性的体征为髌后摩擦感或者摩擦音。另外，在髌骨外侧面后压会有疼痛。

二、影像学检查

需要常规的膝关节正侧位片，以排除胫股关节炎，了解是否有高位髌骨、髌骨上下极的异常增生。CT 检查了解髌骨和股骨滑车的发育异常，髌股关节的匹配程度、胫骨结节有无明显外偏。MRI 检查了解髌骨和股骨滑车软骨磨损的程度，软骨下骨骨水肿的程度。

三、治疗原则

需要患者改变生活方式，减少上下楼、上下坡、蹲起活动，控制体重，口服消炎镇痛药。髌骨支具对缓解髌股关节症状无明显帮助。单用透明质酸钠对缓解髌股关节炎的作用有限，但是三联针（透明质酸钠、局麻药和糖皮质激素）的注射却能够明显缓解大部分患者的症状。

疼痛程度较重而保守治疗半年无效，日常生活或者运动明显受影响的患者，可考虑手术治疗。常用手术方法包括外侧支持带松解、全膝置换、胫骨结节前移（抬高）、胫骨结节前内侧移位、髌股关节置换。也有人采用髌骨外侧面部分切除、髌骨减厚、去神经化等手术。

外侧支持带松解手术能够将髌股关节的接触面向内侧转移，可能更适应于内侧髌股关节软骨正常的患者，但是髌骨内移多少才能保证手术的成功还不明确。髌骨外侧支持带松解的同时能够将髌骨在一定程度上去神经化。

全膝置换远期效果稳定并且肯定。但是为了髌股关节而更换掉正常的胫股关节牺牲太大。髌股关节置换在早年因为效果差而少有人采用，近年因为假体设计的改进，效果有明显提升，在欧洲又渐趋流行。

四、手术方式

1. 胫骨结节前侧移位（Maquet 手术）　生物力学研究表明，胫骨结节抬高能够缓解髌股关节的压力，但是胫骨结节抬高能造成髌骨近侧部分压力的增加，特别是当抬高超过 1 cm 时。胫骨结节抬高的并发症包括皮肤坏死、骨块的碎裂、髌腱炎、抬高结节对局部皮肤顶触引起的疼痛。

2. 胫骨结节内移抬高　胫骨结节内移能增加内侧髌股关节的压力，可能会导致内侧髌股关节的疼痛，抬高的效应造成应力向髌骨上极方向转移。该术式可能最适合外侧髌股关节软骨退变缺损的患者。髌骨全关节面或全股骨滑车软骨缺损、髌骨近侧部分的软骨缺损、挤压伤的效果最差。

3. 全髌股关节置换　髌股关节置换还远未被普遍接受，主要是因为早期的效果非常令人失望。近年，欧洲学者重新改进了假体设计和手术方法，治疗效果有了明显提升。髌股关节置换失败的一个通常原因是没有察觉到潜在的胫股关节炎。

4. 自体软骨细胞移植　花费高。临床效果还需要进一步验证。

5. 髌骨全切 髌骨全切能缓解髌骨源性疼痛，但是不一定能够缓解股骨滑车源性疼痛。髌骨切除明显降低了伸膝装置的力臂，造成伸膝无力、主动伸膝受限。

6. 髌骨外侧面部分切除 文献表明，髌骨外侧面部分切除能使 85%的患者 5 年内症状得到缓解，67.2%的患者在 10 年内症状得到缓解，46.7%的患者在 20 年内能得到缓解[1]。

五、赵金忠的手术选择

1. 手术原则 如果患者为原发性髌股关节炎或者软骨钙化症，则行关节镜下髌股关节成形（外侧支持带松解+髌骨外侧面部分切除+髌股关节去神经化），附加胫骨结节抬高。如果患者为髌骨不稳或者髌股关节严重不匹配的髌股关节炎，则行关节镜下髌股关节成形（外侧支持带松解+髌骨外侧面部分切除+髌股关节去神经化），附加 MPFL 重建和胫骨结节抬高。

原发性髌股关节炎手术治疗时胫骨结节移位的方式取决于股骨滑车发育不良的程度以及 TT-TG 间距正常与否。如果股骨滑车发育正常或者 A 型股骨滑车发育不良，但是 TT-TG 间距正常，只行胫骨结节抬高术；如果股骨滑车发育正常或者 A 型股骨滑车发育不良，TT-TG 间距过大，需要行胫骨结节抬高内移术。此时以胫骨结节抬高为主要目的，严格控制内移幅度以避免矫枉过正。如果为 B、C、D 型股骨滑车发育不良，无论 TT-TG 间距正常与否，均行胫骨结节抬高内移术，内移时可适度矫枉过正。

2. 关节镜下髌股关节成形术 常规建立前内侧、前外侧、髌上外侧入路。交替使用上述三个入路作为观察入路和操作入路。完全伸膝位，从前外侧入路进镜，由上外和前内侧入路进器械，先用打磨头磨除髌骨上下极增生部分，随后用刨刀行髌骨内侧、近侧和外侧滑膜切除，形成一个宽约 1 cm 的绕髌骨滑膜切除带，去除髌骨的滑膜源性神经支配。从上外侧入路进镜，由前外侧入路进器械，切除髌下脂肪垫，去除髌骨返折性神经支配。结合刨刀和汽化电刀，分别在外侧沟和内侧沟去除股骨髁内侧面和外侧面的滑膜、滑膜下脂肪和骨膜，裸化股骨髁内外侧面，向后的范围以股骨内外上髁为界。随后在髌上囊裸化股骨远端前侧面。骨膜去除范围为滑车近侧缘的近侧 6~8 cm。股骨远端裸化的目的是切断股骨滑车软骨下骨的穿骨膜神经支配（股骨滑车去神经化）。随后磨除髌骨外侧关节面的翼状面，或者髌骨外侧面突至滑车外的部分（图 10-33）。去除股骨滑车近侧缘和外侧缘增生的骨赘，消除髌骨和股骨滑车面内明显高企的骨嵴。从内侧入路进镜，由外侧入路进电刀，行常规外侧支持带松解。

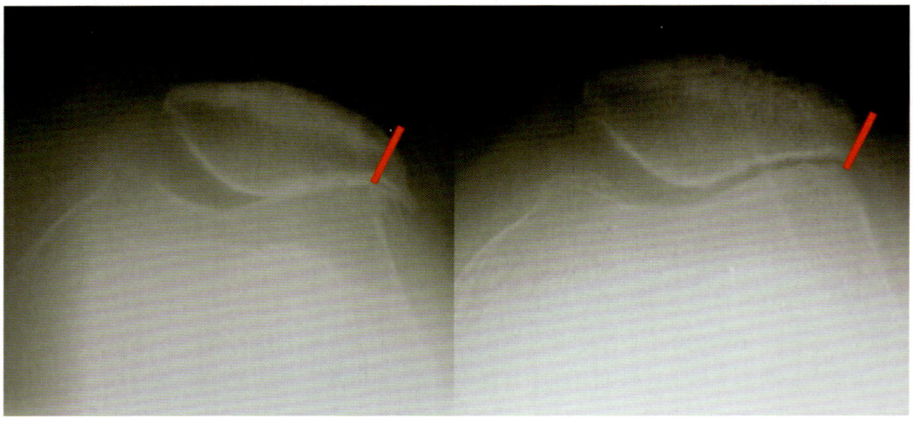

图 10-33 髌股关节成形时髌骨外侧翼状面或者突出面的切除

3. 胫骨结节矩形截骨抬高（内移）术 在胫骨结节外侧缘做纵行切口，长约 3 cm。分离切口周围浅深层筋膜，使皮肤切口能充分移动。解离胫前肌附着处，显露胫骨近段外侧面。用克氏针在骨皮质钻孔，用骨刀连接孔线，具体方法同改良 Fulkerson 截骨，内外侧皮质截骨线的位置走行同改良 Fulkerson 截骨。沿外侧截骨线的前后段用骨刀在松质骨内平横截面（亦即卧位的垂直面）截骨，至骨刀触及内侧皮质。沿外侧截骨线的上下段进骨刀端，平行冠状面（亦即卧位的水平面）；沿远侧斜行段插入骨刀向内侧皮质截骨。随后沿胫骨结节内侧截骨线进骨刀，垂直向后侧（沿矢状面）进行截骨，直至触及胫骨后侧皮质。这样从横截面上，胫骨结节骨块大致呈矩形，称为矩形截骨。将矩形骨块的近端抬起，抬高幅度为 1~1.5 cm，远侧端维持在原位，用 2 根内外向克氏针、1 根前后向克氏针固定（图 10-34）。于抬高骨块的后面进行植骨。

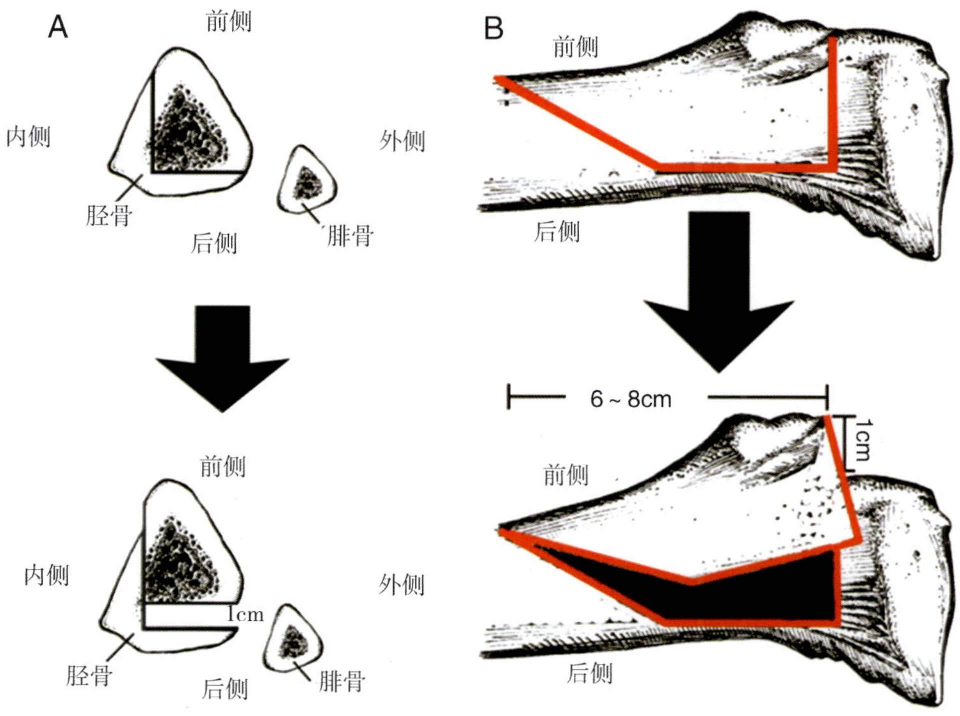

图 10-34　胫骨结节矩形截骨抬高术

胫骨结节骨块形态为矩形，但是前外侧为皮质骨，后内侧为松质骨。严重骨质疏松的患者甚至只有前外侧的皮质壳。因此在骨块固定时，松质骨会压缩而造成骨块向内侧移位，最后的效应类似 Fulkerson 截骨形成的胫骨结节内移抬高。需要根据术前的影像学资料，判断是否要利用胫骨结节内移。如果明确不需要胫骨结节内移（股骨滑车发育正常或者 A 型股骨滑车发育不良，TT-TG 间距正常的患者），在固定骨块前，需要在胫骨结节内侧松质骨区植骨填实，以避免内移。

对于松质骨密度较高，而又需要胫骨结节内移的患者，在骨块抬高后向内侧推挤骨块，嵌压松质骨，即可实现内移。

要点和误区：髌股关节炎的患者大部分存在骨质疏松，胫骨结节矩形截骨后可能出现胫骨骨折。为了降低骨折发生的概率，在设计胫骨外侧皮质截骨线时远端应当呈斜行。常见的错误是远端截骨线与中段垂直，容易造成应力的集中，在转角处发生骨折。

参考文献

［1］ WETZELS T，BELLEMANS J. Patellofemoral osteoarthritis treated by partial lateral facetecomy：Results at long-term follow up［J］. Knee. 2012，19（4）：411-415.

（附视频：通过关节镜下髌股关节成形术治疗髌股关节炎）

第六节　低位髌骨的诊断和治疗

至今，有关低位髌骨的定义还缺乏统一意见。通过临床实践，赵金忠将低位髌骨定义为：在屈膝90°位膝关节侧位X线片上，大于50%的髌骨关节面在股骨滑车-髁间凹交界点（T-NJ点）以远。屈膝90°位，T-NJ点距离胫骨平台线的距离称为T-NJ高度。临床上，因为恰好屈曲90°的X线片较难获得，计算T-NJ高度时测量的是T-NJ点与股骨髁后切线（平行股骨干、股骨髁后轮廓的切线）的距离。髌骨关节面中点到胫骨平台的距离称为髌骨高度。如果髌骨高度小于T-NJ高度，则确定为低位髌骨。按照该定义，当坐位起立时，因为大部分髌骨的关节面在股骨滑车以远，髌骨难以发挥有效的支点功能。

低位髌骨使髌骨支点功能消失，会导致行走时无力、坐位起立困难，以及主动伸膝受限。另外，因为伸膝装置短缩，会导致屈膝活动度受限。

低位髌骨的病因分为炎症性、创伤性和先天性/发育性三大类。

关节内的炎症会导致低位髌骨。发病机制可能还是炎症刺激造成髌下脂肪垫挛缩，随后对髌骨异常牵拉，造成低位髌骨。炎症性低位髌骨首先有关节炎的表现，无论骨关节炎或者其他类型的关节炎。在影像学检查上MRI有助于诊断，表现为髌腱的异常扭曲而非实质性挛缩。对于炎症性低位髌骨，通过关节内炎症的控制和理疗，大部分患者髌骨高度能够恢复正常（图10-35）。

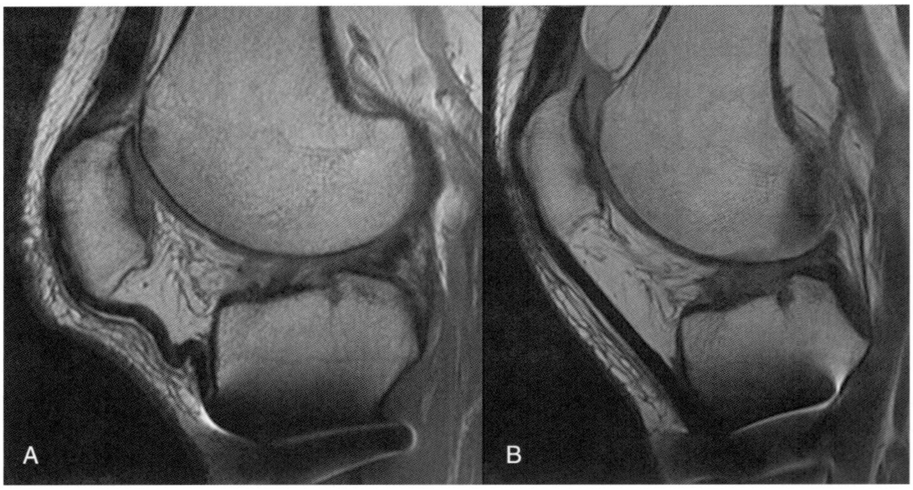

图10-35　炎症性低位髌骨（A）通过保守治疗恢复高度（B）

创伤是低位髌骨最主要的原因，分为股四头肌肌腱损伤性和无损伤性低位髌骨。对于股四头肌肌腱损伤性低位髌骨，首先要明确有无髌腱挛缩，并确认挛缩的程度。如果无髌腱挛缩，或者髌腱为假性挛缩，仅需要行股四头肌肌腱的修补或者结合髌腱后方松解。如果有髌腱的实质性挛缩，则需要判断挛缩的程度。

髌腱挛缩程度需要结合矫正髌腱长度和T-NJ高度来判断。矫正髌腱长度指的是髌腱在胫骨结节止点距髌骨关节面中点的长度（图10-36）。如果矫正髌腱长度大于T-NJ高度，则为轻度挛缩。对于轻度挛缩，在行股四头肌肌腱修补的同时行胫骨结节近侧移位即可，移位的程度需要术前计算，要解除低位髌骨，又不能形成高位髌骨。如果矫正髌腱长度小于T-NJ高度，则为重度髌腱挛缩。对于重度挛缩，即便胫骨结节移到关节线水平，依然不能校正低位髌骨，需要髌腱切断，调整髌骨高度至适当位置，行髌腱重建（图10-37）。术前需要计算出髌骨位置调整后髌尖距离平台面的距离，以便术中参考，因为术中无法直接观察到髌骨关节面的中点。

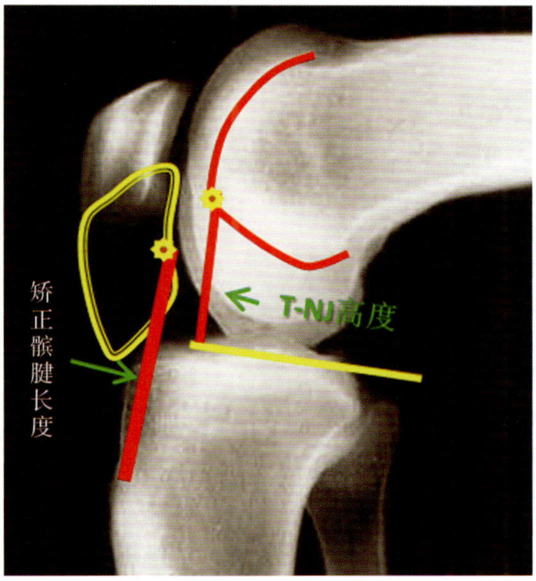

图 10-36 矫正髌腱长度和 T-NJ 高度的测量

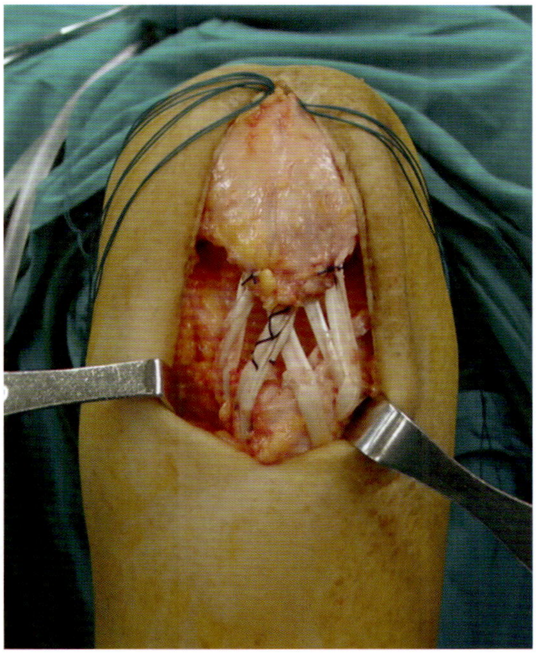

图 10-37 采用腘绳肌肌腱和腓骨长肌肌腱前半部行髌腱重建

对于无股四头肌肌腱损伤的髌腱挛缩，首先判断是假性挛缩还是实质性挛缩。假性挛缩往往发生在创伤早期，在关节镜下行髌腱后方和两侧瘢痕组织的切除即可，一般需要髌下脂肪垫的彻底切除。如果是实质性挛缩，需要判断是轻度还是重度挛缩。轻度挛缩可以通过胫骨结节近侧移位解决，重度挛缩则需要通过髌腱切断重建来恢复髌骨高度。

要点和误区：术前判断真性挛缩还是假性挛缩最为关键。假性挛缩在 MRI 上表现为髌腱的扭曲，常常由于髌下脂肪垫的纤维化挛缩牵扯引起，将髌腱与髌下脂肪垫分离，特别是与其纤维化部分分离，髌骨高度就可能恢复。如果因为各种原因无法行 MRI 检查，要想到假性挛缩的可能，在手术时先行髌腱与髌下脂肪垫的分离，观察髌骨高度有无改善。另外，术前要有精确计算，以保证升高髌骨位置时不至于造成高位髌骨。髌腱重建时应当用聚乙烯线加强，术后及早行屈膝训练。不及时训练可能会造成新的髌腱挛缩，不用聚乙烯线加强在早期训练时重建结构遭到拉伸，可能会造成高位髌骨。

第十一章　关节镜下滑膜切除术

第一节　概　述

外伤、退变、炎症、感染等因素可以诱发急性或者慢性滑膜炎。长期的滑膜炎会造成关节内和关节周围组织，如半月板、关节囊韧带、关节软骨和骨的破坏。这种破坏主要源于滑膜爬行侵蚀和滑液内酶的作用。

慢性滑膜炎除了引起关节肿胀外，会造成关节疼痛、活动受限、畸形，最终造成功能障碍。这种滑膜的炎症反应可能累及一个关节，也可能累及多个关节。单关节滑膜炎常见起因为软组织肿瘤、绒毛结节性滑膜炎、滑膜软骨瘤病、滑膜结核、软骨钙化症、类风湿或者其他胶原性疾病等，不常见的原因包括断裂的人工韧带、松脱的可吸收材料、失败的人工关节的磨损微粒等。

多关节滑膜炎可能起因于类风湿性关节炎、强直性脊柱炎，其他全身免疫性疾病如银屑病、系统性红斑狼疮、肠炎性疾病、晶体性滑膜炎（痛风和假性痛风）等，以及其他非特异性疾病。

对于类风湿性关节炎，既往报道通过切开手术清除滑膜能够取得较好的效果。但是，开放性滑膜切除会产生一系列并发症，比如关节僵硬、深静脉栓塞，并且手术创痛时间、住院时间、康复时间均较长。尽管如此，在过去它还是被当作类风湿性关节炎保守治疗无效的一种选择。

关节镜系统的出现、手工和动力操作器械的改进使许多关节滑膜性疾病的诊治出现了革新。在关节镜下能够对整个关节腔进行检查，并且能做活检以了解滑膜炎的病理性质，同时也能够做滑膜切除和关节清理。关节镜下滑膜切除因为其微创特点，患者康复快，越来越受到欢迎。关节镜下滑膜切除后能够早期活动，住院时间短、医疗费用低。根据患者情况，可以重复做滑膜切除术。

一、手术指征

1. 类风湿性关节/滑膜炎　类风湿性滑膜炎或者关节炎是关节镜下滑膜切除术的强指征。尽管手术治疗不能根治该病，但是能够阻止病症在局部关节的发展。无论早期还是中晚期类风湿性关节炎，关节镜下滑膜切除术都有明确的效果。

2. 血清阴性关节炎/反应性关节炎　血清阴性关节炎可以具有类风湿性关节炎相似的病程。对于局部症状严重的血清阴性关节炎/滑膜炎，关节镜下滑膜切除能有效缓解症状，阻止病程发展。强直性脊柱炎合并的关节炎或者滑膜炎（反应性）也会造成关节软骨的破坏，关节镜下滑膜切除具有意义。

3. 风湿性关节炎　风湿性关节炎很少造成关节软骨的破坏，从保护关节软骨方面讲滑膜切除的意义不大。长期大量积液的风湿性关节炎，行滑膜切除对减少关节积液有帮助。

4. 痛风性关节炎/滑膜炎　以滑膜尿酸结晶形成、炎症为主要表现的早期痛风，关节镜下滑膜切除有一定的意义。对于关节软骨面上有大量结晶沉积的中晚期痛风，关节镜下滑膜切除的意义有限，因为关节软骨、半月板、关节囊韧带中的尿酸结晶并不能得到彻底清理。处于稳定状态的中晚期痛风性关节炎，在关节镜清理术后可能会转变为不稳定状态，出现急性痛风发作的表现，术后要进行抗急性痛风的治疗。

5. 滑膜软骨瘤病　关节镜下软骨瘤清理、滑膜次全切是治疗滑膜软骨瘤病的最佳方法。

6. 绒毛结节性滑膜炎　以关节内病变为主的绒毛结节性滑膜炎可进行滑膜切除，特别是膝关节后室的病变滑膜，在关节镜下切除具有特殊优势[1]。以关节外病变为主的绒毛结节性滑膜炎或者巨细胞瘤需要选择切开手术。

7. 结核性滑膜炎　结核性关节炎的早期表现为结核性滑膜炎，如果能够得到明确诊断，进行抗结核治疗就能够控制病情发展，缓解症状。但是，大部分结核性滑膜炎是因为关节症状长期存在，并且较重，必须行关节探查取组织病理检查才能确诊。广泛性滑膜切除能缓解临床症状，但是如果后续抗结核治疗不能控制病情，症状会复发。诊断明确的结核性关节炎，在抗结核药物治疗的同时行关节清理（包括干酪样组织的清除、破坏软骨的清除、滑膜切除）能缩短病程，降低关节强直的发生率。

8. 化脓性关节炎　对于关节的化脓性感染，如果不能完成彻底清理，特别是膝关节后室的清理，则不主张进行滑膜切除。因为在感染源得不到彻底清理的情况下切除滑膜屏障会造成感染的扩散。如果能完成全关节的彻底清理，就可行滑膜切除，术后能最快缓解症状、控制病情[2]。

9. 出血性滑膜炎　对于关节的反复积血（多为创伤后引起），在排除凝血功能障碍、蔓状血管瘤和血管损伤的前提下，可以以出血性滑膜炎作为诊断，一般是局限性的滑膜血管瘤。在出血部位不明确的情况下，可以进行广泛性滑膜切除。部分出血部位不明的出血性滑膜炎是后纵隔的滑膜血管瘤所致，应当注意后纵隔的切除。

顽固性的滑膜炎，经药物治疗、放射治疗和化学治疗无效，可能需要滑膜切除。有关放疗和化疗的效果和副作用仍然存在着争论。早期滑膜切除理论上的好处包括关节软骨免受破坏、对活动的限制很少、避免发生严重的不稳定和畸形。

有出血性疾病和蔓状血管瘤的患者禁忌做滑膜切除，关节化脓性感染但术者无法完成全关节清理手术则禁忌行滑膜切除。

二、术前准备

单关节或者多关节滑膜炎的患者一般有较为详细的病史。在骨科方面，临床体检和实验室检查尤为重要。临床体检应当注意下肢的力线、滑膜增生程度、关节肿胀、肌肉萎缩、活动能力、髌股关节对线、韧带松弛度和关节活动度。同时要检查其他关节。实验室检查应当包括血常规全套、出凝血时间、类风湿因子、抗核抗体、补体水平、白细胞抗原分型、血尿酸、肌苷、蛋白检查、肝功能以及其他有指征的指标。特殊情况下关节滑液分析也有帮助。比如，血性滑液常常与绒毛结节性滑膜炎相关，脓球与化脓性炎症有关。滑液的晶体检查也有助于特殊疾病的诊断。

影像学检查方面，需要拍摄站立位 X 线片，骨扫描和 MRI 有助于确定滑膜炎的病因。

三、手术方法

对于慢性滑膜炎，滑膜切除的目的：在每个腔室，减少滑膜的量；去除可能造成机械性阻滞的因素(关节清理包括受损的关节软骨、半月板、游离体、钙化结晶、骨赘、骨水泥颗粒、聚乙烯磨损颗粒等)。滑膜切除时尽可能保留相关组织，如关节囊、半月板、交叉韧带、关节软骨，尽量减少对关节内和关节周围组织的损伤。

对于各种弥漫性滑膜炎或者全关节炎，治疗的效果取决于滑膜切除的程度。因此，滑膜全切或者滑膜次全切尤为重要。要掌握膝关节后室滑膜切除的技术，以保证手术效果。对于类风湿性关节炎，还要掌握膝关节后侧的镜下松解技术。

患者取仰卧位，大腿扎止血带。常规采用前内、前外、髌上外、后内和后外侧入路。

利用前内、前外侧入路，先进行膝关节前室、髁间凹和内、外侧间隙的滑膜切除。侵蚀性不太强的滑膜炎可以不进行半月板下方滑膜切除。但是侵蚀性强的滑膜炎，在半月板下方滑膜与胫骨的交界处，是骨破坏的主要部位，此处会有大量滑膜聚集和骨侵蚀，必须进行滑膜切除。滑膜切除会导致半月板游离，如果半月板质量尚可，可以进行半月板原位缝合；如果半月板也受到侵蚀，则同时行半月板切除。

侵蚀性滑膜炎的患者其远期预后并不取决于半月板的保留与否，而是取决于滑膜炎是否复发。为了避免滑膜炎的复发只能切除有侵蚀的半月板。

利用后内、后外侧入路，行后内侧室、后外侧室的滑膜切除。一般需要切除后纵隔。注意髁间凹后开口部位滑膜的切除。

利用前内、前外和髌上外侧入路，进行髌上囊、股骨内外侧沟的滑膜切除。

关节化脓性炎症的患者清理完成后需要关节内过氧化氢溶液、碘伏冲洗。术后关节内置负压引流。

四、术后处理

在术前告知患者术后可能出现的症状，如出血、疼痛和感染。关节镜下滑膜切除术可在门诊进行，但是一般建议短时间住院，因为术后出血较多。术后适当镇痛。需要患者积极配合进行功能锻炼。锻炼的方法主要是尽最大可能弯曲膝关节，在休息时维持膝关节伸直。术后6周复查时，膝关节屈曲度应当能够超过120°。术前用激素的患者术后要继续服用。

五、并发症

关节镜下滑膜切除术后，可能出现的并发症包括关节感染、积血、滑膜瘘、深静脉栓塞等，甚至可能出现伤口开裂和局部感染（特别是结核性滑膜炎或者关节炎）。长期服用激素的患者，皮肤很薄，术中应当特别注意皮缘问题。术后常规加压包扎。术后大部分患者主诉自踝部至大腿的皮肤青紫，为淤血扩散所致。这是术后正常现象，不影响功能锻炼。

参考文献

[1] 赵金忠. 膝关节弥漫性色素沉着绒毛结节性滑膜炎的关节镜治疗［J］. 中华骨科杂志. 2004，24（3）：162-166.

[2] 赵金忠，蒋垚，沈灏，等. 通过关节镜技术治疗早期膝关节化脓性关节炎［J］. 中华骨科杂志. 2002，22（8）：474-476.

第二节　绒毛结节性滑膜炎的手术治疗

一、治疗原则

绒毛结节性滑膜炎又称为关节内巨细胞瘤，是一种特殊的滑膜疾病，大部分情况下为弥漫性，有时为局限性，局限性病变很像肿瘤。绒毛结节性滑膜炎的病因不清楚，经单克隆检查方面的证据提示，这是一种肿瘤源性疾病[1~4]。该病可发生于年轻或者年老患者，症状是由关节内肿块造成的。膝关节是最容易被累及的关节，也会累及肩、肘、髋、踝等关节。表现为多关节也有个案报道。典型症状是关节疼痛、肿胀、反复积液，不一定有外伤史，由于关节内滑膜出血发炎引起。常表现为膝关节交锁，有时会误诊为腘窝囊肿。绒毛结节性滑膜炎会引起骨侵蚀，形成骨囊肿或者塌陷。

大体上，绒毛结节性滑膜炎呈现滑膜绒毛样增生或者结节样改变，不同患者可能以绒毛形态为主或者以结节形态为主。颜色上，病变滑膜呈“粪便样”改变，黄、棕、黑颜色交错。关节镜下的典型改变为在棕黄色的绒毛内呈现有紫黑色的血管影。组织学上，绒毛结节性滑膜炎的表现与腱鞘巨细胞瘤无二。病变组织呈现为圆形滑膜样细胞的增生，中间弥散以炎症细胞，有时可见破骨细胞型多核巨细胞、黄瘤细胞等。

局限性绒毛结节性滑膜炎的最佳治疗方法是手术切除，术后复发率0~15%。可以在关节镜下切除局限性肿块。相比切开手术，关节镜手术并不占优势。因为在关节镜下是通过蚕食方法去除病变组织的，容易造成病变组织的种植、扩散。切开手术尽管创伤稍大，但是能够将肿块整体切除，对于防止复发具有明显益处。

对于弥漫性绒毛结节性滑膜炎尚缺乏根本治疗方法。目前的治疗手段有手术切除、冰冻治疗、体外球管放疗、放射性滑膜切除（内放疗）、免疫治疗和靶向治疗，但是任何方法都无法确保去除所有的病变细胞，因此无法避免病变复发。目前，常用的治疗方法仍然是手术切除。术中冰冻治疗的目的是为了破坏病变组织，但是可能造成正常组织坏死、软骨损伤、一过性神经麻痹等，主要是因为冰冻深度和范围不易控制。体外球管放疗可能会造成皮肤反应、关节僵硬、伤口愈合不佳、肿瘤恶变甚至骨折，只能作为辅助措施，对于年轻人慎用。放射性滑膜切除是向关节内注射放射性物质以破坏病变组织，但是对正常组织的损伤不可避免，个别情况下会造成严重的关节软骨、骨和软组织并发症。免疫治疗的有效性还没得到大量临床实践证实。因为绒毛结节性滑膜炎的肿瘤源性，有人尝试靶向治疗，但是对这种治疗的有效性和危害还需要进一步探讨。如果关节骨质遭到严重破坏，可进行关节置换。但是，关节置换本身并不能治疗绒毛结节性滑膜炎。尽管置换时会进行滑膜切除，但是复发仍不可避免，并且会造成假体的过早失效。

对于滑膜的切除，开放性手术和关节镜下操作孰优孰劣很难下结论。采用两种方法，弥漫性病例复发率在8%~50%之间。关节镜手术的好处是康复快、避免了关节切开的创伤。缺点是进行的是病变组织中间的清理和切除，可能会造成局限性病变的扩散、手术入路部位的种植，并且无法切除关节外病变组织；在病变组织量非常大，特别是以结节性为主的情况下，切除效率很低，甚至从时间上讲无法完成。开放手术的优点是能够对病变组织做大块或者整块切除，节省手术时间。曾有报道，关节切开手术加上冰冻手术治疗能够取得很好的效果。但是，通过腘窝入路进行膝关节后侧滑膜的彻底清理还有相当的挑战性，如果术后不能立即进行活动度训练，关节粘连会造成功能障碍。没有一种前瞻性的研究来对比这种技术，因为每个医生接受的病例有限。另外，这两种手术方法有相应的适应范围，不可能对有关节外病变组织块的患者为了研究而只做关节内手术。一般来说，如果病变局限于关节内，建议采用关节镜下滑膜切除。如果关节外有病变组织块，特别是腘窝部，则先在关节镜下做关节内病变组织清理，随后附加腘窝切口切除关节外病变。有时，滑膜组织严重纤维化，用刨削刀难以清理，需要将关节切开做关节内的滑膜切除。

我们认为，关节镜下滑膜切除的优势主要体现在膝关节后室病变组织的清除。通过膝关节后侧切开手术进行关节外的病变组织切除，是治疗的必须手段之一。但是，通过该入路切除膝关节后侧关节内的病变尤为困难，主要是因为位置深、有腓肠肌内外侧头和血管神经的阻挡。然而，在关节镜下通过后内侧和后外侧入路切除膝关节后室的病变反而容易、彻底。膝关节前侧病变很少蔓延至关节外，关节镜下切除具有微创的优势，但是对于以结节性病变为主的滑膜炎，关节镜下刨除的效率非常低，建议行关节有限切开切除病变。

二、术前准备

绒毛结节性滑膜炎的患者表现为轻微外伤后，关节积血或者积液。局限性病变常出现关节交锁，两种类型都会引起活动度受限。除非关节外有侵犯，一般来说难以触及肿块。关节外的侵犯多发生于腘窝。一些发展严重的病例会表现为严重的关节退变。

在绒毛结节性滑膜炎的早期，平片检查一般无阳性发现；一些患者由于关节积液，会发现髌骨悬浮；严重患者软骨周围的骨质可能出现囊性变化。在MRI上，绒毛结节性滑膜炎的表现非常有特点。在T1和T2加权像上，能够发现明显的高低信号交错的软组织肿块影，除了严重的类风湿性关节炎可能会有此表现，此独特的MRI表现为绒毛结节性滑膜炎所特有，为增生组织与液体和脂肪交错分布所致。病变组织块不局限于关节内，会在关节囊纤维之间以及关节外出现。手术之前必须进行MRI检查，有助于明确诊断，并制定手术方案。

三、手术步骤

（一）切开手术

关节切开手术需要转换体位。一般先取仰卧位，采用膝关节前正中入路，行膝关节前侧滑膜切除。再取俯卧位，采用膝关节后侧“S”形切口，做膝关节后侧病变组织切除。在大块病变组织切除后，对残留组织用手术刀切除反而效率低，切除不彻底，使用刨刀更加有效。

（二）关节镜下手术

关节镜下对绒毛结节性滑膜炎做滑膜次全切比一般的关节镜手术要困难，因为增生物的填塞影响视野。另外，通过刨削去除结节样组织的效率比较低。手术要用止血带，需要联合使用前内、前外、上外、后内、后外等关节镜入路，需要做后纵隔切除。

通过高位前外侧入路（平髌骨尖水平，紧贴髌韧带外侧缘）进关节镜镜头，采用标准前内侧入路进操作器械，按顺序检查整个膝关节并清理。

1. 膝关节前室和内、外侧关节间隙清理 交替从高位前外侧入路和标准前内侧入路插入刨刀，清理髁间凹，切除前、后交叉韧带表面的滑膜组织和后纵隔的最前侧部分（图 11-1）。切除膝关节前室和内、外侧关节间隙所有病变滑膜组织，包括半月板下方，特别是外侧半月板下方（图 11-2、图 11-3）。

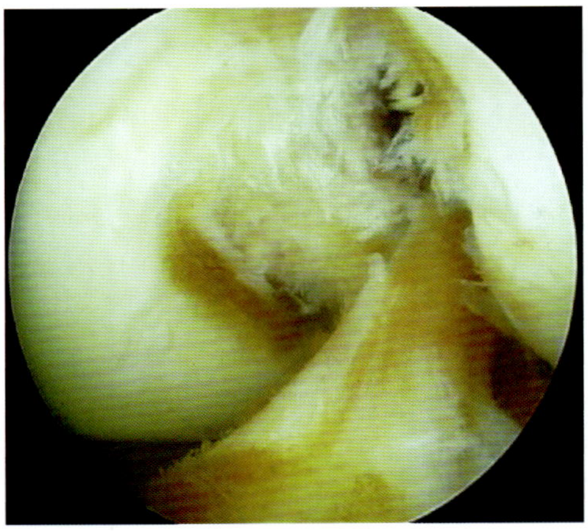

图 11-1 膝关节前室滑膜清理后（左膝前外侧入路镜下观）

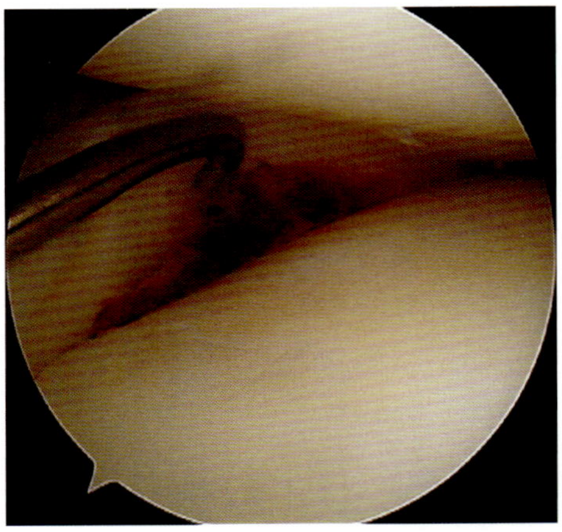

图 11-2 半月板下间隙增生的滑膜（左膝前外侧入路镜下观，内侧）

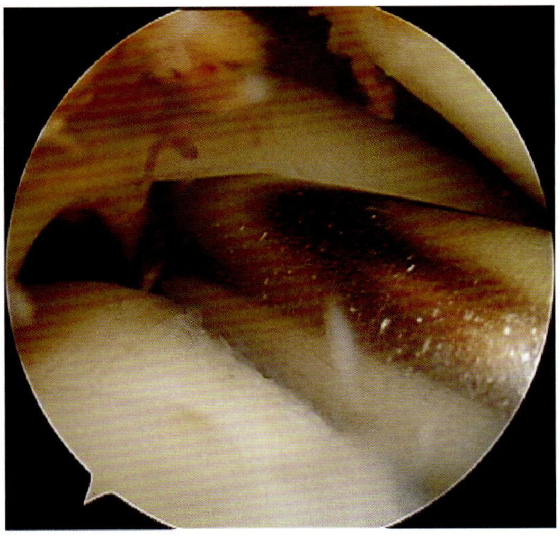

图 11-3 清理外侧半月板下间隙滑膜（左膝前内侧入路镜下观）

2. 膝关节后室清理

（1）膝关节后内侧室初步清理。先屈膝 60°，将关节镜镜头从高位前外侧入路插入膝关节前室，随后经 PCL 和股骨内髁间隙插入后内侧室，再屈曲膝关节至 90°以上以扩大膝关节后室，在关节镜监控下做标准后内侧入路（膝关节后内侧角，关节线上 1 cm）。从该入路插入刨刀，进行后内侧室初步清理（图 11-4 至图 11-6），包括后纵隔的内侧面。后内侧室后壁的清理应当掌握深度，既要切除病变的滑膜层，又要保留关节囊纤维层，以免切除过深造成神经血管损伤。对后内侧室顶部、底部和内侧角等视觉盲区暂不作清理。

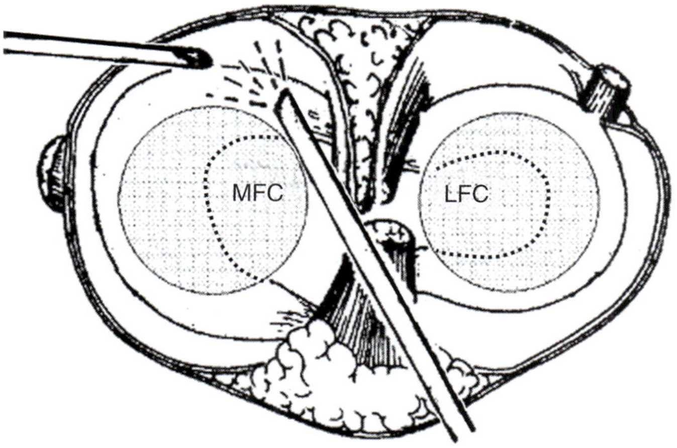

图 11-4　后内侧室初步清理
MFC：股骨内髁；LFC：股骨外髁

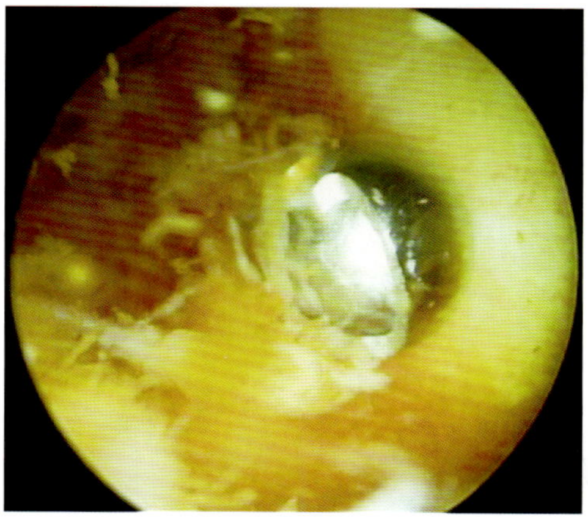

图 11-5　后内侧室清理前（左膝前外侧入路镜下观）

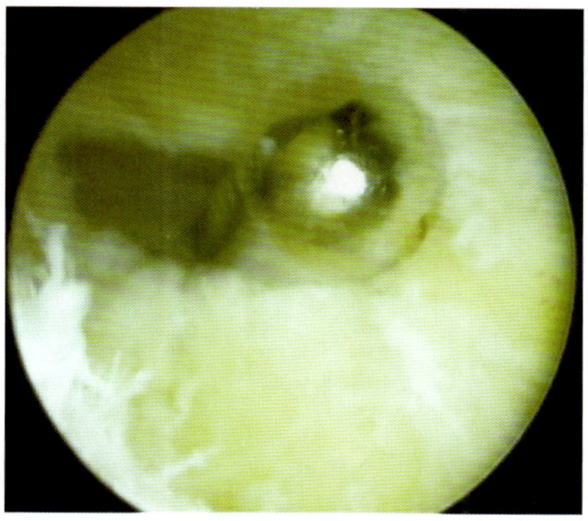

图 11-6　后内侧室初步清理后（左膝前外侧入路镜下观）

（2）膝关节后外侧室初步清理。将交换棒插入后内侧室。“4”字盘腿，从前内侧入路将镜头插入关节，再经前交叉韧带和股骨外髁间隙插入后外侧室。监控下将交换棒穿通后纵隔插入后外侧室（图 11-7）。将镜头沿交换棒从后内侧入路插入，跨后纵隔插入后外侧室，监控下建立后外侧入路。从后外侧入路插入刨刀，做初步清理（图 11-8、图 11-9）。

（3）后纵隔切除　将镜头回抽至后内侧室，将已经插入后外侧室的刨刀跟随镜头插入后纵隔穿孔部。切除后纵隔，包括内、外侧面的滑膜和其间的纤维脂肪层（图 11-10 至图 11-13）。在后纵隔上缘有一根小动脉来自关节外，术中注意切断并止血，以免术后造成顽固性膝关节血肿。后纵隔的后缘与腘血管贴近，注意控制刨削深度以免造成损伤。

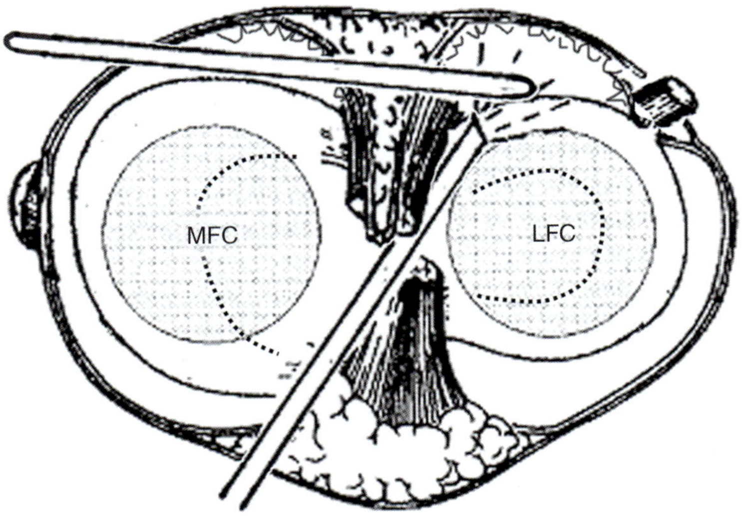

图 11-7　监控下将交换棒从后内侧入路经后纵隔插入后外侧室

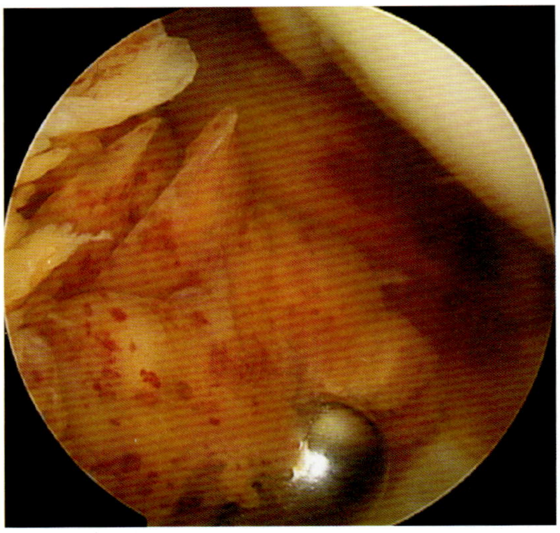

图 11-8　后外侧室初步清理（左膝后内侧入路镜下观）

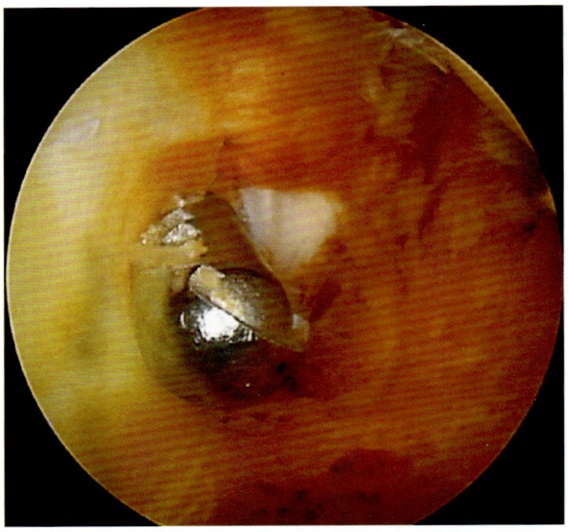

图 11-9　后外侧室初步清理后（左膝后内侧入路镜下观）

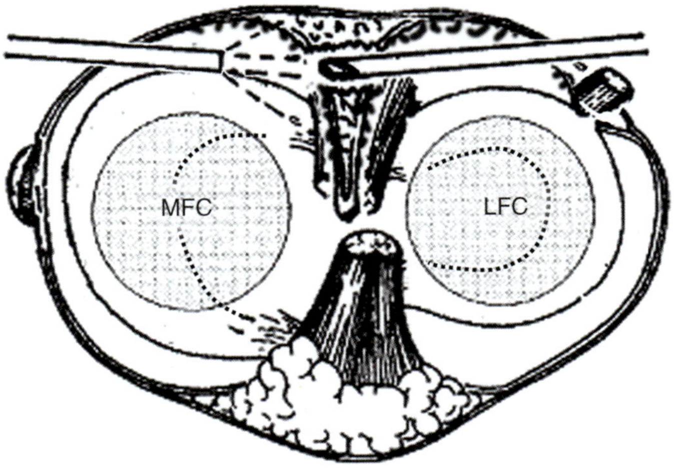

图 11-10　将刨刀从后外侧入路插入后纵隔

（4）膝关节后室彻底清理。后纵隔切除后，膝关节后外侧室和后内侧室连通，在膝关节后室无盲区存在，方便进一步清理操作带。交替从后内侧入路和后外侧入路进镜头监控，做膝关节后室滑膜的彻底清理，包括后室顶部、底部及半月板体部和后角交界部等常规关节镜入路盲区部位滑膜切除。

（5）髁间窝后部清理。髁间窝后部被 ACL 和 PCL 分成三个间隙：PCL 和股骨内髁间隙、ACL 和股骨外髁间隙、ACL 和 PCL 间隙。从后外侧入路插入关节镜镜头监控，从前内侧入路插入刨刀，分别进行三个间隙部位的滑膜清理（图 11-14 至图 11-19）。ACL 和 PCL 之间的间隙实际上为后纵隔最前侧部分。

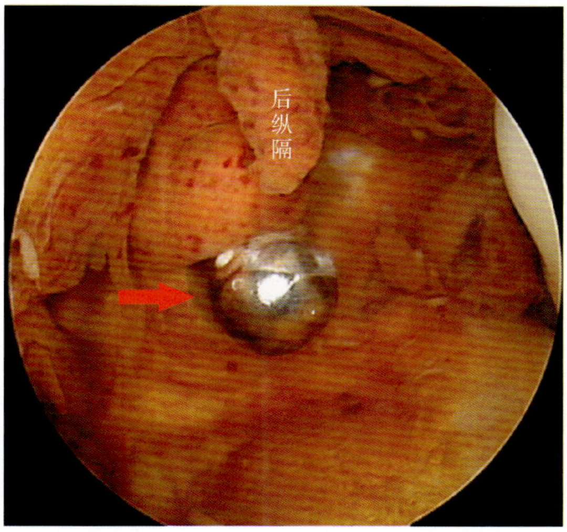

图 11-11　将刨刀从后外侧入路插入后纵隔（左膝后内侧入路镜下观，后内侧室）

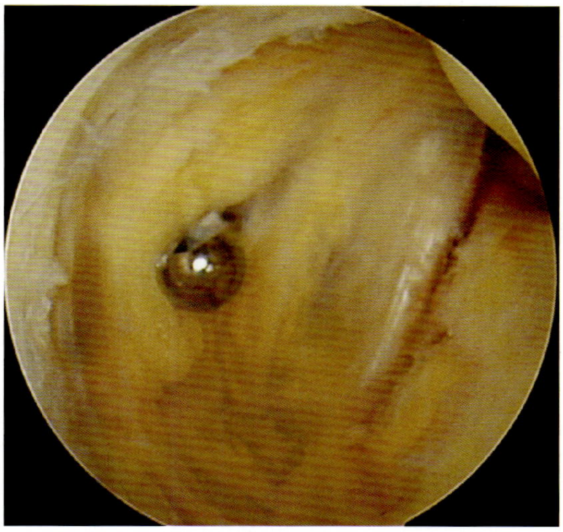

图 11-12　后纵隔内侧面滑膜清理后（左膝后内侧入路镜下观，后内侧室）

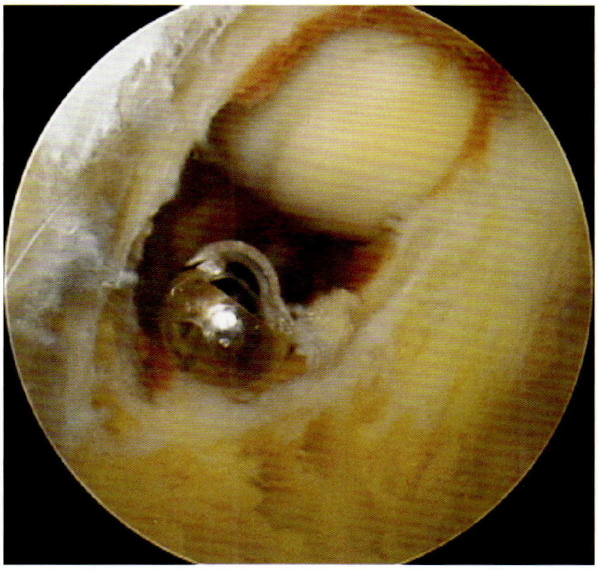

图 11-13　后纵隔部分切除后（左膝后内侧入路镜下观）

3. 内、外侧沟和髌上囊清理　改换为伸膝位，从高位前外侧入路进镜头，从前内侧入路进器械，清理内侧沟。监控下做膝关节髌上外侧入路，从该入路插入器械，先进行外侧沟滑膜切除，再进行髌上囊滑膜切除。对于髌上囊过大者，选择高位髌上外侧入路，较标准上外侧入路更靠近侧，以便进行滑膜全切。

彻底的滑膜清理常会造成半月板、特别是外侧半月板与关节囊分离。对于后角分离，采用全关节内修补方法，将半月板与关节囊复位缝合。对于体部和前角分离，采用由内至外的方法，将半月板复位缝合。

在滑膜切除时，对明显渗血部位电凝止血，分别在膝关节后室和髌上囊放置引流后，缝合切口。对有关节外病变者，最后进行切除。患肢用弹力绷带全长包扎。

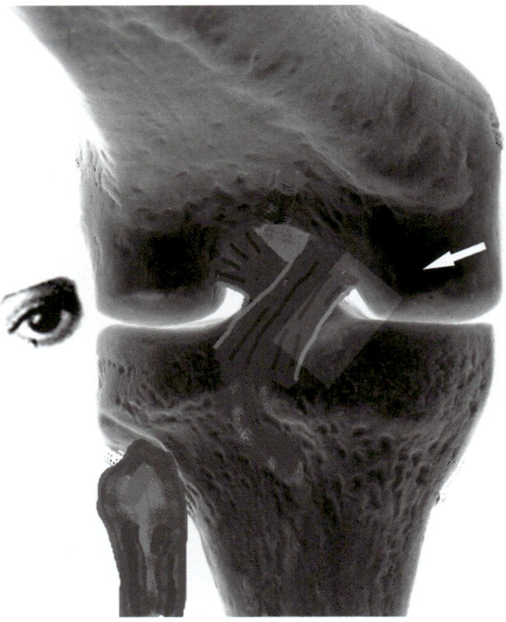

图 11-14　清理 PCL 与股骨内髁间隙（箭头）

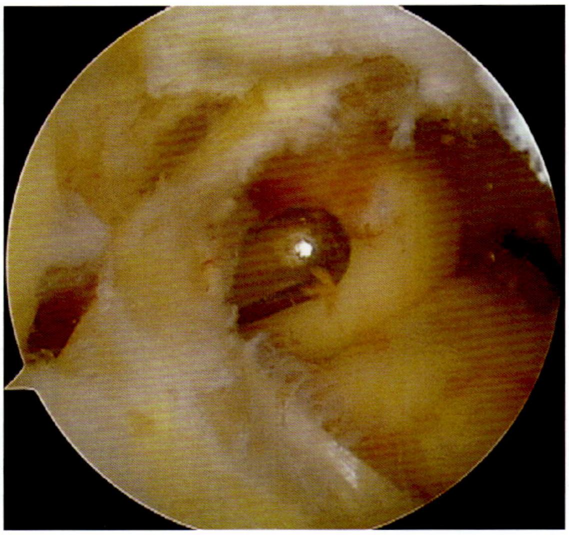

图 11-15　清理 PCL 与股骨内髁间隙（左膝后外侧入路镜下观，髁间凹后侧）

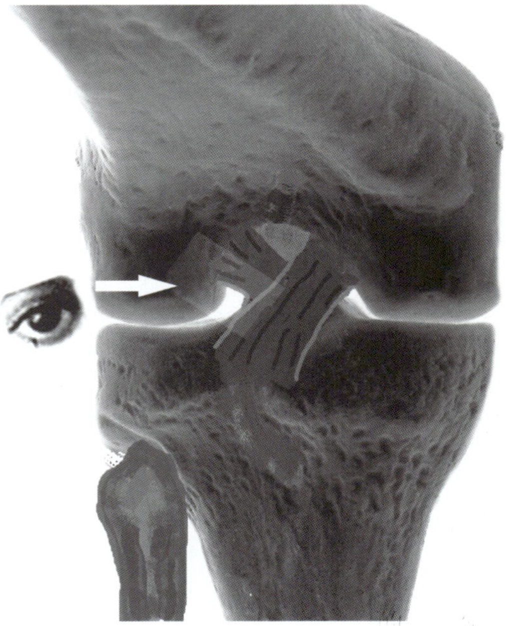

图 11-16　清理 ACL 与股骨外髁间隙（箭头）

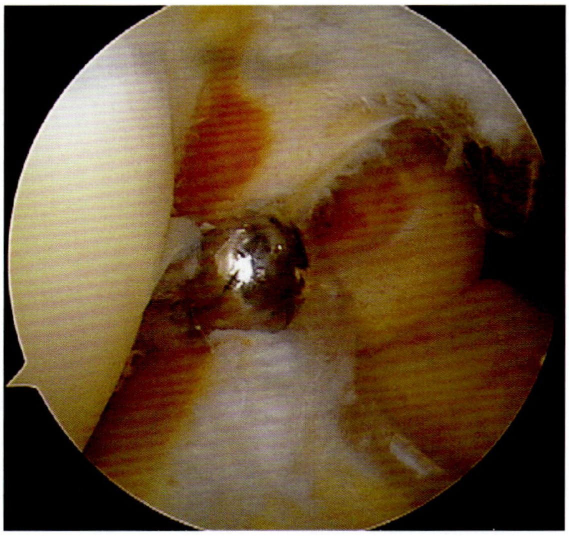

图 11-17　清理 ACL 与股骨外髁间隙（左膝后外侧入路镜下观，髁间凹后侧）

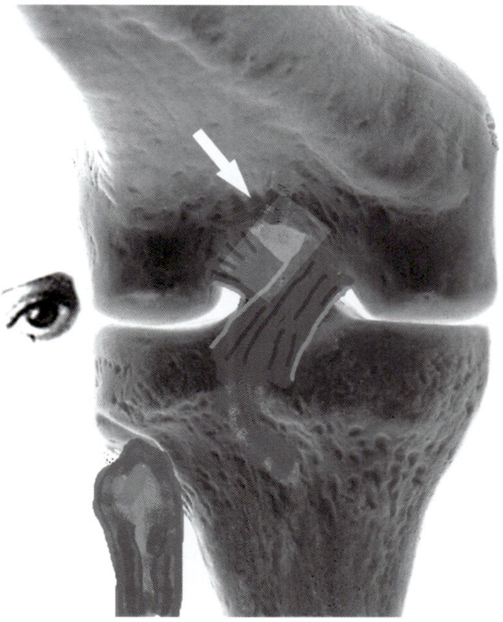

图 11-18　清理 ACL 与 PCL 间隙及后纵隔上部（箭头）

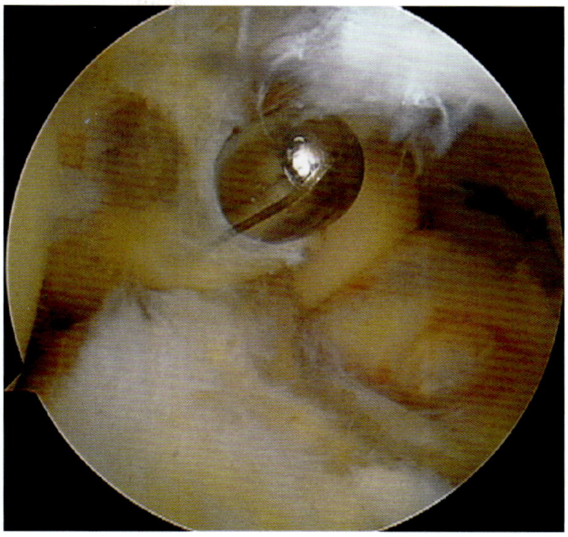

图 11-19　清理 ACL 与 PCL 间隙及后纵隔上部（左膝后外侧入路镜下观，髁间凹后侧）

四、术后康复

膝关节滑膜切除后的康复方法取决于手术方法。行开放性手术的患者，需要在硬膜外导管维持镇痛的情况下早期进行 CPM 训练。术后第 1~2 天拔除引流。出院后需要对患者的康复训练做密切监督和指导。要求术后 3 个月屈膝超过 120°。术后患者可以根据对疼痛耐受情况，进行部分或者完全负重。

关节镜下滑膜切除的患者，术后 2 d 去除引流。术后患肢用弹力绷带包扎 7 d，立即进行股四头肌等长收缩和直腿抬高训练。术后 1 周开始膝关节活动度训练，要求术后 4 周膝关节活动度达到屈膝 90°，术后 6 周屈膝活动度达到 120°。对膝关节屈曲受限患者在术后 3 个月内进行手法松解。

五、手术要点

在膝关节后室，通过跨后纵隔入路进行检查没有盲区，利用普通刨刀可以将膝关节后室靠近后纵隔部位，后内侧室和后外侧室顶部，以及半月板体部和后角交界部等常规关节镜检查治疗时观察和操作盲区的病变组织清理干净。半月板下方，特别是外侧半月板下方，是容易疏漏的地方，但是半月板上下方滑膜彻底清理常造成半月板与周围的关节囊失去连接，需要进行半月板原位缝合；在切除顺序方面，建议先清理膝关节前室，接着清理膝关节后室，最后清理髌上囊。因为髌上囊滑膜切除后，在股骨和膝关节前侧会造成大量灌注液外溢，从而影响膝关节屈曲[6]。

膝关节弥漫性色素沉着绒毛结节性滑膜炎常累及关节外，关节外病损的治疗影响最终疗效。Chin 等经随访发现，关节镜下行滑膜切除后，不切除关节外病变，89.5%的患者术后短期症状有所缓解，几乎所有的患者在术后平均 3.63 年内症状复发，所以在手术前通过详细检查了解病变的程度和范围非常重要[5]。关节镜下滑膜次全切，结合必要的切开手术切除关节外病变，能够保证手术疗效。关节外疾患和关节内疾患有可能相互诱发，早期治疗关节内疾患有可能避免关节外疾患的发生，降低手术难度和复发的可能性。

绒毛结节性滑膜炎是一种特殊的肿瘤，与正常组织无相对界限，沿着组织界面生长，可深入组织结构缝隙之中。理论上不可能实现滑膜全切，因为组织结构的缝隙之中总会有病变组织残留，只能做到次全切。因此，病变的复发也就成为必然。通过手术将有一定厚度的病变组织切除，结合其他治疗方法杀灭残留组织，可能是较好的治疗选择。

参考文献

[1] GRANOWITZ S P, D' ANTONIO J, MANKIN H L. The pathogenesis and long-term end results of pigmented villonodular synovitis [J] . Clin Orthop Relat Res. 1976, 114: 335 - 351.

[2] WEST R B, RUBIN B P, MILLER M A, et al. A landscape effect in tenosynovial giant-cell tumor from activation of CSF1 expression by a translocation in a minority of tumor cells [J] . Proc Natl Acad Sci USA. 2006, 103 (3): 690 - 695.

[3] CUPP J S, MILLER M A, MONTGOMERY K D, et al. Translocation and expression of CSF1 in pigmented villonodular synovitis, tenosynovial giant cell tumor, rheumatoid arthritis and other reactive synovitides [J] . Am J Surg Pathol. 2007, 31 (6): 970 - 976.

[4] FIOCCO U, SFRISO P, LUNARDI F. et al. Molecular pathways involved in synovial cell infla mmation and tumoral proliferation in diffuse pigmented villonodular synovitis [J] . Autoi mmun Rev. 2010, 9 (11): 780 - 784.

[5] CHIN K R, BRICK G W. Extraarticular pigmented villonodular synovitis: a cause for failed knee arthroscopy [J] . Clin Orthop. 2002, (404): 330-338.

[6] 赵金忠 . 膝关节弥漫性色素沉着绒毛结节性滑膜炎的关节镜治疗 [J] . 中华骨科杂志 . 2004, 24 (3): 162-166.

第十二章　关节镜下关节成形术治疗膝关节骨关节炎

膝关节骨关节炎（osteoarthritis，OA）可引起关节疼痛、僵硬和活动受限。在综合治疗中，手术是最后的手段。在手术治疗中，微创的关节镜手术一度被报道有效[1~3]。但是，最近的临床研究表明关节镜下关节清理不比安慰手术或者保守治疗有效[4,5]。因此，现在许多研究者把关节镜技术治疗 OA 的指征限定于有机械症状[6~9]，尽管临床上 OA 的主要症状并非机械性的，并且相当一部分患者无机械症状。

关于治疗膝关节 OA 的具体的关节镜技术，文献报道存在很大差别，从简单的关节冲洗到复杂的软骨成形。但是大部分报道的技术是关节镜下关节清理。我们自 2000 年始，采用了一种新的关节镜技术治疗膝关节 OA，我们称之为“关节镜下关节成形手术”，取得了很好的临床效果。

一、膝关节骨关节炎的疼痛产生和去除机制

采用关节镜下关节成形术的理念是基于通过关节镜技术实现关节置换手术的止痛机制。有关膝关节 OA 的疼痛产生机制和疼痛解剖源曾有大量的研究。一般认为疼痛源为软骨下骨、滑膜、关节囊韧带、髌股关节、髁间凹、肌腱止点和肌肉[10~12]。

对于软骨下骨疼痛，在关节置换时通过软骨下骨的切除可直接消除疼痛源。关节镜手术无法切除软骨下骨，但是可以通过软骨下骨的去神经化而达到止痛目的。其设想是软骨下骨的神经支配主要来源于股骨髁和胫骨髁周的骨膜，去除相关部位骨膜即能够实现去神经化（图 12-1）。

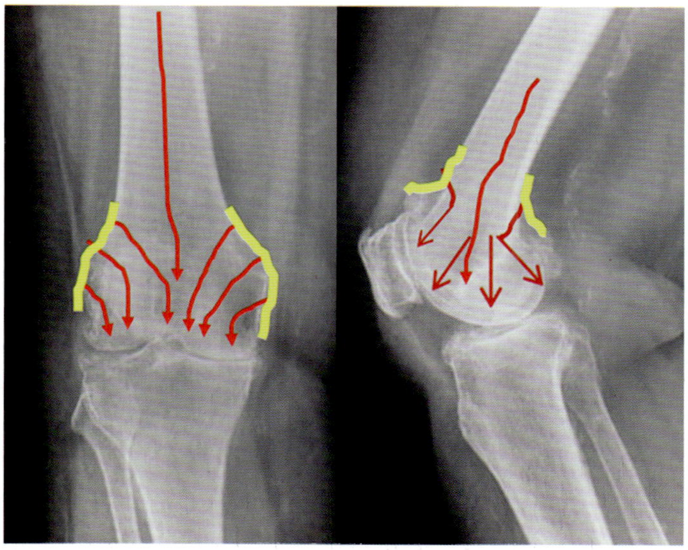

图 12-1　股骨远端去神经化

红线：股骨远端神经支配；黄线：骨膜去除部位

对于滑膜源性疼痛，关节镜手术能够完成置换手术时所做的增生和炎症滑膜的切除。唯一的区别是关节镜下关节成形不切除所有软骨，因此后续软骨退变仍有可能诱发滑膜的反应，而关节置换手术切除了所有软骨，不再有软骨退变所诱发的一系列反应。

对于关节囊韧带源性疼痛，关节镜手术能完成置换手术时所做的骨赘切除从而减少刺激。关节置换手术的同时能够矫正力线，从而能够消除对韧带的异常牵扯。对于有严重力线异常的 OA，关节镜手术结合截骨矫形手术能达到同样效果。

关节置换时通过髌骨成形和去神经化，以及髁间凹成形能缓解髌股关节和髁间凹的疼痛，而这些操作在关节镜下能同样完成。

肌腱止点和肌肉源性疼痛，无论采用哪种技术，在关节的活动度和运动学状态恢复正常后都有缓解的可能。

总之，通过关节镜下关节成形术，结合截骨矫形技术，能够实现关节置换的所有止痛机制。

二、关节镜下关节成形术

关节镜下关节成形术的目的主要是去除滑膜源性疼痛和软骨下骨源性疼痛，另外通过改善伸膝来改善下肢整体功能。

（一）手术指征

任何被诊断为膝关节 OA 的患者，疼痛症状严重（VAS 评分>6 分），日常生活影响明显，经保守治疗无效，均有指征行关节镜下关节成形手术。膝关节三个对合部位中有两个出现严重 OA（关节软骨Ⅳ度退变）则需要进行全关节成形；如果 OA 为局限性，如单纯髌股关节炎或者内侧室胫股关节炎，可以行局限性关节成形。

临床上，膝关节 OA 可根据力线、症状体征分为以下几类：

1. 无力线异常且无机械症状的膝关节 OA 其中力线异常指膝关节内翻或者外翻异常超过 10°；机械症状指的是关节交锁或者卡别感。这类患者被称为单纯骨关节炎的患者，其主要症状就是负重行走时疼痛。这类患者是关节镜下关节成形的最适宜人群。

2. 无力线异常但是有机械症状的膝关节 OA 这类患者在机械症状出现之前以及在机械症状发生间歇就有较重的关节疼痛，不能只行简单手术消除机械症状，需要关节镜下关节成形达到症状彻底和长期的缓解。当然，如果患者在机械症状发生间歇无关节疼痛，则不被诊断为有 OA，需要针对机械症状做简单手术，而不需要关节镜下关节成形。

3. 有力线异常的膝关节 OA（有或无机械症状） 对于有明显内外翻异常的膝关节 OA，关节镜下关节成形结合截骨矫形能够取得最好的结果。也可以行分期手术，先行关节镜下关节成形，如果效果不佳再行截骨矫形。一些有明显力线异常但是在 MRI 上没有明显单侧髁骨水肿的患者，单行关节镜下关节成形也能取得很好的效果。

（二）术前准备

术前需要拍负重位的膝关节正侧位 X 线片，了解关节间隙、关节下骨层、骨赘增生、游离体情况；另需要下肢全长 X 线片以了解下肢力线。

CT 检查主要了解髌股关节，以确定髌股关节成形的具体方式。

需要 MRI 检查了解关节软骨和滑膜状态，以及骨水肿情况。其中骨水肿检查非常重要，提示骨微结构有紊乱或者破坏。如果患者有力线异常，但是没有骨水肿，单行关节镜下关节成形往往就能取得良好效果。如果力线异常合并单髁骨水肿，提示需要进行截骨矫形以改变应力分布，单行关节镜下关节成形效果就较差。如果双髁骨水肿，要考虑患者的体重因素，或者其他关节炎因素。

（三）手术步骤

因为大部分进行关节镜下关节成形的患者同时具有内侧胫股关节炎和髌股关节炎，并且具有轻度屈膝挛缩，因此我们把这类患者的关节镜下处理作为关节镜下关节成形的标准程序。标准的关节镜下关节成形包括 11 类手术操作方法：①通过骨膜切除来实现软骨下骨去神经化；②滑膜切除；③髌下脂肪垫切除；④骨赘切除（胫骨近端、股骨远端和髌骨成形）；⑤松质骨面去活化；⑥股骨髁间凹成形；⑦髌骨外侧翼状面（过突面）切除；⑧髌骨外侧支持带松解；⑨内侧副韧带松解；⑩后关节囊和腓肠肌松解；⑪关节软骨和半月板的清理。我们一般按照如下程序操作：

1. 膝关节内外侧室的清理 建立高位前内侧和高位前外侧入路。切除内侧滑膜皱襞和髌下滑膜系带。检查膝关节内外侧间室，先修整损伤或者退变的半月板。检查半月板环箍结构的完整性。如果环箍结构完整，保留半月板，否则行半月板切除。去除所有不稳定的软骨组织。

2. 内侧组织松解 在接近伸膝位施加外翻应力，检查内侧软组织结构的紧张度。如果内侧关节间隙小于 5 mm，则确定为内侧紧张度过大。在关节内侧半月板上缘可探及位于滑膜层外的内侧副韧带。沿着内侧半月板上缘用电刀将滑膜层和内侧副韧带层横行切开，直至内侧关节间隙能明显张开。如果内侧关节间隙极度狭窄影响前一步内侧半月板后角的处理，则先行内侧副韧带松解，再行半月板的修整。如果第一步进行了内侧半月板全切，则不通过关节间隙部位横切来松解内侧副韧带，而是从胫骨附着部解离内侧副韧带。

3. 胫骨近端成形　如果第一步进行了内侧半月板全切，则检查胫骨平台内侧缘。用关节镜打磨头去除骨赘，形成的软骨面用电刀烧灼，以达到去活化的目的。胫骨平台后内侧角的骨赘一般需要内侧入路切除。如果因为环箍作用的存在而保留了内侧半月板，只能在不损伤半月板的情况下进行骨赘的有限切除。

4. 股骨髁间凹成形　检查股骨髁间凹，了解股骨髁间凹与前交叉韧带、髁间凹与内外侧胫骨髁间棘、髁间凹前开口与第三髁间棘之间有无撞击。行髁间凹和胫骨髁间棘成形以去除任何骨性撞击。去除后交叉韧带表面增厚的滑膜以消除前、后交叉韧带之间的软组织撞击。清除髁间凹内侧壁的增生骨赘直至髁间凹后开口，扩大后交叉韧带和髁间凹内侧壁之间的通道，以利于后续步骤中关节镜和操作器械的进入。

5. 后纵隔的切除和膝关节后室的清理　从前外侧入路进镜，经后交叉韧带和髁间凹内侧壁之间的间隙进入后内侧室。在关节镜监控下建立后内侧入路。自后内侧入路插入交换棒经后纵隔插入后外侧室，然后更换镜头从后内侧入路，经后内侧室和后纵隔，进入后外侧室。在关节镜监控下建立后外侧入路，在屈膝 90° 位，位于关节线上方，股骨外髁后缘近侧约 3 cm。经后外侧室插入刨刀。随后后退关节镜入后内侧室，将刨刀插入后纵隔，切除全部后纵隔。随后进行膝关节后室的清理，去除增生或者有炎症表现的滑膜。

6. 股骨髁后部成形和去神经化　去除股骨髁后部所有增生骨赘。需要注意髁间凹后开口，如果髁间凹后开口增生的骨赘撞击后交叉韧带，则需要做髁间凹后开口的成形（从后外侧入路进镜观察，从前内侧入路进器械，经后交叉韧带与股骨内髁间隙以及前、后交叉韧带间隙到达髁间凹后开口）。进行松质骨面的去活化。随后用电刀去除腓肠肌内外侧头附着部与股骨髁后部软骨缘之间所有的软组织，包括滑膜、关节囊和骨膜，此为股骨髁后侧的去神经化。

7. 腓肠肌内外侧头的松解　在髁间凹成形和股骨髁后侧去神经化完成后，尝试伸直膝关节。如果膝关节仍不能完全伸直，则存在膝关节后侧肌肉的挛缩。利用后外侧和后内侧入路，紧贴股骨远端后侧皮质进行腓肠肌内外侧头腱性部分的解离，直至能看到后方肌性部分。

8. 股骨髁前侧、内外侧去神经化　完全伸膝位，将关节镜插入膝关节前室。建立上外侧入路，位于髌骨上外角近侧和外侧各 2 cm。交互利用前内、前外和上外入路作为观察和操作入路，去除股骨髁内、外侧缘，以及股骨滑车近侧缘的骨赘，对产生的松质骨面进行去活化。在内外侧沟，去除股骨内、外侧髁侧面的软组织，包括滑膜和骨膜。清除范围以内外侧沟底面、股骨内外上髁为界，注意不要损伤外侧韧带结构的附着部。在髌上囊部位，清除股骨滑车近侧、股骨远端的软组织，包括滑膜、滑膜下脂肪和骨膜。清除范围至滑车软骨缘近侧 8~10 cm。交替利用刨削和电刀可提高清除效率。此去神经化的步骤又被称为股骨髁的裸化。

9. 髌下脂肪垫的去除和胫骨前侧去神经化　伸膝位，从上外入路进镜，从前外或者前内入路进器械，全部切除髌下脂肪垫，显露髌腱与胫骨前侧面之间的间隙，用电刀清除胫骨前侧面的骨膜组织。

10. 胫骨内侧的去神经化　从前外侧入路进镜，从前内侧入路进电刀，清除胫骨近端内侧的骨膜组织。将内侧副韧带浅层于胫骨上解离。清除范围的远侧缘位于鹅足的止点，内侧缘为胫骨内嵴，前缘为髌腱内侧缘。

11. 髌骨成形和去神经化　利用前内、前外和上外侧入路，清除髌骨上、下极，以及髌骨外侧缘的骨赘。用打磨头去除髌骨外侧面的翼状部分或者突出于股骨髁外侧缘的部分。沿髌骨缘进行去活化。在髌骨内侧和近侧切除 1 cm 宽的滑膜，以切断髌骨内侧和近侧的滑膜源性神经支配。大部分情况下，髌骨外侧面切除的同时自然导致髌骨外侧支持带的松解。如果患者不需要髌骨外侧面的切除，但是存在外侧支持带挛缩，或者髌骨外侧面切除后仍有外侧支持带的紧张，则需要进行外侧支持带松解。髌骨外侧面的切除或者外侧支持带松解被视为完成了髌骨的外侧源性去神经化。但是，如果未行上述两项操作，则需要切除髌骨外侧缘 1 cm 宽的滑膜带，以期实现髌骨外侧缘去神经化。

清除膝关节所有间室的游离体。如果患者有膝关节外侧间室的 OA，要进行胫骨外侧平台成形。在接近伸膝位施加内翻应力，确定外侧软组织结构是否紧张，如果关节间隙小于 5 mm，则确认为外侧紧张，随后进行外侧关节囊和滑膜的松解。但是，要避免损伤腘肌肌腱和外侧副韧带。置负压引流后，缝合各入路。

（四）要点和误区

在技术层面上，关节镜下膝关节成形是膝关节镜领域的最高境界，需要利用所有的关节镜入路，涉及膝关节各个间室的操作，其中以膝关节后室的操作最为困难。保证手术效果的关键是完成每一个步骤。因此，对于初学者，不适合做关节镜下关节成形手术。只有在全面掌握膝关节镜操作技术，特别是膝关节后室和髌股关节相关操作技术后，才能开展此项手术。

关节镜下关节成形是一个“大工程”，颠覆了患者对关节镜手术的理解，因为一般患者认为关节镜手术反应会很轻。该手术最大的问题就是术后有较长时间的较严重的水肿反应，有些患者膝关节周围会有明显胀痛。消除水肿和胀痛最有效的措施就是积极进行活动度训练。术前要向患者告知术后可能出现的情况，取得患者理解和配合。

关节镜下关节成形在疗效上主要依靠软骨下骨去神经化和滑膜切除，但是该手术并非是全膝关节的去神经化，术后患者仍然会感受到疼痛（肌肉、肌腱、韧带源性），主要表现为疼痛部位从关节内向关节周的转移。术后积极的锻炼是缓解关节周疼痛的最好方法。

参考文献

[1] FOND J, RODIN D, AHMAD S, et al. Arthroscopic debridement for the treatment of osteoarthritis of the knee：2- and 5-year results [J] . Arthroscopy. 2002, 18 (8)：829 - 834.

[2] HUBBARD M J. Articular debridement versus washout for degeneration of the medial femoral condyle. A five-year study [J] . J Bone Joint Surg Br. 1996, 78 (2)：217 - 219.

[3] MERCHAN E C, GALINDO E. Arthroscope-guided surgery versus nonoperative treatment for limited degenerative osteoarthritis of the femorotibial joint in patients over 50 years of age：a prospective comparative study [J] . Arthroscopy. 1993, 9 (6)：663 - 667.

[4] MOSELEY J B, O' MALLEY K, PETERSEN N J, et al. A controlled trial of arthroscopic surgery for osteoarthritis of the knee [J] . N Engl J Med. 2002, 347 (2)：81 - 88.

[5] KIRKLEY A, BIRMINGHAM T B, LITCHFIELD R B, et al. A randomized trial of arthroscopic surgery for osteoarthritis of the knee [J] . N Engl J Med. 2008, 359 (11)：1097 - 1107.

[6] AARON R K, SKOLNICK A H, REINERT S E, et al. Arthroscopic débridement for osteoarthritis of the knee [J] . J Bone Joint Surg Am. 2006, 88 (5)：936 - 943.

[7] HOWELL S M. The role of arthroscopy in treating osteoarthritis of the knee in the older patient [J] . Orthopedics. 2010, 33 (9)：652.

[8] KELLY M A. Role of arthroscopic debridement in the arthritic knee [J] . J Arthroplasty. 2006, 21 (4 Suppl 1)：9 - 10.

[9] STUART M J, LUBOWITZ J H. What, if any, are the indications for arthroscopic debridement of the osteoarthritic knee? [J] . Arthroscopy. 2006, 22 (3)：238 - 239.

[10] MACH D B, ROGERS S D, SABINO M C, et al. Origins of skeletal pain：sensory and sympathetic innervation of the mouse femur [J] . Neuroscience. 2002, 113 (1)：155 - 166.

[11] NIV D, GOFELD M, DEVOR M. Causes of pain in degenerative bone and joint disease: a lesson from vertebroplasty [J] . Pain. 2003, 105 (3): 387 - 392.

[12] WITT K L, VILENSKY J A. The anatomy of osteoarthritic joint pain [J] . Clin Anat. 2012, 21. doi: 10. 1002/ca. 22120.

第十三章　胫骨平台骨折的关节镜辅助下治疗

一、胫骨平台骨折的关节镜技术应用原则

胫骨平台骨折占所有成人骨折的1%，常因高能量损伤造成，在骨质疏松的人群中低能量损伤也可造成。60%的患者是单髁骨折，而绝大部分单髁骨折是胫骨外侧平台骨折。10%的患者会有胫骨髁间棘骨折。双髁骨折约占30%~35%。胫骨近段骨折有很多分型，最常用的是Schatzker分型：1型为外侧劈裂型；2型为外侧劈裂加塌陷型；3型为单纯外侧塌陷型；4型为内侧平台骨折，可能会累及髁间区域；5型为双髁骨折；6型为单髁或者双髁骨折，但是干骺端和胫骨干之间断裂。Schatzker分型是一个二维分型，并不详细，但因为简单，应用非常广泛。Luo的三柱分型能够从三维的角度对胫骨平台骨折有更精确的描述，在CT得到常规应用的今天越来越受到欢迎[1]。运动损伤中最常见的是胫骨外侧平台后缘或者后半部的塌陷骨折，属于Luo后外柱骨折。

在胫骨平台骨折的整体治疗方面，首先要关注下肢血供。胫骨平台骨折，特别是高能量损伤造成的骨折可能合并腘血管损伤以及小腿骨筋膜室综合征，直接威胁到小腿的存活，需要首先治疗。胫骨平台骨折常合并侧副韧带损伤、交叉韧带损伤及半月板损伤。其中侧副韧带损伤往往通过保守治疗就能治愈，前交叉韧带损伤一般需要二期处理，半月板损伤需要及时发现，在治疗胫骨平台骨折的同时进行修复或者修整。

术前常规的检查包括X线片、CT和MRI。可测踝动脉/肱动脉压比值来监控下肢血供，如果该比值小于0.9，腘动脉损伤的概率就非常大，需要进行血管方面的检查（血管造影或者超声）。

胫骨平台骨折作为关节内骨折，会影响膝关节近期和远期的功能，其手术治疗常常具有挑战性。如同其他关节内骨折一样，手术目的也是追求解剖复位、坚强固定、早期活动，以及微创。在20世纪80年代Caspari和Jennings等就描述了关节镜监控下的经皮固定，且证明对Schatzker 1、2、3型骨折有用。相比于切开复位内固定，关节镜下经皮内固定并发症的发生率要低。关节镜技术的应用改善了病损的诊断、对复位的评估以及对合并损伤的处理。尽管在一些细节上有争论，关节镜监控下的复位固定有些通用的原则。目前，因为专业的细分，运动医学科医生已经很少有机会用关节镜技术治疗胫骨平台骨折，倒是创伤骨科医生有更多的机会使用该技术。

在关节镜下进行骨折的治疗需要遵循下文介绍的技术要点和策略。总体来讲，关节镜技术更多适用于简单骨折。对于复杂的胫骨平台骨折，比如Schatzker 5型和6型骨折的治疗，需要认识到关节镜的主要作用是复位监控，而治疗更需要的是坚强的内固定或者外固定。

二、关节镜监控下胫骨平台骨折的复位固定

胫骨平台骨折的关节镜监控不需要特殊的关节镜器械，有常规的韧带重建定位器、钻头即可[2]。对于胫骨平台塌陷骨折，如果能设计一些特殊的撬剥器械和冲顶器械，会增加手术的便利。

患者仰卧位，在大腿近侧上止血带，在止血带平面、手术床外侧上阻挡板，以便屈膝时依靠。采用常规高位前内和前外侧入路。先行关节冲洗，去除积血块、水肿的滑膜和髌下脂肪垫。如果是盘状半月

板，要先行半月板成形才能显露胫骨平台。靠近外缘的胫骨外侧平台骨折常隐蔽于外侧半月板下方，关节镜下也不能看到，可以从关节外送一根缝线入关节，从上到下绕住半月板游离缘，在需要显露平台外侧缘的时候向外牵拉半月板。如果有半月板周缘损伤，可以先将半月板推向后内侧，显露胫骨平台。在平台骨折复位固定操作结束后，复位半月板并进行相关修复。

屈膝20°~30°，从前内侧入路进镜，从前外侧入路进操作器械。Schatzker 1 型劈裂骨折常有远侧移位，可以先施加内翻应力，看一下依靠关节囊的牵扯能不能复位。如果不能满意复位，可以用各种方式进行撬剥。简单的方法是用一根施氏针，从胫骨平台外下向内上方向插入，以内侧正常部位作为支点将塌陷外侧部分撬起（图 13-1）。复位成功后，用大复位钳将内外侧平台夹在一起，然后用拉力螺钉横向固定即可。

对于 Schatzker 2 型单纯塌陷骨折，需要用韧带重建定位器，自 Gerdy 结节下方向塌陷区中央部位穿一根细克氏针，如果克氏针位置有偏差可以用 Smith-Nephew 克氏针调整器进行调整。用钻头（一般用 10 mm 钻头）扩开 Gerdy 结节下方胫骨皮质，即开窗。用特制子弹头型空心冲头，沿着克氏针方向向上敲击，在塌陷区与窗口之间扩出一个通道。采用该冲头扩通道时将骨质向两侧挤压，不易造成骨质丢失。再继续向上冲击即可顶起塌陷骨质（图 13-1）。如果个别部位抬起不理想，可以继续调整克氏针方向至塌陷区，重复冲击。建议塌陷区复位的时候矫枉过正 2~3 mm，在骨愈合过程中矫枉过正区域一般会回落至正常平面。没有这种冲头可以将钻头缓慢倒转并向上推进约 3 cm。因为从隧道窗口到外侧平台面中心点的距离大约 5 cm，如果骨折塌陷 1 cm，隧道顶部距离陷凹底部约 1 cm。拔出克氏针，随后用手头有的平头器械向上冲击，复位骨折。采用同种异体骨或者人工骨，将隧道密实填充，防止塌陷复发。也可以于平台面下横穿一枚螺钉巩固复位效果。

对于 Schatzker 3 型劈裂塌陷骨折，关节镜下治疗的困难主要是塌陷骨块的复位，因为这种骨折塌陷程度较重，往往还有翻转。如果没有塌陷骨块的翻转，则先复位劈裂骨块，用复位钳嵌夹初步固定。然后像上述 Schatzker 2 型骨折一样复位塌陷区域。如果塌陷骨块有翻转，则需要从半月板前角下方插入器械先进行撬剥，尽量多带骨质整体翻转复位。而后自内侧平台骨折钻入细克氏针临时维持复位，再复位劈裂骨块。用复位钳嵌夹后，自外向内于平台面下 1 cm 横穿螺钉固定。从 Gerdy 结节部开窗，向塌陷区嵌压植骨。Schatzker 3 型骨折有时因为塌陷骨块碎裂翻转，无法在关节镜下复位，需要转换为切开复位。

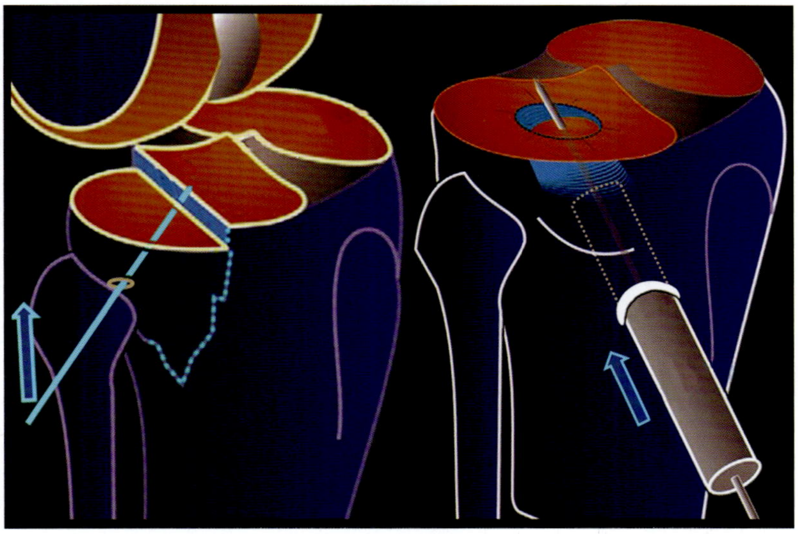

图 13-1　Schatzker1 型和 2 型骨折的关节镜监控下撬、顶方法

胫骨平台后外侧柱骨折是运动损伤中常见的平台骨折形式（图 13-2）。其损伤机制与一般的平台骨折纵向暴力不同，而是与前交叉韧带损伤的机制相同，是由于外侧平台旋前与股骨外髁终沟部位撞击引起。一般情况下只造成外侧平台后缘的骨挫伤，严重情况下会造成后缘或者后半部的塌陷骨折。胫骨平台后外侧柱的塌陷骨折加剧了股骨外髁与胫骨外侧平台的不匹配，必须进行复位手术。

胫骨平台后外柱骨折的复位程序与 Schatzker 2 型骨折类似，需要在 Gerdy 结节下方先打定位导针至骨折块部位，随后开窗，建立骨道，冲顶复位。要根据骨折的类型确定定位导针的位置。如果骨折为合页型，定位导针要从骨块中点的稍偏后侧穿出（图 13-3），这样冲顶时刚好把合页掀起，如果定位导针偏前，则不能掀起合页，会把骨块向后推离移位。水平塌陷型骨折进行冲顶时也会造成骨块向后移位，需要从膝后外安全三角（外侧副韧带、股二头肌腱、髂胫束）建立入路，将骨块向前撬剥复位。复位后经骨道向塌陷区域嵌压植骨，不需要特殊内固定（图 13-4），因为同时会做前交叉韧带重建或者前交叉韧带止点骨折的复位固定。术后膝关节无旋前脱位的机制，骨块上就不会承受相应应力。

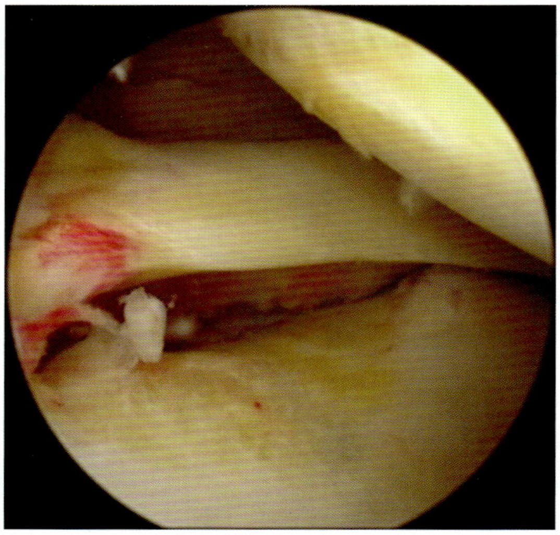

图 13-2 胫骨平台后外柱骨折（左膝前内侧入路镜下观）

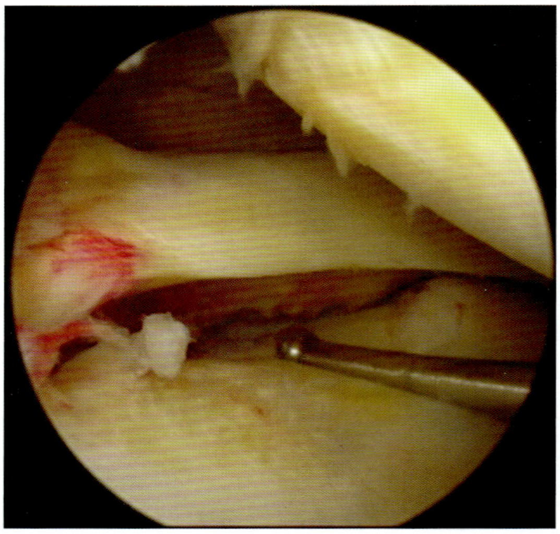

图 13-3 在 Gerdy 结节下方向骨折块中点偏后侧钻入导针

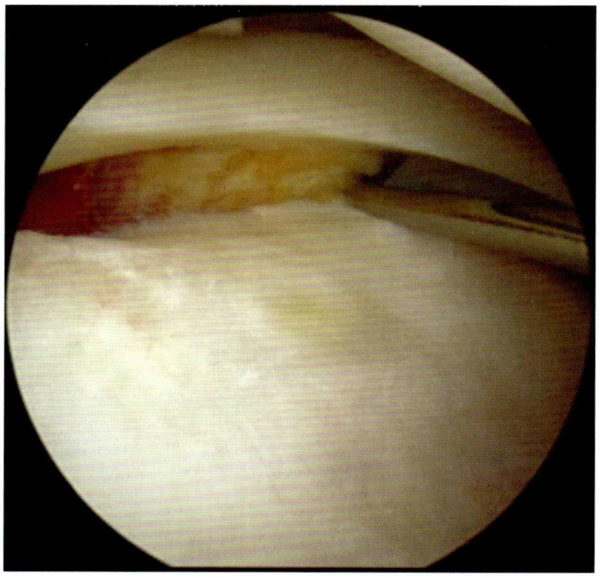

图 13-4 沿导针将骨折冲顶复位后

三、合并损伤的处理

胫骨平台骨折常常伴有半月板周缘或者红-红区损伤，根据损伤部位采取全内、Inside-out、Outside-in 修补即可，放射状损伤需要做部分切除。胫骨平台骨折可能合并内侧副韧带损伤，一般不需要手术修复。如果合并前交叉韧带（ACL）撕脱骨折，可以进行相应的复位固定。胫骨平台后外侧柱合并的前交叉韧带断裂，可以同时行韧带重建手术。一是因为后外侧柱复位后不需要内固定，不影响前交叉韧带重建；二是术后可以进行部分负重和活动度训练，不影响韧带重建术后的基本康复。但是 Schatzker1～3 型骨折合并前交叉韧带断裂，则建议在骨折愈合后，患者有不稳定症状时再二期行韧带重建。很多患者尽管有 ACL 的缺陷，但是并无不稳定症状，则不需要进行 ACL 重建。不一起重建 ACL 主要是因为平台骨折内固定影响韧带重建，另外骨折术后不能负重，也影响韧带术后的康复。胫骨平台骨折合并的髁间棘骨折可以不做任何处理。如果髁间棘不稳定，有可能变成游离体，则可以去除。股骨可能合并骨软骨损伤，如果有较大的游离骨折块可做复位固定，较小的骨软骨块可去除。

Schatzker 1~3 型骨折术后即刻可做非负重的活动度训练，术后 4 周可部分负重，术后 6 周始可完全负重。后外柱骨折如果骨折未超过前后径的 1/3，则术后即刻可部分负重，超过 1/3 则延迟至术后 4 周始部分负重。

四、要点和误区

在胫骨平台骨折的治疗中，关节镜技术只是一种辅助观察措施，避免了关节切开造成的软组织损伤。胫骨平台骨折治疗的远期效果依旧取决于解剖复位、可靠的固定、早期的功能锻炼。所以不能为了追求关节镜技术的应用而影响基本治疗原则。原则上关节镜下撬剥复位只用于简单骨折。如果关节镜下复位不可靠，应当果断改为切开复位[3]。对于复杂胫骨平台骨折，如 Schatzker 5、6 型骨折，需要切开复位内固定，关节镜技术应用价值有限。在后柱骨折的治疗中，关节镜有一定的监控价值；但是纵向暴力造成的后柱骨折，治疗还是依靠坚强的内固定。

参考文献

[1] ZHU Y，YANG G，LUO C F，et al. Computed tomography-based Three-Column Classification in tibial plateau fractures：introduction of its utility and assessment of its reproducibility [J]. J Trauma Acute Care Surg. 2012，73 (3)：731-737.

[2] 赵金忠，盛家根，蒋垚. 关节镜技术在胫骨外侧平台骨折治疗中的应用 [J]. 实用骨科杂志. 2000，6 (3)：154-156.

[3] 赵金忠，眭述平. 胫骨外侧平台骨折手术入路的临床研究 [J]. 上海医学. 2001，9：541-544.

第十四章　胫骨近端斜形截骨术

胫骨高位截骨是膝关节外科常用的手术方式。所谓高位截骨指的是截骨区或力线调整点在胫骨结节近侧。胫骨高位截骨有很多手术方式，包括张开式、合拢式、穹隆式截骨和斜行截骨，其中最常用的是张开式截骨和合拢式截骨。两者都需要在截骨前精确计算下肢力线，通过特殊的截骨操作器械，将力线一步调整到位。张开式截骨不改变下肢的长度，不需要同时行腓骨截骨，但是需要用特殊的支撑内固定，并在撑开区域植骨，在骨愈合过程中存在着撑开部塌陷，矫正幅度丢失的可能。合拢式截骨缩短了下肢的长度，同时需要腓骨截骨或者上胫腓关节解离，但是不需要特殊内固定，并且不存在矫正幅度丢失。目前，尚无研究证明两种截骨方式孰优孰劣。胫骨近端斜行截骨截骨区跨胫骨结节部位，下肢力线调整点可能以胫骨结节为中心，也可能在胫骨结节以远，因此不适合归类于胫骨高位截骨。胫骨近端斜行截骨曾有报道，截骨方式为从近后侧斜向前远侧，但是无长期临床应用报道[1]。我们在临床上常用的胫骨近端斜行截骨，截骨方式为从近前侧斜向远后侧，结合外固定支架固定，较为方便。

一、手术指征

胫骨高位截骨或者胫骨近端斜行截骨主要用于治疗有力线异常的单侧间室的骨关节炎。因为造成外侧间室骨关节炎的膝关节外翻主要靠股骨远端截骨来矫正，胫骨高位截骨或者胫骨近端斜行截骨主要针对膝内翻和内侧间室的骨关节炎。已有大量研究证实了胫骨高位截骨治疗单侧间室骨关节炎的有效性[2]。

膝关节内外翻力线异常，特别是内翻膝在临床上很常见。是否需要进行力线矫正需要结合是否患有内侧间室的骨关节炎。有内翻膝而无内侧间室骨关节炎的患者并不需要截骨矫形，需要从其他方面去分析疼痛产生的原因并加以去除。

单侧间室的创伤性关节炎，或者单侧间室的创伤性骨缺损，如果合并力线异常，也可以考虑截骨矫形。但是如果没有力线异常，是否适合通过改变力线来缓解单侧间室的疼痛还不得而知，从理论上可能更适合单髁置换。

胫骨高位截骨还被用来作为主要手段或者辅助手段治疗膝关节内翻不稳或者膝关节后外侧结构损伤。后外侧结构损伤的患者，如果存在有内翻力线异常，建议先行力线矫正，而后再根据情况行后外侧结构的重建。研究表明，有约40%后外侧结构损伤的患者经过外翻截骨后就不再需要进行后外侧结构重建。

胫骨高位截骨与否需要考虑年龄因素。有人建议65岁以上的患者最好采用截骨以外的措施，但是缺乏科学根据。应该综合考虑患者的活动水平、生活方式、整体健康水平。理论上如果患者有一定的预期寿命，又是单侧间室的骨关节炎，均适合力线调整。低龄患者单侧间室骨关节是否需要截骨、何时最适合截骨也缺乏循证医学数据。理论上，不管年龄多小，单侧间室的合并膝内翻的骨关节炎保守治疗无效，均可进行外翻截骨。只是对截骨矫形的幅度要求不同。年老患者可以矫枉过正，而年轻患者不能矫枉过正，需要把力线准确地调整至正常。

至于力线异常至多少度需要截骨矫形尚无定论。我们一般以力线异常超过10°为手术指征。但是如果单侧间室骨关节炎诊断明确，而且又是顽固性的，即便力线异常未超过10°，我们也会做截骨矫形。

前交叉韧带损伤合并膝内翻并非手术禁忌证。有同时进行外翻截骨和前交叉韧带重建的报道。我们则主张先进行外翻截骨矫正力线来缓解疼痛，如果后期患者有运动要求并且感到关节不稳，再行韧带重建。

有研究提示，超过15°伸膝受限胫骨高位截骨效果较差，为相对禁忌。我们临床发现，对此类患者单行高位截骨对步态改善作用不大，但是结合关节镜下后关节囊松解改善伸膝，能明显改善步态，两者可以一起进行。超过30°屈膝挛缩的患者，因为涉及腘绳肌的挛缩，单行后关节囊松解效果较差，建议与胫骨截骨分期进行，为单行胫骨高位截骨的相对禁忌。

采用撑开式截骨时，如果矫正角度过大，则撑开区域裂隙较大，需要大量植骨填充，植骨并发症的发生率较高，如排异、愈合不佳、骨吸收、矫正角度丢失等[3]。采用合拢式截骨时，如果矫正角度过大，则胫骨缩短程度过大。因此有人建议矫正幅度超过20°则为高位截骨的禁忌证。但是，采用胫骨近段斜行旋转截骨，不需要植骨，又不缩短胫骨，则不受矫正幅度的限制。

胫骨高位截骨的目的是调整部分内侧间室的负荷至外侧间室，内侧间室还必须利用。如果内侧间室严重破坏，或者严重缺损，没有利用价值，则禁忌做截骨矫形。

合并严重髌股关节炎的患者胫骨截骨的效果较差，但是并非绝对禁忌。内侧间室骨关节炎合并髌股关节炎需要同时行髌股关节炎的相关手术，比如髌股关节去神经化等。

单侧间室骨关节炎的疼痛源不单单是软骨下骨，半月板、关节囊、滑膜均为疼痛的解剖源，结合力线转移进行关节内处理能取得更佳效果[4]。

膝关节内侧/后内侧不稳的患者不宜行外翻截骨，除非先行内侧结构重建恢复其稳定性，否则力线外移会加剧不稳症状。类风湿性关节炎患者往往有韧带的过度松弛，也是外翻截骨的禁忌证。对于严重类风湿性关节炎的患者，建议先行滑膜全切控制滑膜炎症，待关节周围韧带张力恢复正常后，再考虑行截骨矫形。

肥胖对于许多骨科手术结果来说会产生负面效应。绝大多数学者同意这样的观点：超重患者更适宜胫骨截骨术而非关节置换术；但是肥胖本身意味着加剧术后并发症发生的可能。如果患者超重，术前应该减轻体重；如果不减轻体重，行胫骨高位截骨术后远期效果一定差。

膝关节严重内、外翻畸形相应地和胫骨的外、内侧半脱位有关，半脱位超过1 cm是胫骨截骨术的绝对禁忌证。一些学者认为如果存在任何关节的移位或者半脱位，则不应该行截骨术。

二、术前计划与准备

术前要检查膝关节的活动度，有明显屈膝挛缩的患者是单行截骨的禁忌。需要检查膝关节内侧的稳定性。如果存在外伤或者炎症造成的内侧不稳，也是外翻截骨的禁忌。

膝关节截骨术的目标就是重新调整下肢的力线，把病损关节间室的压力负荷转移到相对正常的关节间室。因此要通过X线片来了解关节单侧间室的破坏情况、下肢远端的排列异常以及关节应力分布的异常。双下肢负重位的全长片最有价值，因为可以了解下肢的机械轴线，如果因为条件限制不能得到双下肢全长片，只能通过膝关节的X线片了解膝关节的解剖轴线。下肢的机械力线是由从股骨头中心点画一条线过髌骨的中心到达踝穴（ankle mortise）中心来决定的，下肢的解剖轴线通过股骨干中心和胫骨干中心的连线决定。正常膝关节，两条线在膝关节的中心相交，构成5°的交角（生理性外翻角），机械力线通过关节的中心，或者轻微内翻（大约内翻1°）。

关节单侧室接触压力的增加导致关节间隙狭窄、软骨下骨密度增加和骨赘形成。如果缺乏负荷过重的这些迹象，即使有轴线排列不齐，则关节的疼痛原因需要进一步探究。骨扫描、MRI检查或者关节的X线片有助于确定产生这些症状的原因。

如果对侧关节间室不完整，则截骨指征存在问题。至于代谢或感染性疾病应予排除，正如上面提到的：类风湿性关节炎是膝关节截骨术的明确禁忌证，软骨钙质沉积病同样也会影响截骨术后的远期效果。

术前应该研究髌股关节，如果有严重的髌股关节炎，而且患者又是高龄，尽量选择全膝关节置换。低龄患者可以同时采取截骨和髌股关节相关手术。轻、中度的髌股关节炎不是截骨术的禁忌证，但高位髌骨和髌骨的排列关系可能影响截骨术中的技术操作（比如截骨手术不能造成胫骨结节近侧移位和外侧移位）。

对于内翻膝，我们希望力学轴线过中位轴线（经关节中心的线）到胫骨平台外侧2/3位置点，获得9°~10°的机械力线的外翻成角，即过度矫正。从解剖力线方面讲，外翻矫形的幅度包括恢复至正常股骨-胫骨角（176°）和10°矫枉过正的幅度。大量的临床经验证实，外翻截骨要获得长期的满意结果，必须矫枉过正。不过，把已经畸形的肢体远端矫正回正常的外翻位置不易，也不容易减轻内侧间室的压力。在正常的膝关节，近60%的负重是通过关节的内侧间室传导，其余40%通过外侧间室传递。即使有严重的外翻畸形（外翻达30°），内侧平台的负荷也不会降低到30%。

先天发育异常的青少年适合胫骨外翻截骨术，但是矫形时不能过度，因为青少年有恢复膝关节生理轴线排列的特性。

三、手术步骤

（一）患者体位

患者仰卧手术台，麻醉生效后术肢消毒，铺无菌巾单如同常规的膝关节手术；肢体的近远端无菌巾包裹覆盖，透明无菌薄膜保护，避免踝关节臃肿，以利术中观察股骨与胫骨的力线排列，术前需要上充气止血带。

（二）关节镜检查手术

不驱血，上止血带。经膝关节前外侧入路进关节镜镜头，先后经前内侧入路、上外侧入路、后内侧入路、后外侧入路进操作器械。按常规依次检查各个腔室，特别是髌股关节的软骨退变和动态匹配情况，排除外侧胫股关节软骨退变和明显的髌股关节炎。修整内侧半月板；取出各个腔室的游离体；清除即将剥脱的关节软骨；磨除明显增生的骨赘；刨除具有炎性表现和明显增生肥厚的滑膜。对于范围较小的软骨剥脱，用克氏针行软骨下硬化骨钻孔。如果屈膝45°时发现髌骨有半脱位趋势，则在关节镜下行外侧支持带松解。常规行内侧副韧带松解，以减轻内侧关节间室的压力。有屈膝挛缩的患者需要去除髁间凹前开口及髁间凹内的撞击，再行后关节囊及腓肠肌股骨附着部的松解。充分灌洗，清除膝关节各个腔室，特别是后内侧室和后外侧室的杂质。

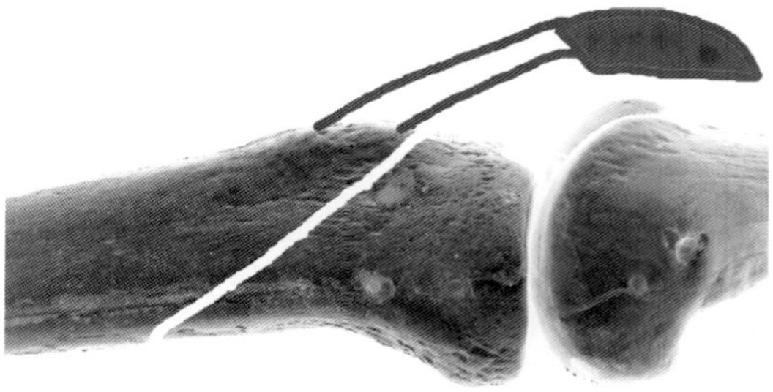
图 14-1　从内侧观察胫骨近端斜行截骨面

（三）截骨

驱血后上止血带。如用钢板固定，则在小腿近段前外侧，从Gerdy结节向远侧做一个长8~10 cm纵行切口，显露胫骨近段前外侧。用电刀从胫骨结节近侧胫骨前方，与胫骨纵轴成30°夹角，向远侧胫骨后方做一道标志线，作为截骨平面标志（图14-1）。分别于截骨面近侧和远侧平行钻入一枚克氏针，以待监测矫正幅度。先用细钻头沿标志线钻孔，钻孔时保持钻头与冠状面平行，钻穿两侧皮质，孔间距离约5 mm。随后用骨刀或者摆锯沿标志线截骨。于小腿中段外侧做长3 cm纵行切口，依层进入显露腓骨，用线锯行腓骨截骨。施加外翻应力矫正力线，直至2根克氏针夹角达到要矫正的幅度。在施加外翻应力之前，在截骨面的远侧端垂直截骨面用一枚螺钉固定，在骨块围绕螺钉相对旋转时能够实现胫骨结节内移，一般能够实现10 mm的胫骨结节内移幅度（图14-2）。对于合并髌股关节炎的患者可能更适合。将固定螺钉向近侧移位则胫骨结节内移幅度变小。取下克氏针，在胫骨外侧用锁定钢板固定。放置钢板时注意钢板塑形，以免因钢板塑形不当引起矫形幅度的变化。

如用外固定支架固定，则在小腿近端前内侧、胫骨内侧面正中、鹅足附着部位做一个长约 8 cm 纵行切口。在切口下显露鹅足，将鹅足从止点剥离。分别向远近侧牵拉，在不损伤鹅足的情况下完成截骨。截骨面要求同采用外侧钢板固定法。采用一枚螺钉垂直骨折面固定后，上 T 形外固定支架。外固定支架近端固定螺钉接近并且平行关节线，远端固定螺钉位于远侧胫骨段的中央部。初步矫形后，固定支架各连接部。通过透视或者摄片检查，了解矫形幅度，进行调整直至满意。用外固定支架进行固定维持矫形幅度的效果比钢板固定要好（图 14-3）。

胫骨斜行截骨时，如果欲矫正幅度不太大，比如在 10°以内，可以不做腓骨截骨。这样施加外翻应力时，以上胫腓关节为旋转中心，会造成截骨面内侧缘的张开，远侧骨段略有外旋，需要在骨张开部位植骨。需矫正幅度较大时建议行腓骨截骨，这样旋转中心在截骨面中，截骨面贴合好，骨折易愈合。

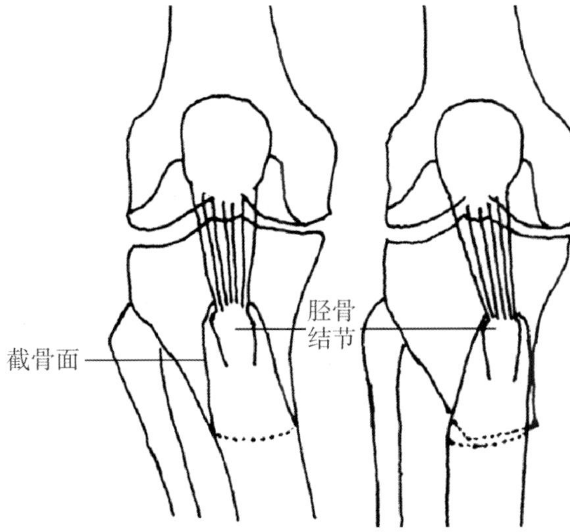

图 14-2　旋转矫形示意

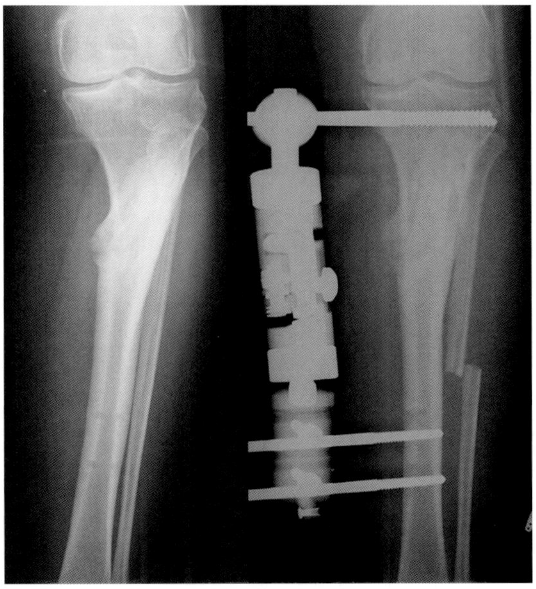

图 14-3　胫骨近端截骨支架外固定

术后逐层缝合关闭切口，胫骨截骨处留置负压引流，最后用弹力绷带加压包扎下肢到股部。

四、术后处理与康复

手术后 24 h 拔除引流，开始主动和被动的膝关节活动度训练。术后第二天下床行非负重训练。术后 4 周开始部分负重活动。如果术后 6 周 X 线片检查显示骨的愈合过程满意，可以开始进行全负重活动。一般术后 3 个月拆外固定支架。

五、并发症及处理

胫骨近端截骨术主要的并发症为骨延迟愈合或不愈合。截骨术后可能骨折延迟愈合，绝大多数截骨术病例随时间推移，尤其早期逐渐有限负重，骨折会愈合。骨折不愈合确有发生，其原因可能与钢板固定的可靠性有关。胫骨近端斜行截骨后断端接触面大，有利于骨折愈合。发生不愈合或者骨延迟愈合后，如果固定确实，力线正确，可以行植骨术。

六、手术优点和要点

胫骨近端斜行截骨和关节镜手术治疗膝关节骨关节炎，克服了单纯截骨或者单纯关节镜下清理关节的弊病。单纯关节镜手术治疗膝关节内侧骨关节炎，术后症状缓解期短，或者缓解不完全，与下肢力线未能矫正，内侧膝关节骨关节炎和关节不稳进展有关。而单独进行胫骨高位截骨，同样难以满意缓解膝关节症状，因为关节内诸多病因或者致痛因素不能消除，尤其无助于解除伸膝受限和关节交锁、减轻肿胀、改善半蹲功能。在行胫骨近端截骨的同时进行关节镜治疗，既不增加手术创伤，又可以明显提高手术疗效。

胫骨近端斜行截骨并非真正意义上的胫骨高位截骨，因为其截骨面为斜行，从胫骨结节近侧延伸至胫骨结节远侧。但是比起一般的胫骨高位截骨，却具有其优点：①胫骨近端斜行截骨操作简单，不需要特殊定位、控制器械，不需要术中 X 线监控；②胫骨近端斜行截骨在截骨完成后可以任意调整外翻矫形幅度；③胫骨近端斜行截骨可以随意调整胫骨结节内移的幅度，有利于缓解髌股关节症状；④胫骨近端斜行截骨不会造成明显肢体短缩，矫形幅度小时不需要截除腓骨骨段，创伤小，无腓神经损伤的风险，而且腓骨的稳定支撑有利于维持胫骨骨段间的稳定性；⑤胫骨近端斜行截骨后断端接触面大，有利于骨折愈合。

手术的要点在于斜行截骨时截骨位置的确定，截骨面要与冠状面平行，先在截骨线上钻取一排小洞，以免截骨时出现骨折。

参考文献

[1] RAB G T. Oblique tibial osteotomy revisited [J] . J Child Orthop. 2010，4 (2)：169-172.

[2] BONASIA D E，GOVERNALE G，SPOLAORE S，et al. High tibial osteotomy [J] . Curr Rev Musculoskelet Med. 2014，7 (4)：292-301.

[3] RÖDERER G，GEBHARD F，DUERSELEN L，et al. Delayed bone healing following high tibial osteotomy related to increased implant stiffness in locked plating [J] . Injury. 2014，45 (10)：1648-1652.

[4] 赵金忠，蒋垚，眭述平 . 通过胫骨近端斜行截骨和关节镜手术治疗内侧膝关节骨关节炎 [J] . 中国矫形外科杂志 . 2002，10 (8)：770-773.

第十五章　膝关节僵硬的手术治疗

第一节　屈膝障碍型膝关节僵硬的手术治疗

膝关节僵硬常常被称为膝关节粘连。实际上，该病症涉及的病理改变远远不止关节粘连。我们把膝关节粘连作为膝关节僵硬的一种通俗称呼。膝关节僵硬常常既造成屈膝受限，又造成伸膝受限。临床上，如果患膝能够完全伸直，但是屈膝活动度受限，称为屈膝障碍型膝关节僵硬；如果患者能够完全屈曲，但是伸直活动度受限，称为伸膝障碍型膝关节僵硬；如果患者既不能完全伸直又不能完全屈曲，称为伸屈膝障碍型膝关节僵硬。不同类型的关节僵硬涉及的病理改变不同，松解方式和松解难度不同。在临床上，单纯的屈膝障碍型膝关节僵硬少见，大部分是以屈膝障碍为主、以伸膝障碍为辅的双向膝关节僵硬，亦即合并有一定程度的伸膝受限。

对于屈膝障碍型膝关节僵硬，从程度上可分为轻度（屈膝活动度超过 90°）、中度（屈膝活动度 45°~90°）、重度（屈膝活动度 15°~45°）和极度（基本上于伸膝位完全强直，屈膝活动度小于 15°）。不同程度的膝关节僵硬其解剖结构改变不同，松解方法不同。既往，对于屈膝障碍型膝关节僵硬，又常称之为伸膝装置挛缩，实际上伸膝装置挛缩只是膝关节僵硬的部分病理改变。

在关节镜技术出现之前，膝关节僵硬手术治疗的进展较为缓慢。传统切开松解是较为常用的方法，但存在不少缺陷。一方面，传统方法通常需要较大的切口和广泛的剥离，给周围组织带来了较大的创伤，患者不能早期进行有效的康复训练，影响了手术效果；另一方面，这些切开松解方法易产生并发症，其中一些还是灾难性的，如膝关节周围皮肤坏死等，处理起来异常棘手。近十年来，关节镜技术的发展和微创手术的应用，为膝关节僵硬的手术治疗提供了一套全新的手段。

一、病因和病理解剖

伸膝装置由髌韧带、髌骨、股四头肌肌腱、股四头肌、外侧支持带、内侧支持带组成。正常情况下，在膝关节伸屈过程中，伸膝装置有相当大幅度的延伸和缩短变化。外伤、手术以及感染等因素会造成伸膝装置纤维化，使其延伸性明显降低，是造成屈膝障碍的主要原因。当然，如果在随后的治疗中这种纤维化有软化的可能，膝关节的活动度会有所恢复。

长期制动会使伸膝装置因缺少牵伸刺激而短缩，也会造成屈膝受限。因为膝关节制动是关节伤病的一个主要治疗措施，或者往往是治疗中一个迫不得已的选择，伸膝装置挛缩就成为一种常见的现象。

膝关节的活动包括骨与骨之间、关节周围软组织与骨之间、关节周围不同层次软组织之间的位置错动，这种错动是全方位的，包括各个平面上的延伸和摆动。这些组织层之间的异常连接会造成错动的消失或者障碍，称为关节粘连。病理上的关节粘连与关节活动度的丧失互为因果。关节粘连与伸膝装置挛缩常同时存在，并且互为因果，因此需要一并针对治疗。

屈膝障碍型膝关节僵硬的病理改变涉及多个方面，其中主要包括髌韧带挛缩、股四头肌肌腱挛缩、股四头肌纤维化、股四头肌-股骨粘连、髌股关节粘连、支持带与股骨髁粘连、后关节囊或膝后软组织挛缩等方面。

1. 髌韧带挛缩 髌韧带周围的创伤和炎症刺激，髌韧带长期缺乏牵伸应力刺激，是造成髌韧带挛缩的主要原因，髌韧带的直接外伤造成的挛缩少见。髌韧带挛缩主要表现为低位髌骨，在个别患者甚至髌韧带基本消失，髌骨下极与胫骨结节直接接触。在膝关节活动度正常的情况下，髌韧带短缩造成的低位髌骨会引起髌股关节紊乱的症状，但是膝关节粘连的患者基本上不会有髌股关节相关主诉，因为不能屈膝对日常生活造成的影响已经遮掩其他不适。

髌韧带挛缩在X线片上的表现为低位髌骨，很容易发现。髌韧带挛缩能间接反映整个膝关节创伤和纤维化的程度，髌韧带挛缩程度越重，手术松解的效果越差。

2. 股四头肌肌腱挛缩 股四头肌肌腱挛缩主要是长期缺少牵伸应力刺激造成，股四头肌肌腱内部的创伤反应也会造成肌腱挛缩。

3. 股四头肌纤维化 大腿部的创伤，如股骨骨折、大腿部手术、股四头肌直接损伤都会造成股四头肌纤维化。严重的股四头肌纤维化意味着股四头肌延伸性丧失和伸膝动力的丧失。对于严重纤维化的病例，特别是股内侧肌和股直肌严重纤维化的病例，禁止做增加屈膝活动度的手术。否则患者由于不能主动伸膝，会造成“小儿麻痹”的步态，不仅不能改善功能，还会加剧日常生活中的不适。

4. 股四头肌-股骨粘连 因为股骨被股中间肌包绕，股四头肌-股骨粘连主要指股中间肌-股骨粘连。行股中间肌切除的患者，会发生其他几组肌肉与股骨的粘连。在屈膝障碍的治疗中，即使存在股中间肌与股骨的粘连，我们也不主张做股中间肌切除，因为切除后往往造成其他几组肌肉与股骨的粘连，并且粘连程度更重。股中间肌即使与股骨之间不可能有错位活动出现，也可以在其他几组肌肉与股骨之间充当一个缓冲，增加其他肌肉与股骨之间的相对错动。

正常膝关节的股四头肌远端部分和股四头肌肌腱一起与股骨前侧构成髌上囊。髌上囊的存在是股四头肌相对于股骨滑动的关键。屈膝障碍型膝关节僵硬的患者髌上囊往往不同程度变小，甚至完全消失，髌上囊被瘢痕组织填充。髌上囊的消失说明股四头肌与股骨存在严重粘连，这种粘连严重阻碍伸膝装置与股骨之间的相对错动。手术松解时松解股四头肌和股骨之间的粘连、重建髌上囊是必需步骤。

5. 膝关节软组织套的挛缩 正常膝关节在屈伸活动时，膝关节周围的软组织套会有明显的伸缩变化，屈膝时软组织套扩张。长期无屈膝活动本身会造成软组织套的挛缩，包括皮肤、筋膜层以及支持带的挛缩。如果膝关节周围皮肤广泛性瘢痕形成，则直接会造成屈膝受限，需要通过膝关节的皮瓣转移才能改善软组织套的扩张度。筋膜层会增厚、纤维化，纵向延伸性和横向扩张度消失，常需要同时进行纵向和横向的松解。

如果膝关节周围无明显瘢痕形成，软组织套的挛缩主要反映为髌骨支持带挛缩。髌骨支持带挛缩由外伤、手术、感染等原因造成的纤维化引起，同时也与屈膝障碍互为因果。大多数中度以上屈膝障碍型膝关节僵硬都有髌骨支持带挛缩症状，需要进行松解。

6. 髂胫束挛缩和粘连 膝关节正常活动时，髂胫束与股骨外髁之间有前后的位置错动。在伸膝位，髂胫束位于股骨外上髁前侧；屈膝至40°时，移位至股骨外上髁后侧。髂胫束短缩增加了其与股骨外上髁之间的摩擦，可能是造成屈膝障碍的原因。但是一般认为其挛缩与40°以内的屈膝障碍有关，如果屈膝能够超过40°，则可以排除髂胫束挛缩的因素。重度和极度僵硬的患者，髂胫束与股骨外侧有粘连而影响伸屈膝时前后摆动，需要进行相应松解，并在Gerdy结节髂胫束止点部位进行解离，以缓解髂胫束的张力。

7. 髌股关节粘连 髌股关节粘连是关节内粘连的主要表现。因为关节软骨的存在，在髌骨和股骨滑车两层软骨之间形成完全、直接的纤维连接的可能性不大，除非存在长期的完全强直。但是当膝关节粘连时，髌骨周缘与股骨滑车之间新增的纤维连接确实存在，并且会严重阻碍髌骨的内外和上下活动。通过松解手术，恢复髌骨内、外、上、下活动度，才有可能改善屈膝度。

8. 支持带与股骨髁粘连 正常情况下，在髌骨内外侧支持带与股骨髁之间存在着内外侧沟，此沟是股骨与外周组织错位活动的基础。膝关节粘连的患者内外侧沟消失，支持带与股骨髁形成直接连接，严重影响屈膝活动。支持带与股骨髁的粘连发生在严重纤维化的病例，松解时需要打开支持带与股骨髁之间的间隙，重建内、外侧沟。因为松解创面大、术后创伤反应大，重新粘连的发生率高。这部分患者术后往往疼痛较重，影响最终康复效果。

9. 内侧副韧带和关节囊韧带前侧半挛缩　正常膝关节屈曲时，内侧副韧带和关节囊前侧半延伸。如果存在内侧副韧带和关节囊前侧半的短缩，会造成屈膝障碍，而长期伸膝位固定会造成这些结构挛缩。这种挛缩因为结构的力臂较短，一般通过手法松解能够解除。在个别病例，这些结构出现钙化或者骨化，则不能通过手法松解解除，需要行手术切除。

10. 内侧副韧带与胫骨粘连　在膝关节活动时，内侧副韧带相对于胫骨近端有前后移动。膝关节粘连的患者内侧副韧带与胫骨近端黏附在一起，相对错动消失，与屈膝受限互为因果。手法松解时需要造成内侧副韧带的部分撕裂才能恢复部分错动。

11. 髌下脂肪垫纤维化/挛缩　髌下脂肪垫的纤维化和挛缩在屈膝障碍的病例中常见，因为髌下脂肪垫紧贴髌韧带，是造成髌韧带挛缩的原因[1]。切除纤维化的脂肪垫有预防髌韧带挛缩的作用。

12. 后交叉韧带挛缩　后交叉韧带的前外侧束是其主要组成部分，正常情况下在伸膝位处于松弛状态，在屈膝位紧张。膝关节长期伸直位固定，前外侧束会发生短缩，反过来影响屈膝活动。在膝关节松解时，恢复屈膝活动度必定要撕裂后交叉韧带前外侧束。因为后交叉韧带的自行愈合能力，特别是膝关节粘连状态下韧带愈合能力超强，极少会出现后交叉韧带功能不全。

13. 后关节囊或膝后软组织挛缩　正常屈膝活动时，胫骨围绕股骨髁向后滑动。在极度屈膝时，胫骨平台后缘顶触后关节囊，因为关节囊的松弛和顺势让位，允许极度屈膝。当后关节囊出现挛缩，或者关节囊外组织瘢痕化时，在极度屈膝位膝关节后侧软组织不能为胫骨平台后缘让位，会影响屈膝活动度。临床表现为在膝关节前侧松解完成后，当屈曲膝关节时，膝关节后侧软组织并未向后松开，而是向前折叠。这时需要进行后关节囊的松解。

二、手术指征和禁忌证

手术指征取决于伤病的类型和病程。屈膝障碍型膝关节僵硬有明显的病因，包括外伤、手术、长期制动等病史。要详细了解曾经的治疗过程，包括骨折、韧带和软组织手术，特别是涉及股四头肌的各种手术。

1. 手术指征　任何关节僵硬的患者，特别是中度以上膝关节僵硬的患者，在保守治疗半年以上无效，又无手术禁忌证者，均可进行松解手术。轻度膝关节僵硬的患者，是否需要手术取决于患者对屈膝功能的要求，需要结合手术风险进行综合评估。

2. 禁忌证

（1）股骨、髌骨骨折和手术患者：股骨和髌骨骨折愈合过程中不主张行关节松解，否则可能导致骨化性肌炎，加重僵硬程度；下肢骨折不愈或者愈合不佳的患者同样不宜行关节松解，否则术后康复训练时产生的应力会延迟骨折愈合或者造成内固定失败。

了解股四头肌是否还具有动力作用非常重要。如果股四头肌，特别是股内侧肌和股直肌严重纤维化，或者股内侧肌和股直肌肌性成分较少，预计不会产生足够的伸膝动力，不主张做松解手术。否则只会加剧功能障碍。

（2）胫骨骨折和手术患者：如果内固定不可靠，需要严格制动，禁忌行关节松解手术。如果骨折能够承受非负重情况下的屈膝应力，则可以行松解手术。胫骨骨折手术造成的膝关节僵硬多程度不重，病理改变轻，适合早期手术。

（3）膝关节韧带手术患者：膝关节韧带手术后会造成关节纤维化。手术时机要根据纤维化反应的时期确定。关节纤维化可分为疼痛期、疼痛-僵硬期、僵硬期。一般在疼痛基本缓解的僵硬期行松解手术。过早松解手术无效，甚至可能加剧纤维化。骨化性肌炎发作期的患者禁忌做松解手术。

(4) 膝关节周围大面积的严重瘢痕形成，预期膝关节软组织套扩张度不能恢复的患者，不适宜行松解手术。

(5) 如果关节组成骨存在严重解剖异常，无胫骨-股骨相对滑动或者髌骨-股骨相对滑动的基础，或者胫股关节或者髌股关节骨性融合，不存在单纯关节松解的意义。这类患者可以考虑关节松解加关节置换手术。

(6) 关节软骨严重破坏的患者，在膝关节处于粘连状态疼痛往往较轻，而膝关节活动度改善后疼痛反而较重。对这类患者要充分告知预后，不能耐受疼痛者禁忌做关节松解手术。同样，这类患者可以考虑关节松解加置换手术。

(7) 小腿截肢伴膝关节僵硬的患者，要根据小腿残端的长度，以及能否于松解术后施加足够的屈膝应力而确定是否适宜手术。小腿残端过短的患者不宜行松解手术。

(8) 既往已经进行过股四头肌相关手术，特别是各种松解手术的患者，需要充分判断股直肌和股中间肌肌腱的完整性和错叠成形的可行性，如果没有错叠成形的可能性，一般禁忌行松解手术。因为这时只能行股四头肌肌腱的V-Y成形，伸膝装置延伸的效果很差。

三、治疗方法

(一) 手法松解

手法松解的适应证为外伤或者手术后3个月之内、以支持带挛缩为主、无髌股关节粘连（尚有髌骨内外向活动度）、无明显伸膝装置挛缩的患者。手法松解的目的为了解除支持带挛缩，以及其他较轻程度的关节内粘连。对于伸膝装置严重挛缩、髌股关节严重粘连/融合的患者，禁忌做手法松解。否则会造成髌骨骨折、髌韧带或股四头肌肌腱断裂等严重并发症。

手法松解可以不用任何麻醉。如果患者对疼痛耐受性差，可以在口服镇痛药后或者在静脉麻醉下进行。手法松解后关节会有肿胀，疼痛加重，要鼓励患者克服疼痛进行锻炼。

(二) 手术治疗

预期行手法松解不能奏效或者有手法松解禁忌证的患者，排除手术禁忌证，如股四头肌严重纤维化、解剖结构严重异常、骨性强直等，可以进行手术治疗。治疗方法包括关节镜下松解、大切口松解和Zhao松解术。

1. 关节镜下松解

(1) 适应证：关节镜下松解的适应证主要为以支持带挛缩、支持带与股骨髁粘连以及股四头肌远端与股骨粘连为主的膝关节粘连。关节镜下松解不适用于明显股四头肌挛缩的病例。

(2) 优缺点：关节镜下松解创伤小，切口小，有利于关节内瘢痕组织清理，有利于术后功能锻炼。其缺点是适应证较窄。

(3) 方法：一般需采用前内侧、前外侧、髌上外侧关节镜入路，利用篮钳、刨削刀、汽化电刀等器械，进行粘连的分离、支持带的切开[2~4]。

2. 大切口松解 大切口松解是一个常用的方法，适用于粘连范围广、程度严重、不适用关节镜下松解的患者。其中以Thompson股四头肌成形术[5]和Judet股四头肌成形术[6,7]为代表。Thompson股四头肌成形术在膝前做单切口，而Judet股四头肌成形术在髌骨内下和外上做双切口。

方法：一般采用膝前正中切口，从大腿远侧1/3至髌骨尖水平，切口的建立要利用原有手术或者外伤造成的瘢痕。切开深筋膜直至股四头肌。沿股直肌与股内侧肌和股外侧肌交界部将股直肌与股内侧肌和股外侧肌切开。顺股直肌两旁切开部向远侧延伸，沿髌骨两侧解除股内、外侧肌与髌骨的连接（扩张部切开）。将股直肌与股中间肌完全分开。切除股中间肌，在股骨前面保留一薄层纤维组织。随后缓慢屈膝至110°，通过松解克服其他粘连和挛缩。如果屈膝角度不满意，可能要做股四头肌延长，但是要慎而为之，因为很容易发生伸膝无力。在保证屈膝角度的情况下，将股内侧肌和段外侧肌尽可能远地缝合在股直肌肌腱上。随后缝合深筋膜和切口。

一般来说，大切口松解术中即刻的松解效果较好。但是因为切口过大，创伤大，术后组织水肿等反应严重，疼痛较剧，对术后的康复训练会造成直接影响，影响最终效果。另外，大切口松解的患者，因膝关节周围的软组织套（皮肤、筋膜层）本来就存在挛缩，在通过切口将软组织套切开再缝合后，软组织套会更加紧张。这样会造成两种严重后果：一种是活动度更加受限，另一种是强行活动时软组织套开裂。

3. Zhao 松解术　为了弥补上述传统切开松解手术的不足，赵金忠设计了一种微创松解方法，不但能够解除膝关节屈曲障碍的主要病理因素，还允许早期的功能锻炼，称为 Zhao 松解术。该松解术式（Mini-Invasive Quadricepsplasty）被收录于第十二版《坎贝尔骨科手术大全》。

参考文献

[1] PAULOS L E, ROSENBERG T D, DRAWBERT J, et al. Infrapatellar contracture syndrome. An unrecognized cause of knee stiffness with patella entrapment and patella infera [J]. Am J Sports Med. 1987, 15 (4): 331-341.

[2] ACHALANDABASO J, ALBILLOS J. Stiffness of the knee--mixed arthroscopic and subcutaneous technique: results of 67 cases [J]. Arthroscopy. 1993, 9 (6): 685-690.

[3] DHILLON M S, PANDAY A K, AGGARWAL S, et al. Extra articular arthroscopic release in post-traumatic stiff knees: a prospective study of endoscopic quadriceps and patellar release [J]. Acta Orthop Belg. 2005, 71 (2): 197-203.

[4] STEINFELD R, TORCHIA M E. Arthroscopically assisted percutaneous quadricepsplasty: a case report and description of a new technique [J]. Arthroscopy. 1998, 14 (2): 212-214.

[5] HAHN S B, LEE W S, HAN D Y. A modified Thompson quadricepsplasty for the stiff knee [J]. J Bone Joint Surg Br. 2000, 82 (7): 992-995.

[6] ALICI T, BULUC L, TOSUN B, et al. Modified Judet's quadricepsplasty for loss of knee flexion [J]. Arthroscopy. 2001, 17 (5): 504-509.

[7] ALI A M, VILLAFUERTE J, HASHMI M, et al. Judet´s quadricepsplasty, surgical technique, and results in limb reconstruction [J]. Clin Orthop Relat Res. 2003, (415): 214-220.

第二节　膝关节僵硬的 Zhao 松解术（微创/小切口松解术）

一、适应证

Zhao 松解术的适应证与大切口松解术相同，可应用于无手术禁忌证的几乎所有类型的伸膝挛缩/膝关节粘连。

Zhao 松解术的手术目的包括：①松解内、外侧支持带；②松解股四头肌远端和股骨（髌上囊重建）；③松解髌股关节；④松解髌下脂肪垫与髌韧带（可能包括髌下脂肪垫切除）；⑤松解支持带与股骨髁（内、外侧沟重建）；⑥侧副韧带/关节囊韧带前侧半切断；⑦股直肌远端解离；⑧股中间肌肌腱近端解离（股四头肌错叠成形）；⑨膝后组织松解。⑩关节清理。

在前 9 项中，前 6 项为手术的第一步，第 7、8 项为手术的第二步，第 9 项为手术的第三步。在每一步手术后进行全面评估，只有手术目的未达到时，才采取下一步措施。最后一项为辅助措施。

当内侧副韧带的挛缩、内侧副韧带与胫骨的粘连、后交叉韧带的挛缩对膝关节屈曲造成影响时，在上述手术松解后，再通过手法松解予以解除。

二、手术方法

1. 切口 从髌骨外上极的近侧 2 cm 开始，向大腿近侧方向做一个 2～4 cm 的手术切口。切开皮肤、筋膜层、股外侧肌和股中间肌纤维腱膜，直至股骨。深层解剖上，该切口对应于股外侧肌和股直肌肌腱的交界处，略偏外侧（图 15-1、图 15-2）。

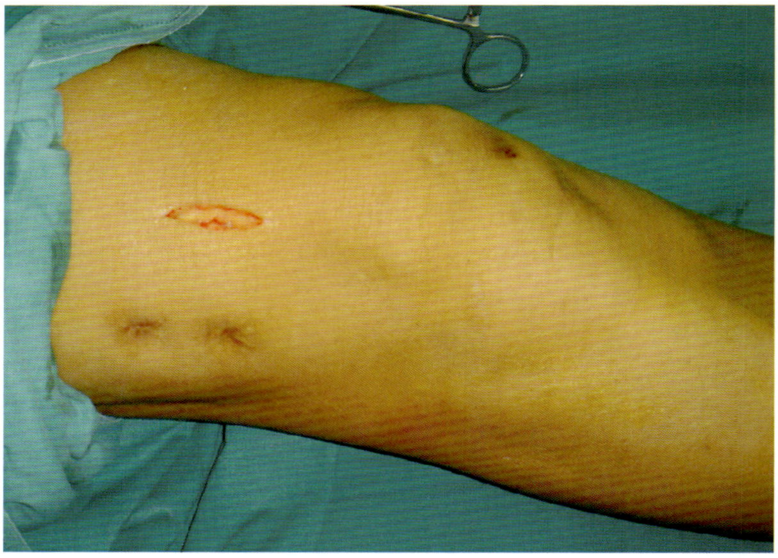

图 15-1　手术切口

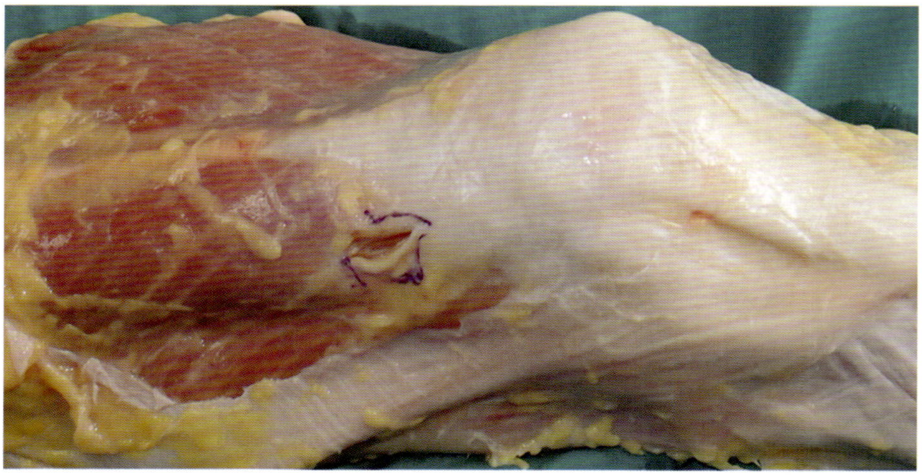

图 15-2　手术切口（解剖示意）

2. 第一步：松解外侧支持带 用组织剪，从切口指向胫骨结节外侧，先在皮肤下做潜行分离，随后沿髌骨和髌韧带外侧缘剪开髌骨外侧支持带，直至胫骨结节外侧缘（图 15-3、图 15-4）。轻度粘连的患者可能只做这一步松解就可以，接下来只通过手法松解就能够完成屈曲。该松解步骤造成一部分股外侧肌从髌骨解离，在整个松解过程结束后需要将股外侧肌与髂胫束分开，将解离的股外侧肌缝合至股中间肌肌腱。

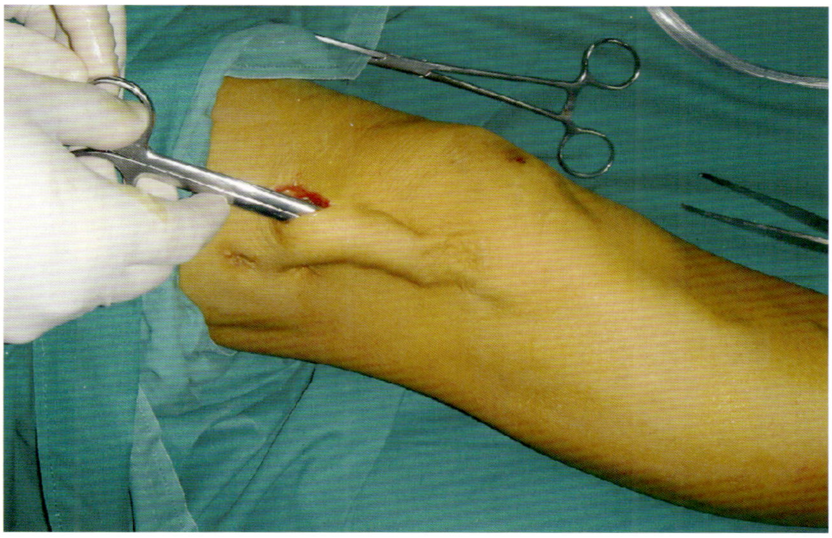

图 15-3　松解外侧支持带

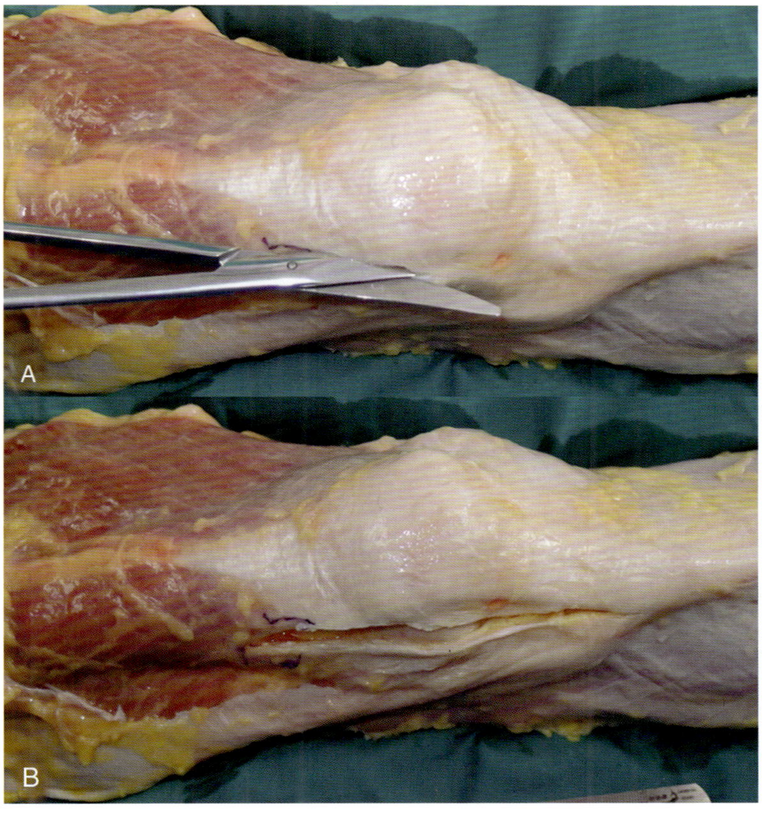

图 15-4　松解外侧支持带（解剖示意）

3. 第二步：松解股四头肌远端与股骨，重建髌上囊　将剪刀从切口伸入股四头肌肌腱与股骨之间（原髌上囊部位），剪开股四头肌肌腱与股骨之间的纤维连接。如果在切口近侧股四头肌与股骨仍有粘连，向近侧做相应松解。但是向近、内侧的锐性松解要非常小心，需要紧贴股骨进行，并且适时更换骨膜剥离器等钝性器械，以免伤及股动脉。另外注意紧贴股骨前缘松解，避免对股中间肌肌腱的损伤（图 15-5、图 15-6）。

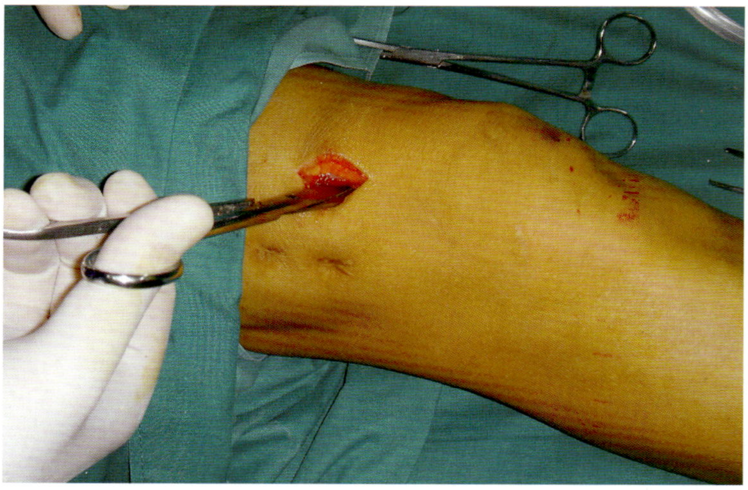

图 15-5　重建髌上囊

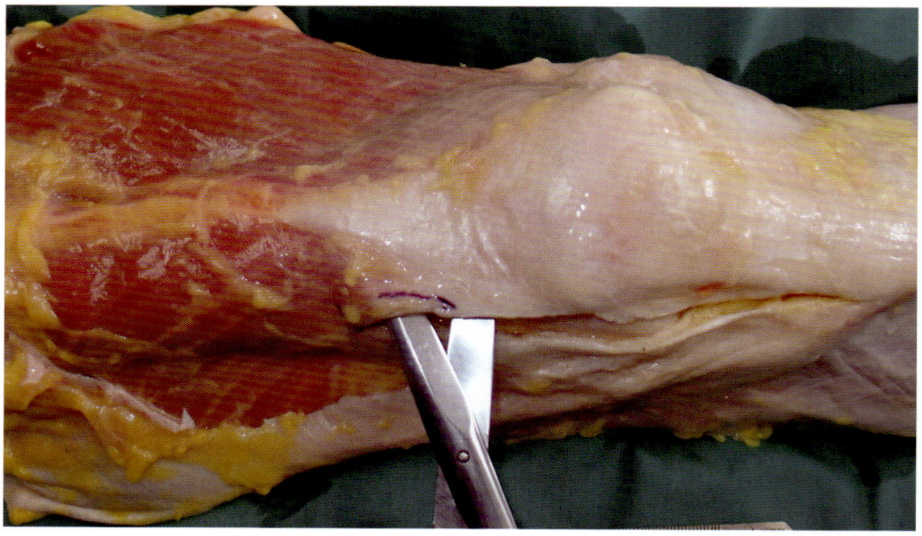

图 15-6　重建髌上囊（解剖示意）

4. 第三步：松解髌股关节、髌韧带与髌下脂肪垫　沿股四头肌肌腱与股骨之间刚刚建立的间隙，将剪刀伸入髌股关节，松解髌股关节（图 15-7、图 15-8）。髌股关节的粘连以周缘性粘连为主，由于粘连组织的封闭，以及股骨髁部骨质的隆起，有时准确探及髌股关节缝隙并不容易，需要边用手指探查边松解，盲目剪切会伤及股骨滑车或者髌骨软骨。

当髌股关节松解完成后，将剪刀弯弧向后，经髌股关节插至髌韧带后侧，松解开髌下脂肪垫与髌韧带。

5. 第四步：松解内侧扩张部　将剪刀弯弧向上，斜行经髌股关节，抵住股内侧肌内下侧的扩张部，沿内收肌结节至髌韧带中部内侧缘，从关节内向外剪开扩张部直至皮下（图 15-9）。内侧扩张部的松解不影响股内侧肌于髌骨附着的完整性（图 15-10）。随后向内外侧推动髌骨，检查髌骨活动度。如果活动度不佳，需要对支持带和髌股关节进一步松解。

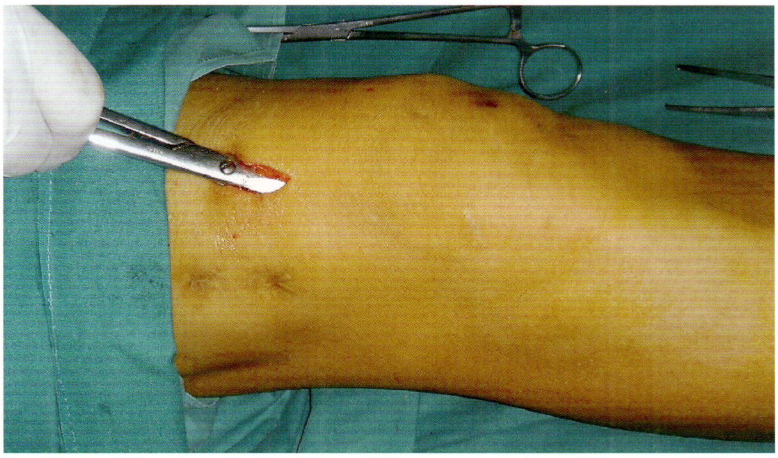

图 15-7　松解髌股关节

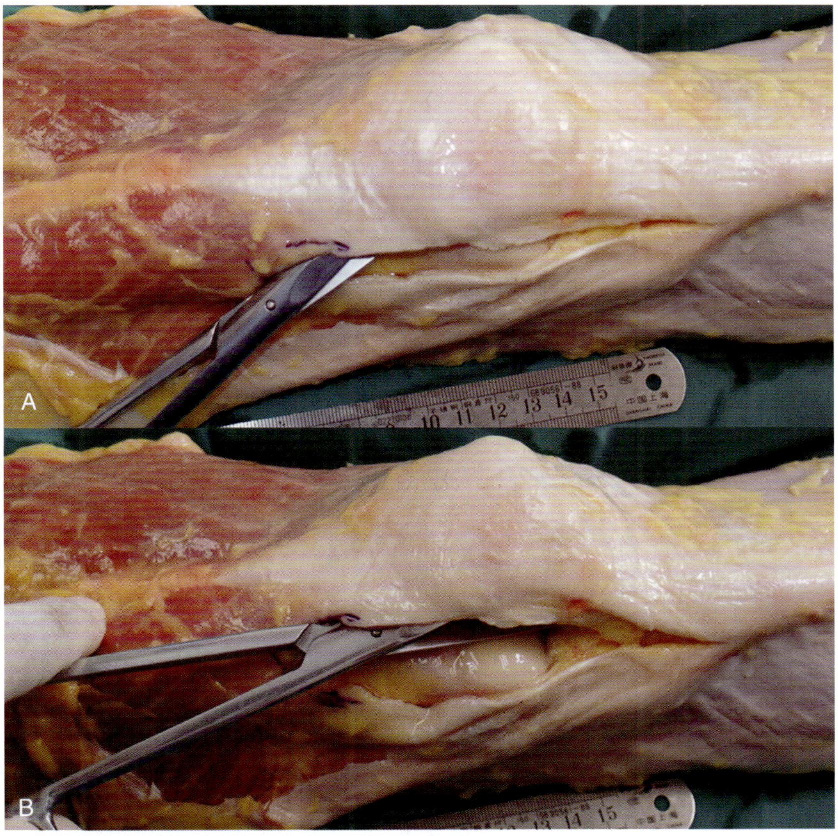

图 15-8　髌股关节松解（A）及髌腱与髌下脂肪垫松解（B）

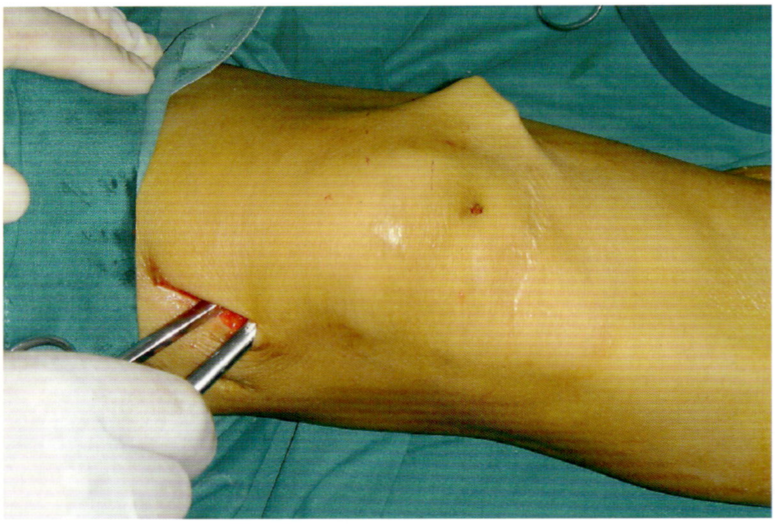

图 15-9　松解内侧扩张部

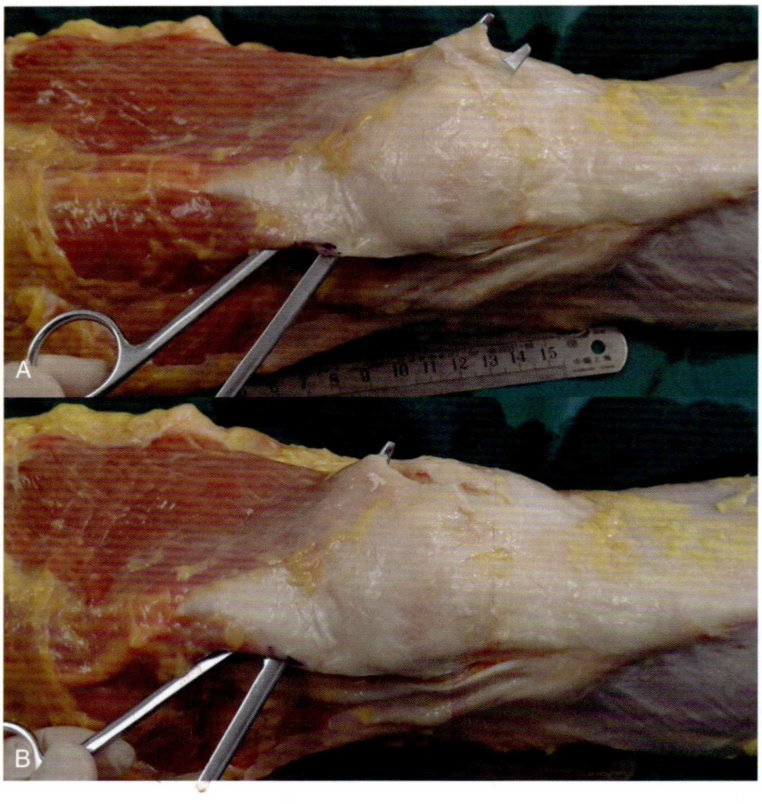

图 15-10　松解内侧扩张部（解剖示意）

6. 第五步：松解支持带与股骨髁之间的粘连，重建内、外侧沟　将剪刀弧形朝后，紧贴股骨内髁松解内侧支持带/股内侧肌与股骨内髁，重建内侧沟（图 15-11A）。随后将剪刀从肌肉切口伸至股骨外髁和外侧支持带之间，松解外侧支持带与股骨外髁，重建外侧沟（图 15-11B、图 15-12）。

对于伸膝装置挛缩不明显的患者，上述松解能达到目的。接下来再通过手法松解，解除其他屈膝影响因素。手法松解时手指伸入股四头肌肌腱下方探查，感知股四头肌肌腱的紧张度，如果屈膝不能达到 120°，股四头肌肌腱张力过高，需要进入下一步松解。

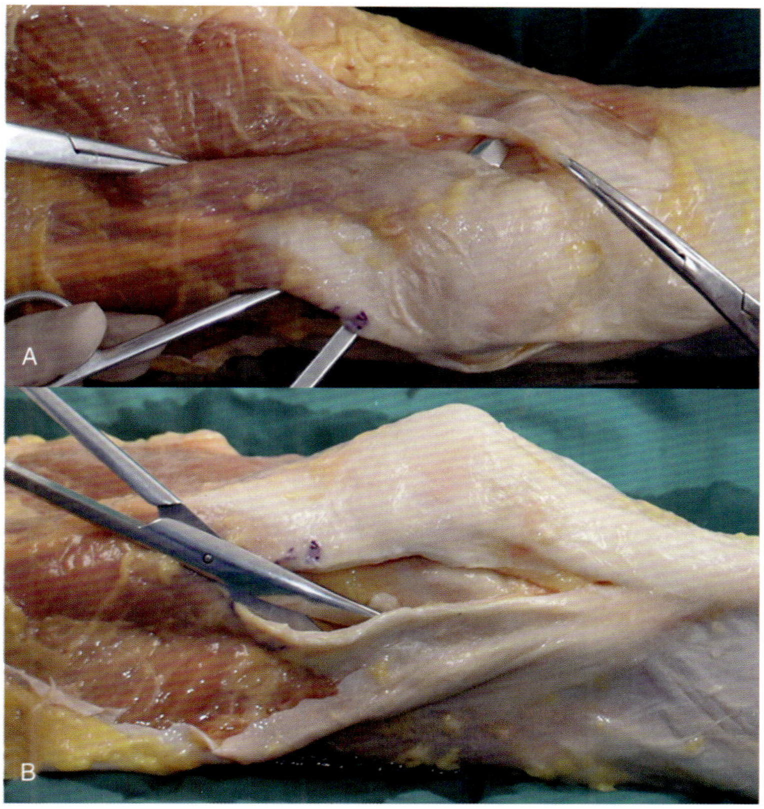

图 15-11　重建内侧沟（A）和外侧沟（B）

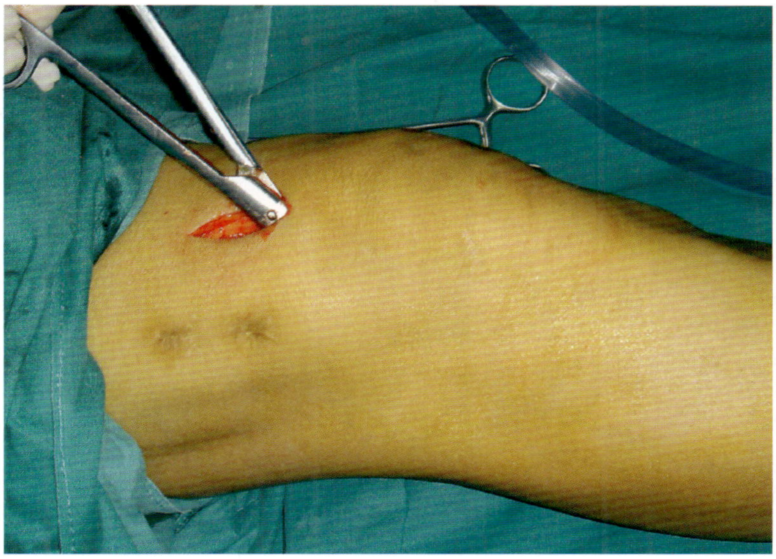

图 15-12　重建外侧沟

7. 第六步：远端解离股直肌肌腱　一般认为，在伸膝装置挛缩时，股中间肌的挛缩较股直肌的挛缩要严重，因为股中间肌直接受到骨折、手术、内固定等刺激。但是我们发现，严重的伸膝装置挛缩的病例，股直肌的挛缩幅度比股中间肌的挛缩幅度更大，并且对屈膝的影响更大，可能与股直肌跨度较大有关。因此我们建议先在髌骨附着部解离股直肌肌腱。

先在股四头肌肌腱表面做锐性分离，显露股直肌与股内侧肌交界，沿此交界纵行切开（图 15-13A），结合原有股直肌肌腱外侧切开，分离股直肌肌腱。股骨远端有过手术的患者，股直肌肌腱与股

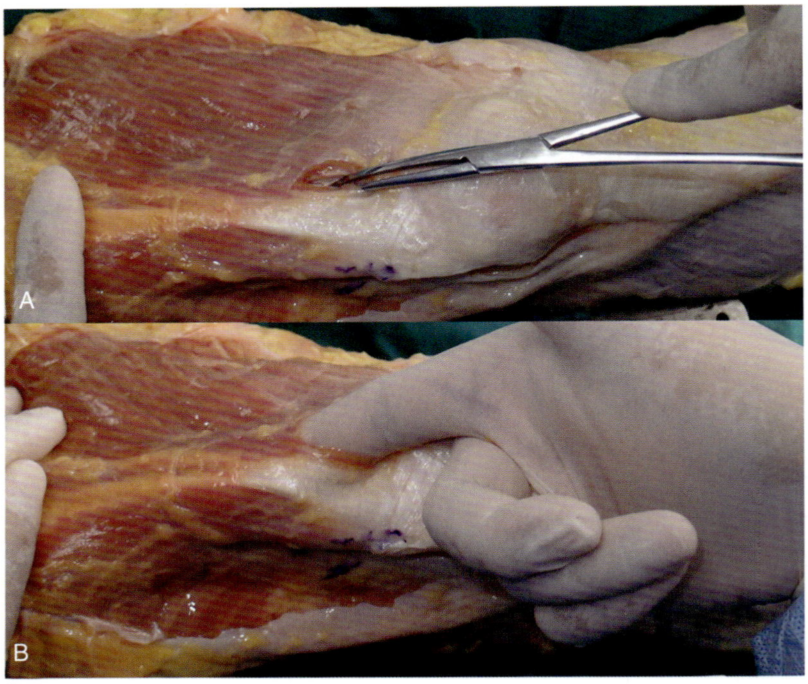

图 15-13　于股直肌和股内侧肌之间纵行切开（A），探查股直肌-股中间肌间隙（B）

中间肌肌腱层次不清，需要通过向近侧、远侧的探查以明确分离平面在股中间肌-股直肌之间。一般用手指从内侧肌腱间切口探入，向近侧、前方能够明确探及股直肌肌腹（图 15-13B），向远侧能探及腱膜走向髌骨表面（股中间肌肌腱附着于髌骨上极尖部）。用牵引带向前拉起股直肌肌腱，在股直肌肌腱与股中间肌肌腱之间伸入剪刀，贴髌骨表面将股直肌肌腱于髌骨的附着处解离（图 15-14 至图 15-17）。

随后屈曲膝关节，如果屈膝能够超过 120°，则松解完成。在屈膝 120°，将股直肌肌腱远端缝合在下方的股中间肌肌腱上即可，股直肌通过股中间肌肌腱传递动力。

以上松解步骤中，最关键的是不要将股中间肌肌腱从髌骨解离，否则会为后续手术带来困难。

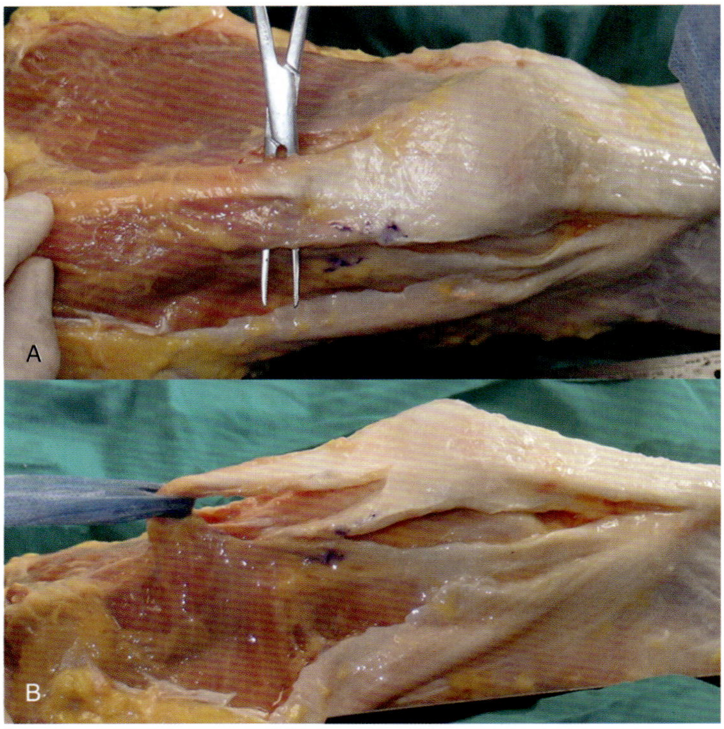

图 15-14　分离股直肌和股中间肌

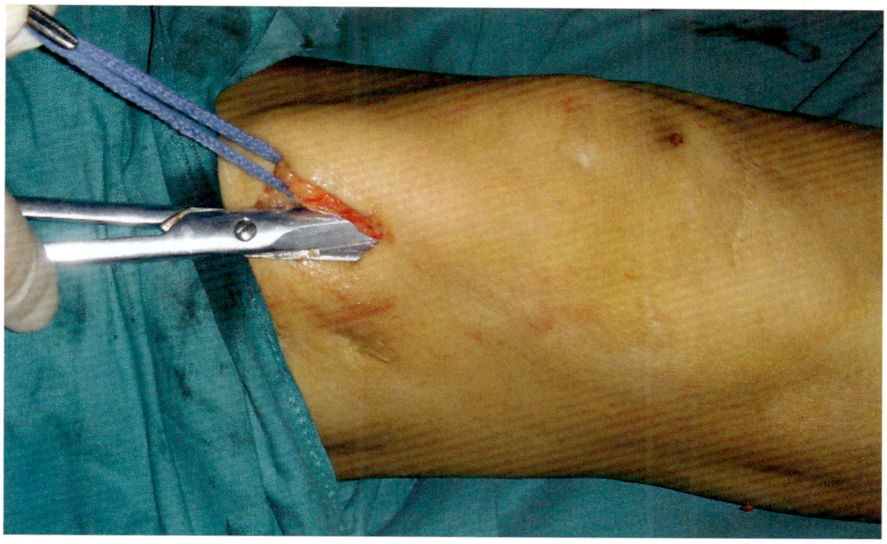

图 15-15　从髌骨表面解离股直肌

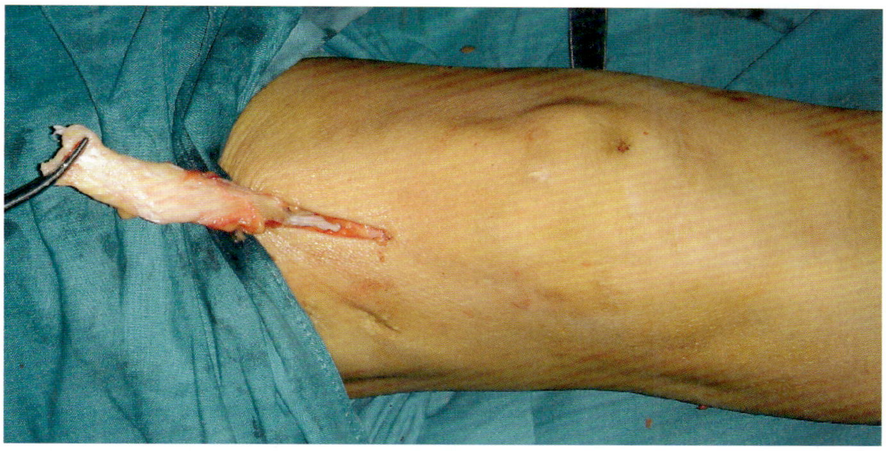

图 15-16　从髌骨表面解离股直肌后

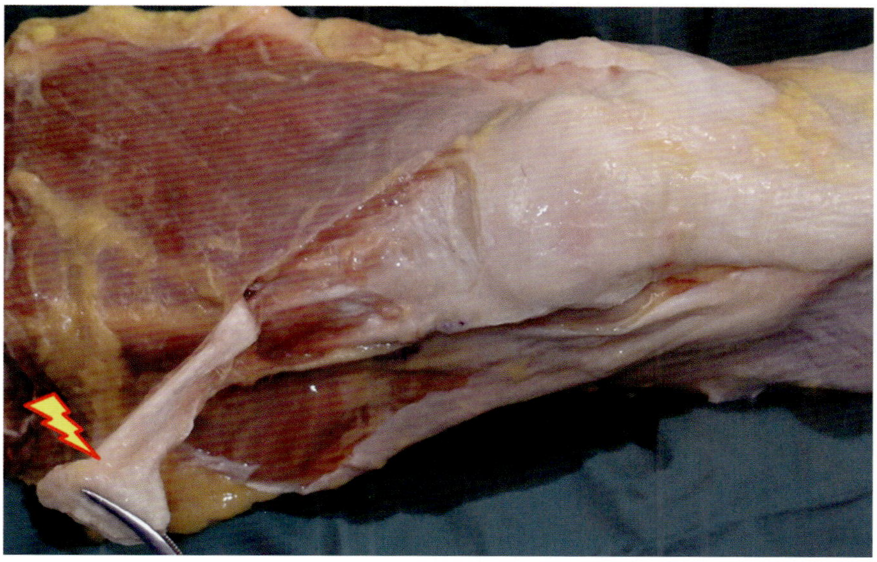

图 15-17　从髌骨表面解离股直肌后（解剖示意）

8. 第七步：近端解离股中间肌肌腱 如果股直肌肌腱解离后屈膝仍然不能达到 120°，手法松解时探及股中间肌肌腱明显紧张，则需要解离股中间肌肌腱。股中间肌从前、内、外包绕股骨，腱性部分位于前正中，较长，可达股骨中段，因此有较大利用价值。

沿股中间肌肌腱两侧纵行切开，用牵引带绑扎向远侧极度牵引（图 15-18、图 15-19）。将组织剪从股直肌、股中间肌间隙深入，弯弧向后，尽可能靠近侧剪断股中间肌肌腱（图 15-20、图 15-21）。部分股外侧肌在外侧肌肉切口的内侧，需要从髌骨附着部解离。

随后行缓慢手法松解至最大屈膝角度（图 15-22）。手法松解过程中，在股内侧肌深面探查，松解其他残余纤维条索。

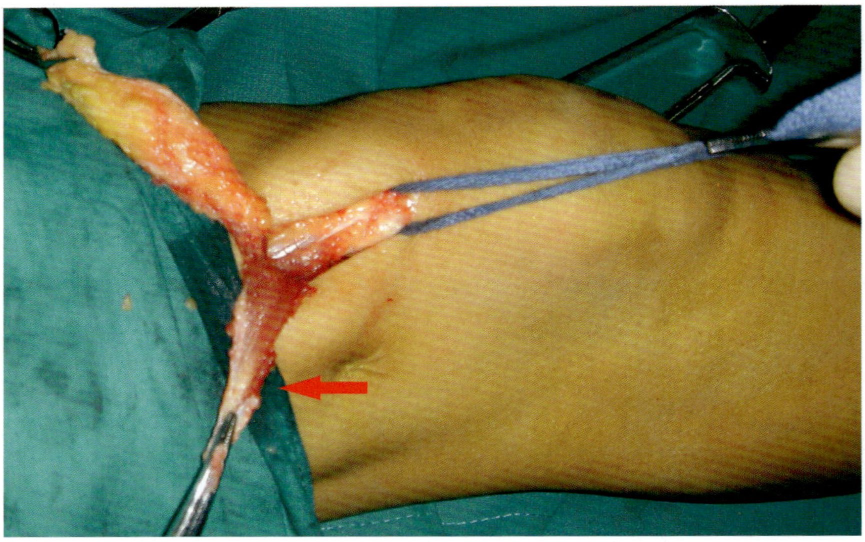

图 15-18　绑扎牵拉股中间肌肌腱

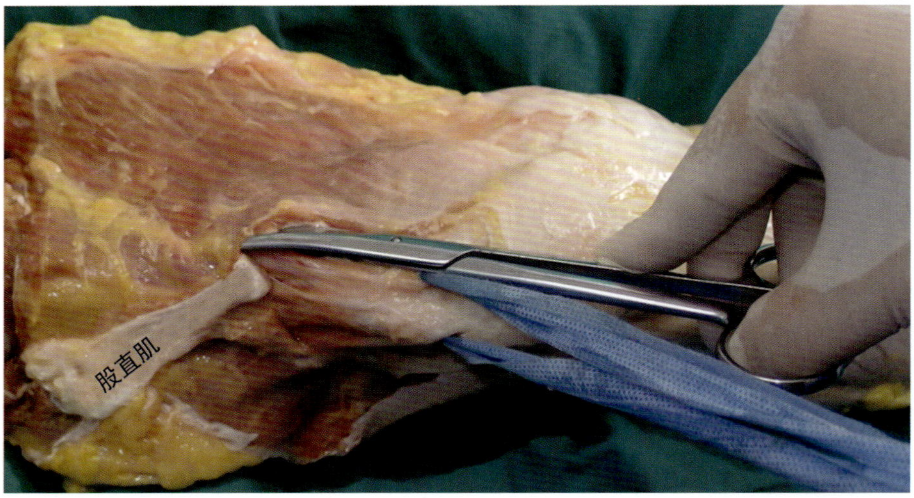

图 15-19　绑扎牵拉股中间肌肌腱（解剖示意）

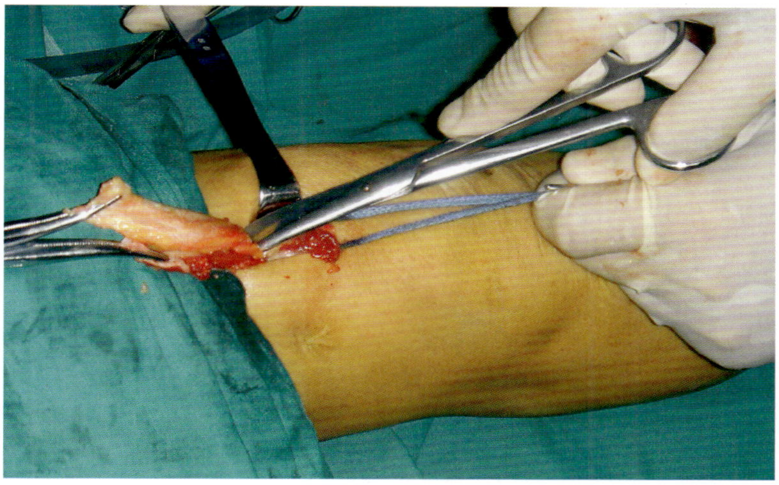

图 15-20　于近端解离股中间肌肌腱

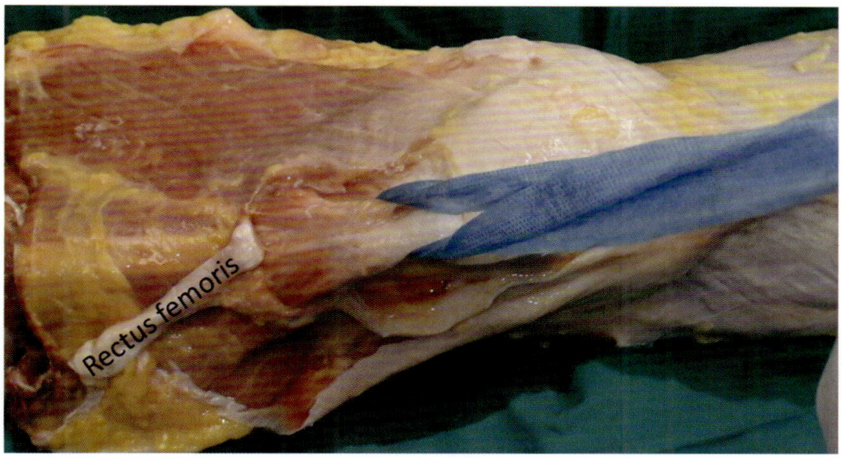

图 15-21　于近端解离股中间肌肌腱（解剖示意）

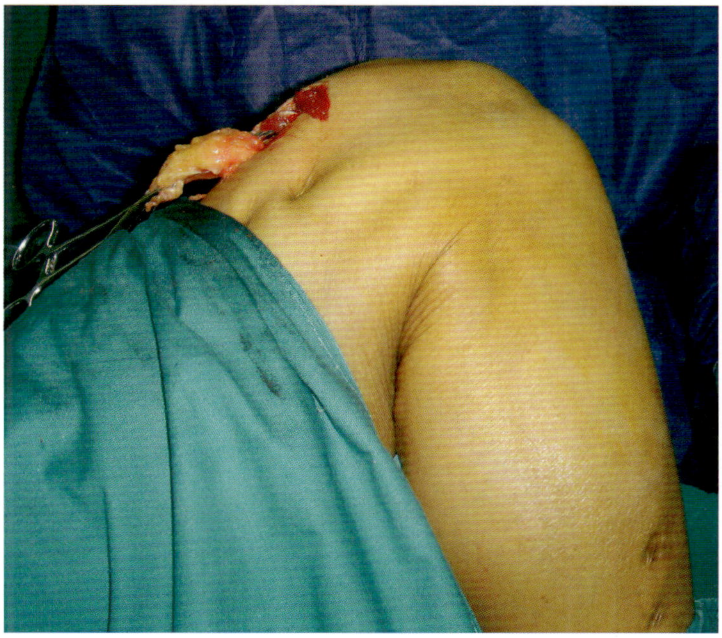

图 15-22　手法松解至最大屈曲度

9. 第八步：股四头肌错叠成形 分别向远侧和近侧牵拉股直肌肌腱和股中间肌肌腱（图 15-23），屈膝 90°，确定肌腱需要重叠的长度（图 15-24）。换伸膝位，将两肌腱按照测定的重叠长度重叠缝合（图 15-25、图 15-26）。一般将股中间肌肌腱置于后侧，股中间肌肌腱端后面所带脂肪组织和肌肉组织不予去除，以减少肌腱与股骨粘连的机会。

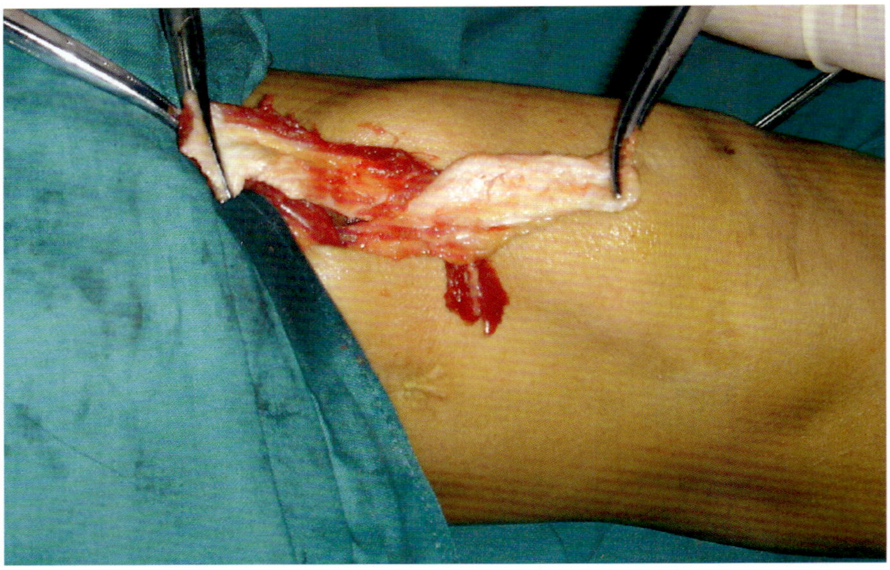

图 15-23 分别向远侧和近侧牵拉股直肌肌腱和股中间肌肌腱

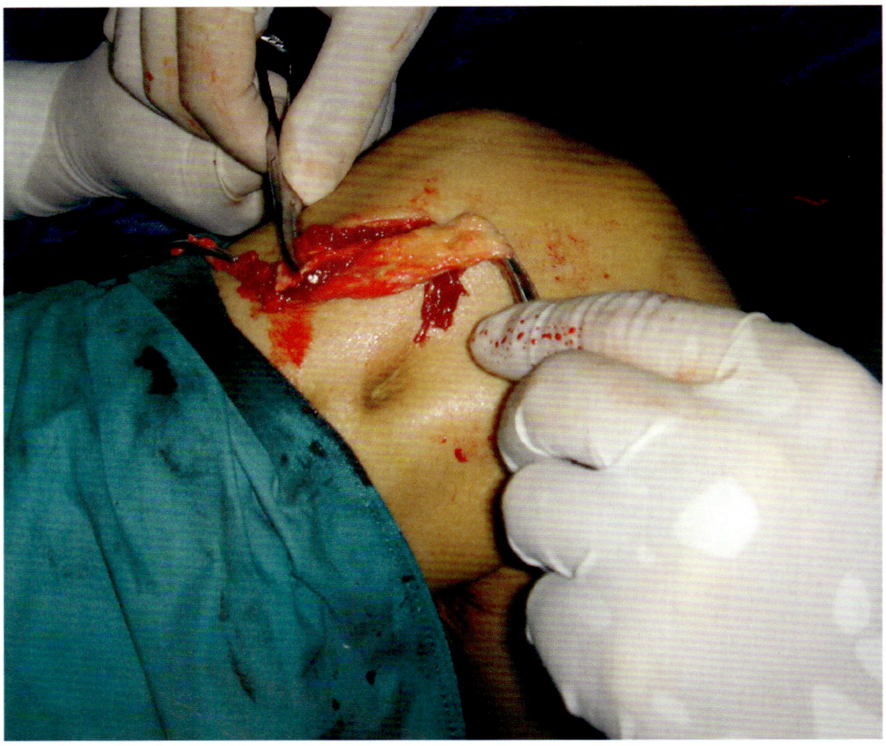

图 15-24 确认股直肌肌腱和股中间肌肌腱需要重叠的长度

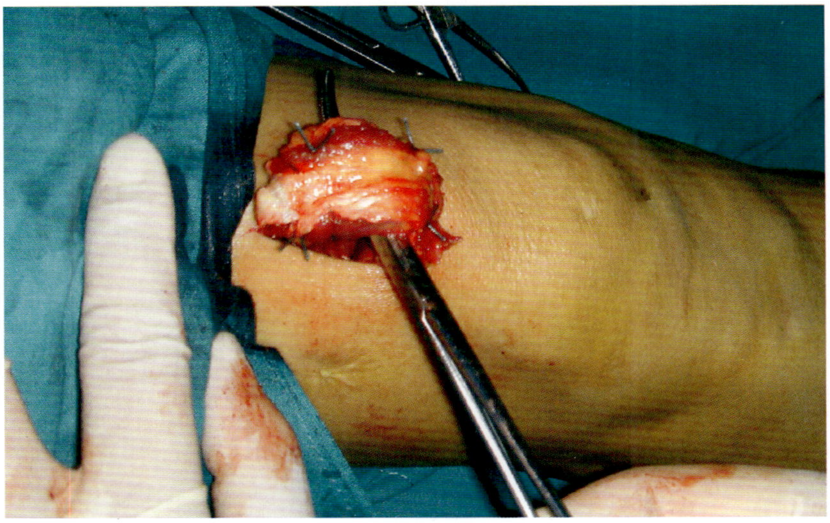

图 15-25　股直肌肌腱和股中间肌肌腱重叠缝合

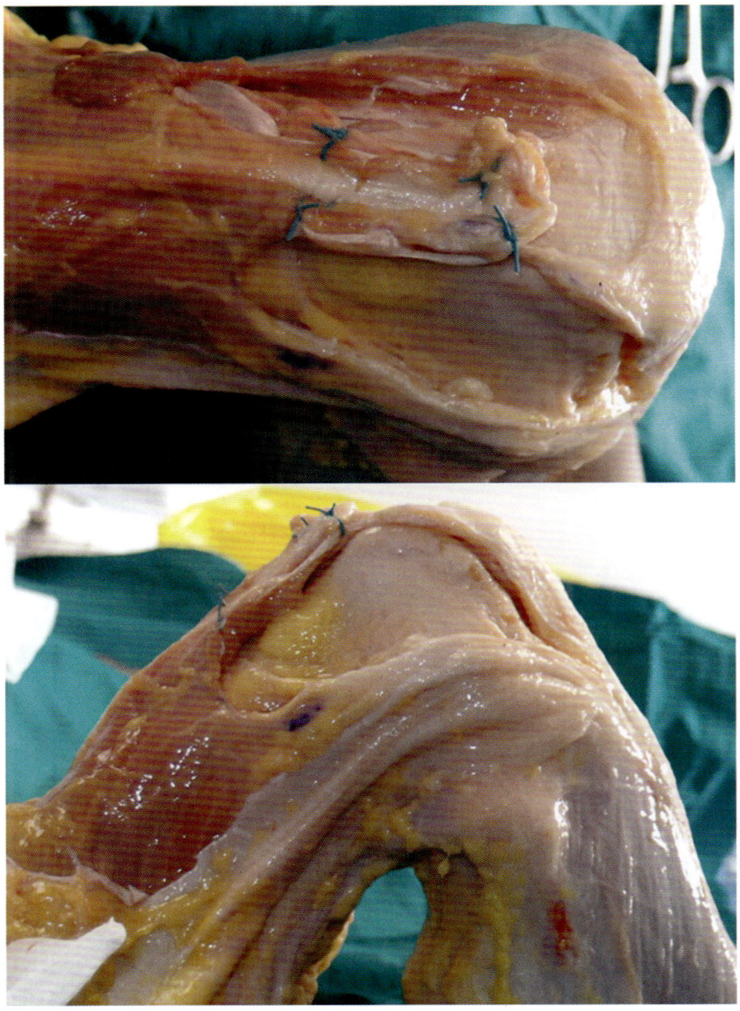

图 15-26　股直肌肌腱和股中间肌肌腱重叠缝合（解剖示意）

将股外侧肌与髂胫束分离开。在屈膝 90°位，将所有从髌骨解离的股外侧肌部分缝合于股中间肌肌腱（图 15-27），以充分利用股外侧肌，降低术后伸膝无力的发生率。

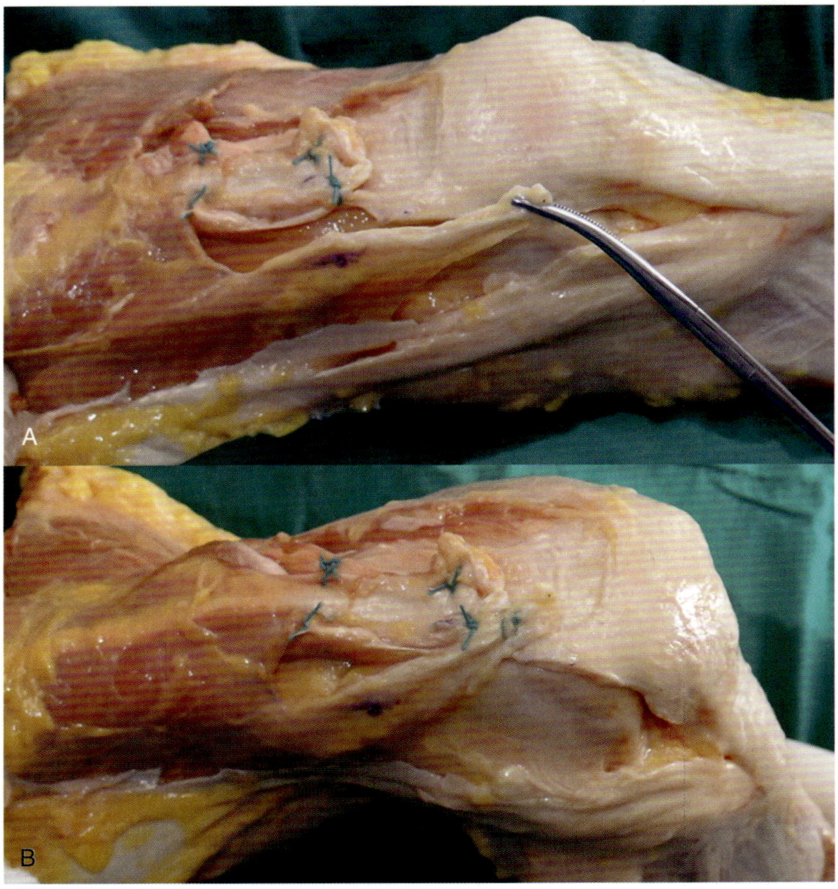

图 15-27 将从髌骨解离的股外侧肌缝合于股中间肌肌腱

10. 第九步：膝后软组织松解 在膝关节前侧松解完成后，膝关节后侧软组织的松解可以经过后内和后外侧入路在关节镜下进行（参见下节中关节镜下膝后软组织松解）。如果未掌握膝后软组织松解的技术，可以行以下的切开松解。

屈膝位，以关节线为中点，于膝关节后内侧做纵弧形切口（即伸膝位的纵行切口），长约 6 cm。依层切开，向后牵拉鹅足三肌和半膜肌，显露后内侧关节囊和腓肠肌内侧头。于腓肠肌内侧头内侧纵行切开关节囊进入关节后内侧室，可探及膝关节后中央的后纵隔。将后纵隔与后侧关节囊分开，切除后纵隔，贯通膝关节后内和后外侧室。于股骨附着部，紧贴股骨，先解离后侧关节囊，随后解离腓肠肌内外侧头的纤维化部分。当膝后关节囊有明显挛缩时可以改变松解次序，先解离后内侧的关节囊和腓肠肌内侧头，接着切除后纵隔并解离后正中的关节囊，随后解离后外侧关节囊和腓肠肌外侧头。

11. 第十步：关节镜下清理 缝合切口后，进行关节镜检查，清理关节内松解下的软组织碎块，以及纤维化的髌下脂肪垫。

于大腿中段外侧尽可能远离关节戳创，置负压引流管。术后棉垫、弹力绷带加压包扎。

三、术后处理与康复

术后常规弹力绷带加压包扎，静脉用甘露醇减少渗出、水肿。术后第一天即开始弯曲度训练。活动度训练以俯卧位被动屈膝为主。每天 2~3 次，每次 30~60 min。CPM 训练器帮助不大。未行股四头肌错叠成形者，术后尽早屈膝超过 90°；行股四头肌错叠成形者，术后 3 周内屈膝超过 90°，术后 6 周屈膝超过 120°。在术后 6 周，活动度基本恢复后（屈膝达到 120°），开始伸膝肌力训练。

四、Zhao 松解术可能的并发症

Zhao 松解术在设计上的特点为：①切口小，在非张力集中区；②通过该切口能够完成几乎所有松解和股四头肌成形操作；③保留股内侧肌于髌骨的附着，不仅保留了其伸膝肌力，也减少了髌骨缺血坏死的可能；④股四头肌错叠成形能够有效解决股四头肌挛缩。我们的临床研究发现，相比于传统松解，Zhao 松解术活动度恢复效果和肌力恢复效果要好得多，并发症的发生率也明显低。但是，仍有少部分患者术后出现并发症。

1. 伤口愈合不佳　主要原因为局部软组织条件差、延伸性差、术后承受张力过大，为松解手术必须承受的风险。如果原来外伤在松解区域已经形成大面积瘢痕，或者有较多手术切口瘢痕，伤口不愈甚至局部皮肤坏死的风险更大，应当慎行手术。

2. 关节渗液　虽然松解切口很小，但关节内松解创面却很大。关节渗血需要关节内长时间放置引流管。拔管指征为 24h 血性引流液体少于 50mL，或者引流液由血性转为浆液性且 24h 引流量少于 100mL。关节渗液会直接影响切口愈合，所以何时拔除引流管要结合引流量和伤口愈合情况决定。如果 24h 浆液性引流量一直超过 100mL，建议术后 2 周伤口拆线后拔除引流（置引流管时需要增加引流道的长度以防止逆行感染）。

3. 松解度丢失　经康复训练后关节的活动度小于术后即刻在麻醉状态下的活动度，称为松解度丢失。一般患者丢失度为 15°~30°，亦即术后即刻能弯曲至 150°，最后弯曲角度只能为 120°-135°，甚至更低。松解度丢失与患者对疼痛的耐受有关，依从性差、惧怕疼痛不配合锻炼的患者松解度丢失最高，甚至造成松解无效（松解度全丢失）。有部分患者松解度丢失与关节感染或者伤口愈合不佳有关。

4. 伸膝无力　松解术后早期会出现伸膝无力，与错叠成形的股直肌-股中间肌结构尚未恢复功能有关。因为本术式保留了股内侧肌与髌骨的连接，主动伸膝功能缺陷的可能性较小。患者最终仍可能有伸膝无力，一般与以下因素有关：首先是股直肌-股中间肌应力连失效，比如股直肌-股中间肌错叠成形时张力调整不当、过于松弛，股中间肌肌腱从髌骨撕脱，股直肌-股中间肌连接部愈合不佳，股直肌失神经等；其次是股内侧肌功能障碍，主要是股内侧肌断裂引起，一部分是因为股内侧肌失神经。因为股内侧肌跨度较小，在所有松解步骤完成进行屈膝时，如果其延伸度不够会造成撕裂，此时缓慢屈膝有利于避免其发生撕裂。另外，充分利用股外侧肌也有利于减轻伸膝无力。因为此松解术式部分股外侧肌从髌骨解离，在各种松解步骤完成时，将股外侧肌肌腱与髂胫束分开，转向中央缝合于股中间肌腱，有利于增加整体伸膝肌力。

5. 疼痛　因膝关节僵硬而手术的患者，尽管术前无疼痛或者疼痛较轻，术后患者都会出现疼痛。松解手术本身的创伤反应是一方面原因，根本原因还是恢复或者改善了膝关节的活动状态，组织间的错动增加。需要在日常活动中适应膝关节新的功能状态。

参考文献

[1] WANG J H, ZHAO J Z, HE Y H. A new treatment strategy for severe arthrofibrosis of the knee. A review of twenty-two cases [J]. J Bone Joint Surg Am. 2006, 88 (6): 1245-1250.

[2] WANG J H, ZHAO J Z, HE Y H. A new treatment strategy for severe arthrofibrosis of the knee. Surgical technique [J]. J Bone Joint Surg Am. 2007, 89 (2): 93-102.

（附视频：膝关节僵硬的 Zhao 松解术）

第三节 伸膝障碍型膝关节僵硬的手术治疗

伸膝障碍型膝关节僵硬是一种常见病，大部分情况下与膝后组织的挛缩有关，又称为屈膝挛缩。从病因和病理解剖方面讲，膝后组织挛缩仅为部分原因。伸膝障碍型膝关节僵硬能造成关节的运动学和应力异常，特别是髌股关节紊乱，引起髌股关节疼痛，能明显影响患者的整体功能。相比于屈膝受限，患者对伸膝受限的耐受性要低得多。屈膝障碍型关节僵硬尽管膝关节活动度大部分丧失，但是对日常行走影响不大；伸膝障碍型关节僵硬哪怕膝关节活动度仅有小部分丧失，就能明显影响日常行走。一般来讲，超过5°的伸膝受限就会造成明显跛行，超过10°的屈膝挛缩就会对患者日常活动及心理方面造成严重影响。

伸膝障碍型膝关节僵硬可分为轻度、中度、重度。轻度僵硬指伸膝受限15°以内，中度僵硬指伸膝受限15°~30°，重度僵硬指伸膝受限大于30°。从病理上，轻度僵硬主要涉及关节内原因，行关节内手术即可；长期的中度膝关节僵硬会有腘绳肌的短缩，在关节内因素去除后，行牵伸训练，腘绳肌的短缩恢复概率高，亦即被重新拉伸；长期重度僵硬，腘绳肌的短缩可能无法通过术后的牵伸训练恢复，需要行腘绳肌肌腱的逐个延长手术。

一、病因和病理解剖

伸膝障碍型膝关节僵硬的原因很多。中枢神经性病变、膝后烧伤性瘢痕、膝后关节外创伤及手术、膝关节内外伤及手术、血友病性关节炎、严重骨关节炎、关节纤维化、长期屈膝制动或者卧床等因素都会造成伸膝障碍型膝关节僵硬。

在病因和病理上，伸膝障碍的原因表现在以下几方面：在膝关节后侧，膝后肌肉的挛缩、膝后软组织之间的粘连、膝后关节囊韧带的挛缩、膝后关节囊与股骨髁之间的粘连，以及后纵隔的挛缩；在髁间凹内，交叉韧带位置异常、过粗或者异常增生造成交叉韧带之间、交叉韧带与髁间凹顶部或者侧壁之间的撞击；髁间凹前开口的软组织撞击（cyclops lesions）、骨性撞击（第三髁间棘、前交叉韧带胫骨止点骨折）；在膝关节前室，膝横韧带的异常增粗、瘢痕增生。个别情况下，髌骨的束缚或者与周围组织间的粘结也会诱发伸膝障碍型膝关节僵硬。

病因和病理改变不同，膝关节挛缩的治疗方法和预后也不同。膝外原因造成的挛缩主要累及膝后肌肉和关节囊，尽管有些患者挛缩程度较重，手术松解本身并不复杂，主要包括膝后肌腱的切断、延伸，关节囊的切开。如果皮肤、血管、神经对松解后的伸直牵伸能够耐受，手术效果好。相比而言，关节内炎症（血友病性关节炎、严重的骨关节炎）涉及关节内组织的粘连和撞击，需要协同关节内手术。关节内创伤和手术造成的屈膝挛缩很少超过30°，但因为涉及髌骨、膝关节前室、髁间凹、膝关节后室一系列病因和病理改变，手术治疗的难度更大，效果较差，术后复发的概率更高。如果患者为膝关节纤维化，往往同时存在伸屈膝挛缩，手术难度更大。

二、诊断

膝关节屈曲挛缩的诊断首先要从病因和病理改变方面进行探讨，以便为治疗做参考。要通过病史了解中枢神经病变的病程、关节炎症的病程、外伤和手术史。通过体检了解伸膝受限的程度，以判断肌肉挛缩的程度。挛缩时间越长，膝后皮肤、血管、神经对松解后牵伸的耐受性越差；挛缩程度越重，松解后膝后组织需要牵伸的幅度越大。通过外伤和手术史能够了解挛缩的原因和病理改变。一般来说，胫骨近端骨折很少会造成伸膝障碍型膝关节僵硬，但是股骨远端骨折、内侧副韧带损伤、关节内的各种病损和手术都有可能造成伸膝障碍型膝关节僵硬。

影像学检查主要包括X线片和MRI。从X线片上能发现骨性结构异常如前交叉韧带胫骨止点骨折造成的伸膝受限。MRI是了解关节内病因和病理改变的主要方法。

三、治疗

对于伸膝障碍型膝关节僵硬，可先行保守治疗，主要通过理疗进行膝后组织的牵伸训练，如俯卧位踝部加压牵伸或者仰卧位膝部加压，加以阶段性石膏或者支具固定，逐渐伸直。轻度的关节周（如内侧副韧带损伤）或者关节外病症（制动不当）造成的挛缩，通过牵伸治疗大多能得到缓解或者消除。如果牵伸治疗三个月无效，日常活动和运动明显受限，可考虑手术治疗。

膝关节屈曲挛缩的手术时机需要根据具体病症来确定。中枢神经病变引起的挛缩原则上无手术时间点限制。关节内炎症造成的挛缩可尽早治疗。但是关节内骨折或者手术后的挛缩需要结合不同情况。在骨折愈合期，骨折愈合本身会引起关节周围组织的纤维化反应，膝关节的各种松解手术往往无效，一般在骨折愈合后才采取松解措施。膝关节韧带重建手术后，也会有3~6个月的纤维化反应，在这个阶段即便有关节挛缩也以保守治疗为主。严重的膝关节纤维化类似于肘关节的骨化性肌炎，关节周围软组织纤维变性、增厚、钙化或者骨化，病程一般为1~3年。在其发作期（以疼痛和活动受限为主）松解手术无效，甚至会加重挛缩。对于这种病症，需要在其发作期过后，再行手术治疗。

膝关节屈曲挛缩的程度并不体现在伸直受限的角度上，而是体现在关节内受累的程度。关节内受累结构越多、程度越重，则手术难度越大。

伸膝障碍型膝关节僵硬的手术治疗方法包括外固定支架牵张，切开松解和关节镜下松解。对于严重伸膝障碍型膝关节僵硬，单纯的外固定支架牵张常难以奏效，往往需要结合切开松解。对于有关节内病症，特别是膝关节前室撞击病症的伸膝障碍型膝关节僵硬，外固定支架也难以奏效。切开松解主要针对膝关节后侧的肌肉和关节囊挛缩。对于关节内的病因，通过关节切开来去除创伤过大，不建议采用。关节镜下松解主要针对关节内病因。对于膝后肌肉的严重短缩，还需要切开手术进行松解延长。

四、关节镜下膝关节屈曲挛缩的松解

1. 适应证和禁忌证　有关节内病因和病理改变的膝关节屈曲挛缩，如膝关节炎症造成的挛缩，膝关节外伤、手术造成的挛缩，适宜手术。有关节外病因者需要结合关节切开手术。关节内骨折愈合期、韧带重建6个月内、膝关节纤维化进展期，禁忌行松解手术。

2. 手术方法

（1）膝关节前室的清理。常规建立前内和前外侧入路，用鞘管内芯在髌腱后方、髌下脂肪垫内钝性剥离，创造一个操作空间。关节镜监控下，先切除髌下脂肪垫的脂肪部分，随后切除髌下脂肪垫靠近后方的纤维化层，该纤维化层常与膝关节前室纤维化滑膜层连在一起，需要一并切除前室的滑膜层。去除增厚的膝横韧带和覆盖于内外侧半月板前角上的瘢痕组织，充分显露内外侧髁间棘。充分伸直膝关节，确认在内外侧髁间棘前侧与股骨髁之间无软组织嵌夹。

（2）髁间凹的清理：探查髁间凹，消除髁间凹任何可能的软组织撞击和骨性撞击，如前交叉韧带与髁间凹的撞击，前交叉韧带胫骨止点、第三髁间棘或独眼病变与髁间凹前开口的撞击，前、后交叉韧带之间的挤压粘连。尽可能伸直膝关节，以判断在膝关节完全伸直时在髁间凹无软组织或骨性撞击。

（3）膝关节后室的清理和松解：去除后交叉韧带股骨内髁之间增生的瘢痕及髁间凹内侧壁上增生的骨赘，打通膝关节前室至后室的通道。将镜头从前外侧入路经髁间凹插入后内侧室，在监控下建立后内侧入路。将交换棒从后内侧室插入，穿过后纵隔，入后外侧室。将镜头更换为从后内侧入路插入后外侧室。建立后外侧入路。交换利用后内和后外侧入路作观察和操作入路，切除后纵隔，以及后内和后外侧室的关节囊。在后正中部位，将关节囊于胫骨和股骨附着部解离。伸膝检查膝关节活动度改善情况。部分患者有腓肠肌的纤维化和短缩，于股骨附着部，将腓肠肌内纤维条索切断，或者做大部分解离。

3. 要点和误区　伸膝障碍型膝关节僵硬的患者因为髌骨无法浮起，关节镜无法插入髌股关节和髌上囊，只能先行膝关节前室的松解和清理。因为瘢痕组织往往很厚，镜下瘢痕组织的切除很耗时，需要耐心操作。髁间凹内和膝关节前室应当充分清理以排除任何可能的阻挡。膝关节后正中纤维化关节囊以及囊外纤维化组织的切除需要非常小心，以免损伤腘窝的血管神经。后正中关节囊外的脂肪组织内尽量少做操作，否则有可能损伤其内的淋巴管，造成下肢淋巴肿，给治疗带来困难。安全的方法是避免正后方关节囊的横切，而是于股骨、胫骨附着处，紧贴骨质进行解离。